常见医学蜱螨图谱

主　编　叶向光
主　审　李朝品

科学出版社
北　京

内 容 简 介

本书共8章,含图片500余幅。第一章为医学蜱螨概述,主要介绍医学蜱螨的主要形态特征、生活史、习性与生境、蜱螨与疾病的关系及蜱螨防控;第二章至第八章分别为蜱、革螨、恙螨、粉螨、蠕形螨、疥螨和其他螨类,较为直观地介绍了常见医学蜱螨的鉴别特征。

本书可供临床医学、预防医学、流行病学、传染病学、生物学、农学等专业的技术人员使用,亦可供从事上述专业和相关专业的高校师生、科技工作者和从事海关检验检疫、疾病预防控制、虫媒病防治等工作的技术人员参考。

图书在版编目(CIP)数据

常见医学蜱螨图谱/叶向光主编. —北京:科学出版社,2020.6
ISBN 978-7-03-065381-9

Ⅰ.①常… Ⅱ.①叶… Ⅲ.①螨类—防治—图谱 Ⅳ.①R184.39-64

中国版本图书馆CIP数据核字(2020)第094797号

责任编辑:杨卫华/责任校对:张小霞
责任印制:肖 兴/封面设计:龙 岩

科学出版社 出版

北京东黄城根北街16号
邮政编码:100717
http://www.sciencep.com

北京汇瑞嘉合文化发展有限公司 印刷
科学出版社发行 各地新华书店经销

*

2020年6月第 一 版　开本:787×1092　1/16
2020年6月第一次印刷　印张:32 3/4
字数:753 000

定价:298.00元
(如有印装质量问题,我社负责调换)

《常见医学蜱螨图谱》编写人员

主　审　李朝品
主　编　叶向光
副主编　郭宪国　黄　兵　夏　斌　巴音查汗·盖力克
编　者　（以姓氏笔画为序）
　　　　于丽辰　河北省农林科学院昌黎果树研究所
　　　　王　贺　河北医科大学
　　　　王　爽　济宁医学院
　　　　王卫杰　河北医科大学
　　　　王月华　吉林医药学院
　　　　王玮琳　中华人民共和国长春海关
　　　　王梓英　西南大学
　　　　王赛寒　中华人民共和国合肥海关
　　　　巴音查汗·盖力克　新疆农业大学
　　　　石　泉　中华人民共和国合肥海关
　　　　叶　彬　重庆医科大学
　　　　叶向光　中华人民共和国合肥海关
　　　　许　佳　中华人民共和国合肥海关
　　　　孙恩涛　皖南医学院
　　　　李　妍　吉林医药学院
　　　　李士根　济宁医学院
　　　　李小宁　皖南医学院

李朝品	皖南医学院
杨　举	吉林大学
吴　伟	北京大学
沈　波	南京医科大学
宋瑞其	新疆农业大学
张　杨	新疆农业大学
张　伟	新疆农业大学
张艳艳	新疆农垦科学院
岳巧云	中华人民共和国拱北海关
赵亚男	皖南医学院
赵金红	皖南医学院
贺　骥	中华人民共和国厦门海关
夏　斌	南昌大学
高艳菲	中华人民共和国满洲里海关
郭俊杰	齐齐哈尔医学院
郭宪国	大理大学
陶　宁	中华人民共和国合肥海关
黄　兵	中国农业科学院上海兽医研究所
蒋　峰	皖南医学院
湛孝东	皖南医学院
樊新丽	新疆农业大学

致 谢

本书是作者、审校者共同辛劳的成果,更是医学蜱螨学工作者长期辛劳的结晶。在本书编写之前,编委会先后给有关专家寄送编写提纲,广泛征求前辈、老师和同行教授、专家、学者的意见,并得到了他们的关心、支持和帮助,尤其是刘国平、刘敬泽、吴建伟、叶彬、郑小英、孙毅、陈泽、宋峰林、周怀瑜、杨晓红、宝福凯、刘光远、陆家海、董云霞、程德春、郭惠琳和王玮琳等专家、教授对本书的编写工作给予了大力支持,其中部分专家为本书的编写提出了许多宝贵的意见和建议。李朝品、郭宪国等在本书编写前给予了悉心指导,在编写中始终给予鼓励和帮助,还欣然担任本书的审校工作,谨此一并表示衷心的感谢。

在本书编写过程中,作者主要参考了《蜱螨学》(李隆术、李云瑞编著)、《中国恙螨:恙虫病媒介和病原体研究》(黎家灿主编)、《中国重要医学昆虫分类与鉴别》(陆宝麟、吴厚永主编)、《蜱螨与人类疾病》(孟阳春、李朝品、梁国光主编)、《中国蜱螨概要》(邓国藩、王慧芙、忻介六等编著)、《新疆蜱类志》(于心、叶瑞玉、龚正达编著)、《中国国境口岸医学媒介生物鉴定图谱》(张际文主编)、《中国口岸常见医学媒介生物鉴定图谱》(宋明昌编著)、《常见医学昆虫图谱》(张本华、甘运兴编绘)、《家畜寄生虫图谱》(邱汉辉编)、《动物寄生虫病彩色图谱》(第2版)(李祥瑞主编)、《畜禽寄生虫病诊治图谱》(江斌、吴胜会、林琳等编著)、《中国经济昆虫志(第40册)·蜱螨亚纲·皮刺螨总科》(邓国藩、王敦清、顾以铭等编著)、《中国经济昆虫志(第39册)·蜱螨亚纲·硬蜱科》(邓国藩、姜在阶编著)、《医学蜱螨学》(李朝品主编)、《中国粉螨概论》(李朝品、沈兆鹏主编)、*A Manual of Acarology*(G. W. Krantz,D. E. Walter)等著作。此外,本书还采用了岳巧云、邓耀华、国果、郭天宇、黄恩炯、张建庆和王海玲等专家的文字资料和(或)图片资料,在此一并表示衷心的感谢。

在本书编写过程中,除作者互审书稿外,部分作者分别对不同章节进行了统筹和审校,具体分工为第一章由李朝品负责,第二章由巴音查汗·盖力克负责,第三章和第四章由郭宪国负责,第五章由李朝品负责,第六章和第七章由黄兵负责,第八章由夏斌和黄兵负责,附录Ⅱ由岳巧云负责,对上述作者付出的辛勤劳动深表感谢。特别是李朝品教授,他始终关注本书的编写进程,在本书编写提纲的撰写、统稿和审校等方面做了许多具体工作。

有关本书图片资料的来源,线条图由李朝品负责改编与绘制,彩图由作者拍摄,或由同行提供。如果没有他们的著作为基础,没有广大从事医学寄生虫学教学、科研和防治工作的专家、学者的辛勤劳动所积累的资料,没有广大专家、教授、学者的大力支持和帮助,本书将难以出版。因此,敬请上述有关著作的作者、审校者,图片的摄制者和编者谅解我们因通信地址不详没能致函或当面征求你们的意见,在此向你们一并表示诚挚的感谢。在本书付梓之际，谨向古今中外从事医学蜱螨学研究工作的教授、专家、学者和劳动者致敬，我们将永远铭记你们的历史业绩；特别是我国近代和当代从事医学寄生虫学研究工作的教授、专家、学者，他们对蜱螨防制研究工作做出了突出贡献。

感谢王少圣、朱玉霞在标本制作和图片摄制等方面给予的帮助。感谢王赛寒、韩仁瑞、赵亚男、蒋峰、郑凌霄、方惟希等在图片收集和重绘中的无私付出。

本书在编写过程中，承蒙重庆医科大学、哈尔滨医科大学、山东大学、苏州大学、安徽理工大学、济宁医学院、北京海关、南京海关和长春海关媒介实验室等高校及单位提供标本、图片和研究资料，对于他们所给予的大力支持和无私帮助表示衷心的感谢。

前 言

近年来，随着我国经济的发展和对外开放的进一步扩大，跨境旅游日益增多，跨境电子商务快速发展，出入境人员、交通工具、集装箱、货物量逐年剧增，随之而来的医学媒介生物及其传染病跨境传播的风险进一步加大，维护国门生物安全作为海关工作的重要组成部分，其意义也更加凸显。

医学蜱螨隶属于蜱螨亚纲（Acari），种类多，分布广，其中部分蜱螨能携带、传播病原生物而危害人类健康。为有效防止病媒生物及其传播的虫媒传染病跨境传播，科学预警虫媒传染病的发生、发展和流行，海关卫生检疫部门高度重视病媒生物（包括输入、输出）的监测工作，我国对国境口岸病媒生物的重点监测对象包括鼠、蚊、蝇、蠓蠛、蚤、蜱、螨、蠓等。海关检验检疫人员在实际工作中需要有关医学节肢动物的著作，尤其是图谱、手册等，以便在工作中参考。虽然既往出版过多部有关医学节肢动物的著作和教科书，但是有关医学蜱螨的图谱尚未见问世，为了满足海关检验检疫人员在实际工作中的需要，有必要撰写一本医学蜱螨图谱以供海关检验检疫人员在工作中参考，帮助广大海关检验检疫人员进一步提升专业技能。

全书共8章，75万余字，含图片500余幅，较为直观地介绍了常见医学蜱螨的种类。第一章为医学蜱螨概述，主要介绍医学蜱螨的主要形态特征、生活史、习性与生境、蜱螨与疾病的关系及蜱螨防控；第二章至第八章分别介绍蜱、革螨、恙螨、粉螨、蠕形螨、疥螨及其他螨类，采用线条图和彩图较直观地展示了常见医学蜱螨的鉴别特征。本书侧重于蜱螨常见种类的介绍，但鉴于彩图资源有限，有些种类未能介绍。

本书主要是基于各编者自身的长期研究积累，并参考国内外有关论文和专著编撰而成，是全体编者辛勤劳动的结晶。为统一全书风格，提高编写质量，在本书编写过程中，先后在合肥海关安徽国际旅行卫生保健中心召开了3次编写会。

限于学术水平、标本采集和制作的经验不足，难免对以往学者的文献、资料存在取舍不当之处，恳请原著者谅解。在编写过程中，尽管编者、审校者力图少出或不出错误，但由于资料来源与取舍不同，插图和文字也难免出现错漏，在此，恳请广大读者批评指正，以利再版时修订。

叶向光

二〇一九年十月于合肥

目　录

第一章　医学蜱螨概述 ·· 1
　一、主要形态特征 ·· 1
　二、生活史 ·· 15
　三、习性与生境 ··· 17
　四、蜱螨与疾病的关系及其防控 ·· 25

第二章　蜱 ·· 32
　一、硬蜱科（Ixodidae Marray, 1887） ·· 33
　　1. 全沟硬蜱 *Ixodes persulcatus* Schulze, 1930 ·· 34
　　2. 中华硬蜱 *Ixodes sinensis* Teng, 1973 ·· 38
　　3. 草原硬蜱 *Ixodes crenulatus* Koch, 1844 ·· 40
　　4. 卵形硬蜱 *Ixodes ovatus* Neumann, 1899 ·· 43
　　5. 锐跗硬蜱 *Ixodes acutitarsus* Karsch, 1880 ··· 47
　　6. 粒形硬蜱 *Ixodes granulatus* Supino, 1897 ··· 49
　　7. 钝跗硬蜱 *Ixodes pomerantzevi* Serdjukova，1941 ································ 52
　　8. 长蝠硬蜱 *Ixodes vespertilionis* Koch, 1844 ··· 53
　　9. 丹氏血蜱 *Haemaphysalis danieli* Cerny et Hoogstraal, 1977 ··················· 55
　　10. 刻点血蜱 *Haemaphysalis punctata* Canestrini et Fanzago, 1877 ············ 57
　　11. 具沟血蜱 *Haemaphysalis sulcata* Canestrini et Fanzago, 1877 ·············· 61
　　12. 嗜群血蜱 *Haemaphysalis concinna* Koch, 1844 ································· 65
　　13. 日本血蜱 *Haemaphysalis japonica* Warburton, 1908 ··························· 68
　　14. 铃头血蜱 *Haemaphysalis campanulata* Warburton, 1908 ····················· 71
　　15. 青海血蜱 *Haemaphysalis qinghaiensis* Teng, 1980 ····························· 73
　　16. 褐黄血蜱 *Haemaphysalis flava* Neumann, 1897 ································ 75
　　17. 长角血蜱 *Haemaphysalis longicornis* Neumann, 1901 ························ 79
　　18. 短垫血蜱 *Haemaphysalis erinacei turanica* Pospelova-Shtrom, 1939 ······ 82
　　19. 巴氏革蜱 *Dermacentor pavlovskyi* Olenev, 1927 ································ 84
　　20. 网纹革蜱 *Dermacentor reticulatus* Fabricius, 1794 ····························· 87
　　21. 草原革蜱 *Dermacentor nuttalli* Olenev, 1929 ···································· 89
　　22. 森林革蜱 *Dermacentor silvarum* Olenev, 1931 ·································· 92
　　23. 中华革蜱 *Dermacentor sinicus* Schulze, 1931 ···································· 94

·v·

24. 银盾革蜱 *Dermacentor niveus* Neumann, 1897 ……………………………… 97
25. 边缘革蜱 *Dermacentor marginatus* Sulzer, 1776 ……………………………… 101
26. 金泽革蜱 *Dermacentor auratus* Supino，1897 ……………………………… 104
27. 残缘璃眼蜱 *Hyalomma detritum* Schulze, 1919 ……………………………… 107
28. 亚洲璃眼蜱 *Hyalomma asiaticum asiaticum* Schulze et Schlottke, 1929 …… 109
29. 亚东璃眼蜱 *Hyalomma asiaticum kozlovi* Olenev, 1931 ……………………… 112
30. 嗜驼璃眼蜱 *Hyalomma dromedarii* Koch, 1884 ……………………………… 114
31. 小亚璃眼蜱 *Hyalomma anatolicum anatolicum* Koch, 1844 ………………… 117
32. 麻点璃眼蜱 *Hyalomma rufipes* Koch, 1844 ………………………………… 119
33. 盾糙璃眼蜱 *Hyalomma scupense* Schulze, 1918 ……………………………… 122
34. 血红扇头蜱 *Rhipicephalus sanguineus* Latreille, 1806 ………………………… 124
35. 图兰扇头蜱 *Rhipicephalus turanicus* Pomerantzev, 1940 ……………………… 127
36. 短小扇头蜱 *Rhipicephalus pumilio* Schulze, 1935 …………………………… 132
37. 镰形扇头蜱 *Rhipicephalus haemaphysaloides* Supino, 1897 ………………… 135
38. 微小牛蜱 *Boophilus microplus* Canestrini, 1887 ……………………………… 137
39. 龟形花蜱 *Amblyomma testudinarium* Koch, 1844 …………………………… 141

二、软蜱科（Argasidae Canestrini, 1890）……………………………………………… 143
1. 波斯锐缘蜱 *Argas persicus* Oken, 1818 ………………………………………… 144
2. 翘缘锐缘蜱 *Argas reflexus* Fabricius, 1794 …………………………………… 147
3. 拉合尔钝缘蜱 *Ornithodoros lahorensis* Neumann, 1908 ……………………… 148
4. 乳突钝缘蜱 *Ornithodoros papillipes* Birula, 1895 …………………………… 150
5. 特突钝缘蜱 *Ornithodoros tartakovskyi* Olenev, 1931 ………………………… 152

三、纳蜱科（Nuttalliellidae Schulze, 1935）…………………………………………… 154
纳马夸纳蜱 *Nuttalliella namaqua* Bedford, 1931 ……………………………… 154

第三章 革螨 ……………………………………………………………………………… 158
一、厉螨科（Laelapidae Berlese, 1892）……………………………………………… 160
1. 纳氏厉螨 *Laelaps nuttalli* Hirst, 1915 ………………………………………… 161
2. 毒厉螨 *Laelaps echidninus* Berlese, 1887 …………………………………… 163
3. 耶氏厉螨 *Laelaps jettmari* Vitzthum, 1930 …………………………………… 165
4. 土尔克厉螨 *Laelaps turkestanicus* Lange, 1955 ……………………………… 166
5. 贫毛厉螨 *Laelaps paucisetosa* Gu et Wang, 1981 …………………………… 167
6. 阿尔及利厉螨 *Laelaps algericus* Hirst, 1925 ………………………………… 168
7. 福建厉螨 *Laelaps fukienensis* Wang, 1963 …………………………………… 169
8. 贵州厉螨 *Laelaps guizhouensis* Gu et Wang, 1981 …………………………… 171
9. 金氏厉螨 *Laelaps chini* Wang et Li, 1965 …………………………………… 172
10. 景哈厉螨 *Laelaps jinghaensis* Peng, Guo et Jin, 2018 ……………………… 174
11. 柳氏厉螨 *Laelaps liui* Wang et Li, 1965 …………………………………… 175
12. 极厉螨 *Laelaps extremi* Zachvatkin, 1948 …………………………………… 177

13. 䶄厉螨 *Laelaps clethrionomydis* Lange, 1955 ··· 178
14. 多刺厉螨 *Laelaps multispinosus* Banks, 1909··· 179
15. 太原厉螨 *Laelaps taingueni* Grochovskaya et Nguyen-Xuan-Hoe, 1961 ····· 180
16. 徐氏厉螨 *Laelaps hsui* Li, 1965 ·· 182
17. 茅舍血厉螨 *Haemolaelaps casalis* Berlese, 1887 ······································· 183
18. 格氏血厉螨 *Haemolaelaps glasgowi* Ewing, 1925 ····································· 184
19. 李氏血厉螨 *Haemolaelaps liae* Wang, 1963 ·· 186
20. 三角血厉螨 *Haemolaelaps triangularis* Wang, 1963 ·································· 187
21. 徐氏阳厉螨 *Androlaelaps hsui* Wang et Li, 1965 ······································ 189
22. 短尾鼩地厉螨 *Dipolaelaps anourosorecis* Gu et Wang, 1981 ···················· 190
23. 何氏地厉螨 *Dipolaelaps hoi* Chang et Hsu, 1965 ····································· 193
24. 田鼠上厉螨 *Hyperlaelaps microti* Ewing, 1933 ·· 194
25. 鼠颚毛厉螨 *Tricholaelaps myonysognathus* Grochovskaya et Nguen-Xuan-Hoe, 1961 ··· 195
26. 卵形下盾螨 *Hypoaspis ovatus* Ma, Ning et Wei, 2003 ····························· 197
27. 秀越下盾螨 *Hypoaspis (Geolaelaps) concinna* Teng, 1982 ······················· 198
28. 兵下盾螨 *Hypoaspis (Cosmolaelaps) miles* Berlese, 1892 ························ 200
29. 巴氏下盾螨 *Hypoaspis (Laelaspis) pavlovskii* Bregetova, 1956············· 201
30. 溜下盾螨 *Hypoaspis (Geolaelaps) lubrica* Voigts et Oudemans, 1904 ····· 203
31. 橄形血革螨 *Haemogamasus oliviformis* Teng et Pan, 1964 ······················ 205
32. 背颖血革螨 *Haemogamasus dorsalis* Teng et Pan, 1964 ··························· 206
33. 四川血革螨 *Haemogamasus szechwanensis* Zhang, 1964 ·························· 207
34. 赛血革螨 *Haemogamasus serdjukovae* Bregetova, 1949 ··························· 208
35. 按步血革螨 *Haemogamasus ambulans* Thorell, 1872 ······························ 210
36. 达呼尔血革螨 *Haemogamasus dauricus* Bregetova, 1950 ························· 211
37. 北野血革螨 *Haemogamasus kitanoi* Asanuma, 1948 ································· 213
38. 楠木血革螨 *Haemogamasus kusumotoi* Asanuma, 1951 ···························· 215
39. 脂刺血革螨 *Haemogamasus liponyssoides* Ewing, 1925 ··························· 217
40. 东北血革螨 *Haemogamasus mandschuricus* Vitzthum, 1930················ 218
41. 巢仿血革螨 *Haemogamasus nidiformis* Bregetova, 1956 ·························· 220
42. 上海真厉螨 *Eulaelaps shanghaiensis* Wen, 1976 ······································ 221
43. 厩真厉螨 *Eulaelaps stabularis* Koch, 1836·· 223
44. 拟厩真厉螨 *Eulaelaps substabularis* Yang et Gu, 1986 ···························· 225
45. 新真厉螨 *Eulaelaps novus* Vitzthum, 1925 ·· 227
46. 仓鼠真厉螨 *Eulaelaps cricetuli* Vitzthum, 1930 ······································· 228
47. 东方真厉螨 *Eulaelaps dongfangis* Wen, 1976 ··· 229
48. 鼩鼱赫刺螨 *Hirstionyssus sunci* Wang, 1962 ·· 231
49. 淡黄赫刺螨 *Hirstionyssus isabellinus* Oudemans, 1913 ························· 233

50. 巨腹赫刺螨 *Hirstionyssus ventricosus* Wang, Cheng et Yin, 1965·············· 235

51. 仓鼠赫刺螨 *Hirstionyssus criceti* Sulzer, 1774 ·············· 236

52. 鼷鼠赫刺螨 *Hirstionyssus musculi* Johnston, 1849·············· 237

53. 内蒙伊赫刺螨 *Hirstionyssus transiliensis neimongkuensis* Yao, 1966 ·············· 239

54. 田鼠赫刺螨 *Hirstionyssus microti* Hsu et Ma, 1964 ·············· 240

二、皮刺螨科（Dermanyssidae Kolenati, 1859）·············· 242

鸡皮刺螨 *Dermanyssus gallinae* De Geer, 1778 ·············· 242

三、巨刺螨科（Macronyssidae Oudemans, 1936）·············· 244

1. 囊禽刺螨 *Ornithonyssus bursa* Berlese, 1888 ·············· 244

2. 柏氏禽刺螨 *Ornithonyssus bacoti* Hirst, 1913 ·············· 245

四、巨螯螨科（Macrochelidae Vitzthum, 1930）·············· 247

1. 光滑巨螯螨 *Macrocheles glaber* Müller, 1859 ·············· 248

2. 宫卵巨螯螨 *Macrocheles matrius* Hull, 1925 ·············· 249

3. 粪巨螯螨 *Macrocheles merdarius* Berlese, 1889 ·············· 251

4. 褪色巨螯螨 *Macrocheles decoloratus* C. L. Koch, 1839 ·············· 252

五、寄螨科（Parasitidae Oudemans, 1901）·············· 253

1. 地下异肢螨 *Poecilochirus subterraneus* Müller, 1860 ·············· 253

2. 埋蜱异肢螨 *Poecilochirus necrophori* Vitzthum, 1930 ·············· 254

六、双革螨科（Digamasellidae Evans, 1957）·············· 255

1. 洮江宽寄螨 *Euryparasitus taojiangensis* Ma, 1982 ·············· 256

2. 凹缘宽寄螨 *Euryparasitus emarginatus* Koch, 1839 ·············· 257

七、厚厉螨科（Pachylaelapidae Berlese, 1913）·············· 258

小梳厚厉螨 *Pachylaelaps xenillitus* Ma, 1985 ·············· 259

第四章 恙螨·············· 263

一、恙螨科（Trombiculidae Ewing, 1944）·············· 269

1. 红纤恙螨 *Leptotrombidium*（*L.*）*akamushi* Brumpt, 1910 ·············· 270

2. 地里纤恙螨 *Leptotrombidium*（*L.*）*deliense* Walch, 1922 ·············· 271

3. 富士纤恙螨 *Leptotrombidium*（*L.*）*fuji* Kuwata et al., 1950 ·············· 273

4. 英帕纤恙螨 *Leptotrombidium*（*L.*）*imphalum* Vercammen-Grandjean et Langston, 1975 ·············· 274

5. 海岛纤恙螨 *Leptotrombidium*（*L.*）*insulare* Wei et al., 1989 ·············· 276

6. 居中纤恙螨 *Leptotrombidium*（*L.*）*intermedium* Nagayo et al., 1920 ·············· 278

7. 高湖纤恙螨 *Leptotrombidium*（*L.*）*wenense* Wu et al., 1982 ·············· 279

8. 临淮岗纤恙螨 *Leptotrombidium*（*L.*）*linhuaikongense* Wen et Hsu, 1961·············· 281

9. 东方纤恙螨 *Leptotrombidium*（*L.*）*orientale* Schluger, 1948·············· 282

10. 苍白纤恙螨 *Leptotrombidium*（*L.*）*pallidum* Nagayo et al., 1919 ·············· 283

11. 须纤恙螨 *Leptotrombidium*（*L.*）*palpale* Nagayo et al., 1919 ·············· 284

12. 微红纤恙螨 *Leptotrombidium*（*L.*）*rubellum* Wang et Liao, 1984 ·············· 286

13. 小板纤恙螨（小盾纤恙螨）*Leptotrombidium* (*L.*) *scutellare* Nagayo et al., 1921 ·················· 289
14. 梯板纤恙螨 *Leptotrombidium* (*L.*) *trapezoidum* Wang et al., 1981 ·············· 291
15. 于氏纤恙螨 *Leptotrombidium* (*L.*) *yui* Chen et Hsu, 1955 ························· 292
16. 棘楔叶片恙螨 *Trombiculindus* (*T.*) *acanthosphenus* Wang et al., 1988 ·········· 294
17. 楔形叶片恙螨 *Trombiculindus* (*T.*) *cuneatus* Traub et Evans, 1951 ············· 295
18. 广东叶片恙螨 *Trombiculindus* (*P.*) *guangdongensis* Zhao et Zhang, 1979 ··· 297
19. 鼯鼠新恙螨 *Neotrombicula aeretes* Hsu et Yang, 1985 ······························ 298
20. 异样新恙螨 *Neotrombicula anax* Audy et Womersley, 1957 ······················· 298
21. 徐氏新恙螨 *Neotrombicula hsui* Wang, 1964 ·· 299
22. 中华新恙螨 *Neotrombicula sinica* Wang, 1964 ······································· 300
23. 小蝠翼手恙螨 *Chiroptella pipistrella* Chen et Hsu, 1963 ··························· 301
24. 安福微恙螨 *Microtrombicula* (*M.*) *anfuensis* Wang et Song, 1988 ············· 303
25. 越毛微恙螨 *Microtrombicula* (*M.*) *vitosa* Schluger et al., 1963 ················ 304
26. 赫氏真恙螨 *Eutrombicula hirsti* Sambon, 1927 ······································· 305
27. 威氏真恙螨 *Eutrombicula wichmanni* Oudemans, 1905 ····························· 306
28. 球感合轮恙螨 *Helenicula globularis* Walch, 1927 ··································· 307
29. 柯氏合轮恙螨 *Helenicula kohlsi* Philip et Woodward, 1946 ······················· 309
30. 荔器合轮恙螨 *Helenicula litchia* Liu, et al., 1965 ··································· 310
31. 西盟合轮恙螨 *Helenicula simena* Hsu et Chen, 1957 ······························· 312
32. 短足珠恙螨 *Doloisia brachypus* Audy et Nadchatram, 1957 ······················· 313
33. 叉板珠恙螨 *Doloisia furcipelta* Yu et al., 1983 ······································ 314
34. 合浦珠恙螨 *Doloisia hopuensis* Hsu et Chen, 1964 ································· 315
35. 中华珠恙螨 *Doloisia sinensis* Liang et Huang, 1959 ································ 316
36. 二毛钳齿恙螨 *Cheladonta bicoxalae* Wen et al., 1984 ······························ 317
37. 朝川新棒恙螨 *Neoschoengastia asakawai* Fukuzumi et Obata, 1953 ············· 318
38. 奥氏囊棒恙螨 *Ascoschoengastia audyi* Womersley, 1952 ·························· 319
39. 印度囊棒恙螨 *Ascoschoengastia indica* Hirst, 1915 ································· 320
40. 云南囊棒恙螨 *Ascoschoengastia yunnanensis* Yu et al., 1980 ···················· 322
41. 中华吕德恙螨 *Riedlinia* (*Trombigastia*) *chinensis* Chen, 1975 ··················· 324
42. 高山真棒恙螨 *Euschoengastia* (*E.*) *alpina* Sasa et Jameson, 1954 ············· 325
43. 中华无前恙螨 *Walchia* (*W.*) *chinensis* Chen et Hsu, 1955 ······················ 325
44. 攸氏无前恙螨 *Walchia* (*W.*) *ewingi* Fuller, 1949 ·································· 327
45. 鲜毛无前恙螨 *Walchia* (*W.*) *kritochaeta* Traub et Evans, 1957 ················ 328
46. 微板无前恙螨 *Walchia* (*W.*) *micropelta* Traub et Evans, 1957 ················· 329
47. 队群无前恙螨 *Walchia* (*W.*) *turmalis* Gater, 1932 ······························· 330
48. 西沙无前恙螨 *Walchia* (*W.*) *xishaensis* Zhao et al., 1986 ······················· 332
49. 林谷棒六恙螨 *Schoengastiella ligula* Radford, 1946 ································· 333

50. 浙江背展恙螨 *Gahrliepia*（*Gateria*）*chekiangensis* Chu, 1964 ·················· 335
51. 缘毛背展恙螨 *Gahrliepia*（*Gateria*）*fimbriata* Traub et Morrow, 1955 ······ 336
52. 长足背展恙螨 *Gahrliepia*（*Gateria*）*longipedalis* Yu et Yang, 1986 ········· 337
53. 并比间毛螨 *Intermedialia bingbi* Wen et Xiang, 1984 ······························· 339

二、列恙螨科（Leeuwenhoekiidae Womersley, 1944）························· 340
1. 显毛螯齿恙螨 *Odontacarus conspicuus* Chen et Hsu, 1955 ················· 340
2. 巨螯齿恙螨 *Odontacarus majesticus* Chen et Hsu, 1955 ···················· 341
3. 尖螯甲梯恙螨 *Chatia acrichela* Wen et al., 1984 ····························· 342
4. 尖鞘滑顿恙螨 *Whartonia acutigalea* Wang et Lin, 1985 ····················· 343

第五章 粉螨 ··· 347

一、粉螨科（Acaridae Ewing & Nesbitt, 1942）··································· 355
1. 粗脚粉螨 *Acarus siro* Linnaeus, 1758 ·· 355
2. 腐食酪螨 *Tyrophagus putrescentiae* Schrank, 1781 ·························· 358
3. 椭圆食粉螨 *Aleuroglyphus ovatus* Troupeau, 1878 ·························· 360
4. 伯氏嗜木螨 *Caloglyphus berlesei* Michael, 1903 ····························· 363
5. 罗宾根螨 *Rhizoglyphus robini* Claparède, 1869 ······························ 366
6. 淮南根螨 *Rhizoglyphus huainanensis* Zhang, 2000 ·························· 368
7. 食虫狭螨 *Thyreophagus entomophagus* Laboulbene, 1852 ·················· 371
8. 纳氏皱皮螨 *Suidasia nesbitti* Hughes, 1948 ·································· 373
9. 棉兰皱皮螨 *Suidasia medanensis* Oudemans, 1924 ·························· 376

二、脂螨科（Lardoglyphidae Hughes 1976）······································· 378
河野脂螨 *Lardoglyphus konoi* Sasa et Asanuma, 1951 ························ 378

三、食甜螨科（Glycyphagidae Berlese, 1887）···································· 381
1. 家食甜螨 *Glycyphagus domesticus* De Geer, 1778 ··························· 381
2. 隆头食甜螨 *Glycyphagus ornatus* Kramer, 1881 ····························· 384
3. 害嗜鳞螨 *Lepidoglyphus destructor* Schrank, 1781 ·························· 386
4. 米氏嗜鳞螨 *Lepidoglyphus michaeli* Oudemans, 1903 ······················· 388
5. 热带无爪螨 *Blomia tropicalis* van Bronswijk, de Cock et Oshima, 1973 ······ 390
6. 弗氏无爪螨 *Blomia freemani* Hughes, 1948 ·································· 392
7. 羽栉毛螨 *Ctenoglyphus plumiger* Koch, 1835 ································ 394
8. 棕脊足螨 *Gohieria fuscus* Oudemans, 1902 ·································· 396

四、嗜渣螨科（Chortoglyphidae Berlese, 1897）·································· 398
拱殖嗜渣螨 *Chortoglyphus arcuatus* Troupeau, 1879 ························· 398

五、果螨科（Carpoglyphidae Oudemans, 1923）·································· 401
甜果螨 *Carpoglyphus lactis* Linnaeus, 1758 ···································· 401

六、麦食螨科（Pyroglyphidae Cunliffe, 1958）···································· 403
1. 梅氏嗜霉螨 *Euroglyphus maynei* Cooreman, 1950 ··························· 404
2. 粉尘螨 *Dermatophagoides farinae* Hughes, 1961 ····························· 406

3. 屋尘螨 *Dermatophagoides pteronyssinus* Trouessart, 1897 ……………… 409
七、薄口螨科（Histiostomidae Berlese, 1957）………………………………… 411
    1. 速生薄口螨 *Histiostoma feroniarum* Dufour, 1839 …………………… 411
    2. 吸腐薄口螨 *Histiostoma sapromyzarum* Dufour, 1839 ………………… 413
八、粉螨休眠体（Acaroid hypopus）………………………………………… 415
    1. 粗脚粉螨 *Acarus siro* Linnaeus, 1758 ………………………………… 416
    2. 伯氏嗜木螨 *Caloglyphus berlesei* Michael, 1903 ……………………… 416
    3. 罗宾根螨 *Rhizoglyphus robini* Claparède, 1869 ……………………… 416
    4. 河野脂螨 *Lardoglyphus konoi* Sasa et Asanuma, 1951 ………………… 416
    5. 害嗜鳞螨 *Lepidoglyphus destructor* Schrank, 1781 …………………… 417
    6. 速生薄口螨 *Histiostoma feroniarum* Dufour, 1839 …………………… 417
    7. 吸腐薄口螨 *Histiostoma sapromyzarum* Dufour, 1839 ………………… 417
    8. 静粉螨 *Acarus immobilis* Griffiths, 1964 ……………………………… 417
    9. 薄粉螨 *Acarus gracilis* Hughes, 1957 ………………………………… 417
    10. 其他粉螨休眠体 ………………………………………………………… 417

第六章 蠕形螨 …………………………………………………………………………… 424
一、人体蠕形螨（Human vermiform mite）…………………………………… 425
    1. 毛囊蠕形螨 *Demodex folliculorum* Simon, 1842 ……………………… 426
    2. 皮脂蠕形螨 *Demodex brevis* Akbulatova, 1963 ……………………… 428
二、动物蠕形螨（Animal vermiform mite）…………………………………… 430
    1. 犬蠕形螨 *Demodex canis* Leydig, 1859 ……………………………… 430
    2. 猪蠕形螨 *Demodex phylloides* Czokor, 1858 ………………………… 433
    3. 绵羊蠕形螨 *Demodex ovis* Railliet, 1895 ……………………………… 435

第七章 疥螨 ……………………………………………………………………………… 439
一、人疥螨（Human sarcoptic mite）…………………………………………… 442
    人疥螨 *Sarcoptes scabiei hominis* Hering, 1834 ………………………… 442
二、动物疥螨（Animal sarcoptic mite）………………………………………… 444
    1. 犬疥螨 *Sarcoptes canis* Gerlach, 1857 ………………………………… 444
    2. 兔疥螨 *Sarcoptes cuniculi* Neumann, 1892 …………………………… 445
    3. 猪疥螨 *Sarcoptes suis* Gerlach, 1857 ………………………………… 447
    4. 牛疥螨 *Sarcoptes bovis* Cameron, 1924 ……………………………… 449
    5. 猫背肛螨 *Notoedres cati* Hering, 1838 ……………………………… 451
    6. 突变膝螨 *Knemidocoptes mutans* Robin & Lanquentin, 1959 ………… 452
    7. 鸡膝螨 *Knemidocoptes gallinae* Railliet, 1887 ………………………… 453

第八章 其他螨类 ………………………………………………………………………… 456
一、蒲螨（Pyemotid mite）……………………………………………………… 456
    1. 麦蒲螨 *Pyemotes tritici* Lagreze-Fossat & Montagne, 1851 …………… 459
    2. 赫氏蒲螨 *Pyemotes herfsi* Oudemans, 1936 ………………………… 461

二、谷蚜线螨（Tarsonemid mite） ········· 461
　　谷蚜线螨 *Tarsonemus granarius* Lindquist, 1972 ········· 462
三、甲螨（Oribatid mite） ········· 465
　　滑菌甲螨 *Scheloribates laevigatus* Koch, 1836 ········· 466
四、肉食螨（Cheyletid mite） ········· 468
　　马六甲肉食螨 *Cheyletus malaccensis* Oudemans, 1903 ········· 470
五、痒螨（Scab mite） ········· 473
　　1. 兔痒螨 *Psoroptes cuniculi* Delafond, 1859 ········· 474
　　2. 牛痒螨 *Psoroptes bovis* Gerlach, 1857 ········· 476
　　3. 绵羊痒螨 *Psoroptes ovis* Hering, 1838 ········· 477
　　4. 水牛痒螨 *Psoroptes natalensis* Hirst, 1919 ········· 479
六、羽螨（Feather mite） ········· 481
　　家鸡麦氏羽螨 *Megninia cubitalis* Mégnin, 1877 ········· 481
七、叶螨（Tetranychid mite） ········· 482
　　1. 二斑叶螨 *Tetranychus urticae* Koch, 1836 ········· 484
　　2. 柑橘全爪螨 *Panonychus citri* McGregor, 1916 ········· 486
八、蜂螨（Bee mite） ········· 488
　　1. 大蜂螨 *Varroa jacobsoni* Oudemans, 1904 ········· 488
　　2. 小蜂螨 *Tropilaelaps clareae* Delfinado et Baker, 1961 ········· 489
九、癣螨（Myocoptid mite） ········· 491
　　鼠癣螨 *Myocopts musculinus* Koch, 1884 ········· 491
十、费索螨（Fessonia mite） ········· 492
　　陆氏费索螨 *Fessonia luensis* Ye，2019 ········· 492

附录 I　常见医学昆虫彩图 ········· 496
附录 II　图片来源 ········· 505

第一章　医学蜱螨概述

蜱螨隶属节肢动物门（Arthropoda）、蛛形纲（Arachnida）、蜱螨亚纲（Acari），与人类的生活、健康、经济等关系非常密切。蜱螨种类多、分布广，在形态特征和生活习性上差异很大，孳生环境和繁衍方式多种多样。医学蜱螨可通过叮刺、吸血、寄生、传播疾病和引起变态反应等危害人体健康。例如，全沟硬蜱（*Ixodes persulcatus*）能在人兽之间传播森林脑炎病毒（virus of forest encephalitis）而引起森林脑炎（forest encephalitis）；柏氏禽刺螨（*Ornithonyssus bacoti*）叮刺吸血可造成局部皮肤损害，并能传播汉坦病毒（Hanta-virus）而引起肾综合征出血热（hemorrhagic fever with renal syndrome，HFRS）；人疥螨（*Sarcoptes scabiei hominis*）寄生于人体皮肤表皮层内引起疥疮（scabies）；屋尘螨（*Dermatophagoides pteronyssinus*）的排泄物、代谢产物、尸体都是很强的过敏原，可引起人体过敏性疾病，如过敏性皮炎（allergic dermatitis）、过敏性鼻炎（allergic rhinitis）及过敏性哮喘（allergic asthma）等。

一、主要形态特征

蜱螨是一类小型节肢动物，外形常呈圆形、椭圆形或蠕虫状，头、胸、腹连成一体，形成体躯。通常蜱较大，螨较小（图1-1，表1-1）。成螨体长一般为0.1～0.2mm，偶有数毫米者，幼螨、若螨则更小。蜱大多数体长为2mm，大的可达10mm以上。目前已知蜱

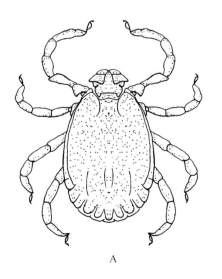

A

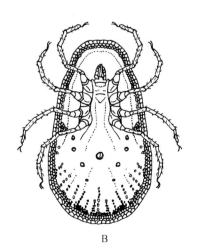

B

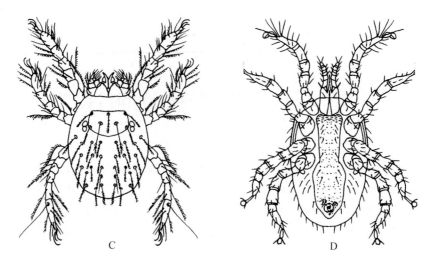

图 1-1 硬蜱、软蜱、恙螨和革螨
A.硬蜱（背面）；B.软蜱（腹面）；C.恙螨幼螨（背面）；D.革螨（腹面）

表 1-1 蜱与螨的形态区别

	蜱	螨
体型	一般较大，肉眼可见	一般较小，通常用显微镜观察
体壁	厚，呈革质状	薄，多呈膜状
体毛	毛少而短	多数全身遍布长毛
口下板	显露，有齿	隐入，无齿，或无口下板（自生生活螨类有齿）
须肢	分节明显	分节不明显，有的螨几乎不分节
螯肢	角质化	发育不充分，多呈叶状或杆状
气门	后气门在足Ⅲ或足Ⅳ基节附近	有前气门、中气门或无气门等
气门沟	缺如	常有

螨中最大的一种是钝缘蜱（*Ornithodoros acinus*），雌成蜱吸血后体长可超过30mm；最小的是跗线螨科（Tarsonemidae）的伍氏蜂盾螨（*Acarapis woodi*），雄成螨体长约0.09mm。蜱螨体躯可分为颚体（gnathosoma）和躯体（idiosoma），在蜱目中，颚体又称为假头（capitulum）。躯体可分为有4对足的足体和足后面的末体两部分。足体又可分为前足体（足Ⅰ、Ⅱ区）和后足体（足Ⅲ、Ⅳ区）。也有把整个螨体分为前后两部分的，前者称前半体，后者称后半体，前半体包括颚体和前足体，后半体包括后足体和末体（图1-2，表1-2）。蜱螨雌性个体一般大于雄性个体。蜱螨成虫与若虫均有足4对，而幼虫仅有足3对。

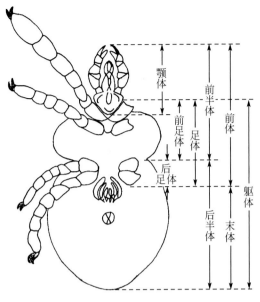

图 1-2 蜱螨基本形态示意图

表 1-2 粉螨体躯区分名称表

口器区	足Ⅰ、Ⅱ区	足Ⅲ、Ⅳ区	足后区
颚体 （gnathosoma）	躯体（idiosoma）		
	前足体（propodosoma）	后足体（metapodosoma）	末体（opisthosoma）
	足体（podosoma）		
	前体（prosoma）		
前半体（proterosoma）		后半体（hysterosoma）	

（一）颚体

颚体一般位于躯体的前端，少数位于躯体前端腹面或颚基窝（camerostome）内，由颚基（gnathobase）、螯肢（chelicera）、须肢（palpus）、口下板（hypostome）和颚盖（gnathotectum）等构成（图1-3）。背面为螯肢，两侧为须肢，下面有口下板，上面有颚盖（亦称口上板）。不同种类的蜱螨颚体各具特征（图1-4），但脑和眼都不在颚体上，二者都着生在后方的前足体上。

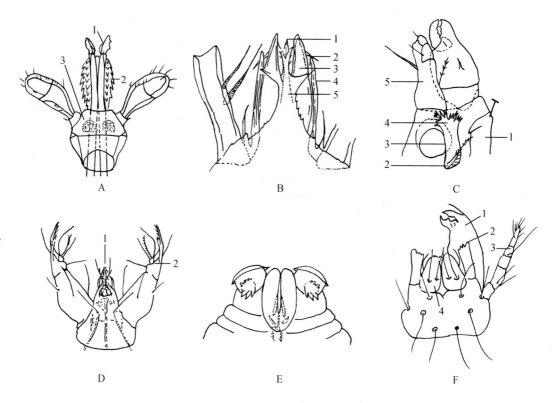

图1-3 各类蜱螨的颚体

A. 蜱亚目（硬蜱背面）：1.螯肢；2.口下板；3.颚基。B. 革螨亚目（革螨背面）：1.上唇；2.内磨针；3.角突；4.涎针；5.口上板。C. 粉螨亚目（粉螨前侧面）：1.前足体板；2.基节上毛；3.颚足沟；4.格氏器；5.颚体腹面。D. 辐螨亚目（肉食螨颚体背面）：1.螯肢；2.须肢。E. 辐螨亚目（蠕形螨腹面）。F. 甲螨亚目（甲螨背面）：1.螯肢；2.螯楼；3.须肢；4.口侧骨片

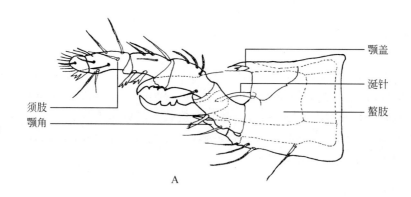

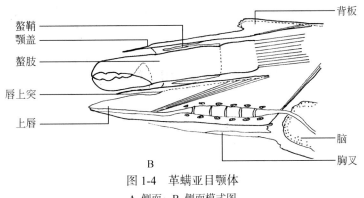

图 1-4　革螨亚目颚体
A.侧面；B.侧面模式图

1. 螯肢（chelicera）　是颚体两对附肢中位于中间的一对，通常由螯基、中节和端节构成，其外侧是须肢，与须肢同为取食器官。大部分螨类的螯肢前端为钳状，其背侧为定趾，腹侧为动趾。钳状螯肢是螯肢的原始形状，具把持和粉碎食物的功能。由于要适应不同的取食方式，各种螨类螯肢的形状变化很大（图 1-5），有的螯基与中节愈合，有

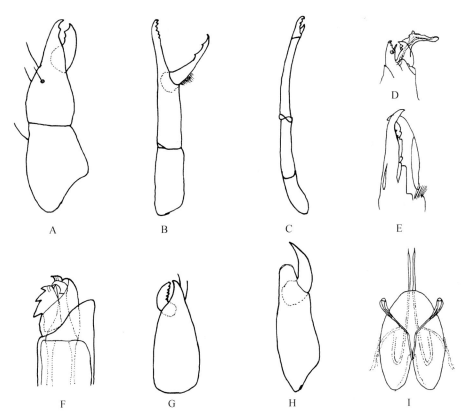

图 1-5　蜱螨的螯肢类型
A.节腹螨亚目；B～E.革螨亚目：B.皮刺螨总科，C.尾足螨总科，D.皮刺螨总科（♂），E.寄螨科（♂）；
F.蜱亚目；G～I.绒螨亚目

的分成两个小节，有的没有定趾，有的钳状部分消失，有的变成尖利的口针。叶螨是螯肢形态多变的螨类之一，其螯肢左右基部愈合，形成单一的针鞘，端部形成一对长针状的口针。在停止取食或饥饿时，螯肢可以缩在前足体中央的口针窝中，口针的功能是刺破植物组织吸取营养物质。此外，螯肢还具有其他功能，如中气门亚目的植绥螨雄螨，动趾上生有导精趾，用以传递精包至雌性生殖孔。

2. 须肢（palpus） 是颚体的第二对附肢，一般有1～5个活动节，位于螯肢外侧，构成颚体侧面和腹面的部分。须肢具趋触毛，有的具有感觉和抓握食物的功能，有的是用于取食之后清洁螯肢。有些种类的雄螨在交配时用须肢抱持雌螨，因而雄螨须肢往往比雌螨的粗壮。须肢形状因种类而异（图1-6），其节数、各节刚毛数、形状及刚毛的排列等常常用于蜱螨的分类。

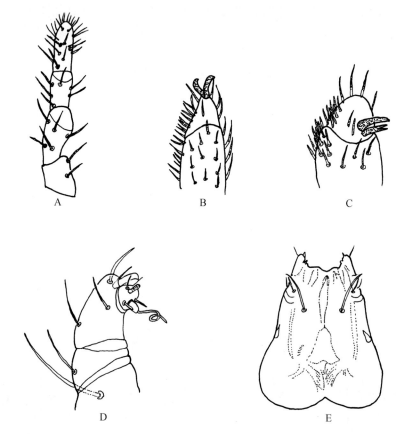

图1-6 蜱螨的须肢类型
A.革螨亚目；B.节腹螨亚目；C.巨螨亚目；D.叶螨科；E.粉螨科

3. 口下板（hypostome） 位于颚体中央下方，基部具有特殊排列的毛，通常被螯肢与须肢覆盖。蜱的口下板位于螯肢腹面，其腹面有倒齿（图1-7），齿数与排列方式有分类意义。革螨亚目的大多数螨类口下板有一对称为基突（corniculi elongate）的角状突起。

4. 颚盖（gnathotectum） 又称口上板，是从颚基背壁向前延伸的部分（图1-8），为膜状物，位于颚体背面的中央，前缘突出呈弧状、锯齿状、针状，或凹入，形状因种而异（图1-9）。颚盖为覆盖颚体的膜质物，很多螨的颚盖由于透明，需用相差显微镜观察才能看到。

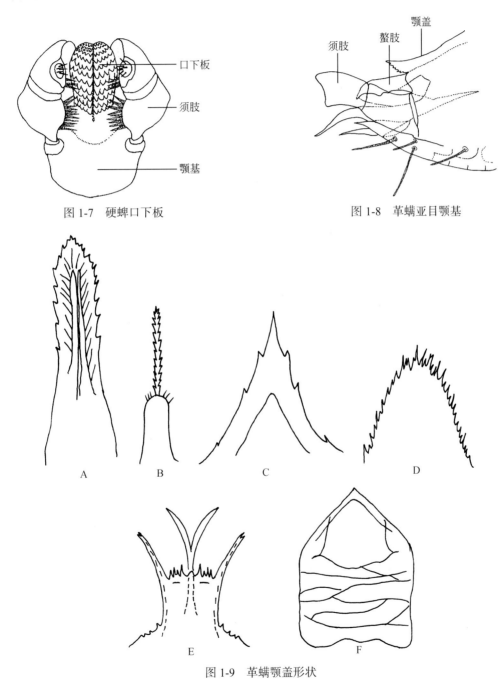

图1-7 硬蜱口下板

图1-8 革螨亚目颚基

图1-9 革螨颚盖形状

A. 平盘螨科；B. 犹伊螨科；C. 狭螨科；D. 厉螨科；E. 巨螯螨科；F. 真蛞螨科

（二）躯体

躯体位于颚体的后方，多为囊状，背面观多为椭圆形。有的种类为蠕虫状，如瘿螨和蠕形螨。螨类躯体表皮有的较柔软，有的则形成不同程度的骨化板（图1-10，图1-11），在背面的称为背板或盾板，在腹面的骨化板根据所在位置分别称为胸板、腹板、生殖板、肛板等。例如，叶螨科螨类的表皮柔软，背面无盾板；植绥螨科螨类的躯体背面覆盖着大型盾板；甲螨躯体全部覆盖极坚硬的骨板。躯体表皮上有粗细不规则的皱纹，有时形成各种形状的刻点和瘤突。躯体背面与腹面均着生有各种形状的刚毛（图1-12），刚毛多呈分枝状、棘状、羽毛状、栉状、鞭状、叶状和球状等（图1-13，图1-14）。

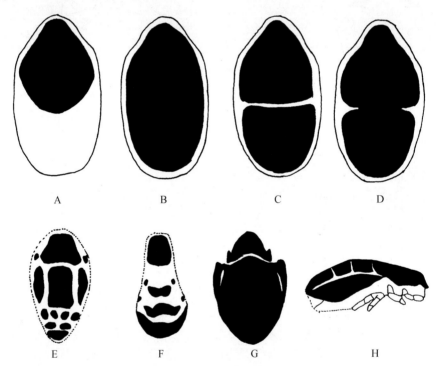

图1-10 各类蜱螨的背板

A，B.蜱亚目：A.硬蜱（♀）；B.硬蜱（♂）；C，D.革螨亚目；E.辐螨亚目；F～H.甲螨亚目

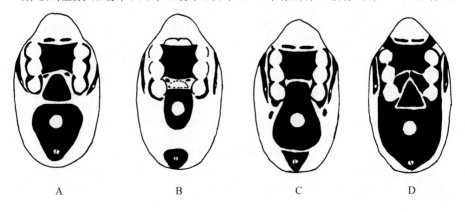

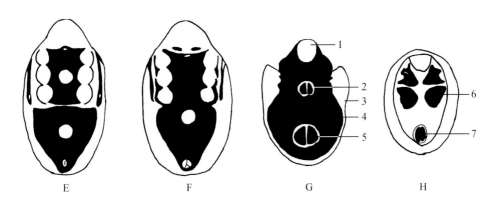

图 1-11 螨类腹面骨化情况

A~D.革螨（♀）；E，F.革螨（♂）；G.甲螨：1.颚基窝，2.生殖瓣，3.翅形体，4.腹板，5.肛瓣；
H.辐螨：6.基节，7.殖肛瓣

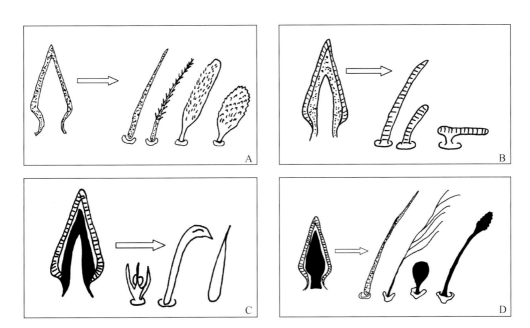

图 1-12 蜱螨刚毛类型

A.感觉刚毛（中空）；B.感棒（原生质髓）；C.荆毛（左）与芥毛（右），周围有光毛质的髓（图中黑色部分）；
D.盅毛，有光毛质的髓

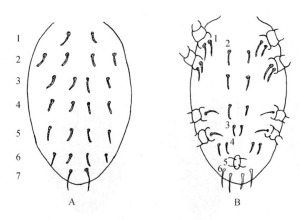

图 1-13 螨类背毛和腹毛位置
A.背毛：1.顶毛，2.胛毛，3.肩毛，4.背毛，5.腰毛，6.骶毛，7.尾毛；B.腹毛：1.基节毛，2.基节间毛，3.前生殖毛，4.生殖毛，5.肛毛，6.后刚毛

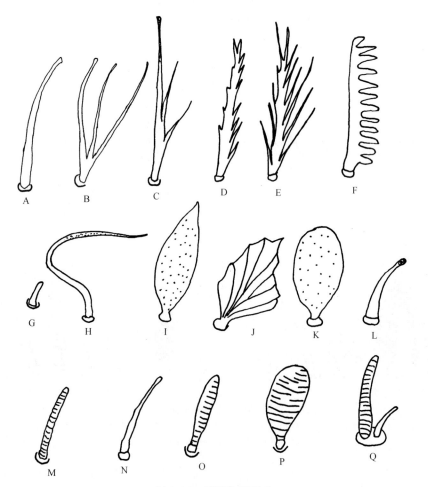

图 1-14 蜱螨各种刚毛
A～L.普通刚毛：A.无枝毛；B.叉毛；C.分枝毛；D.细枝毛；E.羽状毛；F.栉状毛；G.微毛；H.鞭状毛；I.叶状毛；J.扇状毛；K.球状毛；L.棘状毛；M～Q.各种感觉毛

躯体上主要的外部结构分别与运动、呼吸、交配、感觉和分泌功能有关。

1.足（leg） 着生在足体腹面，通常分为6节，即基节、转节、股节、膝节、胫节、跗节，跗节末端有爪和爪间突（又称趾节）（图1-15，图1-16）。成螨与若螨具足4对，幼螨具足3对，幼螨蜕皮后成为第一若螨，第一若螨增加的一对足为足Ⅳ。蜱螨的足主要司运动功能，但多数种类的足Ⅰ不参与真正的步行，而是作为感觉器官。雄性的足Ⅰ在交配时有抱持雌性的作用。不同类群螨足的节数也不同，有的转节、股节再分成2节，有的节数减少；足上有形状各异的毛，其排列方式称为毛序（chaetotaxy），毛的形状、数量与毛序因种而异。

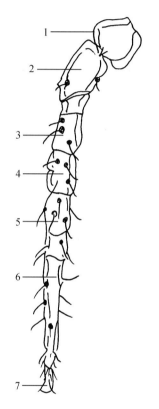

图1-15 羽巨螯螨足Ⅳ
1.基节；2.转节；3.股节；4.膝节；5.胫节；6.跗节；7.趾节

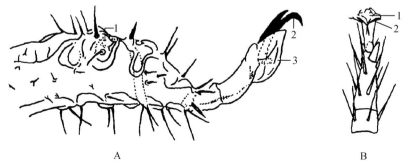
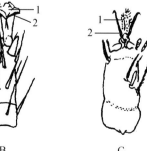

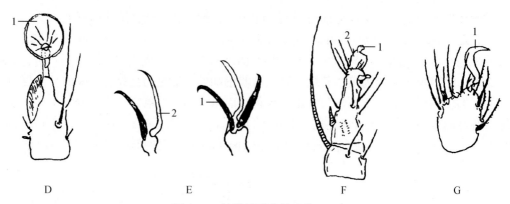

图1-16 蜱螨足跗节及趾节

A.蜱亚目（硬蜱）足Ⅰ跗节：1.哈氏器，2.爪，3.爪垫；B.革螨亚目（革螨）：1.爪垫，2.爪；C.辐螨亚目（蒲螨）：1.爪间突，2.爪；D.辐螨亚目（肉食螨）：1.爪间突吸盘；E.辐螨亚目（绒螨）：1.爪，2.爪间突；F.粉螨亚目（粉螨）：1.爪间突爪，2.爪垫；G.甲螨亚目（甲螨）：1.爪间突爪

2. 气门（stigma） 大多数蜱螨躯体上有气门（图1-17），借此与外界相通。气门的有无及其位置是种类鉴别的主要特征之一。蜱亚目（Ixodida）的气门位于足Ⅳ基节稍后方，

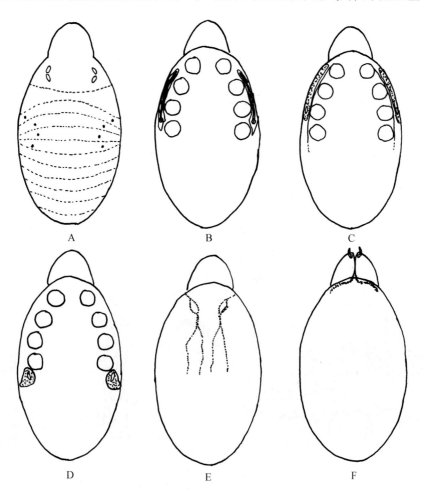

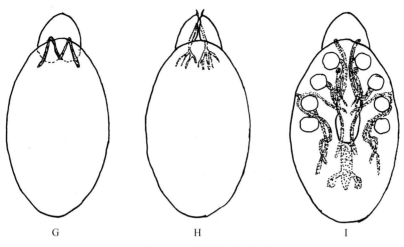

图 1-17 蜱螨的气门类型
A.节腹螨亚目；B.中气门亚目；C.巨螨目；D.蜱亚目；E.前气门亚目（异气门总股）；F.前气门亚目（缝颚螨总科）；
G.前气门亚目（叶螨总科）；H.前气门亚目（寄殖螨股）；I.甲螨亚目（复合气管系统）

革螨亚目（Gamasida）气门位于躯体中侧方，辐螨亚目（Actinedida）的气门位于螯肢基部或躯体"肩"上，甲螨亚目（Oribatida）的螨类气门间隙隐藏在基节区，且常有一对假气门器（pseudostigmatic organ），粉螨亚目（Acaridida）多数无气门。寄螨目（Parasitiformes）中有些种类有的气门周围有气门板（stigmal plate），自气门向前方延伸的沟称为气门沟（peritrematal canal）。

3. 外生殖器（genitalia） 雌性生殖孔（图1-18）的位置因种类而不同，雌螨外生殖

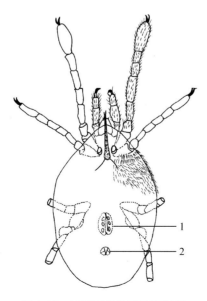

图 1-18 绒螨科的生殖孔和肛门
1.生殖孔；2.肛门

器的形态是重要的分类特征。寄螨目的生殖孔位于足Ⅳ基节之间或之前，真螨目的生殖孔位置多种多样，一般开口于足Ⅱ至足Ⅳ基节之间。雌性的外生殖器是生殖孔或交配囊，只有成螨才有生殖孔，而在若螨期尚不明显。因此，生殖孔是区别成螨和若螨的标志。雄性的外生殖器是阳茎，阳茎的形状和构造在种类鉴别上有重要意义。中气门亚目螨类的雄性没有阳茎，而有各种类型的交配囊，雌性有交配孔1对，位于躯体腹面足Ⅲ和足Ⅳ基节之间，精包从生殖孔转移到雄螨螯肢上的导精趾，然后压入雌螨的交配囊，导精趾和交配囊的形状在分类上具有重要意义。

4. 肛门（anal） 通常位于末体的后端（图1-18），是消化道的末端出口。由于种类不同，肛门的着生位置也有差别，有的肛门位于末端，有的位于末体腹面近后缘，有的位于躯体背面。肛门两侧有肛板（anal shield），周围通常有肛毛。

5. 感觉器官（sensory organ） 蜱螨躯体上着生多种刚毛，有些刚毛与螨类的感觉有关。除刚毛以外，蜱螨还具有眼、格氏器（Grandjean's organ）、哈氏器（Haller's organ）和琴形器（lyrate organ）等。螨类的眼是单眼，无复眼。大多数螨类（革螨亚目除外）有单眼1～2对，位于前足体的前侧。中气门亚目的螨类无眼，有的在足Ⅰ的步行器上有光感受器。无气门亚目螨类大多无眼。粉螨的格氏器是一种温度感受器，位于足Ⅰ基节前方紧贴体侧（图1-19）。蜱的哈氏器是嗅觉器官，也是湿度感受器，位于足Ⅰ跗节背面（图1-20），有小毛着生于表皮的凹处。跗感器（tarsal sensilla）类似哈氏器，位于中气门螨类足Ⅰ跗节背面末端。琴形器又称隙孔（lyriform pore），可能与激素分泌有关，是螨类体表许多微小裂孔中的一种隙孔。

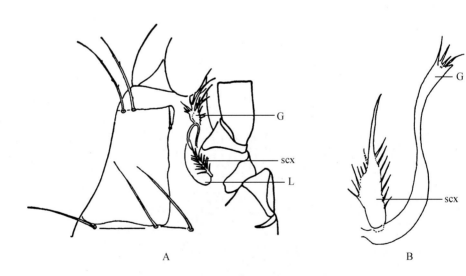

图1-19 粉螨的格氏器
A.右足Ⅰ区侧面；B.基节上毛和格氏器
G.格氏器；scx.基节上毛；L.侧骨片

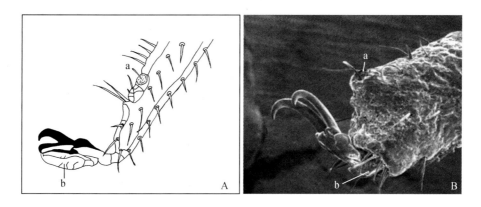

图 1-20 硬蜱的哈氏器
A. 足Ⅰ跗节；B. 足Ⅰ跗节电镜照片
a. 哈氏器，b. 爪间突

二、生　活　史

蜱螨的生活史类型（图1-21）通常较为复杂，其发育过程一般要经过卵（egg）、幼

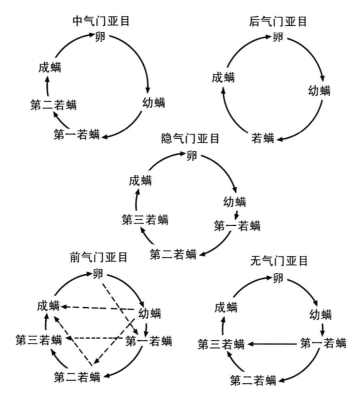

图 1-21　蜱螨的5种生活史类型图解

螨（larva）、若螨（nymph）和成螨（adult）4个时期，其中若螨又分为第一若螨（protonymph，又称前若螨）、第二若螨（deutonymph）、第三若螨（tritonymph，又称后若螨）。有的种类在若螨期中有一个休眠时期，称为休眠体（hypopus）。有的只有2个若螨期（如瘿螨科），分别称为第一若螨期和第二若螨期，它们各有一个静止期，静止期之后蜕皮进入下一个发育阶段。雄螨往往不经过第二若螨即变为成螨。有的无若螨期（如跗线螨科），从幼螨直接发育为成螨。有的幼螨和成螨之间仅有一个若螨期（如恙螨科、赤螨科、绒螨科和水螨科），但在若螨期前和若螨期后各有一个静止期，分别称为若蛹和成蛹，若蛹和成蛹相当于第一若螨期和第三若螨期。这类螨的幼螨都寄生于动物，若螨和成螨都是捕食性的。有的有2个若螨期（如中气门亚目、前气门亚目的叶螨、部分无气门亚目），即第一若螨期和第二若螨期，但叶螨的雄螨无第二若螨期，从第一若螨蜕皮直接发育为成螨。有的有3个若螨期，如吸螨科（Bdellidae）、镰螯螨科（Tydeidae），有的有多个若螨期，如一种钝缘蜱（Ornithodoros moubata），有的可达8个若螨期。

大多数蜱螨是卵生的，也有的母体不产卵而产幼螨、若螨或成螨，如毒棘厉螨产出的是幼螨，蝠螨产出的是第一若螨，虱状蒲螨产出的是成螨。

蜱的生活史包括卵、幼蜱、若蜱及成蜱4个阶段。受精雌蜱吸血后离开宿主，经过一段时间才产卵，此段发育过程称产卵前期或孕卵期，需1～4周。卵产出后至胚胎发育形成幼蜱并从卵内孵出的过程称为卵期或孵化期，该期需2～4周。幼蜱孵出后需经过几天的休止期才寻找宿主开始吸血，取食后即寻找适宜的环境，静止不动，进行蜕皮发育，此期称为蜕变期。经过一定天数的蜕变期，幼蜱经若蜱发育为成蜱。幼蜱和若蜱的形态及生活方式与成蜱相似，其发育过程是渐进的，与昆虫类的渐变态相仿。软蜱有若蜱多期，如乳突钝缘蜱（Ornithodoros papillipes）的若蜱为3～6期，有的可增至8期。从雌蜱开始吸血至下一代成蜱的蜕出，为蜱的一个生活周期，即一代。当孳生环境不利时，硬蜱可出现滞育现象，生活周期可延长至数年，但在自然条件下硬蜱寿命一般为数月至数年不等。多数软蜱完成一代生活史需半年至2年。软蜱耐饥能力可长达几年，甚至10余年，一般可存活5～6年至数十年。

革螨生活史分为卵、幼螨、前若螨、后若螨和成螨5期。革螨行卵生、卵胎生（ovoviviparity）或孤雌生殖。雌螨产卵后一般在1～2天孵出幼螨，幼螨在24小时内蜕皮为前若螨，前若螨经2～6天发育为后若螨，摄食后再经1～2天蜕皮为成螨。革螨一般情况下1～2周完成生活史。自生型革螨的寿命通常较寄生型的短。

恙螨生活史分为卵、前幼螨、幼螨、若蛹、若螨、成蛹和成螨7期，即在幼螨前有一前幼螨，在若螨期的前和后均有一静止期，为若蛹（nymphochrysalis）和成蛹（imagochrysalis），其中幼螨营寄生生活，而若螨与成螨则营自由生活。

疥螨和蠕形螨的生活史均分为卵、幼螨、两期若螨和成螨5期。

粉螨发育过程包括卵、幼螨、第一若螨、第三若螨、成螨5期，但在第一若螨和第三若螨之间亦可有第二若螨，它在某种条件下可转化为休眠体或完全消失。大多数营自生生活的粉螨为卵生，即从卵孵化出幼螨，幼螨具足3对，经过一段活动时期，便开始进入约24小时的静息期，然后蜕皮为第一若螨，再经24小时静息期蜕皮为第三若螨，具足4对，与成螨相似，经约24小时静息期蜕皮为成螨。

蜱螨生活史的长短因种类不同而异。硬蜱在实验室适宜条件下，生活史可自6～7周到8～9个月不等，在自然界可由2个月到3年，甚至5年不等。例如，在我国分布最广的微小牛蜱（*Boophilus microplus*），其整个生活史在华北地区需65～84天，而嗜群血蜱（*Haemaphysalis concinna*）完成一代发育则需要2年。全沟硬蜱在我国北方林区最为常见，在自然环境中完成一代生活史发育至少需要3年，如果幼蜱期在温暖季节的后半段取食，或者因环境条件不适宜，整个生活史可以延长至5年。软蜱完成生活史所需时间差异更大，可由2.5个月到2年，有时常因条件不适宜可从3～4个月延长至15～18年之久。有报道，乳突钝缘蜱完成一个世代可由5个月至2年，甚至25年之久。恙螨只有幼螨营寄生生活，其他各期均营自由生活，并在每个活动期前必须经过一个静止期，其生活史周期也较长，如地里纤恙螨［*Leptotrombidium*（*L.*）*deliense*］，完成一代生活史通常需3个月左右；在自然界每年可完成1～2代，若在实验室培养条件下（温湿度适宜、足量食物）一年可传3～4代。成螨寿命的长短因种而异，一般为3个月到400余天，实验室恒温条件下饲养的地里纤恙螨寿命可长达2～3年，少数甚至可达4～5年之久。其他螨类完成生活史均较快，如疥螨完成整个生活史需8～17天，人体蠕形螨完成一代生活史约需14.5天。粉螨发育一个世代一般均在1个月以内，但所需时间常与环境的温湿度有关。例如，粗脚粉螨（*Acarus siro*）在适宜条件下一周内螨数可增加7倍，而腐食酪螨（*Tyrophagus putrescentiae*）可增加12倍。椭圆食粉螨（*Aleuroglyphus ovatus*）平均生活周期为16天。革螨由卵发育至成螨的时间少则5～7天，长则1个月以上，其寿命长短与生活史类型有关，寄生型革螨的寿命较自由生活型的长。

（李朝品）

三、习性与生境

生境即生物种群赖以完成生活史的环境条件的总和。蜱螨的生境多种多样，其习性也因种而异。因生境与习性紧密相关，故了解蜱螨习性的类别对于研究蜱螨的生境有重要意义。

（一）孳生场所

蜱类几乎可栖息于包括南极在内的所有自然陆地地带，但多数种类分布在热带和亚热带。硬蜱孳生地多属牧场型。有些种类适应于森林灌木地带，如全沟硬蜱多见于高纬度针阔混交林带；有些种类适于草原、荒漠或半荒漠地带，如草原革蜱（*Dermacentor nuttalli*）生活在半荒漠草原；有些种类不仅能生活在野外，也能生活在农耕地区的家畜圈舍中。软蜱则多属窝巢洞穴型。钝缘蜱生活于半荒漠和荒漠地带，通常栖息于小型兽类的洞穴、岩窟内，或住房、牲畜的棚圈等处。锐缘蜱则生活于鸡窝和鸟巢中。

革螨分为自由生活和寄生生活两类。自由生活的革螨常栖息于草丛、巢穴、土壤或枯枝烂叶下、朽木上等处；有些革螨生活于植物上为害植物的叶片。寄生性革螨中有些种类大部分时间寄生于宿主体表，为体表寄生型，以寄生于啮齿类动物体外的种类最为常见；有些寄生于宿主的腔道，为腔道寄生型，常见于鼻腔、呼吸道等；有些革螨大部分时间生活于宿主巢穴中，为巢穴寄生型，只有吸血时才在寄主体表，饱食后即离开。

由于恙螨的幼螨营寄生生活，恙螨孳生环境中必须要有适宜恙螨幼螨寄生的宿主。因此，恙螨的孳生环境常分布在溪流和河沟的两岸，沼泽和水塘的边沿，草原和耕地的边缘地带及地势低洼的居民点内。

粉螨则孳生于各种谷物、面粉、干果、砂糖、乳制品、腌腊鱼肉制品、中药材、中成药等处。肉食螨、跗线螨及甲螨常与粉螨同栖于粮库、中药材等处。甲螨还大量生存于土壤中，跗线螨大量分布在菌类及其他植物上。尘螨孳生于居室的尘埃中，如地面、床垫、枕头、沙发、空调隔尘网等的尘埃中以及面粉厂的粉尘、地脚粉和棉纺厂的棉尘中。

人体蠕形螨寄生于人体皮肤的毛囊及皮脂腺中，以额面部为主，躯体也有分布。人疥螨寄生于人体皮肤表皮层内，多寄生于皮肤嫩薄处。蒲螨寄生于谷类或棉花的蝶蛾类昆虫的幼体上，多聚集在有蝶蛾类的稻草、麦草、烟草、麻袋、棉籽或谷物上。

（二）群居与活动

螨是以群居的方式生存的，因食物条件、地理气候等因素的不同而形成不同的种群（population）。种群是生态学研究的基本单位，是指一定空间（区域）内有生态相似性的同种或不同种个体的总和。若种群由同种个体组成，则为"单种种群"（single population），若由数种个体组成，则为"混合种群"（mixed population）。由于地理上的长期隔绝而形成的种群为"地理种群"（geographical population），若是因食物条件不同而形成的种群，则称为"生物种群"（biological population）。不同的螨类种群对环境条件的适应性和可塑性不同。

因螨类具体环境条件的不同，又可将其划分为不同的生活小区（station），在生活小区内生存的同种个体构成一个"生态种群"（ecopopulation）。生活小区的环境条件经常会发生变化，如储藏粮堆各部分的温湿度变化不同，引起不同生态种群的螨类个体经常发生重新组合，它们共同导致种群的数量变动。换言之，螨类种群在数量变动上没有相对独立性，而且各种生态种群的个体在种群的数量变动曲线中参与的时间和数量也不同，在对螨类种群进行研究时必须考虑这一特点。

对蜱螨种群与活动的研究，有利于研究如何综合防制医学蜱螨。若只注重研究个体生态和单种种群，则远远不能满足医学蜱螨的防制需求。只有研究混合种群，研究天敌与有害蜱螨之间或几种有害蜱螨之间种群的相互变动规律，同时控制几个有害种群，才能达到有效防制的目的。

蜱的活动范围较恙螨幼螨广泛，但一般也在数十米之内。有实验表明，将蓖子硬蜱（*Ixodes ricinus*）释放1个月后再重捕，约80%仍在2m以内，5～10m内的仅占1.3%，10m以外的已很少。亚东璃眼蜱（*Hyalomma asiaticum kozlovi*）活动能力较强，释放1个月后，大部分蜱类已扩散至周围25～100m范围内。此外，蜱类的垂直距离活动能力也不强，一般在60～100cm。总之，蜱类的活动能力是很有限的，远距离扩散则必须依赖宿主的活动。

恙螨幼螨活动范围很小，在自然界中呈点状分布，分布范围一般不超过1～2m，往往近在咫尺，却一处有螨，一处无螨，有螨之处被称为"螨岛"。通常在外界环境较为稳定的情况下，恙螨幼螨出生后只在很狭窄的范围内向水平和垂直方向移动，一般只在出生地半径3m、垂直距离10～20cm这一范围内活动。可自行攀登到附近的石头、草、地面上的某些物体或深入泥洞之中。恙螨幼螨的大范围迁移，主要是靠宿主的携带及暴雨、洪水等来实现。不同种类恙螨幼螨的活动规律有所差别，如地里纤恙螨出现于泥土表面的规律是早晚多，中午前后少，但日本的红纤恙螨［*Leptotrombidium* (*L.*) *akamushi*］则为白天多、夜间少。

在房舍和仓库储藏物中的螨类通常是多种种群发生在一起，常见的种群有腐食酪螨（*Tyrophagus putrescentiae*）、粗脚粉螨（*Acarus siro*）、家食甜螨（*Glycyphagus domesticus*）、弗氏无爪螨（*Blomia freemani*）等。

（三）取食

蜱类的幼蜱、若蜱和成蜱均需要吸血，作为相应发育阶段的必需营养来源，其吸血所摄营养是影响蜱类生长发育、变态、乃至繁殖的重要因素。硬蜱为牧场型，寻觅侵寄宿主很不容易，各活动期只需吸血一次，其吸血量大且持续时间长，幼蜱一般需吸血2～5天，体重增长10～20倍；若蜱则需吸血3～8天，体重增长20～100倍；雌成蜱吸血时间长达4～16天，体重增长80～120倍。软蜱为洞穴型，吸血活动一般多发生于夜间。软蜱各发育期吸血时间长短很不一致，自数分钟至数天不等。若蜱和雌蜱吸血后体重增加6～12倍，雄蜱则相对较少，一般不超过2～3倍。软蜱的幼蜱和各期若蜱吸血次数一般为一次，成蜱则反复多次。

革螨生活习性有自由生活型和寄生生活型两种，其食性也体现了这种生活习性类型转变过程的特征，包括专性吸血、兼性吸血、腔道内寄生、捕食和腐食等。①专性吸血：如皮刺螨科（Dermanyssidae）、巨刺螨科（Macronyssidae）为专性吸血；②兼性吸血：如厉螨科（Laelapidae）多为兼性吸血，食性较广，既可吸食宿主血液和组织液，又可食虫、食有机质；③腔道内寄生：如鼻刺螨科（Rhinonyssidae）、内刺螨科（Entonyssidae）等寄生于宿主腔道，吸食组织液；④捕食和腐食：自由生活的螨类可借助其粗壮的螯肢、发达的齿进行捕食，如巨螯螨科（Macrochelidae）、寄螨科（Parasitidae）、囊螨科（Ascidae）、植绥螨科（Phytoseiidae）等。

恙螨的成螨和若螨主要营自生生活，食性较杂。有些种类有明显的杂食性，甚或是单纯的腐食性，但多数种类主要嗜食动物性食物，特别是小型节肢动物的卵和早期幼虫。恙螨幼螨则营寄生生活，利用"外消化"方式刺吸宿主体液，即先以螯肢插入皮肤注入涎液，溶解周围的表皮组织，形成一根吸管［即茎口（stylostome）］，再通过吸管吸入分解的组织和淋巴。幼螨在刺吸过程中，一般不更换部位，不中途转换宿主。其刺吸时间至少需要1天以上。

雌蒲螨往往以刺吸某些昆虫幼虫或蛹的体液为生，多为昆虫体外寄生物，常见宿主为鳞翅目（Lepidoptera）、鞘翅目（Coleoptera）、双翅目（Diptera）和膜翅目（Hymenoptera）昆虫，也可刺吮人体组织液。雄螨则终生寄生于母体膨胀的末体上。跗线螨多食霉菌，亦可刺吸昆虫。肉食螨捕食小型节肢动物（如粉螨）及其卵。

疥螨寄生于宿主表皮角质层下，啮食角质层组织。蠕形螨寄生于毛囊与皮脂腺内吸食皮脂液，并可刺吸细胞内含物。

粉螨作为自由生活的螨类，以食物碎屑、腐败有机物及霉菌等为食。其中，尘螨为啮食性自生螨，嗜食动物皮屑，若在饲养螨的饲料中加入皮屑和酵母则利于尘螨生长。甲螨则在土壤中取食腐殖质。

（四）孳生习性类型

医学蜱螨的习性类型大致可分为两大类：自由生活型（free-living form）和寄生型（parasitic form）。

1. 自由生活型 除蜱亚目外，其他亚目都有自由生活的种类，并可根据其习性及部分形态特征将螨类分为不同类型的自由生活型螨种，如捕食性螨、植食性螨、菌食性螨或腐食性螨等。

（1）捕食性螨（predacious mites）：一般在土及苔藓、腐败有机物、动植物残屑中生活，有的以小型节肢动物及其卵、线虫等为食。土中生活的螨类种类和数量较多。该类螨一般足较长，有螯状或针状螯肢，须肢适于捕捉食物，行动较为迅速，有的还有发达的盾片。巨螯螨科（Macrochelidae）、囊螨科（Ascidae）、肉食螨科（Cheyletidae）等均为此类的代表科。这些科中的部分螨类因能取食家蝇卵或其他有害节肢动物而对人类有益，如家蝇巨螯螨取食粪便中家蝇的卵可达99%。

（2）植食性螨（phytophagous mites）：一般为白色、透明或淡褐色，行动较为缓慢，多见于储藏物中，也可存在土中，以土中生长的植物根茎为食。体呈囊状，螯肢粗短、呈齿状，用以铲凿和刮削食物。谷物和豆类中的螨类常取食籽实的胚部，钻入胚乳周围取食。干果、油菜籽、中药材等储藏物中也大量地孳生这类螨。主要有粉螨亚目的粉螨科（Acaridae）、食甜螨科（Glycyphagidae）等。植食性螨（如叶螨）为害植物的叶、茎和果实，多见于农作物、树木和花卉等，近年研究发现叶螨中有的种类（二斑叶螨）可引起人类过敏。

（3）菌食性螨（fungivorous mites）：除蜱亚目外，与人类疾病相关的其他亚目有食菌螨种，如革螨亚目的尾足螨科在土中食菌，也食储藏物上的菌类。到目前为止，已发现有粉螨科（Acaridae）、矮蒲螨科（Pygmephoridae）、嗜渣螨科（Chortoglyphidae）、蒲螨科（Pyemotidae）、肉食螨科（Cheyletidae）、薄口螨科（Histiostomidae）、皮刺螨科（Dermanyssidae）等至少16科43种螨孳生于食用菌上。

（4）腐食性螨（saprophagous mites）：通常以土壤中腐烂的死虫、死植物为食，也食含有蛋白质的储藏物。多数螨类能够食腐，如粉螨亚目的伯氏嗜木螨（*Caloglyphus berlesei*）和刺足根螨（*Rhizoglyphus echinopus*），前者以腐烂死虫为食，后者同为害水仙和百合鳞茎的昆虫或真菌一起行腐生生活。麦食螨科（Pyroglyphidae）的尘螨则取食人体脱落的皮屑等。

（5）携播螨（phoretic mites）：一些自由生活的螨类的成螨和第二若螨可利用昆虫及其他节肢动物作为传播工具，以利于其播散，这种非寄生关系称为携播，如革螨亚目尾足螨股（Uropodina）的第二若螨可借助其肛柄（自肛门分泌，接触空气后即硬化）与其节肢动物伙伴接触而传播，其他尾足螨类可直接用爪和螯肢抓住其伙伴。厉螨科（Laelaptidae）和巨螯螨科（Macrochelidae）的成螨和若螨可作为携播螨而与一些节肢动物相伴生。此外，粉螨亚目各种螨类休眠期（hypopial stage）的形态通常均是有利于携播的，其肛门附近有吸盘，足上的爪发达，适于附着于其他物体或抱握其他节肢动物和哺乳动物。

2. 寄生型 各亚目螨类都有寄生于动物体上的种类，其中寄生于人体上的螨类可对人体健康造成较大影响，有的可使某些国家的移民计划、经济发展规划，甚至军事部署等不得不做出相应的改变；有的可传播丝虫和绦虫，并成为这些寄生虫的中间宿主。螨类在宿主上取食，可对宿主造成直接的机械性损伤或作为病原媒介传播疾病引起间接损害。根据寄生螨取食部位的不同，可将其分为外寄生螨类（ectoparasitic mites）与内寄生螨类（endoparasitic mites）。

（1）外寄生螨类：主要寄生于脊椎动物体上，也有不少螨类可寄生于人体。各种螨类寄生的专化性不同，但均可通过皮肤穿孔或侵入宿主的表皮以吸食宿主血液、淋巴、皮脂分泌物或消化组织等。现至少包括痒螨科（Psoroptidae）和恙螨科（Trombiculidae）幼螨等在内的数百种螨类可寄生于脊椎动物体上。恙螨幼螨通过分泌唾液（内含抗凝血物质和多种溶酶）在与人体接触处溶解周围的表皮组织，以吸食被溶解的宿主组织；恙螨咬食人的皮肤组织，造成湿润伤口，最后硬化结痂，奇痒难忍；蜱则主要是吸血，其唾液中所含毒素在吸血过程中可注入宿主体内，作用于神经肌肉接头处，可导致蜱瘫痪。

（2）内寄生螨类：一般弱骨化，口器和足也退化。多数内寄生螨寄生于与宿主呼吸系统相近的部位，如革螨亚目喘螨科（Halarachnidae）常寄生于海豹和海象的鼻腔内，内刺螨科（Entonyssidae）的螨类寄生于爬行动物的肺部或气囊中，而粉螨亚目的锥瘤螨科（Turbinoptidae）寄生于海鸥的肺部。除了寄生于呼吸系统外，内寄生螨类还可寄生于脊椎动物的其他部位，如皮膜螨科（Laminosioptidae）只寄生于家禽的表皮下，死去的螨体形成亚表皮囊。

人和脊椎动物也可偶尔吞入活螨，因活螨在消化道等处暂时性寄生，可造成人体内或动物体内肠螨病。除此之外，某些螨类还可非特异侵入人体呼吸系统、泌尿系统而引起人体肺螨病、尿螨病。

（五）温度和湿度对蜱螨的影响

温度和湿度是研究较多的影响螨类种群的气候因子，对蜱螨种群的影响也最大。不同蜱螨种类对其适应性和要求也不尽相同，有的可以抵抗相当高的温度和极低的湿度。例如，草原革蜱是典型的草原种类，适于生活在干旱的半荒漠草原地带。亚东璃眼蜱是适于高温低湿的种类，其生活温度的最高值达48～50℃，而在适宜的环境温度（20～30℃）下，能在相对湿度为 0 的条件下生活一个月以上，因此它是适应于荒漠地区的种类。有的螨种耐寒、耐饥能力很强，如储藏物中较常见的腐食酪螨，在温度为 10℃时即开始活动。有的恙螨在 -5℃经 38 天后仍能在室温下复生。

1. 温度 蜱螨为变温动物，其体躯很小，体壁较薄，调节体内温度的能力也较弱，外界环境温度的变化会直接影响其体温。例如，冬季的低温能减少蜱螨的种群数量，早春温暖气候之后非季节性的低温也能引起蜱螨的死亡。春季气温对越冬卵孵化率的影响也非常大，若能在迅速改变的短暂的孵化气温中孵化，其孵化率将达到最高。螨类的某些种类与品系中存在不越夏的世代，与其所处的环境温度密切相关，这也很好地解释了这些种类为何有不同的分布及季节种群周期（seasonal population cycle）现象。

温度显著影响蜱螨的发育。在蜱螨发育的适宜温度范围内，温度越高，蜱螨的发育速度越快。朱志民等（2000）研究了温度对特氏肉食螨（*Cheyletus trouessarti*）发育历期的影响，发现在 20℃、25℃、30℃、35℃ 4 种恒温处理下特氏肉食螨各发育阶段的发育历期明显不同（表 1-3）。从整个成熟期的历期总计来看，温度为 35℃时需要 29.55 天，温度为 20℃时需要 102.42 天，各温度下其发育历期表现出明显差异，遵循了在发育温区范围内，温度高发育快、温度低发育慢的规律。

表 1-3 不同温度下特氏肉食螨的发育历期（引自朱志民，2000 年）

实验温度（℃）	实验虫数（头）	卵期（天）	发育历期（天）						产卵前期（天）	产卵期（天）	产卵后期（天）	合计（天）
			幼螨期		前若螨期		后若螨期					
			活动期	静息期	活动期	静息期	活动期	静息期				
20	50	6.72	7.25	2.49	6.21	2.53	10.55	3.47	13.50	25.20	24.50	102.42
25	50	4.30	5.00	1.56	3.42	1.90	7.50	2.00	7.30	23.80	20.60	77.38
30	50	2.16	3.28	0.91	2.91	0.92	3.89	0.79	2.60	10.30	20.70	48.46
35	50	2.12	3.20	0.90	2.90	0.59	2.29	0.67	2.30	6.60	9.61	31.18

2. 湿度 湿度也是影响蜱螨生长发育的重要因素。有的螨类没有气门及气门沟，其呼吸是通过皮肤进行的，因而环境的湿度变化将明显影响其发育速度，甚至是决定其能否生存的因素。

医学蜱螨一般喜湿，如革螨对干燥的耐受性差，恙螨幼螨的活动还有一定的向湿性。在阴天潮湿的情况下，从自然界中寻找恙螨孳生地较容易。对地里纤恙螨未进食幼螨的研究显示，在不同湿度下其幼螨的生存时间存在明显差异，在（25±1）℃的恒温环境中，相对湿度为 20% 时，可生存（12.06±0.30）小时；相对湿度为 30% 时，可生存（12.37±0.40）小时；相对湿度为 100% 时，生存时间增至（7.78±0.28）天，即饱和湿度的环境条件对恙螨幼螨生活最为有利。粉螨生长对湿度的要求也较高，Krzeczkowski 对温度为 14℃、22℃、27℃、31℃和相对湿度为 66%、85%、94%、100% 条件下饲养的腐食酪螨进行研究，结果显示：随着相对湿度的增加，其幼螨和若螨的体重也相应增加。此外，Zdarkova 在相对湿度 14%～89% 的范围内对腐食酪螨相对湿度选择性作了较为详尽的研究，发现在相对湿度 22%～78% 的条件下，腐食酪螨则选择较高的湿度，且在此范围内，螨可区分出 1%

的湿度变化。

（六）光照对蜱螨的影响

螨类对不同波长光线的反应大小不同，在接近紫外区（波长为375nm）处最大，其次为黄绿色区（波长为525～550nm），当波长在600nm以上时，则无反应或出现负反应。

光照强度和光源方向的改变，均能够影响蜱螨的活动。多数粉螨具畏光特性，如在很少有光照的储藏物仓库内，在一定的温度和湿度下，粉螨可大量繁殖，此现象证明粉螨的生长发育不需要光照。我们还可利用粉螨畏光这一特点来防制和分离粉螨，如有粉螨危害的储存谷物，可在日光下暴晒2～3小时以除粉螨。对恙螨幼螨光反应性的研究显示，不同种类恙螨对光照强度的选择是不同的，如秋恙螨具有负趋光性，而地里纤恙螨则有明显的向光性，但当弱光与强光同时存在时，幼螨则集中于光弱的一面。革螨一般也喜好停留于与自然界鼠巢相仿的黑暗环境中，已有研究显示螨的负趋光性与螨的饱食程度和是否处于产卵期有一定关系。例如，对柏氏禽刺螨在照度30～1500lx范围内，分成8个阶梯选择，结果饱食和产卵期雌螨呈现明显的负趋光性，有35.2%的螨选择了照度最低的30lx，但随着产卵过程的结束及饥饿的开始，其负趋光性逐渐减弱。此外，光周期也是影响蜱滞育的重要因素。可将影响滞育的光周期反应分为3种类型：短日照型，如边缘革蜱（*Dermacentor marginatus*）雌蜱和嗜群血蜱幼蜱在短日照下滞育；长日照型，如蓖子硬蜱（*Ixodes ricinus*）在长日照下发生滞育；短日照和长日照交替型，如蓖子硬蜱若蜱在饱血前短日照、饱血后长日照后发生滞育。

（七）生物因素对蜱螨的影响

1. 捕食性天敌　蜱螨的生长往往受到周围环境中某些生物因素的影响，人们可以利用这些蜱螨的天敌来控制对人类生产、生活甚至健康产生危害的蜱螨的孳生。Ewing早在1912年就认识到肉食螨（*Cheyletus* sp.）能够降低储藏物害螨的种群数量，据其报道，在短短几天内，这种肉食螨便繁殖起来，并杀灭了95%的有害粉螨。在捕食者-猎物相互作用的早期理论研究中，已经有人使用了普通肉食螨（*Cheyletus eruditus*）。此后，肉食螨、巨螯螨捕食粉螨等以螨防螨的研究逐渐深入。以往文献记载，天敌螨类的增长能力（或称繁殖势能）通常与有害生物相当或高于有害生物。Solomon（1981）的研究结果显示，普通肉食螨在略微温暖和干燥的条件下，比猎物粉螨生长速度快，从而增加了其防制有害生物的成功机会。也有报道指出，革螨可将全沟硬蜱的卵吃掉。除了天敌螨类的捕杀作用外，蜱螨还会被自然界中一些禽类、啮齿类、蜥蜴等动物捕食，如蚁狮可捕食硬蜱（璃眼蜱、革蜱、扇头蜱等），用其上颚钳住硬蜱，约2分钟后猎物即呈麻醉状态而死去。猎蝽科（Reduviidae）昆虫的若虫可侵袭小亚璃眼蜱和囊形扇头蜱。一些饱食幼蜱还可被多足类消灭。

2. 寄生蜂　先后有5种膜翅目的跳小蜂（*Hunterellus hookeri*，*H. thellerae*，*Ixodiphagus hirius*，*I. texanus*和*I. mysorensiso*）被发现寄生于蜱体内，它们将卵产在若蜱内，待发育

为成虫后才从蜱体内飞走。每个若蜱体内可寄生 1 至多个卵，一般于寄生后不久若蜱即死亡。

3. 真菌及其他微生物　关于真菌寄生于蜱螨，已有相当数量的报道。真菌 *Conidiobolus brefeldianus* 可寄生于腐食酪螨（*Tyrophagus perniciosus*）体上，引起群体死亡。在边缘革蜱和网纹革蜱（*Dermacentor reticulates*）体上发现了属于半知菌的 17 种真菌，在亚洲璃眼蜱等 4 种璃眼蜱体上也发现有 5 种曲霉、5 种青霉及头孢子菌（*Cephalosporium* sp.）、新月菌（*Fusarium* sp.）等。在蓖子硬蜱上还发现有白僵菌（*Beauveria bassiana*）寄生。我国使用白僵菌和绿僵菌杀灭残缘璃眼蜱的饱食若蜱，用烟曲霉灭蜱均收到了明显效果。

除真菌外，其他微生物也可寄生于螨体内，引起螨的相应疾病。如螨感染了螨类病毒，则其繁殖和寿命都会受到影响，平均产卵期和寿命将会缩短一半以上。此外，原生动物中的微孢子虫能寄生于螨类并对其产生伤害，如史太奥斯微粒子虫（*Nosema steinhousi*）能使粮食中的腐食酪螨患微粒子虫病而死亡。

（八）季节变化对蜱螨的影响

随着季节的变化，影响蜱螨生长发育的环境因素如温度、湿度、光照、宿主、天敌等也相应发生巨大变化，从而导致蜱螨的活动表现为明显的季节消长。不同种类、不同地区蜱螨季节消长状况也不相同。

蜱类的活动有明显的季节性。在温带地区多数蜱类在春、夏、秋季活动，如全沟硬蜱成蜱每年 5～6 月有一活动高峰，幼蜱和若蜱的活动季节较长，从 4 月持续至 9～10 月，一般常于 6～7 月出现主峰，在 8～9 月出现次峰。在热带地区有些种类在秋、冬、春季均活动，如残缘璃眼蜱（*Hyalomma detritum*），春季以若蜱期寄生于宿主上，然后下地蜕皮，到夏季出现一个成蜱活动高峰期。软蜱因多在宿主洞巢内寄居，故常年均可活动。

大多数革螨终年活动，但繁殖高峰季节活动明显。其季节消长除温湿度因素外，还与宿主活动情况、宿主巢穴微小气候条件等有关。根据季节消长情况可将其分为秋冬型和双峰型（春末夏初、秋冬），如格氏血厉螨、耶氏厉螨密度一般在 9 月以后逐渐增高，10～11 月出现高峰，为秋冬型；柏氏禽刺螨呈春末夏初和秋冬双峰型。

对恙螨幼螨的研究也表明，其出现数量有明显的季节性变化。可将其分为 3 型：夏季型，每年在夏季出现一高峰，如红纤恙螨；春秋型，每年 2 代，在春、秋季各出现一高峰；秋冬型，每年在 10 月以后至次年 2 月出现一高峰。

粉螨喜欢栖息于含水量高的谷物中，若温度、湿度适宜，能很快繁殖，其出现数量与季节有一定关系。上海地区的调查结果表明粉螨大多发生在相对湿度很大、气温也较高的 4～5 月；而到了温度较高、空气干燥的 7～9 月，粉螨的生长发育则受到抑制；但到 10 月之后，温度、湿度又适宜于粉螨的生长发育，它们又大量繁殖起来。四川省的气候温和潮湿，霜期短，特别是在 4～10 月，常保持对粉螨生长发育非常有利的 80% 的相对湿度，加之温度适宜，这段时间粉螨活动频繁，7～8 月为旺盛期，12 月到次年 2 月间，由于天气寒冷，粉螨的活动也随之减弱。

（九）其他因素对蜱螨的影响

外界各种因素对蜱螨的影响是极其复杂的，除以上几种常见的影响因素外，气味、气流、声响、颜色、物面情况等因素也会对蜱螨的活动产生影响，如腐食酪螨能被干酪气味和含有 1%～5% 的乳酸溶液所吸引。具有特别气味的其他物质，如肉桂醛和茴香醛，当浓度低时，对腐食酪螨也有吸引力；但当浓度高时，它们反被驱离（Žďárková, 1971）。气流的缓急能影响恙螨幼螨的活动，一般气流较高时幼螨移动较快，但太高的气流又可使恙螨停止活动。巨大的声响可以使静止的恙螨幼螨活动。在实验室中观察地里纤恙螨在石膏体表面集中的情况，发现其分布与石膏体表面的倾斜度及颜色有一定关系，在一定倾斜度范围内，倾斜度越大，幼螨集中得越多越快，超过一定倾斜限度时，幼螨便会跌落下来。在同样大小和形状的锥形石膏体上，幼螨在白色的锥体面上比在黑色的要集中得多。

（蒋　峰）

四、蜱螨与疾病的关系及其防控

在蜱螨亚纲中，与疾病有关的有寄螨目的蜱和革螨，真螨目的恙螨、疥螨、蠕形螨、尘螨等。

（一）蜱螨对人类的主要危害

蜱螨对人体的危害包括两大类，一类是由蜱螨叮咬、吸血、毒害、寄生和（或）致变态反应等所引起的疾病，一般称其为蜱螨源性疾病（表 1-4），如疥疮、螨性哮喘；一类是由蜱螨传播病原体所引起的疾病，如森林脑炎、恙虫病，一般称其为蜱螨媒性疾病（表 1-5）。但就蜱螨媒性疾病而言，又可分为形式上的蜱螨媒性疾病和科学意义上的蜱螨媒性疾病，前者蜱螨仅是通过体表或体内对病原体进行运载、传递，传播疾病，病原体在蜱螨体内没有发育、繁殖，在形态和数量上不发生变化；后者蜱螨是人畜共患病和某些人类疾病的传播媒介、自然疫源性疾病循环的重要环节和某些病原体的储存宿主，病原体在蜱螨体内需经过生长、发育、繁殖，才能具有感染性，然后通过某种途径传播给人，使人被感染而生病。

表 1-4　蜱螨源性疾病

疾病	病原	分布
蜱瘫痪	蜱瘫毒素	美国、加拿大、澳大利亚、非洲、英国、法国、苏联、中国
疥疮	疥螨	世界性
蠕形螨病	毛囊蠕形螨、皮脂蠕形螨	世界性
螨性酒渣鼻	毛囊蠕形螨、皮脂蠕形螨	世界性

续表

疾病	病原	分布
肺螨病	粉螨、跗线螨、革螨、肉食螨、尘螨	日本、中国
螨性哮喘	尘螨、粉螨	低湿地区
螨性皮炎	蜱、恙螨、革螨、蒲螨、粉螨、尘螨、肉食螨、跗线螨	世界性
过敏性鼻炎	尘螨、粉螨	广泛
肠螨症	粉螨、尘螨	广泛
尿路螨症	粉螨、跗线螨、蒲螨	比利时、中国等

表 1-5 蜱螨媒性疾病

疾病	病原体	媒介	节肢动物与病原体、人之间的关系
森林脑炎	森林脑炎病毒	全沟硬蜱等	病原体在蜱肠细胞及其他组织内繁殖,并经期传递、经卵传递,人畜因被蜱叮刺而受染
波瓦桑脑炎	波瓦桑病毒	革蜱、硬蜱、血蜱属的一些种	病原体在蜱组织中繁殖,并经期传递,人因被蜱叮刺而受染
苏格兰脑炎	羊跳跃病毒	蓖子硬蜱等	病原体在蜱体内繁殖,人因被蜱叮刺而受染
克里米亚-刚果出血热	克里米亚-刚果出血热病毒	璃眼蜱属的一些种	病原体在蜱肠细胞等组织内繁殖,并经期传递、经卵传递,人因被蜱叮咬而受染,蜱为媒介兼储存宿主
鄂木斯克出血热	鄂木斯克出血热病毒	硬蜱、血蜱、革蜱属的一些种	病原体在蜱肠细胞等组织内繁殖,并经期传递、经卵传递,人因被蜱叮咬而受染,蜱为媒介兼储存宿主
流行性出血热	汉坦病毒	格氏血厉螨、柏氏禽刺螨等革螨、小盾纤恙螨	为多途径传播,病原体在螨体内繁殖,并经期传递、经卵传递,可叮刺传播,恙螨经卵传递,有媒介和储存宿主
克洛拉多热	克洛拉多热病毒	安氏革蜱等	人因被蜱叮咬而受染
内罗毕绵羊病	内罗毕绵羊病病毒	缤纷花蜱、跗突扇头蜱	人被带毒硬蜱叮咬而受染,并能经变态传递、经卵传递
伊塞克湖热	伊塞克湖病毒	蝙蝠硬蜱、蝙蝠锐缘蜱	经叮刺传递
Q热	贝氏立克次体（贝氏柯克斯体）	各属硬蜱及软蜱,血厉螨、血革螨属等革螨	病原体在肠细胞及其他组织内繁殖,并经期传递、经卵传递,人因被蜱叮咬、蜱粪污染而受染,但一般多因接触感染性动物而受染,蜱、革螨为媒介和储存宿主
北亚蜱媒斑点热	北亚立克次体	各属硬蜱、软蜱及革螨的一些种	病原体在肠细胞及其他组织内繁殖,并经期传递、经卵传递,人因被蜱叮咬、蜱粪污染而受染,但一般多因接触感染性动物而受染,蜱、革螨为媒介和储存宿主

续表

疾病	病原体	媒介	节肢动物与病原体、人之间的关系
落基山斑点热	立氏立克次体	各属硬蜱及软蜱	病原体在蜱肠细胞及其他组织内繁殖，并经期传递、经卵传递，人因被蜱叮咬而受染
钮扣热（马赛热）	柯氏立克次体	各属硬蜱及钝缘蜱	病原体在蜱肠细胞及其他组织内繁殖，并经期传递、经卵传递，人因被蜱叮咬而受染
立克次体痘	螨型立克次体	革螨	病原体在螨肠内细胞或其他组织内繁殖，并经期传递、经卵传递，人因被螨或若螨叮咬而受染
北昆士兰蜱媒斑疹伤寒	澳大利亚立克次体	紫环硬蜱	人被带菌硬蜱叮咬而受染
南非蜱媒立克次体病（南非蜱咬热）	皮珀立克次体	花蜱、扇头蜱、血蜱	病原体在蜱组织繁殖，并经期传递、经卵传递，人因被蜱叮咬而受染
阵发性立克次体病	鲁氏立克次体	蓖子硬蜱	人因被蜱叮咬而受染
人欧利希体病	立克次体科欧利希体	血红扇头蜱	人因被蜱叮咬而受染
土拉弗朗西斯菌病（兔热病、野兔热）	土拉弗朗西斯菌	花蜱、革蜱、血蜱、硬蜱等属	病原体在蜱肠和马氏管内繁殖，垂直传播，人经蜱叮咬或蜱粪污染伤口而受染
巴贝虫病	巴贝虫	硬蜱	病原体在蜱肠细胞、卵巢等组织中繁殖，垂直传递，人经未成熟蜱的叮咬而受染
蜱媒回归热	伊朗包柔氏螺旋体（伊朗疏螺旋体）	钝缘蜱	病原体在蜱肠外（卵巢、涎腺、基节腺等）多种器官组织中繁殖，经卵传递多代，人经蜱叮咬或经基节液污染而受染。蜱兼为储存宿主
莱姆病	伯氏包柔氏螺旋体（伯氏疏螺旋体）	硬蜱（肩突硬蜱、全沟硬蜱、蓖子硬蜱等）	病原体在蜱肠内繁殖，人被蜱叮咬而受染
恙虫病	恙虫立克次体	纤恙螨（地里纤恙螨、小盾纤恙螨、高湖纤恙螨）	病原体在螨肠细胞等组织中繁殖，经卵传递，人经恙螨幼虫叮咬而受染

1. 直接危害

（1）叮咬和吸血：蜱吸血量大，饱血后虫体可胀大几十甚至100多倍。蜱螨在叮刺吸血时多无痛感，但由于螯肢、口下板同时刺入宿主皮肤，可造成局部充血、水肿、急性炎症反应，还可引起继发性感染。

（2）毒害作用：由于蜱螨的叮刺及分泌的毒素注入体内而引起。例如，恙螨幼螨叮咬后引起局部皮肤焦痂和溃疡而导致皮炎；有些硬蜱叮咬后，偶有因其唾液分泌的毒素作用在宿主的神经肌肉接头处，阻断乙酰胆碱递质的释放，导致传导阻滞，使宿主产生上行性肌肉麻痹，可导致呼吸衰竭而死亡，此称为蜱瘫痪（tick paralysis），如能及时发现，将蜱除去，症状即可消除。

(3) 致敏作用：以蜱螨本身及其分泌物、皮蜕和尸体为过敏原而引起的过敏反应。例如，粉螨亚目中的尘螨引起的哮喘、鼻炎等；粉螨、尘螨、革螨、蒲螨、肉食螨、跗线螨等引起的螨性皮炎（acarodermatitis）。

2. 间接危害 由蜱螨传播病原体所引起的疾病是医学节肢动物对人类最严重的危害。病媒蜱螨不仅是一些人畜共患病和某些人类疾病的传播媒介，还是某些病原体的储存宿主。由蜱螨所传播的病原体多数可以经卵传递到下一代，所传播的疾病通常呈散发性流行。

(1) 蜱螨媒性疾病的判断标准：一种蜱螨能作为传播疾病的媒介时，常具备以下条件。

1) 是当地当时的优势种，或有相当高的种群密度。

2) 与人的关系密切，如舐食人的食物，刺吸人血或组织液，或被人畜所食入或饮入，刺吸人血的蜱螨最为重要。

3) 其地理分布和季节分布与疾病的流行区和流行季节相符，有时还需要结合多种因素（如与人的接触机会、储存宿主的数量等）加以分析。

4) 从自然界捕获的这种蜱螨，能从其体内分离到病原体，或证明其存在病原体，或查见病原体的感染期。

5) 用实验方法对这种蜱螨进行人工感染时，病原体能在其体内繁殖，并能完成其传播环节，或在其体内完成感染期发育，或完成其生活史中的一个环节。

6) 在蜱螨媒性疾病的流行季节或地区采取杀灭措施，该蜱螨被控制后，疾病的发病率相应下降。

通常，一种蜱螨媒性疾病多有一种主要媒介，但也可有多种媒介；一般有一种传播途径，但也可有多种途径，蜱螨媒传播只是其中的一种途径，判定传播媒介时也应把这些方面考虑在内。

(2) 蜱螨传播病原体的主要方式

1) 机械性传播：蜱螨通过体表或体内对病原体进行运载、传递，传播疾病，但病原体在形态和数量上不发生变化。如粉螨于花生等谷物中机械性传播黄曲霉菌（*Aspergillus flavus*）。

2) 生物性传播：蜱螨传播疾病大多属于生物性传播，病原体需在媒介体内生长、发育、繁殖，才具有感染性，然后通过以下几种途径传播给人。

A. 繁殖式：病原体在蜱螨体内大量繁殖，但只有数量上的增加，而无形态上的改变。如蜱媒回归热的病原体伊朗疏螺旋体在软蜱体内繁殖，通过蜱的叮咬等方式进行传播。

B. 发育式：病原体在蜱螨媒介体内经过一定时间的发育，达到感染期阶段才能传播。病原体只能有形态上的改变，而无数量上的增加，如拟棉鼠丝虫在柏氏禽刺螨体内的发育，司氏伯特绦虫在滑菌甲螨和棍棒菌甲螨体内的发育。猴和其他灵长类常见的寄生虫——司氏伯特绦虫的虫卵在螨体中，卵内的六钩蚴发育为似囊尾蚴。终宿主食入或人误食含有似囊尾蚴的螨类而感染，人体感染较罕见。

C. 发育繁殖式：病原体在媒介体内，不但经过生活史的循环变化，而且还通过繁殖使数量不断增加。如巴贝虫（*Babesia* spp.）在蜱体内进行发育和繁殖的过程。

D. 经卵传递式：病原体不仅在蜱螨体内繁殖，还可以侵入卵巢经卵传到下一代或更多代，以致后代体内也存在同样的病原体，从而不断传播疾病。例如，恙螨幼螨吸入恙虫病的病原体后，病原体经过成螨产卵传给下一代幼螨，幼螨叮咬人体时使人感染。这种经卵传递还可在某些蜱螨媒介的不同发育阶段传播疾病，如森林脑炎病毒，可经全沟硬蜱除虫卵期以外的各发育阶段传播疾病，这种传播方式又称经期传递。

蜱螨对病原体的传递经卵和经期传递，不仅保证了病原体的垂直感染，对它的水平传播（一对蜱或螨可产生大量后代）和长期在蜱螨体内的保存也都有重要意义。如恙螨仅幼螨营寄生生活，而且终生只叮吸一次，故其传播疾病都是经卵传递，即这一代幼螨叮咬得到病原体，直到下一代幼螨叮咬时才传出病原体。而硬蜱生活史各期均营寄生生活，各发育期均吸血一次，故其传播疾病的方式为经期传递和（或）经卵传递。软蜱的成蜱和革螨的成螨能多次反复吸血，故均可经叮咬传播，并可能经期或经卵传递病原体。

（3）蜱螨媒介传病途径

1）病原体通过媒介叮咬时涎液注入而致病，如硬蜱传播森林脑炎。

2）病原体经媒介排粪，通过污染伤口（皮肤）而致病，如蚤传播蚤媒斑疹伤寒。

3）媒介被挤压，其体液中的病原体污染伤口、皮肤、黏膜等，如蜱传播落基山斑疹热和软蜱传播蜱传回归热。

4）病原体排出基节液污染伤口（皮肤），如某些软蜱可通过这种方式传播蜱传回归热。

（4）蜱螨传播的主要病原体及疾病

1）病毒病：硬蜱可传播森林脑炎、新疆出血热；革螨及恙螨可传播流行性出血热。

2）立克次体病：恙螨传播恙虫病，硬蜱传播北亚蜱媒斑疹伤寒，硬蜱和软蜱传播Q热，革螨传播立克次体痘。

3）细菌病：硬蜱、软蜱和革螨传播兔热病。

4）螺旋体病：硬蜱传播莱姆病，软蜱传播蜱媒回归热。

（二）蜱螨的防控

为控制蜱螨孳生，应做好以下几方面的工作。

1. 清除蜱螨孳生地 根据蜱螨的生态习性，紧密结合生产、生活、垦荒，采取综合措施，进行全面治理，如清除灌木和杂草，彻底清理禽舍畜厩，堵塞鼠洞，捕杀鼠类等啮齿动物，以防蜱螨孳生。必要时还可采用敌敌畏、马拉硫磷和氯吡硫磷（毒死蜱）等化学杀虫剂喷洒蜱螨孳生地，以杀灭蜱螨。

2. 加强个人防护 人们进入蜱螨孳生地时，应着五紧服，穿防护靴，戴防护帽和防护手套。外露肢体部分应涂抹驱避剂（如避蚊胺、邻苯二甲酸二甲酯等），严防蜱螨叮咬。

3. 预防接种 除蜱媒出血热、莱姆病、立克次体痘及恙虫病等无疫苗研制应用外，以下几种蜱媒性疾病均有疫（菌）苗可供临床使用。

（1）森林脑炎：可用森林脑炎病毒疫苗做皮下接种，每次 1ml，共 3 次，间隔 10 天注射 1 次。

（2）北亚蜱媒斑疹伤寒：可注射西伯利亚立克次体减毒活疫苗。

（3）Q 热：可用贝氏立克次体减毒活疫苗做皮肤划痕或口服糖丸进行预防，效果较好；但灭活疫苗的局部反应大，故应少用。

（4）布鲁菌病：采用减毒活菌苗做皮下注射或行皮肤划痕，也可用气溶胶吸入，或饮入菌液，均有一定预防效果。

（5）兔热病：可接种减毒活疫苗，效果较好，接种一次保护性免疫作用长达 5 年之久。

（6）肾综合征出血热：可试用肾综合征出血热病毒灭活疫苗，首次接种宜间歇注射，可分 3 次（0-14-28 方案）进行基础免疫，然后再复种一次即可。

（叶向光）

参 考 文 献

陈文华，刘玉章，何琦琛，等．2002．长毛根螨（Rhizoglyphus setosus Manson）在台湾危害洋葱之新纪录．植物保护学会会刊，44：249-253．

邓国藩．1978．中国经济昆虫志（第 15 册）·蜱螨目·蜱总科．北京：科学出版社．

邓国藩，姜在阶．1991．中国经济昆虫志（第 39 册）·蜱螨亚纲·硬蜱科．北京：科学出版社．

邓国藩，王敦清，顾以铭，等．1993．中国经济昆虫志（第 40 册）·蜱螨亚纲·皮刺螨总科．北京：科学出版社．

郭天宇，许荣满．2017．中国境外重要病媒生物．天津：天津科学技术出版社．

何琦琛，王振澜，吴金村，等．1998．六种木材对美洲室尘螨的抑制力探讨．中华昆虫，18：247-257．

洪晓月．2012．农业螨类学．北京：中国农业出版社．

江斌，吴胜会，林琳，等．2012．畜禽寄生虫病诊治图谱．福建：福建科学技术出版社．

黎家灿．1997．中国恙螨：恙虫病媒介和病原研究．广州：广东科技出版社．

李朝品．2000．粉螨危害储藏中药材的实验研究．蛛形学报，9（1）：48-51．

李朝品．2006．医学蜱螨学．北京：人民军医出版社．

李朝品．2009．医学节肢动物学．北京：人民卫生出版社．

李朝品，程彦斌．2018．人体寄生虫学实验指导．3 版．北京：人民卫生出版社．

李朝品，姜玉新，刘婷，等．2013．伯氏嗜木螨各发育阶段的外部形态扫描电镜观察．昆虫学报，56（2）：212-218．

李朝品，刘小燕，贺骥，等．2008．安徽省房舍和储藏物孳生粉螨类名录初报．中国媒介生物学及控制杂志，19（5）：453-455．

李朝品，沈兆鹏．2016．中国粉螨概论．北京：科学出版社．

李国清．2006．兽医寄生虫学．北京：中国农业大学出版社．

李隆术，李云瑞．1988．蜱螨学．重庆：重庆出版社．

李生吉，赵金红，湛孝东，等．2008．高校图书馆孳生螨类的初步调查．图书馆学刊，3（28）：67-72．

李祥瑞．2011．动物寄生虫病彩色图谱．2 版．北京：中国农业出版社．

陆宝麟，吴厚永．2003．中国重要医学昆虫分类与鉴别．郑州：河南科学技术出版社．

陆宝麟．1982．中国主要医学动物鉴定手册．北京：人民卫生出版社．

马恩沛，沈兆鹏，陈熙雯，等.1984.中国农业螨类.上海：上海科学技术出版社.
孟阳春，李朝品，梁国光.1995.蜱螨与人类疾病.合肥：中国科学技术大学出版社.
潘㯩文，邓国藩.1980.中国经济昆虫志（第17册）·蜱螨目·革螨股.北京：科学出版社.
邱汉辉.1983.家畜寄生虫图谱.南京：江苏科学技术出版社.
宋明昌.2004.中国口岸常见医学媒介生物鉴定图谱.天津：天津科学技术出版社.
汪诚信.2002.有害生物防制（PCO）手册.武汉：武汉出版社.
谢禾秀，刘素兰，徐业华，等.1982.蠕形螨的分类和一新亚种（蜱螨目：蠕形螨科）.动物分类学报，7(3)：265-269.
忻介六.1984.蜱螨学纲要.北京：高等教育出版社.
忻介六.1988.农业螨类学.北京：农业出版社.
于心，叶瑞玉，龚正达.1997.新疆蜱类志.乌鲁木齐：新疆科技卫生出版社.
张本华，甘运兴.1958.常见医学昆虫图谱.北京：人民卫生出版社.
张际文.2015.中国国境口岸医学媒介生物鉴定图谱.天津：天津科学技术出版社.
张智强，梁来荣，洪晓月，等.1997.农业螨类图解检索.上海：同济大学出版社.
赵辉元.1996.畜禽寄生虫与防制学.长春：吉林科学技术出版社.
周淑君，周佳，向俊，等.2005.上海市场新床席螨类污染情况调查.中国寄生虫病防制杂志，18(4)：254.
Basta-Juzbasić A，Subić JS，Ljubojević S. 2002. Demodex folliculorum in development of dermatitis rosaceiformis steroidica and rosacea-related diseases. Clinics in Dermatology，20(2)：135-140.
Chauve C. 1998. The poultry red mite *Dermanyssus gallinae*（De Geer，1778）：current situation and future prospects for control. Veterinary Parasitology，79(3)：239-245.
Fox MT，Baker AS，Farquhar R，et al. 2004. First record of *Ornithonyssus bacoti* from a domestic pet in the United Kingdom. The Veterinary Record，154(14)：437-438.
Ho CC. 1993. Two new species and a new record of *Schwiebiea oudemans* from Taiwan（Acari：acaridae）. Internat J Acarol，19，(1)：45-50.
Ho CC，Wu CS. 2002. Suidasia mite found from the human ear. Formosan Entomol，22：291-296.
Schmidt GD，Robert LS，Janovy JJR. 2013. Foundations of Parasitology. New York：McGraw Hill.
Li CP，Cui YB，Wang J，et al. 2003. Acaroid mite, intestinal and urinary acariasis. World J Gastroenterol, 9(4)：874.
Li CP，Cui YB，Wang J，et al. 2003. Diarrhea and acaroid mites: A clinical study. World J Gastroenterol, 9(7)：1621.
Li CP，Wang J. 2000. Intestinal acariasis in Anhui Province. World J Gasteroenterol，6(4)：597.
Zhang ZQ，Hong XY，Fan QH. 2010. Xin Jie-Liu Centenary：Progress in Chinese Acarology. *Zoosymposia* 4. Auckland：Magnolia Press.

第二章 蜱

蜱体型较大（成蜱体长 2～30mm），与螨类尤其是其他寄螨类有明显的亲缘关系（图 2-1）。身体囊形，表皮不完全骨化，厚革质状，背面或具盾板；颚体（gnathosoma）亦称假头（capitulum），位于躯体（idiosoma）前端或腹面前方；口下板（hypostome）具有倒齿；须肢（palp）能伸缩（图 2-2）。足Ⅰ跗节背面有一感觉器官，即哈氏器（Haller's organ）；所有跗节均有趾节。包括 3 个科，硬蜱科（Ixodidae）、软蜱科（Argasidae）和纳蜱科（Nuttalliellidae）。其中，纳蜱科只有 1 个种，即纳马夸纳蜱（*Nuttalliella namaqua* Bedford，1931）。

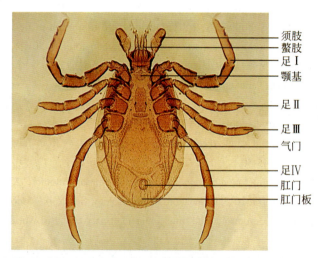

图 2-1　硬蜱腹面（♂）

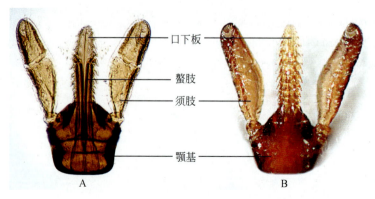

图 2-2　硬蜱的颚体

A. 背面；B. 腹面

蜱的生活史一般分为卵、幼蜱、若蜱（一期或多期）和成蜱几个发育期（图2-3），某些蜱类（如软蜱）寿命很长，病原体在其体内可大量繁殖，并长期储存。

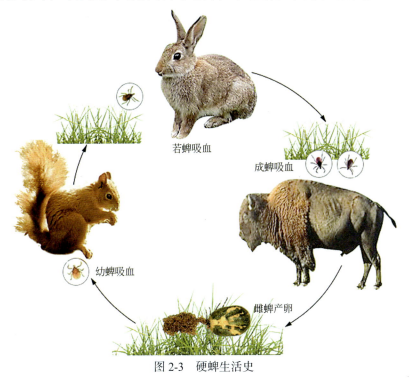

图2-3 硬蜱生活史

一、硬蜱科（Ixodidae Marray, 1887）

硬蜱科躯体卵圆形，背面有几丁质盾板。雄蜱盾板几乎覆盖整个背部，雌蜱、若蜱及幼蜱盾板仅占背部前面部分，有些蜱在盾板后缘形成缘垛（festoon）（图2-4）。颚体位于躯体前端；须肢由4节组成，第Ⅳ节短小，嵌于第Ⅲ节端部腹面的凹陷内。雌蜱的颚基背面具孔区1对，眼1对或缺失；气门板1对，位于足Ⅳ基节的后外侧（图2-5）。雄蜱腹面有几丁质板，其数目因蜱的属种而不同。

硬蜱科根据肛沟与肛门的位置关系又可划分为两个类型，即前沟型（Prostriata）和后沟型（Metastriata）。其中，前沟型仅硬蜱亚科（Ixodinae）包括1属，即硬蜱属（*Ixodes*）。后沟型包括4亚科：凹沟蜱亚科（Bothriocrotoninae）包括1属，即凹沟蜱属（*Bothriocroton*）；花蜱亚科（Amhlyomminae）包括2属，即花蜱属（*Amblyomma*）和须角蜱属（*Cornupalpatum*）；血蜱亚科（Haemaphysalinae）包括1属，即血蜱属（*Haemaphysalis*）；扇头蜱亚科（Rhipicephalinae）包括8属，即璃眼蜱属（*Hyalomma*）、革蜱属（*Dermacentor*）、异扇蜱属（*Anomalohimalaya*）、扇头蜱属（*Rhipicephalus*）、诺蜱属（*Nosomma*）、斑蜱属（*Cosmiomma*）、扇革蜱（*Rhipicento*）和巨足蜱属（*Margaropus*）。

世界上硬蜱科已知种类为700多种，我国已记录7属104种。

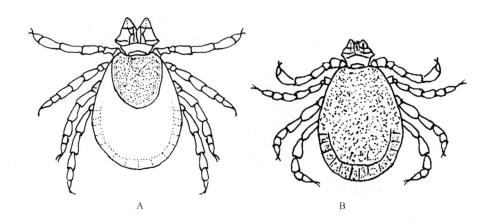

图 2-4 硬蜱背面
A. ♀；B. ♂

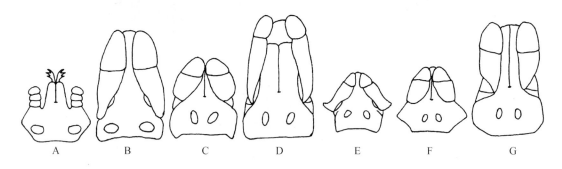

图 2-5 几种硬蜱颚体类型
A. 牛蜱属；B. 硬蜱属；C. 革蜱属；D. 花蜱属；E. 血蜱属；F. 扇头蜱属；G. 璃眼蜱属

1. 全沟硬蜱 *Ixodes persulcatus* Schulze, 1930

全沟硬蜱是 Schulze（1930）首先命名的一种硬蜱，寄生于各种大型家畜及很多野生动物中，也常危害人类。

【种名】全沟硬蜱（*Ixodes persulcatus* Schulze，1930）。

【图序】图 2-6～图 2-8。

【分类地位】蜱总科（Ixodoidea）、硬蜱科（Ixodidae）、硬蜱属（*Ixodes*）。

【形态鉴别】雌蜱：躯体呈卵圆形，体表有稀疏细毛，缘沟明显。假头基宽短，呈五边形，两侧缘向后略内斜，后缘微凹，腹面宽，中部略窄，后缘向后微凸；基突短，不明显。孔区呈卵圆形，两个孔区间距小于其短径。须肢长形，外缘直。耳状突短粗，钝齿形。口下板长，前端尖细；齿式前端为 4|4，中段为 3|3，基部为 2|2。盾板椭圆形。肩突粗短。颈沟窄而浅。刻点中等大小，表面有稀少细毛。生殖孔位于足Ⅳ基节的水平，裂孔平直。气门板呈亚圆形，气门斑大，位于中部偏前。足长中等。足Ⅰ基节内距细长，末端达到足Ⅱ基节前部 1/3；足Ⅱ～Ⅳ基节内距付缺。各基均有一粗短外距，大小略相等。足Ⅳ跗节亚端部渐窄。足Ⅰ爪垫最长，达到爪的末端，足Ⅱ～Ⅳ爪垫略短，也将近达到爪端。

雄蜱：躯体呈卵圆形，中部最宽，未吸血蜱大小约为 2.5mm×3.5mm，缘褶窄小。假头基宽短，两侧缘向后内斜，后缘向外微弯，腹面宽短，后缘有脊状突起（横脊），向后凸出呈圆角，基突付缺。须肢粗扁，前端圆钝，第 2、3 节长度约相等。耳状突明显，呈钝齿形。口下板 6 横列齿，中部的齿很小，侧缘的齿发达，最后一对齿特别强大，指向后侧方。盾板呈长卵形。肩突短钝。颈沟浅。刻点浅，分布均匀，表面有稀少细毛。生殖孔位于足Ⅲ基节后缘的水平。气门板呈卵圆形，气门斑位置偏前。足与雌蜱相似，足Ⅰ基节内距较短，其末端略微超过足Ⅱ基节前缘；足Ⅱ、Ⅲ基节较窄（按躯体方向），长宽略相等。爪垫与雌蜱同。

【生态习性】孳生范围很广，成蜱寄生于各种大型家畜及很多野生动物，包括有蹄类、食肉类、啮齿类等，也常危害人类。幼蜱及若蜱寄生于小型哺乳类动物和鸟类。

【与疾病关系】该蜱是森林脑炎的主要传播媒介，不仅在越冬期能携带病原体，而且能经变态期和经卵传递。

【地理分布】国内主要分布于辽宁、黑龙江、新疆、山西、吉林、西藏（普兰、亚东）；国外分布于俄罗斯、日本、朝鲜和东欧一些国家。

（高艳菲　樊新丽）

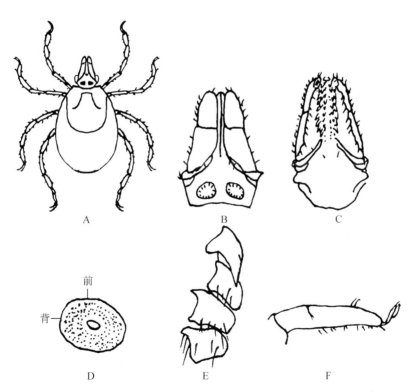

图 2-6　全沟硬蜱（*Ixodes persulcatus* Schulze，1930）（♀）
A. 背面观；B. 假头背面；C. 假头腹面；D. 气门板；E. 基节；F. 足Ⅲ跗节

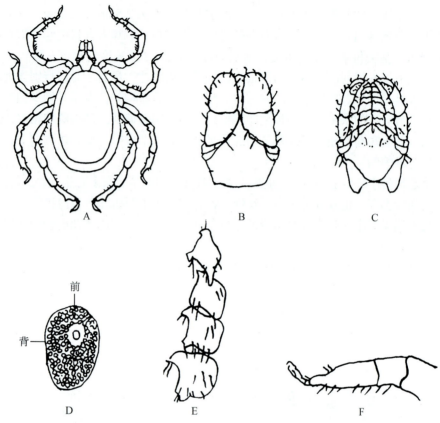

图 2-7 全沟硬蜱（*Ixodes persulcatus* Schulze，1930）（♂）
A. 背面观；B. 假头背面；C. 假头腹面；D. 气门板；E. 基节；F. 足Ⅲ跗节

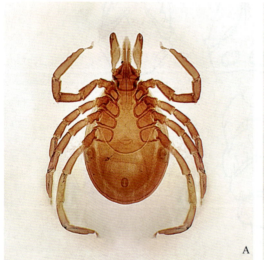

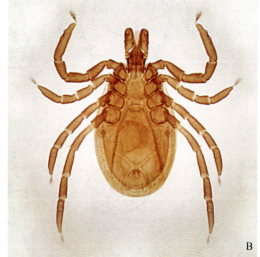

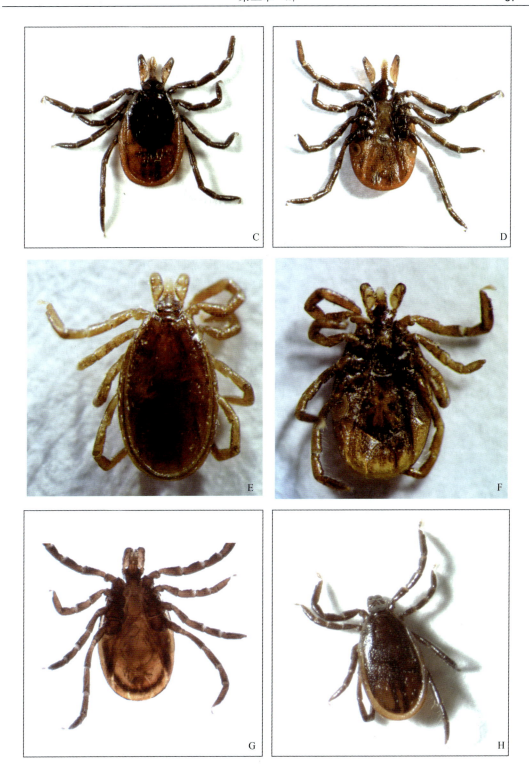

图 2-8 全沟硬蜱（*Ixodes persulcatus* Schulze，1930）

A，D.（♀）腹面；B，F，G.（♂）腹面；C.（♀）背面；E，H.（♂）背面

2. 中华硬蜱 *Ixodes sinensis* Teng, 1973

中华硬蜱为我国常见蜱种，也是世界范围内的常见蜱种。常检出于鼠类体表及其洞穴中。

【种名】中华硬蜱（*Ixodes sinensis* Teng，1973）。

【图序】图 2-9～图 2-11。

【分类地位】蜱总科（Ixodoidea）、硬蜱科（Ixodidae）、硬蜱属（*Ixodes*）。

【形态鉴别】雌蜱：躯体呈卵圆形，未吸血蜱大小约为 3.17mm×1.50mm（包括假头），中部稍后最宽；体表有稀疏细毛；缘沟明显。假头基呈五边形，两侧缘近于平行，后缘微弯，腹面宽阔近五边形；两侧缘向后略内斜，后缘稍外弯；耳状突相当短，圆钝；横缝不明显；基突粗短，较为明显。孔区大，亚三角形，间距约等其短径。须肢长形，靠近第 2 节端部最宽；外缘直，内缘浅弧形凸出，前端圆钝；第 2、3 节长度之比约为 3∶2。口下板剑形；齿式靠近顶端为 4|4，向后至中部为 3|3，至基部为 2|2，靠侧缘的齿较大。盾板呈椭圆形，大小约为 1.43mm×1.25mm，中部最宽。肩突粗短。缘凹浅宽。颈沟前 1/3 斜向内方，浅平，后 2/3 转向外斜，较深，末端不达盾板后侧缘，侧脊微弱，自肩区伸至盾板后侧缘。刻点中等大小，在后部的较深，表面有稀少细毛。生殖孔位于足Ⅳ基节的水平线上，裂孔平直。生殖沟前 2/3 外斜，后 1/3 近于平行。肛沟前缘圆弧形，两侧略外斜。气门板亚圆形，气门斑位于中部偏前。足长中等，足Ⅰ基节内距细长，其尖端略超过足Ⅱ基节前缘，外距粗短。足Ⅱ～Ⅳ基节各具有粗短外距，大小与足Ⅰ基节外距约等。足Ⅰ跗节长约 0.76mm，亚端部骤然收窄；足Ⅳ跗节长约 0.64mm，亚端部渐窄。足Ⅰ爪垫几乎达到爪端，足Ⅰ～Ⅳ爪垫略短，将近达到爪端。

雄蜱：躯体呈卵圆形，蜱大小约为 2.33mm×1.17mm（包括假头），中部最宽。缘褶较窄，宽均匀。假头基略宽短，两侧缘向后略内斜，后缘稍外弯；后半部表面具细密刻点，前半部光滑，腹面宽短，两侧缘在须肢基部后略窄，靠后缘有脊状突，向后微弯呈浅弧形。耳状突短小，圆钝。须肢短宽，扁形，在第 2 节端部最宽；外缘略直，但在第 2 节端部稍后微凹，前缘圆钝，内缘前段直，第 2 节端部之后弧形外斜；第 2、3 节长约等，表面有小刻点。口下板有 7～8 排细齿，靠侧缘的齿发达，最后一对齿最大，指向后侧方。盾板呈窄卵形，中部略隆起。肩突钝。缘凹窄。颈沟浅，自肩突内缘向后延伸，末端约达盾板长的 1/4。刻点较深，稠密，表面有稀疏细毛。生殖孔位于足Ⅲ基节之间，生殖前板长形，中板向后渐宽，后缘圆弧形，其中部弧度不深。肛板前缘圆钝，两侧向后略宽；肛侧板前宽后窄，各板有稠密刻点。气门板卵圆形，气门斑位于中部偏前。足与雌蜱相似，但各基节较窄（按躯体方向）；足Ⅰ跗节长约 0.55mm，足Ⅳ跗节长约 0.46mm。

【生态习性】主要栖息于山地灌丛。寄生于鼠类、黄牛、山羊、豹，也侵袭人类。

【与疾病关系】可自然感染伯氏疏螺旋体。

【地理分布】国内主要分布于云南、湖南、安徽、江苏、湖北、贵州、浙江、江西、福建（模式产地：邵武）等地；国外主要分布于欧洲、非洲等。

（张 伟 樊新丽 贺 骥 陈 帆）

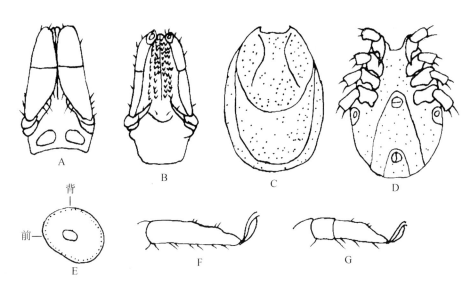

图 2-9 中华硬蜱（*Ixodes sinensis* Teng，1973）（♀）
A.假头背面；B.假头腹面；C.躯体背面；D.躯体腹面；E.气门板；F.足Ⅰ跗节；G.足Ⅳ跗节

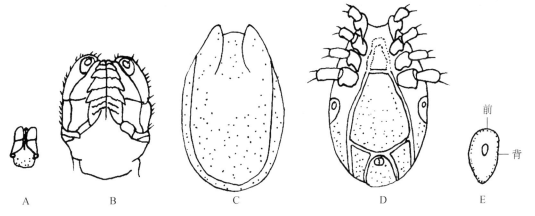

图 2-10 中华硬蜱（*Ixodes sinensis* Teng，1973）（♂）
A.假头背面；B.假头腹面；C.盾板及缘褶；D.躯体腹面；E.气门板

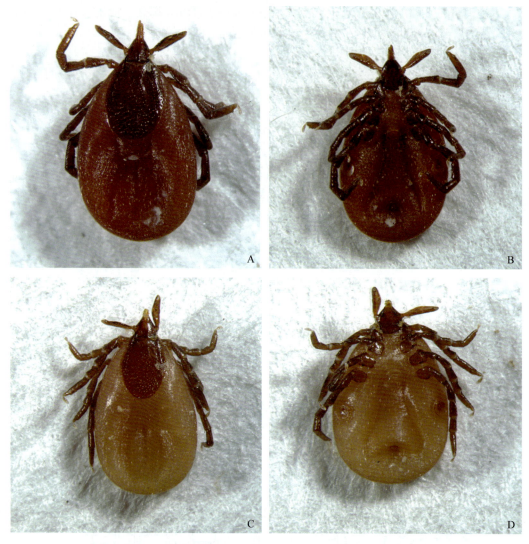

图 2-11　中华硬蜱（*Ixodes sinensis* Teng，1973）（♀）
A. 背面；B. 腹面；C. 背面；D. 腹面

3. 草原硬蜱 *Ixodes crenulatus* Koch, 1844

草原硬蜱是 Koch（1844）首先命名的一种硬蜱，常寄生于各种鼠类、鸟类、犬类、牛类等动物体表。

【种名】草原硬蜱（*Ixodes crenulatus* Koch，1844）。

【图序】图 2-12 ～图 2-14。

【分类地位】蜱总科（Ixodoidea）、硬蜱科（Ixodidae）、硬蜱属（*Ixodes*）。

【形态鉴别】雌蜱：为小型蜱，未吸血蜱大小约为 2.1mm×1.2mm（包括假头）。假头基宽约为长的 2 倍（包括基突），两侧缘向前略外斜，后缘平直；基突粗短且钝。孔区中等大小，长圆形，前部内斜，间距宽，略大于其长径。须肢前窄后宽，长约为宽的 1.6 倍，第 2 节长约等于宽，后外角显著突出，呈钝角，后缘向外斜弯，外缘浅凹，背面内侧刚毛

2根，腹面内侧刚毛3～4根；第3节长宽约相等，前端细窄，后缘略直，腹刺粗短而钝，末端约达该节后缘。假头基腹面宽阔，后缘微弯。口下板齿式3|3，齿大小均一，每列约8枚齿。盾板略似心形，长约为宽的1.2倍，在盾板前1/3最宽，后缘窄钝。刻点中等粗细，分布较为稀疏，但在两侧区稍密。颈沟深，外弧形，末端约达盾板后1/3。气门板卵圆形，向背方渐窄，背突圆钝，不甚明显。足长适中，稍粗；足Ⅰ基节内距短锥形，末端稍钝；足Ⅱ～Ⅳ基节内距短粗，三角形，足Ⅱ、Ⅲ基节大小约等；足Ⅳ基节略长；各转节腹距短钝，呈脊状。距节稍粗短，亚端部背缘略隆起，向末端逐渐收窄，腹面端齿付缺。爪垫中等大小，约达爪长的2/3。

雄蜱：为小型蜱，大小为（1.6～1.8）mm×（0.9～1.1）mm。假头基呈矩形，宽约为长的1.6倍（包括基突），两侧缘平行，后缘平直，表面有少数细刻点，腹面宽短，后缘浅弯；基突粗壮，三角形，末端稍尖。须肢前窄后宽；第2节宽大于长，后外角显著突出，呈锐角，后缘向外弧形斜弯，外缘浅凹，背侧内缘刚毛2根，腹面内缘刚毛3根；第3节三角形，宽稍大于长，前端尖窄，后缘直，腹刺短钝，约达第2节前缘。口下板约达须肢顶端，两侧向后稍窄；齿式3|3，每列具齿约7枚。盾板呈卵圆形，长约为宽的1.4倍，在气门板前最宽。刻点细小而较稀疏，不甚明显。颈沟短而深，向后略内斜。侧沟明显，前端约达足Ⅲ基节水平，后端延至第1缘垛。缘垛窄长，分界有时不整齐。气门板呈卵圆形，向背方渐窄，背突短钝。足长适中，稍粗；足Ⅰ基节内距中等长，窄而钝；足Ⅱ、Ⅲ基节内距粗短，三角形；足Ⅳ基节内距较足Ⅲ基节稍窄长，末端略尖；各转节腹距很短，呈脊状。跗节稍短粗，亚端部背缘略隆起，向末端渐窄，腹面端齿付缺。爪垫中等大小，约达爪长的2/3。

【生态习性】一般栖息于半荒漠草原或干旱草原。寄生于草原黄鼠、长爪沙鼠、黑线仓鼠、大仓鼠、东方田鼠、草原鼢鼠、五趾跳鼠、香鼬、艾鼠、蒙古兔、刺猬、黄牛、犬、黄羊、鸟类等体表。

【与疾病关系】未见相关研究报道。

【地理分布】国内主要分布于河北、山西（模式产地）、内蒙古、黑龙江、辽宁、吉林、宁夏等地；国外分布于蒙古国。

（巴音查汗·盖力克　樊新丽）

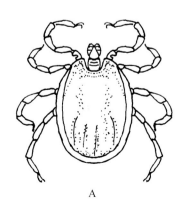 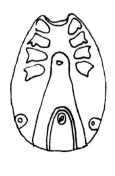 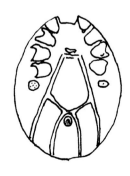

A　　　　　　　　B　　　　　　　C

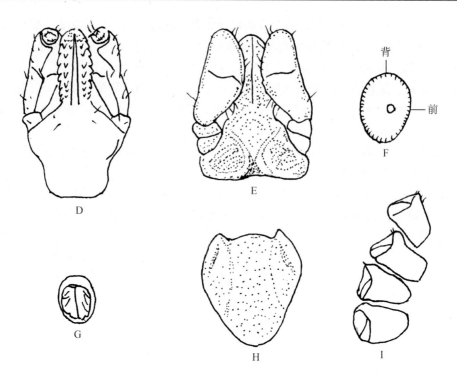

图 2-12 草原硬蜱（*Ixodes crenulatus* Koch，1844）
A.成虫（♂）；B.（♂）腹面；C.（♀）腹面；D.（♀）假头腹面；E.假头背面；
F.气门板；G.肛瓣刚毛；H.盾板；I.基节

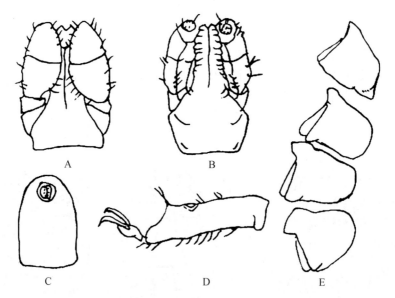

图 2-13 草原硬蜱（*Ixodes crenulatus* Koch，1844）（♂）
A.假头背面；B.假头腹面；C.肛门及肛沟；D.足Ⅰ跗节；E.基节

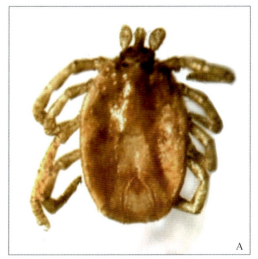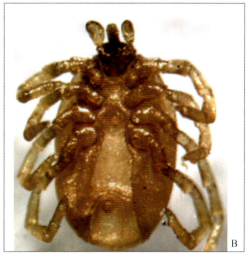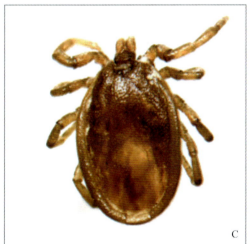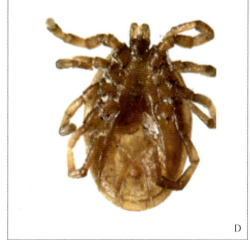

图 2-14　草原硬蜱（*Ixodes crenulatus* Koch，1844）
A.（♀）背面；B.（♀）腹面；C.（♂）背面；D.（♂）腹面

4. 卵形硬蜱 *Ixodes ovatus* Neumann, 1899

卵形硬蜱是我国较为常见的蜱种之一，寄生于一些大型家畜和野生哺乳类动物，也可侵袭人类。该种系由 Neumann 于 1899 年在日本采集到 2 只雌蜱而建立。

【种名】卵形硬蜱（*Ixodes ovatus* Neumann，1899）。

【图序】图 2-15 ～图 2-17。

【同种异名】日本硬蜱（*Ixodes japonensis* Neumann，1904）；台湾硬蜱（*Ixodes taiwanensis* Sugimoto，1937）；新竹硬蜱（*Ixodes shinchikuensis* Sugimoto，1937）。

【分类地位】蜱总科（Ixodoidea）、硬蜱科（Ixodidae）、硬蜱属（*Ixodes*）。

【形态鉴别】雌蜱：躯体呈卵圆形，后部最宽；未吸血蜱大小约为 2.52mm×1.26mm（包括假头）。缘沟两侧明显，后端付缺。假头基近五边形，前宽后窄，后缘向前稍弯，腹面匀称，中部隆起，边缘扁平。耳状突短小，呈脊状；基突短小。孔区卵圆形，向内斜置，间距小

于其短径。须肢长约3倍于宽，外缘缺刻不齐，内缘浅弧形；第2、3节长度之比约为4∶3。口下板窄长，具齿2|2纵列，中部有隆脊分隔，每列有齿约8枚，靠侧缘的齿列较大，端部的小齿为4/4。盾板呈亚圆形，长0.87～1.08mm，宽0.87～0.96mm，肩突很短。颈沟浅而宽，末端约及盾板后1/3，侧脊明显，延伸至盾板后侧缘。刻点小，分布稀疏，靠后部稍密。生殖孔位于足Ⅲ、Ⅳ基节之间的水平。生殖沟向后斜伸。肛沟前端窄，两端显著外斜。气门板大，亚圆形，气门斑位置偏前。足中等大小。各基节宽显著大于长（按躯体方向），后缘扁平；足Ⅰ基节后内角窄小，如距突；足Ⅰ、Ⅱ基节后部有半透明附膜，足Ⅰ基节的小，靠近后缘，足Ⅱ基节的大，约占基节斜半；足Ⅲ、Ⅳ基节有粗短外距，足Ⅲ基节的很不明显；足Ⅳ跗节亚端部逐渐细窄。各足爪垫长，达到爪的末端。

雄蜱：躯体呈卵圆形，蜱大小约为2.03mm×1.15mm（包括假头）。缘褶窄小。假头基前宽后窄，两侧缘内斜，后缘近于平直，腹面中部隆起，靠后缘的腹脊扁锐，向后窄弧形凸出；耳状突付缺；基突付缺；表面有小刻点。须肢长约为宽的2倍，中部最宽；第2、3节约等长。口下板短，端部小齿3|3，向后4～5排为2|2，最后有1对大齿，后部1|3缺齿。盾板呈长卵形，两侧缘弧度很小，近于平行。肩突粗短。颈沟浅而宽，后端显著外斜。刻点较粗，分布不均匀，表面有稀疏细长毛。生殖孔位于足Ⅲ基节的水平。中板大，近五边形。肛板前窄后宽，两侧显著外斜。肛侧板短，前缘宽约2倍于后缘。气门板呈卵圆形，钝端向前，气门斑位置偏前。足中等大小。足Ⅰ基节内距短而钝，与后缘连接，后外角窄长如距突，从背面可见；足Ⅱ～Ⅳ基节无内距；足Ⅳ基节有粗短外距；足Ⅰ～Ⅲ基节后部有半透明附膜，足Ⅰ基节的小，靠近后缘，足Ⅱ、Ⅲ基节的大，约占基节斜半；足Ⅰ～Ⅲ转节有短小钝距；足Ⅳ跗节亚端部逐渐细窄。各足爪垫与爪等长。

【生态习性】目前已记载的宿主有牛（犏牛）、马、驴、羊、猪、鹿、麋、黄鼬、大熊猫、人。

【与疾病关系】该蜱能传播森林脑炎等疾病。

【地理分布】在我国主要分布于云南、湖北、甘肃、陕西、福建、贵州、青海、西藏、四川、台湾等地；国外分布在日本、印度和缅甸等国。

（王卫杰　巴音查汗·盖力克　樊新丽）

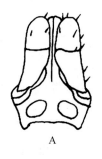

A

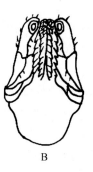

B

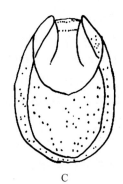

C

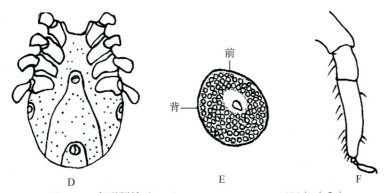

图 2-15 卵形硬蜱（*Ixodes ovatus* Neumann，1899）（♀）
A. 假头背面；B. 假头腹面；C. 躯体背面；D. 躯体腹面；E. 气门板；F. 足Ⅳ跗节

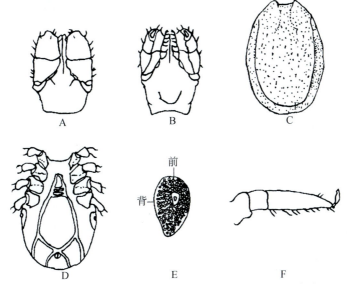

图 2-16 卵形硬蜱（*Ixodes ovatus* Neumann，1899）（♂）
A. 假头背面；B. 假头腹面；C. 躯体背面；D. 躯体腹面；E. 气门板；F. 足Ⅳ跗节

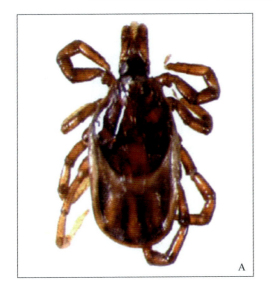
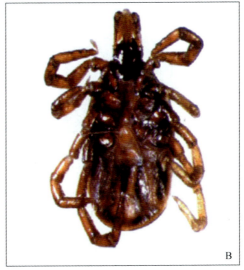

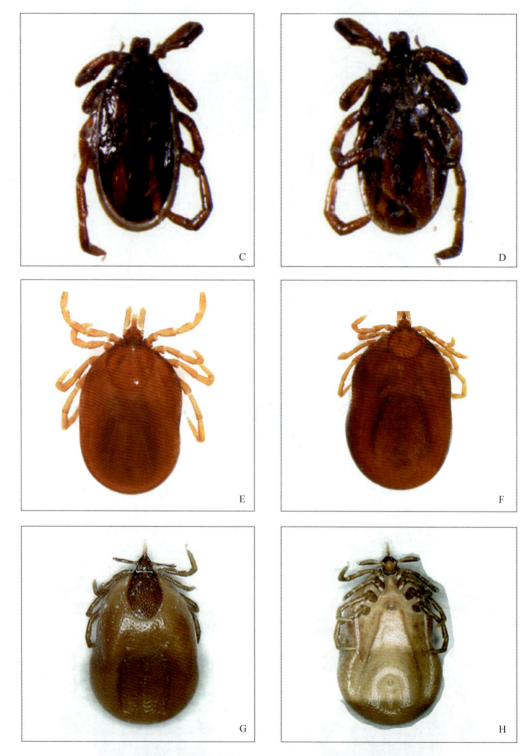

图 2-17　卵形硬蜱（*Ixodes ovatus* Neumann，1899）
A，E，F，G.（♀）背面；B，H.（♀）腹面；C.（♂）背面；D.（♂）腹面

5. 锐跗硬蜱 *Ixodes acutitarsus* Karsch, 1880

锐跗硬蜱是 Karsch（1880）首先命名的一种硬蜱，寄生于牛、羊、驴、犬等动物和大熊猫、黑熊、野猪、斑羚、红嘴蓝鹊等野生动物。

【种名】锐跗硬蜱（*Ixodes acutitarsus* Karsch，1880）。

【图序】图 2-18～图 2-20。

【分类地位】蜱总科（Ixodoidea）、硬蜱科（Ixodidae）、硬蜱属（*Ixodes*）。

【形态鉴别】雌蜱：为大型蜱，呈卵圆形，未吸血蜱大小约为 7.0mm×3.4mm（包括假头）。缘沟深，缘褶肥大。假头长，后端稍窄，后缘略直；假头基腹面宽阔，横缝明显；耳状突付缺；基突付缺，向内斜置，间距小于其短径；须肢窄长，长约为宽的 4 倍。口下板呈剑形，齿式 2|2；靠侧缘的齿列较为发达，每纵列约 10 枚齿；端部的细齿为 4|4。盾板宽大，呈心形，大小约为 2.3mm×2.4mm，表面光亮，缘凹宽浅。颈沟浅，侧脊不明显，刻点稀少。生殖孔位于足Ⅲ、Ⅳ基节之间的水平线。生殖沟向后斜伸。肛沟前缘宽圆，两侧不平行，中段略内弯。气门斑大，位置偏前。足长，足Ⅰ基节有 2 个发达的长距；足Ⅱ～Ⅳ基节宽度约为长度的 1.5 倍；足Ⅳ跗节亚端部逐渐细窄。爪垫短，约达爪长的一半。

雄蜱：为大型蜱，大小约为 2.3mm×2.4mm（包括假头），中后部较宽。缘褶肥大。假头基前宽后窄，腹面宽短，两侧缘向前弧形斜伸，后缘较平直，基突、耳状突付缺。须肢外缘略直，内缘后端弧形；第 1 节外侧突出，第 2 节约为第 3 节的 2 倍；第 3 节端部钝圆。口下板与雌蜱相似，但较短，每纵列约有 7 枚齿。盾板光亮，缘凹浅，刻点很细，数目稀少。生殖孔位于足Ⅲ基节之间。生殖前板长形，中板六边形。肛板宽短，前端圆钝。气门板大，卵圆形，气门斑位置偏前。雄蜱足与雌蜱相似，但足Ⅱ～Ⅳ基节较窄。

【生态习性】为东洋区种类，孳生于山林地带。成蜱寄生于牛、羊、驴、犬等家养动物和大熊猫、黑熊、野猪、斑羚、红嘴蓝鹊等野生动物，也侵袭人类。幼蜱和若蜱寄生于啮齿类和食虫类动物。

【与疾病关系】据报道该蜱可感染自然疫源性兔热病，在西藏曾分离土拉弗朗西斯菌。

【地理分布】国内分布于云南、湖北、甘肃（南部）、西藏、台湾等地；国外分布于日本、尼泊尔、印度、锡金、缅甸等国。

（巴音查汗·盖力克　樊新丽）

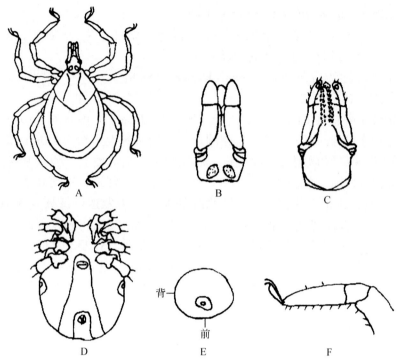

图 2-18　锐跗硬蜱（*Ixodes acutitarsus* Karsch，1880）（♀）
A.背面观；B.假头背面；C.假头腹面；D.躯体腹面；E.气门板；F.足Ⅳ跗节

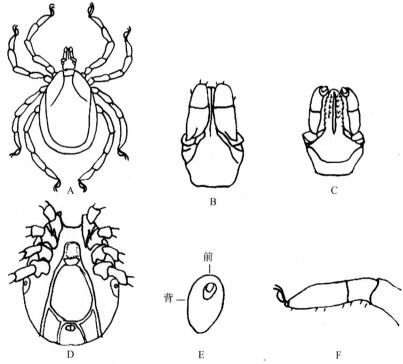

图 2-19　锐跗硬蜱（*Ixodes acutitarsus* Karsch，1880）（♂）
A.背面观；B.假头背面；C.假头腹面；D.躯体腹面；E.气门板；F.足Ⅳ跗节

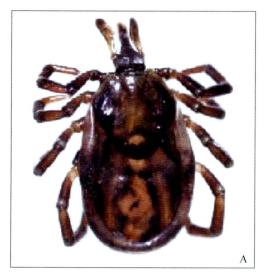
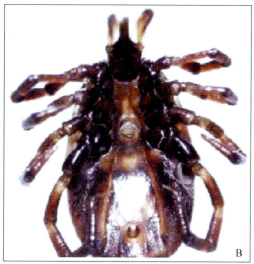

图 2-20 锐跗硬蜱（*Ixodes acutitarsus* Karsch，1880）（♀）
A. 背面；B. 腹面

6. 粒形硬蜱 *Ixodes granulatus* Supino, 1897

粒形硬蜱是 Supino（1897）首先命名的一种硬蜱，常寄生于鼠类等小型哺乳动物，分布较广泛。

【种名】粒形硬蜱（*Ixodes granulatus* Supino，1897）。

【图序】图 2-21～图 2-23。

【分类地位】蜱总科（Ixodoidea）、硬蜱科（Ixodidae）、硬蜱属（*Ixodes*）。

【形态鉴别】雌蜱：蜱体呈长卵形，未吸血蜱大小约为 2.38mm×0.98mm（包括假头）。缘沟明显。假头基近三角形，后缘平直，腹面宽阔，后缘略外弯。耳状突短小，呈脊状，基突付缺。孔区大，卵圆形，间距约等于其短径。须肢窄长，中部最宽，两端显著细窄，外缘较直，内缘略扁，浅弧形凸出；第 2、3 节长度之比约为 4∶3。口下板窄长，末端尖细；齿式为 3│3，每纵裂具齿 10～11 枚，靠侧缘的齿列较发达。盾板呈卵圆形，长宽约为 0.98mm×0.76mm，中部较宽，肩突尖细。颈沟很浅，后端不达盾板后侧缘；侧脊可见，自肩突内侧后延，不达盾板后侧缘；颈沟与侧脊之间形成浅陷，前部稍宽于后部。刻点大，分布均匀。生殖孔位于足Ⅳ基节的水平。生殖沟向后分离，末端不达躯体后缘。肛沟前端窄圆，两侧平行。气门板近圆形，气门斑位置偏前。足较长。足Ⅰ基节内距长，尖形，外距略短；足Ⅱ～Ⅳ基节均无内距，各有粗短外距，但足Ⅳ基节外距很短；足Ⅰ、Ⅱ基节靠后缘有半透明附膜，约占后部的 1/3。各跗节亚端部明显狭窄，向端部逐渐细窄。足Ⅰ爪垫与爪等长，其余爪垫略短，将近达到爪端。

雄蜱：蜱体呈卵圆形，大小约为 1.65mm×0.87mm（包括假头）。缘褶较窄。假头基两侧缘平行，后缘平直，腹面短，两侧缘向后略内斜，后缘近于平直。耳状突小，呈脊状，基突粗短，表面有小刻点。须肢长为宽的 2 倍，前端圆钝，外缘直，内缘浅弧形凸出；第

2、3节约等长。口下板短，两侧缘几乎平行，前端平钝，中部有浅凹；有7～9排小齿，最后一对齿强大。盾板卵形而窄，两侧缘近于平行，肩突粗短，缘凹窄小。颈沟浅但明显，后段显著外斜。刻点粗，分布均匀。生殖孔位于足Ⅲ基节之间。中板两侧缘向后外斜，后缘弯曲形成两钝角。肛板近椭圆形，中部最宽，两端稍窄。肛侧板长，前缘宽度约为后缘的1.5倍。气门板呈卵圆形，长径与体轴平行，气门斑位置偏前。足与雌蜱相似，但足Ⅰ基节内距较短，大小与外距约等。

【生态习性】主要寄生于小型哺乳动物，包括黑线姬鼠、针毛鼠、黄胸鼠、社鼠、大家鼠、长吻松鼠、黑腹绒鼠、仓鼠等啮齿类及树鼩等食虫类。

【与疾病关系】据文献报道，粒形硬蜱是莱姆病（螺旋体）的主要传播媒介。

【地理分布】国内分布于湖北、浙江、福建、广东、云南等地。国外分布于日本、印度、缅甸、马来西亚、印度尼西亚、菲律宾等国。

（张 伟 王赛寒）

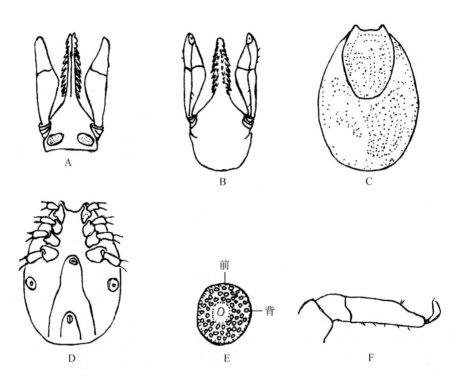

图2-21 粒形硬蜱（*Ixodes granulatus* Supino，1897）（♀）
A.假头背面；B.假头腹面；C.躯体背面；D.躯体腹面；E.气门板；F.足Ⅳ跗节

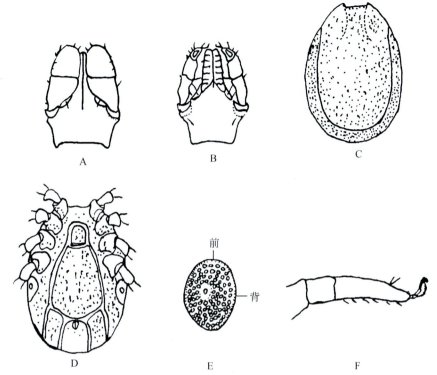

图 2-22 粒形硬蜱（*Ixodes granulatus* Supino，1897）（♂）
A. 假头背面；B. 假头腹面；C. 躯体背面；D. 躯体腹面；E. 气门板；F. 足Ⅳ跗节

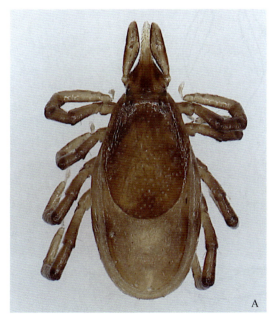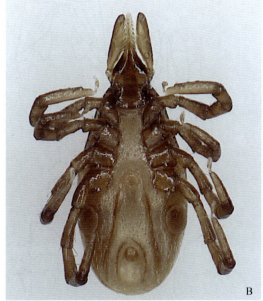

图 2-23 粒形硬蜱（*Ixodes granulatus* Supino，1897）（♀）
A. 躯体背面；B. 躯体腹面

7. 钝跗硬蜱 *Ixodes pomerantzevi* Serdjukova，1941

钝跗硬蜱是 Serdjukova（1941）首先命名的一种硬蜱，寄生于草狐、花鼠等动物。

【种名】钝跗硬蜱（*Ixodes pomerantzevi* Serdjukova，1941）。

【图序】图 2-24，图 2-25。

【分类地位】蜱总科（Ixodoidea）、硬蜱科（Ixodidae）、硬蜱属（*Ixodes*）。

【形态特征】雌蜱：蜱体呈卵圆形，体表有稀疏细毛，饱血后蜱体可达 4.62mm×2.65mm。假头长，假头基短宽，后缘向前浅凹，两侧缘几乎平行，腹面宽阔，后缘略外弯，耳状突付缺；基突短小，尖形。孔区浅呈亚三角形，间距略小于其短径。须肢向内侧隆起，第 2 节与第 3 节分界处最宽，外缘直，内缘浅弧形，前端细窄。口下板呈锥形，前端尖细。盾板橄榄形，前 2/5 处最宽，向两端收窄，后缘窄弧形。颈沟浅，后段向外斜弯，末端尚未达到盾板边缘。侧脊明显，与盾板侧缘几乎平行，末端达到盾板后侧缘。刻点粗，中部之前分布较浅而少。生殖孔位于足Ⅲ基节的水平，裂孔平直。肛沟呈马蹄形。气门板呈亚圆形。足细长，各足基节均具外距；足Ⅰ基节为长内距，足Ⅲ基节、足Ⅳ基节内距缺如；足Ⅱ基节内角不明显，后角几乎呈直角，足Ⅲ基节前后缘不平行，足Ⅳ基节向内侧渐短，内侧缘呈圆弧形。各足爪垫大小约等，其长稍超过爪长的 2/3。

雄蜱：没有相关资料的记载。

【生态习性】主要宿主有草狐、花鼠等，寄生 5～7 个月时可在宿主身上发现少量雌蜱。

【与疾病关系】该蜱能自然感染土拉弗朗西斯菌。

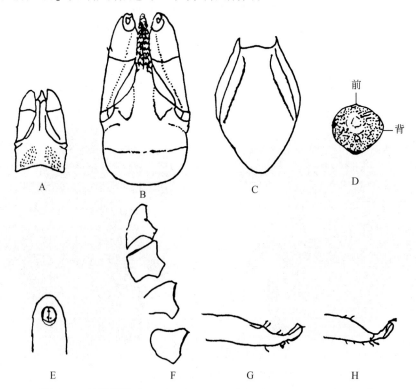

图 2-24 钝跗硬蜱（*Ixodes pomerantzevi* Serdjukova，1941）（♀）
A. 假头背面；B. 假头腹面；C. 盾板；D. 气门板；E. 肛沟及肛门；F. 基节；G. 足Ⅰ跗节；H. 足Ⅳ跗节

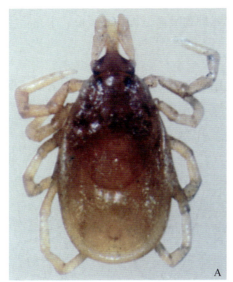 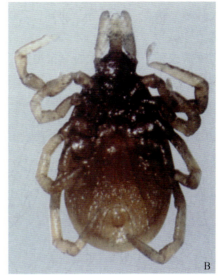

图 2-25 钝跗硬蜱（*Ixodes pomerantzevi* Serdjukova，1941）（♀）
A. 躯体背面；B. 躯体腹面

【地理分布】国内分布于山西、辽宁、甘肃等地；国外记载有苏联、朝鲜等国。

8. 长蝠硬蜱 *Ixodes vespertilionis* Koch, 1844

长蝠硬蜱是 Koch（1844）首先命名的一种硬蜱，专性寄生于蝙蝠，雄蜱不吸血。

【种名】长蝠硬蜱（*Ixodes vespertilionis* Koch，1844）。

【图序】图 2-26～图 2-28。

【分类地位】蜱总科（Ixodoidea）、硬蜱科（Ixodidae）、硬蜱属（*Ixodes*）。

【形态特征】雌蜱：呈卵圆形，前部较窄，体表有细毛。假头呈三角形，假头基较宽，腹面宽阔而隆起，后缘略直，后侧缘内弯，向前与背面的突角相连；无耳状突；基突付缺。孔区大，呈三角形，间距窄，有隆起中脊。须肢窄又长，在第 2、3 节分界处最宽；第 2 节后部细窄，第 3 节前端窄而圆钝，2、3 两节均有细毛，且外缘的细毛较长。口下板呈锥形，前端尖细。盾板呈长卵形，刻点多而浅。颈沟末端可达盾板边缘。生殖孔位于足Ⅲ基节之间。肛沟长，前缘圆钝，两侧平行。气门板呈卵圆形，气门斑位置偏前。足特别细长，足基节无距，表面略隆起。足Ⅳ跗节亚端部斜窄；爪垫短，不达爪长一半。

雄蜱：呈长卵形，前部较窄。盾板缘褶宽中等，后半部略向上翘。假头基后部较窄，侧缘略前斜，后缘较直，腹面宽，后部略窄；无耳状突；基突付缺，表面略隆起，有细刻点。须肢宽短，棒状，前端圆钝，第 2、3 节连接处最宽；近侧缘及端部有密长的毛。口下板短小，前端细窄，仅在端部有几个小齿。盾板窄长，两侧向中线渐隆起，肩突短小。颈沟细浅，不明显。表面遍布细刻点。生殖孔位于足Ⅱ、Ⅲ基节之间，中板五边形，肛板、肛侧板窄长，各板布有小刻点和细毛。气门板大，椭圆形。足细长，各足基节无距，表面略隆起。足Ⅳ跗节亚端逐渐细窄；爪垫短，约达全爪 1/3。

【**生态习性**】专门寄生于蝙蝠，孳生于蝙蝠的洞穴，主要宿主包括菊头蝠、鼠蝠、长翅蝠、大耳蝠、伏翼、蹄蝠等。幼蜱、若蜱和雌蜱均吸血，雄蜱不吸血，未在宿主体上发现过雄蜱。

【**与疾病关系**】未见相关研究报道。

【**地理分布**】国内分布于辽宁、内蒙古、山西、江苏、四川、福建、云南、贵州、台

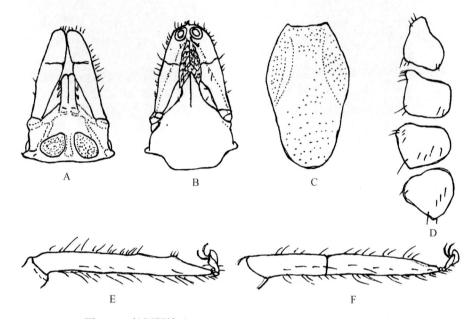

图2-26 长蝠硬蜱（*Ixodes vespertilionis* Koch，1844）（♀）
A.假头背面；B.假头腹面；C.盾板；D.基节；E.足Ⅰ跗节；F.足Ⅳ跗节

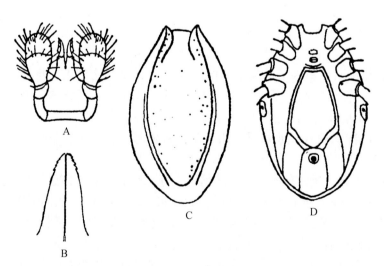

图2-27 长蝠硬蜱（*Ixodes vespertilionis* Koch，1844）（♂）
A.假头背面；B.口下板；C.盾板及缘褶；D.躯体腹面

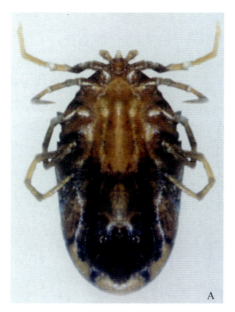 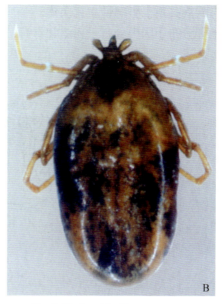

图 2-28　长蝠硬蜱（*Ixodes vespertilionis* Koch，1844）
A. 躯体腹面；B. 躯体背面

湾等地；国外分布于日本、朝鲜、俄罗斯、阿富汗、伊朗、土耳其、巴勒斯坦，以及欧洲和非洲的一些国家。

（叶向光　张　伟）

9. 丹氏血蜱 *Haemaphysalis danieli* Cerny et Hoogstraal, 1977

丹氏血蜱是 Cerny 和 Hoogstraal（1977）首先命名的一种血蜱，主要寄生于山羊（北山羊）和绵羊等，以及啮齿类动物，在新疆广泛分布。

【种名】丹氏血蜱（*Haemaphysalis danieli* Cerny et Hoogstraal，1977）。

【图序】图 2-29～图 2-31。

【同种异名】新疆血蜱（*Haemaphysalis xinjiangensis* Teng，1980）。

【分类地位】蜱总科（Ixodoidea）、硬蜱科（Ixodidae）、血蜱属（*Haemaphysalis*）。

【形态鉴别】雌蜱：呈卵圆形，未吸血蜱大小约为 5.0mm×2.8mm（包括假头），吸血后蜱大小约为 10.0mm×5.0mm。假头基宽约为长（包括基突）的 2 倍，基突粗短，末端钝。须肢棒状，长约为宽的 3.5 倍，第 2 节明显长于第 3 节；外缘垂直，内缘弧形。盾板长大于宽，前宽后窄，末端圆钝，刻点粗而稠密。气门板呈逗点形，背突较短，末端钝圆。

雄蜱：呈卵圆形，大小为（3.2～3.5）mm×（1.7～2.2）mm（包括假头）。假头基长（包括基突）略大于宽，两侧缘后段呈角状凸出，后缘平直，基突粗短。须肢短棒状，外缘与内缘的弧度近乎平行，第 2 节不具后外角。盾板呈卵圆形，前部渐窄，后部宽圆。颈沟短而深，向后内斜，侧沟窄长。气门板呈逗点形，背突明显，末端圆突。

【生态习性】成蜱主要寄生于山羊（北山羊）和绵羊。幼蜱和若蜱寄生于啮齿类动物。该蜱主要孳生于高山草地、灌木丛、森林草原一带或更低处。

【与疾病关系】可携带立克次体。
【地理分布】国内分布于新疆和青海；国外分布于巴基斯坦、阿富汗。

（张艳艳　巴音查汗·盖力克）

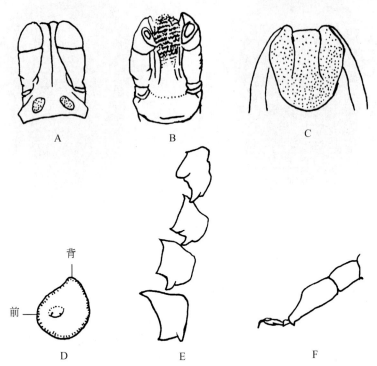

图 2-29　丹氏血蜱（*Haemaphysalis danieli* Cerny et Hoogstraal，1977）（♀）
A. 假头背面；B. 假头腹面；C. 盾板；D. 气门板；E. 基节；F. 足Ⅳ跗节

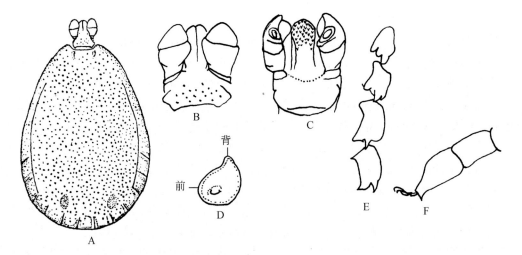

图 2-30　丹氏血蜱（*Haemaphysalis danieli* Cerny et Hoogstraal，1977）（♂）
A. 假头及盾板；B. 假头背面；C. 假头腹面；D. 气门板；E. 基节；F. 足Ⅳ跗节

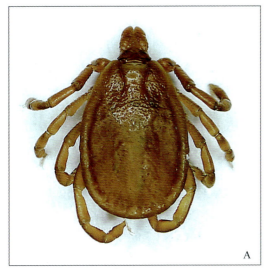
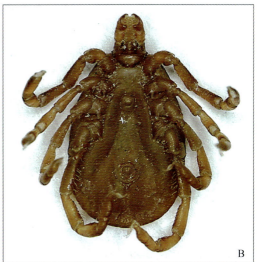
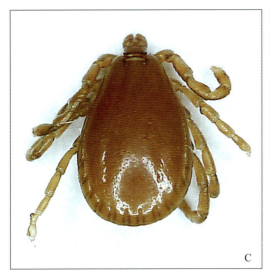
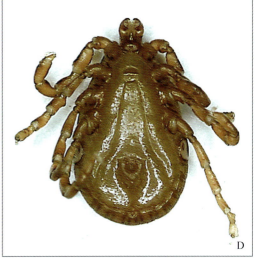

图 2-31　丹氏血蜱（*Haemaphysalis danieli* Cerny et Hoogstraal，1977）
A.（♀）背面；B.（♀）腹面；C.（♂）背面；D.（♂）腹面

10. 刻点血蜱 *Haemaphysalis punctata* Canestrini et Fanzago, 1877

刻点血蜱是 Canestrini 和 Fanzago（1877）首先命名的一种血蜱，寄生于牛、马、羊、骆驼等家畜及野生动物，也侵袭人类。

【种名】刻点血蜱（*Haemaphysalis punctata* Canestrini et Fanzago，1877）。

【图序】图 2-32～图 2-35。

【分类地位】蜱总科（Ixodoidea）、硬蜱科（Ixodidae）、血蜱属（*Haemaphysalis*）。

【形态鉴别】雌蜱：蜱体大小约为 3.1mm×1.8mm（包括假头）。假头短，假头基矩形，宽约 2 倍于长，侧缘较垂直，后缘较平直，腹面宽短，后缘浅弧形；基突不明显。孔区大，近圆形，两孔区之间有一纵沟。须肢宽大于长，前窄后宽，第 2 节宽大于长，外侧突出呈

圆角，其前端外缘略凹；第3节略短于第2节，近三角形，两侧向前渐窄，顶端圆凸；腹面内侧缘刚毛粗大，排列紧密；第3节腹距短小，其尖端不达第2节前缘。口下板比须肢稍短，齿式5|5。盾板近似盾形，后侧缘略带波状，末端圆钝，大小约为1.25mm×1.0mm。颈沟明显，外弧形，末端约达盾板的2/3以上。刻点明显，大小不太均匀，分布于边侧较多。气门板呈亚圆形，背突极短，气门斑较大。足较粗壮，足Ⅰ基节内距窄小，末端齿状；足Ⅱ、Ⅲ基节内距粗短，约位于后缘中部；足Ⅳ基节内距较粗大，指向外侧。各足转节腹距极小，呈脊状。跗节短，亚端部渐窄；爪垫长，近达到爪端。

雄蜱：蜱体大小为（2.6～3.0）mm×（1.3～1.8）mm。假头较小，假头基矩形，宽稍大于长或相等（包括基突），表面有刻点，腹面相当宽短，两侧缘几乎平行，后缘较平直；基突明显，齿状。须肢粗短，长稍大于宽，第2节宽显著大于长，向外中度突出，呈圆角；腹面内侧缘刚毛粗大，排列紧密；第3节腹距较短，其尖端仅达第2节前缘。口下板与须肢等长或略短，齿式5|5。盾板呈长卵形，大小约为2.4mm×1.3mm，最宽处相当于足Ⅳ基节的背缘平线，向前渐窄，向后略窄，后端圆钝。颈沟深而短，呈向外弧形。侧沟细长，自足Ⅱ基节的水平位向后延伸，末端达第3缘垛。刻点小而明显，密布整个表面。缘垛11个，中间5个略窄。气门板宽大，近卵形，背突短而圆钝，气门斑靠前。足较粗壮。足Ⅰ基节内距短小；足Ⅱ、Ⅲ基节内距更为宽短，位置偏向后缘中部；足Ⅳ基节内距特别长，约等于该节的长度（按躯体方向），末端尖细，且向内弯曲。各转节腹距较小，呈脊状。跗节较短，后跗节明显细窄；足Ⅱ～Ⅳ跗节腹端具一小尖齿。爪垫长，接近爪端。

【生态习性】成蜱主要寄生于牛、马、羊、骆驼等家畜及野生哺乳动物，也侵袭人类。幼蜱和若蜱主要寄生于啮齿动物和鸟类。

【与疾病关系】在国内有研究报道该蜱携带蜱媒斑点热立克次体。在国外，自然感染西方蜱媒脑炎病毒、落基山斑点热立克次体、Q热立克次体、土拉弗朗西斯菌、羊型布鲁

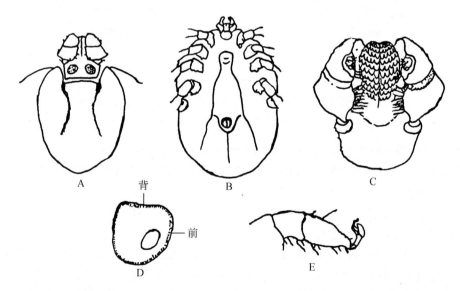

图2-32　刻点血蜱（*Haemaphysalis punctata* Canestrini et Fanzago，1877）（♀）
A.假头及盾板；B.假头及躯体腹面；C.假头腹面；D.气门板；E.足Ⅳ跗节

菌。实验感染与传播北亚蜱媒斑点热立克次体（North Asian tick-borne rickettsiosis）和鼠疫，可能引起人、羊的蜱瘫痪。

【地理分布】 国内主要分布于新疆；国外分布于俄罗斯（欧洲部分）、高加索、中亚地区，以及伊朗、土耳其、罗马尼亚、匈牙利、希腊、意大利、德国、法国、西班牙、荷兰、丹麦、瑞典、英国、埃及、阿尔及利亚等国。

（张　杨　张艳艳　樊新丽）

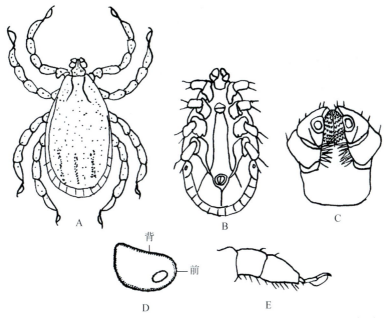

图2-33　刻点血蜱（*Haemaphysalis punctata* Canestrini et Fanzago，1877）（♂）
A. 背面观；B. 腹面观；C. 假头腹面；D. 气门板；E. 足Ⅳ跗节

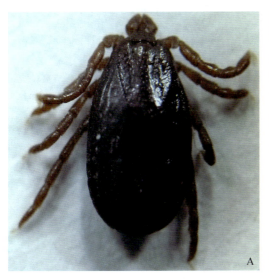
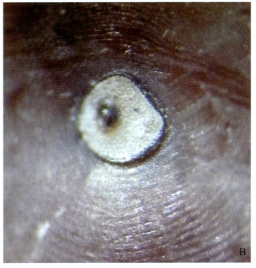

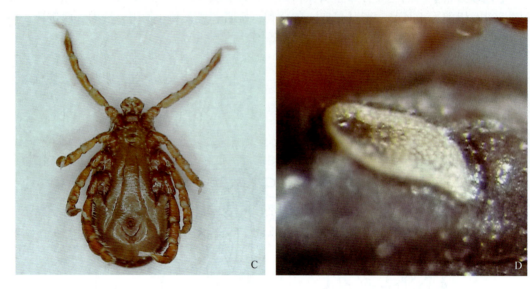

图 2-34 刻点血蜱（*Haemaphysalis punctata* Canestrini et Fanzago，1877）
A.（♀）背面；B.（♀）气门板；C.（♂）腹面；D.（♂）气门板

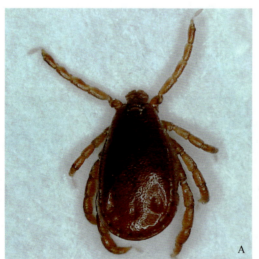
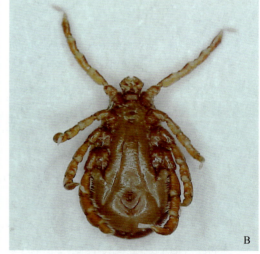

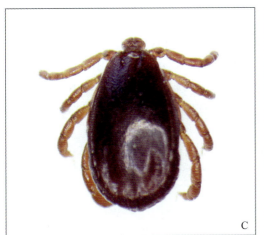
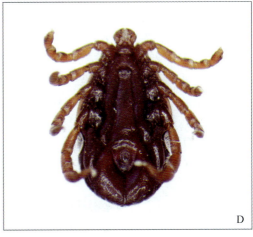

图 2-35 刻点血蜱（*Haemaphysalis punctata* Canestrini et Fanzago，1877）（♂）
A.背面；B.腹面；C.背面；D.腹面

11. 具沟血蜱 *Haemaphysalis sulcata* **Canestrini et Fanzago, 1877**

具沟血蜱是 Canestrini 和 Fanzago（1877）首先命名的一种血蜱，主要寄生于山羊、绵羊、牛、骆驼等家畜。

【种名】具沟血蜱（*Haemaphysalis sulcata* Canestrini et Fanzago，1877）。

【图序】图 2-36～图 2-38。

【分类地位】蜱总科（Ixodoidea）、硬蜱科（Ixodidae）、血蜱属（*Haemaphysalis*）。

【形态鉴别】雌蜱：为大型蜱，呈长卵形，大小约为 3.85mm×1.86mm。假头基呈矩形，两侧缘互相平行，后缘直，其腹面阔大，后缘则较宽圆；基突粗短，圆钝，不显著。孔区呈卵形，较大，相距较远。须肢粗短，后外角突出；第 2 节长大于宽，约为 1.3 倍，后缘向前侧斜，与外缘相交呈钝角，外缘向前内斜，与第 3 节外缘连成一线，内缘平直，腹面内缘密布有窄叶状的粗壮刚毛；第 3 节三角形，宽大于长，前端圆钝，腹面着有粗壮的短刺，前端约达该节后缘。口下板略适于须肢，前端圆钝；齿冠大小中等；齿式为 4|4 或 5|5，每纵列具齿 9～11 枚。盾板宽阔，亚圆形，缘凹宽，深度中等，肩突圆钝。颈沟浅弧形，前段深陷，后段渐浅，末端超过板长的 2/3。板上均匀密布较粗的刻点。气门板大，亚圆形，气门斑位置靠前。足长中等。足Ⅰ基节内距窄短，末端钝；足Ⅱ、Ⅲ基节内距宽短，不显著；足Ⅳ基节内距三角形，末端钝。足Ⅰ转节背距发达，呈三角形。跗节短，亚端部背面斜削状，腹面末端小齿较明显。爪垫中等大小，约达爪长的 2/3。

雄蜱：大小约为 3.81mm×1.83mm（包括假头）。假头基两侧缘互相平行，后缘在基突之间浅凹，腹面宽阔，后缘平直；基突发达，呈锥形，长大于其基部之宽。须肢粗短，后外角中度突出；第 1 节短小；第 2 节背面隆起，后缘中段有脊状突起，似刺突，与外缘连接处圆钝，外缘短，与第 3 节外缘连接，腹面内缘刚毛呈窄叶状，排成一列；第 3 节三

角形，腹刺短，末端约达第 2 节前缘。口下板略短于须肢，前端圆钝；齿冠中等大小；齿式为 5|5，齿的大小均一。盾板呈长卵形，长约为宽的 1.8 倍，最宽处在第 1 缘垛之前。颈沟窄而深，略向后斜弯。刻点细密，在前部的略较粗且稍疏。缘垛明显，宽短。气门板逗点形，末端细窄，气门斑位置偏前。足较粗壮。足 I 基节内距窄，向外弯，末端尖；足 II、III 基节内距宽短，不显著；足 IV 基节内距窄长，外弯，末端尖细。足 I 转节背距盾形；各转节股距均缺如。跗节亚端部背面突然变窄，腹面具齿。爪垫约为全爪的 2/3。

【生态习性】成蜱主要寄生于山羊、绵羊、牛、骆驼等家畜，春季和秋季活动频繁。幼蜱和若蜱常寄生于蜥蜴、蛇等爬行类。常见于山麓荒漠草原，一年一代，以饥饿成蜱在自然界过冬。

【与疾病关系】是绵羊泰勒虫病和羊边虫病的传播媒介。

【地理分布】国内分布于新疆；国外分布于苏联、印度、阿富汗、巴基斯坦、伊朗、土耳其、伊拉克、阿拉伯也门共和国、叙利亚、黎巴嫩、巴勒斯坦、保加利亚、罗马尼亚、阿尔巴尼亚、希腊、意大利、法国、西班牙、埃及和阿尔及利亚等国。

（叶向光　张　伟　张艳艳）

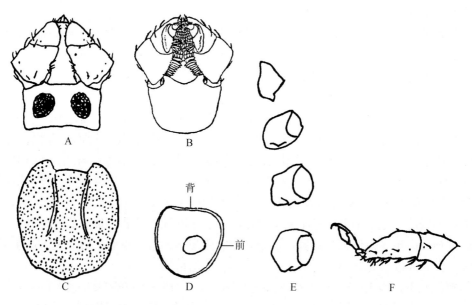

图 2-36　具沟血蜱（*Haemaphysalis sulcata* Canestrini et Fanzago，1877）（♀）
A. 假头背面；B. 假头腹面；C. 盾板；D. 气门板；E. 基节；F. 足 IV 跗节

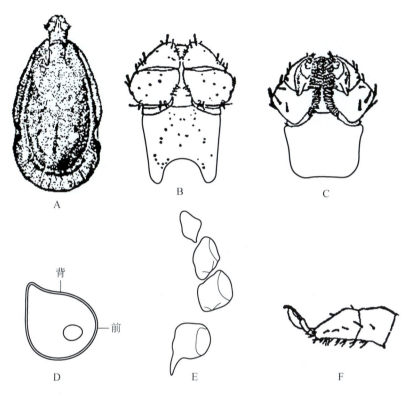

图 2-37 具沟血蜱（*Haemaphysalis sulcata* Canestrini et Fanzago, 1877）（♂）
A. 假头及盾板；B. 假头背面；C. 假头腹面；D. 气门板；E. 基节；F. 足Ⅳ跗节

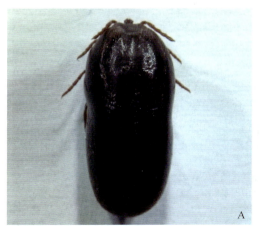
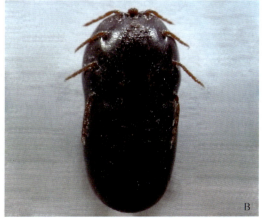

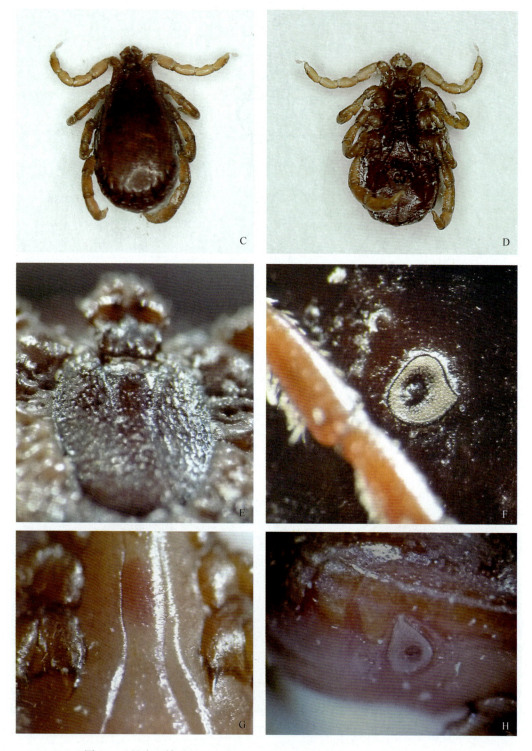

图 2-38 具沟血蜱（*Haemaphysalis sulcata* Canestrini et Fanzago，1877）

A.（♀）背面；B.（♀）腹面；C.（♂）背面；D.（♂）腹面；E.（♀）假头及盾板；F.（♀）气门板；G.足Ⅳ基节内距；H.（♂）气门板

12. 嗜群血蜱 *Haemaphysalis concinna* Koch, 1844

嗜群血蜱是 Koch（1844）首先命名的一种血蜱，常寄生于大型哺乳类动物，分布较为广泛。

【种名】嗜群血蜱（*Haemaphysalis concinna* Koch，1844）。

【图序】图 2-39～图 2-41。

【分类地位】蜱总科（Ixodoidea）、硬蜱科（Ixodidae）、血蜱属（*Haemaphysalis*）。

【形态鉴别】雌蜱：蜱体呈卵圆形。假头宽短，假头基矩形，宽约为长的 2.5 倍（包括基突），侧缘及后缘直，腹面宽短，侧缘及后缘略直，后侧较宽圆；基突粗短，末端钝。孔区大而浅，亚圆形，间距稍宽。须肢粗短，前窄后宽；第 2 节宽稍大于长，外侧突出呈锐角；第 3 节宽短，三角形，两侧向前收窄，前端尖细，后缘较直。口下板粗短，齿式为 5|5，有时为 6|6 或 4|4，齿大小均匀。盾板呈圆形，表面有光泽。颈沟浅而宽，外弧形，末端约达盾板长的 2/3，颈沟间距较宽。刻点细而密，分布大致均匀。气门板大，亚圆形，背突相当粗短。足粗细中等。足 I 基节内距较长而尖，呈锥形；足 II～IV 基节内距粗短而钝，足 II、III 基节内距位于后缘中部，足 IV 跗节亚端部逐渐细窄，腹面末端有一尖齿。爪垫中等大小，约达爪长的 2/3。

雄蜱：蜱体呈卵圆形。假头短，假头基矩形，宽约为长的 1.5 倍（包括基突），两侧缘平行，后缘几乎平直，腹面宽短，后缘微弯，与侧缘相交成圆角；基突强大，长约等于其基部之宽，末端尖细。须肢短；第 2 节宽大于长，外侧突出呈锐角，内缘呈浅弧形凸出；第 3 节短小，宽显著大于长，顶端延长向内侧弯曲，须肢合拢时交叠呈钳状，腹面的刺短锥形，末端略超过第 2 节前缘。口下板明显短于须肢；齿式为 6|6，齿大小均匀。盾板呈卵圆形，表面有光泽，刻点小而稠密，分布均匀。颈沟短而浅。侧沟明显。缘垛窄长而明显。气门板大，近似椭圆形，背突宽短，并不明显。足长而壮。足 I 基节内距窄长，末端尖细；足 II～IV 基节内距粗短，大小约等。足 IV 跗节亚端部逐渐细窄，腹面末端有一尖齿。爪垫中等大小，约达爪长的 2/3。

【生态习性】成蜱常寄生在大型哺乳类动物（包括有蹄类和食肉类），也侵袭人类。幼蜱和若蜱寄生于小型哺乳类动物及鸟类。

【与疾病关系】该蜱能传播森林脑炎、Q 热、北亚蜱媒斑点热、鄂木斯克出血热等疾病。

【地理分布】国内主要分布于辽宁、黑龙江、新疆、甘肃、内蒙古、吉林等地；国外分布于日本、朝鲜、俄罗斯、伊朗、土耳其、波兰、捷克、斯洛伐克、保加利亚、克罗地亚、斯洛文尼亚、塞尔维亚、马其顿、波黑、罗马尼亚、匈牙利、德国、法国等国。

（高艳菲　张　伟　樊新丽）

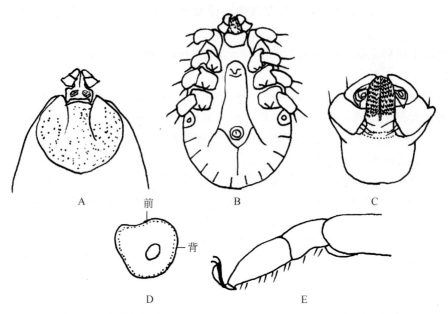

图 2-39 嗜群血蜱（*Haemaphysalis concinna* Koch, 1844）（♀）
A. 假头及盾板；B. 假头及躯体腹面；C. 假头腹面；D. 气门板；E. 足Ⅳ跗节

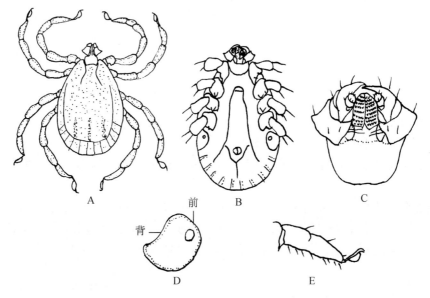

图 2-40 嗜群血蜱（*Haemaphysalis concinna* Koch, 1844）（♂）
A. 背面观；B. 假头及躯体腹面；C. 假头腹面；D. 气门板；E. 足Ⅳ跗节

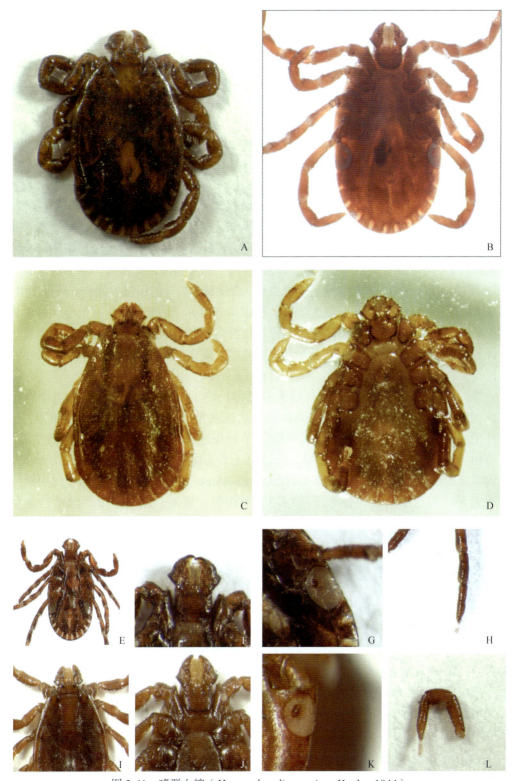

图 2-41　嗜群血蜱（*Haemaphysalis concinna* Koch，1844）

A，C.（♂）背面；B，D，E.（♂）腹面；F.（♂）假头腹面；G.（♂）气门板；H.（♂）足Ⅳ跗节；I.（♀）背面；J.（♀）假头腹面；K.（♀）气门板；L.（♀）足Ⅳ跗节

13. 日本血蜱 *Haemaphysalis japonica* Warburton, 1908

日本血蜱是 Warburton（1908）首先命名的一种血蜱，成蜱寄生于马、山羊、牦牛、野猪等大型哺乳类动物，也侵袭人类。

【种名】日本血蜱（*Haemaphysalis japonica* Warburton，1908）。

【图序】图 2-42 ～图 2-44。

【同种异名】*Haemaphysalis japonica douglasi* Nuttall & Warburton，1915。

【分类地位】蜱总科（Ixodoidea）、硬蜱科（Ixodidae）、血蜱属（*Haemaphysalis*）。

【形态鉴别】雌蜱：未吸血蜱大小为（2.65～2.95）mm×（1.61～1.84）mm（包括假头）。假头基宽短，宽约 2 倍于长（包括基突），侧缘及后缘直，腹面宽阔，后缘略弯；基突粗短而钝。孔区大，椭圆形，前部内斜。须肢粗短；第 2 节后外角明显突出，外缘浅凹，与第 3 节外缘连接；第 3 节短，三角形，前端尖窄，后缘平直，腹刺粗短，约达第 2 节前缘。口下板较须肢稍短；齿式为 4|4，齿大小均一。盾板黄褐色，有光泽；亚圆形，长宽约为 1.20mm×1.15mm。刻点小而明显，分布均匀。颈沟宽浅，外弧形，末端约达盾板长的 2/3，两颈沟间距较近。气门板大，短逗点形，背突圆钝，气门斑位置偏前。足粗细中等。足Ⅰ基节内距呈锥形；足Ⅱ基节宽大于长（按躯体方向），足Ⅲ基节长宽约等，足Ⅳ基节长大于宽；各节内距较足Ⅰ基节内距稍粗短，位置略靠各节后缘中部。各转节腹距短小，呈脊状。足Ⅳ跗节较后跗节窄长，亚端部逐渐收窄，腹面末端具尖齿。爪垫中等大小，约达爪长的 2/3。

雄蜱：蜱体长 2.38～2.52mm。假头基宽为长的 1.6 倍（包括基突），表面有小刻点，腹面宽短，侧缘及后缘近于直；基突发达，三角形，末端尖细。须肢粗短；第 2 节后外角明显突出，其前端外缘很短，与第 3 节外缘连接呈弧形，腹面后缘向后呈圆角；第 3 节相当宽短，三角形，腹刺粗短，约达第 2 节前缘。口下板短小；齿式为 5|5，齿小而均匀。盾板大小约为 2.28mm×1.47mm 至 2.45mm×1.54mm，卵圆形，向前渐窄，表面有光泽。刻点小而浅，分布不甚均匀。颈沟短，深陷。侧沟细窄，前端约达足Ⅲ基节的水平，后端伸至第 1 缘垛。缘垛明显，长稍大于宽。气门板短，呈逗点形，背突窄而短小。足粗壮。基节窄长（按躯体方向），尤以足Ⅳ基节最显著。足Ⅰ基节内距稍窄长，末端尖细；足Ⅱ～Ⅳ基节内距粗短，三角形，足Ⅱ、Ⅲ基节内距位靠后内角外侧，各转节腹距短小，呈脊状；足Ⅳ跗节较后跗节窄长，亚端部逐渐细窄，腹面末端有尖齿。爪垫发达，几乎达到爪端。

【生态习性】孳生于林区或山地，在柞阔林较多见。成蜱多在春、夏季活动，寄生于马、山羊、牦牛、野猪等大型哺乳类动物，也侵袭人类。幼蜱和若蜱寄生于鸟类和啮齿类动物。

【与疾病关系】该蜱为森林脑炎传播媒介。

【地理分布】国内主要分布于河北、辽宁、黑龙江、甘肃、山西、陕西、吉林、青海、宁夏等地；国外主要分布于日本、朝鲜、俄罗斯等国。

（巴音查汗·盖力克　张　伟　刘丹丹）

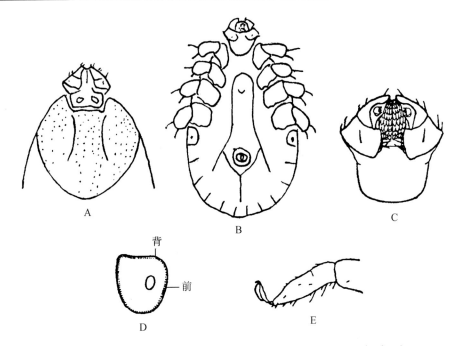

图 2-42 日本血蜱（*Haemaphysalis japonica* Warburton，1908）（♀）
A.假头及盾板；B.假头及躯体腹面；C.假头腹面；D.气门板；E.足Ⅳ跗节

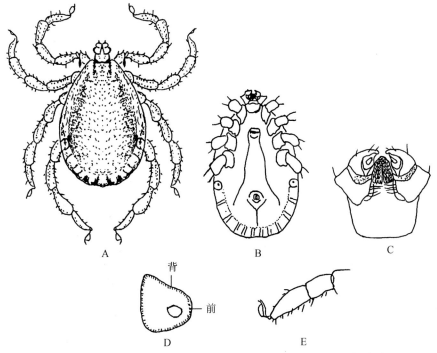

图 2-43 日本血蜱（*Haemaphysalis japonica* Warburton，1908）（♂）
A.背面观；B.假头及躯体腹面；C.假头腹面；D.气门板；E.足Ⅳ跗节

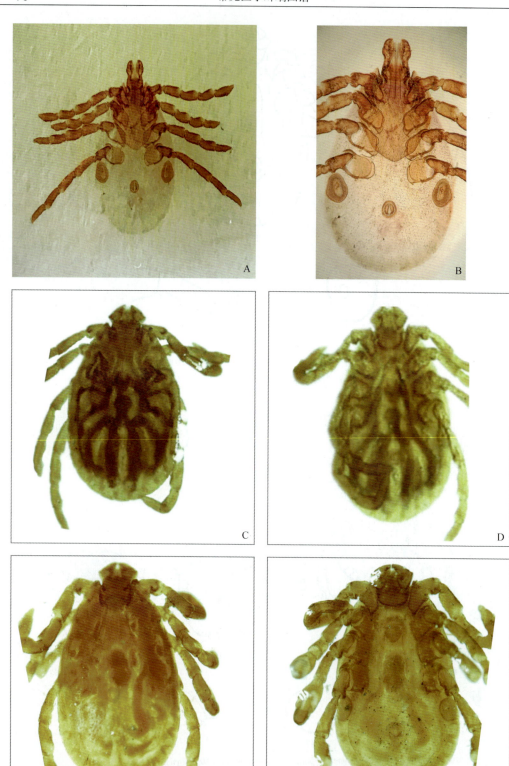

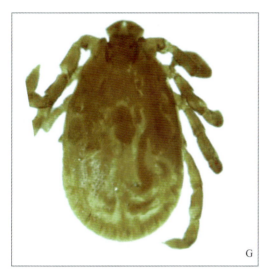 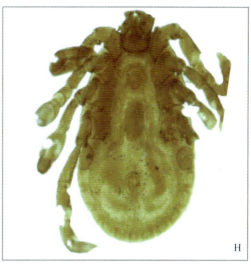

图 2-44 日本血蜱（*Haemaphysalis japonica* Warburton，1908）
A，B，D.（♀）腹面；C.（♀）背面；E，G.（♂）背面；F，H.（♂）腹面

14. 铃头血蜱 *Haemaphysalis campanulata* Warburton, 1908

铃头血蜱是 Warburton（1908）首先命名的一种血蜱，为一种三宿主蜱，主要宿主为犬。

【种名】铃头血蜱（*Haemaphysalis campanulata* Warburton，1908）。

【图序】图 2-45，图 2-46。

【同种异名】*Haemaphysalis campanulata hoeppliana* Schulze，1931。

【分类地位】蜱总科（Ixodoidea）、硬蜱科（Ixodidae）、血蜱属（*Haemaphysalis*）。

【形态鉴别】雌蜱：饱血蜱大小约为 8.5mm×5.8mm。假头基宽短，宽约 2 倍于长，腹面宽短，侧缘向后弧形收窄，后缘较直；基突粗短而钝。孔区大，卵圆形，前部内斜，间距约等于其短径，孔区之间有一个长形浅陷。须肢第 2 节外侧显著突出，向前弧形收窄，腹面后缘强度后弯，呈深弧形；第 3 节宽大于长，前端圆钝，后缘略直，腹刺粗短而钝，约达第 2 节前缘。口下板较须肢稍短；齿式为 4|4，每列约 9 枚齿，外侧的齿列最发达。盾板呈心形，大小约为 1.19mm×1.05mm，亮褐色或黄色。刻点细而浅，不甚稠密。颈沟明显，外弧形，末端约达盾板后 1/3。生殖孔大，位于足Ⅱ基节之间。气门板呈亚圆形，背突短小而不显著。足粗壮。足Ⅰ～Ⅳ基节各具一粗短内距，三角形，各距均略向外斜，足Ⅱ～Ⅳ基节内距位于后缘中部，各转节腹距很不明显；足Ⅳ跗节中等长，亚端部显著斜窄，背缘在收窄之前略隆起；腹面末端的齿不明显。爪垫较小，不及爪长之半。

雄蜱：蜱体大小为（2.17～2.31）mm×（1.33～1.44）mm。假头基呈矩形，宽约为长的 1.6 倍，表面散布小刻点，腹面宽短，侧缘向后弧形收窄，后缘略直；基突粗短，宽三角形。须肢粗短；第 2 节外侧显著突出，向前弯曲收窄，腹面后缘向后突出，呈圆角；第 3 节宽大于长，前端圆钝，后缘较直，腹刺粗大，略超过第 2 节前缘。口下板约达须肢顶端；齿式为 4|4，每列约 8 枚齿，最外列的齿最粗。盾板呈卵圆形，略微隆起，刻点细而稍密，大致均匀。颈沟深，浅弧形。侧沟明显，自气门板后缘向前，约达足Ⅲ基节的水

平。缘垛窄长而明显,分隔线处色泽较深。气门板短,呈逗点形,背突窄短而钝。足粗壮。足Ⅰ基节内距稍长而粗钝,呈锥形;足Ⅱ~Ⅳ基节内距略较粗短,位置偏向后缘中部。各转节腹距不明显,略呈脊状。足Ⅳ跗节粗短,亚端部较窄而斜。爪垫中等大小,略超过爪长之半。

【生态习性】主要分布于农区或草原地带,寄生于犬、牛、马、鹿、猫及鼠。以饥饿的幼蜱和成蜱在自然界过冬。

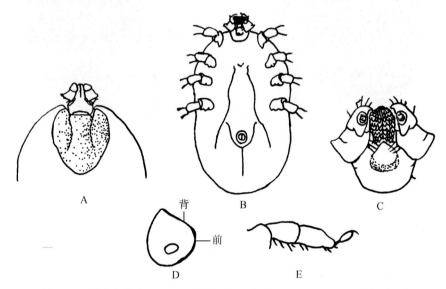

图2-45 铃头血蜱(*Haemaphysalis campanulata* Warburton,1908)(♀)
A.假头及盾板;B.假头及躯体腹面;C.假头腹面;D.气门板;E.足Ⅳ跗节

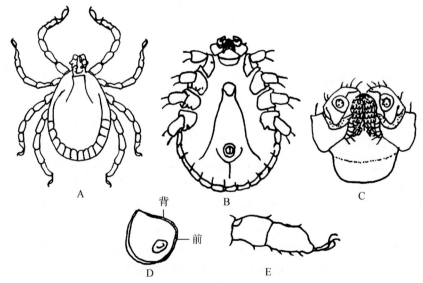

图2-46 铃头血蜱(*Haemaphysalis campanulata* Warburton,1908)(♂)
A.背面观;B.腹面观;C.假头腹面;D.气门板;E.足Ⅳ跗节

【与疾病关系】据报道该蜱自然感染Q热立克次体。
【地理分布】国内主要分布于黑龙江、内蒙古、河北、北京、山西、山东、江苏、湖北、四川等地；国外分布于日本、朝鲜、印度、越南等国。

（叶向光　王卫杰）

15. 青海血蜱 *Haemaphysalis qinghaiensis* Teng, 1980

青海血蜱是于1980年首先被命名的一种血蜱，为我国西部高原地区的常见种。

【种名】青海血蜱（*Haemaphysalis qinghaiensis* Teng, 1980）。

【图序】图2-47～图2-49。

【分类地位】蜱总科（Ixodoidea）、硬蜱科（Ixodidae）、血蜱属（*Haemaphysalis*）。

【形态鉴别】雌蜱：饱血蜱大小约为10.5mm×6.8mm。假头短，假头基呈矩形，宽大于长，约为长的1.8倍，两侧缘互相平行，后缘平直；基突粗短，长小于其基部之宽，末端钝。孔区呈卵圆形，较大而深，向前内斜。须肢粗短，长约为宽的1.5倍；第2节宽略大于长，外缘与后侧缘相交呈弧形凸出，向前与第3节外缘相连，内缘浅弧形，具刚毛2根，腹面内缘具刚毛4根；第3节亚三角形，前端钝圆，腹面具粗壮的短刺，末端约达该节后缘。口下板达到须肢顶端，前端圆钝，两侧向后略窄；齿冠约为口下板长的1/4；齿式为4|4，由内而外每纵列具齿8～10枚。盾板呈亚圆形，长约为宽的1.1倍，中部稍前处最宽。肩突短钝。颈沟窄长，浅弧形，末端达到盾板边缘。刻点较粗，分布稍疏而不均匀。气门板似椭圆形，背突短小，气门斑约位于中部偏前。足略为粗壮。足Ⅰ基节内距锥形，末端稍钝；足Ⅱ～Ⅳ基节内距较足Ⅰ基节的略粗短，其末端超出各节后缘。各转节腹面各具一短距，末端钝。爪垫短，约及爪长的一半。

雄蜱：蜱体大小为（2.7～2.9）mm×（1.5～1.6）mm。假头短，假头基呈矩形，宽约为长的1.6倍，后缘直，表面有稀少刻点；基突粗壮，长约等于其基部之宽，末端钝。须肢粗短，长约为宽的1.4倍，两侧合并成钝楔形；第1节短小，呈环状；第2节宽略大于长，约为1.2∶1，外缘与后侧缘相交呈弧形凸出，向前与第3节外缘连接，内缘浅凹，具刚毛2根，腹面内缘刚毛4根；第3节宽短，呈三角形，前端圆钝，后缘直，腹面的刺短钝，末端约达第2节前缘，腹面内缘具刚毛2根。口下板呈压舌板形，短于须肢，前端圆钝，两侧向后变窄；齿冠发达，约占口下板长的1/4；齿式为5|5，由内向外每纵列具齿7～9枚。盾板呈卵圆形，长约为宽的1.6倍，最宽处在第1缘垛的水平线处，表面略隆起。肩突钝，缘凹深适中。颈沟前深，向后内斜，后浅，向后外斜，末端约达足Ⅲ基节水平线。侧沟长适中，前端伸及足Ⅲ基节的水平线，后端封闭第1缘垛。刻点密，分布均匀。气门板长，呈逗点形，背突窄而短，气门斑位置靠前。各足主要特征与雌蜱相似，跗节明显较为粗短。

【生态习性】孳生于山区草地和灌木丛。主要寄生于山羊、绵羊、黄牛、犏牛、马、驴。成蜱和若蜱4～7月活动，常在同一宿主上寄生有成蜱、若蜱和幼蜱；幼蜱的活动季节与若蜱相似。该蜱以饥饿的成蜱、若蜱、幼蜱越冬；生活史一般需要经过2～3年。

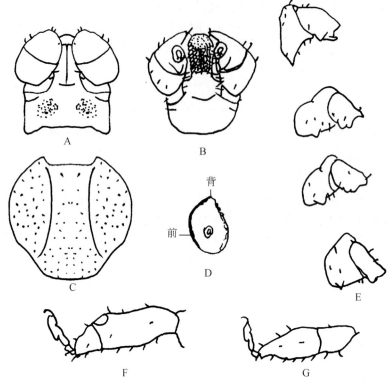

图 2-47 青海血蜱（*Haemaphysalis qinghaiensis* Teng，1980）（♀）
A.假头背面；B.假头腹面；C.盾板；D.气门板；E.基节；F.足Ⅰ跗节；G.足Ⅳ跗节

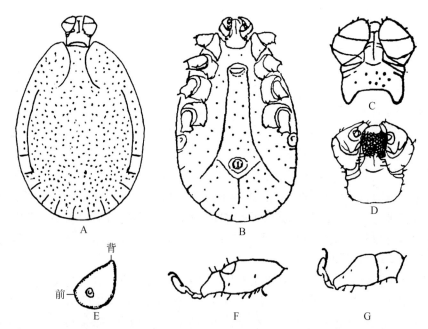

图 2-48 青海血蜱（*Haemaphysalis qinghaiensis* Teng，1980）（♂）
A.假头及躯体背面；B.假头及躯体腹面；C.假头背面；D.假头腹面；E.气门板；F.足Ⅰ跗节；G.足Ⅳ跗节

【与疾病关系】该蜱是羊泰勒虫病、羊巴贝虫病、牛（牦牛）泰勒虫病的传播者。
【地理分布】国内分布于青海、宁夏、甘肃、四川、云南、西藏等地。

（叶向光　王月华　杨　举　李　妍）

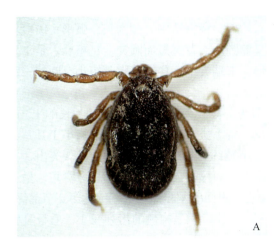
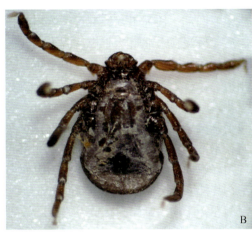
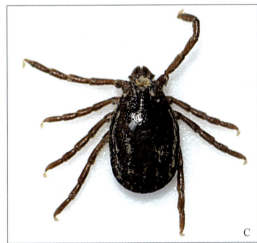
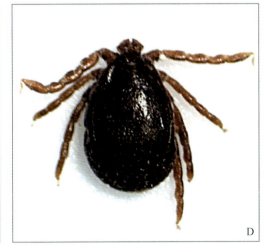

图 2-49　青海血蜱（*Haemaphysalis qinghaiensis* Teng，1980）
A、D.（♂）背面；B.（♂）腹面；C.（♀）背面

16. 褐黄血蜱 *Haemaphysalis flava* Neumann, 1897

褐黄血蜱是 Neumann（1897）首先命名的一种血蜱，寄生于猪、猪獾、犬、黄牛、马、绵羊等哺乳类动物。

【种名】褐黄血蜱（*Haemaphysalis flava* Neumann，1897）。

【图序】图 2-50～图 2-52。

【分类地位】蜱总科（Ixodoidea）、硬蜱科（Ixodidae）、血蜱属（*Haemaphysalis*）。

【形态鉴别】雌蜱：饱血蜱大小约为 7.2mm×4.9mm（包括假头）。假头基呈矩形，

宽约为长的2.1倍（包括基突），两侧缘平行，后缘直；表面两侧略隆起，中部有圆形浅陷，腹面宽短，后缘微弯；基突粗短而钝。孔区大，卵圆形，前部内斜，间距约等于其长径。须肢长约为宽的1.5倍；第2节外侧显著突出，后缘向外斜弯，外缘浅凹，腹面后缘圆弧形弯曲；第3节三角形，前端窄钝，后缘直，腹面的刺短而粗，末端约达第2节前缘。口下板较须肢短，两侧前部弧形凸出，向后弧形收窄；齿式为4|4或5|5，每列具8～9枚齿。盾板呈亚圆形，长等于宽，刻点中等粗细，分布均匀，稀密适中。颈沟长，弧形，前段较深，后段较浅，末端略达盾板后侧缘。气门板呈亚圆形，背突短而圆钝。足粗壮。足Ⅰ基节内距粗短而钝；足Ⅱ～Ⅳ基节内距短，三角形，末端尖细。各转节腹距短小，圆钝。跗节稍粗，长适中，亚端部渐窄。爪垫约为爪长的2/3。

雄蜱：蜱体大小约为3mm×1.8mm（包括假头）。假头基呈矩形，宽约为长的1.5倍（包括基突），两侧缘平行，后缘直，腹面宽短，后缘微弯；基突强大，长略小于其基部之宽，末端稍尖。须肢粗短，呈亚三角形，第2节宽约为长的1.5倍，外侧显著突出，呈圆钝角，腹面后缘具有角突且较钝，腹面内缘刚毛细而稀疏，约4根；第3节宽短，呈三角形，其外缘与第2节外缘相接，呈弧形，后缘直，腹面的刺粗短，末端约达第2节前缘。口下板粗短，向后渐窄；齿式为5|5，每列具8～9枚齿，最内侧的齿列较小。盾板呈卵圆形，在气门板之前较宽，长为宽的1.5倍。刻点细而浅，分布均匀。颈沟短而浅，浅弧形。侧沟短，自盾板的中部后伸，末端达气门板后缘。缘垛窄长。气门板呈卵圆形，背突短而圆钝。足粗，足Ⅳ尤为明显。足Ⅰ基节内距较粗短，末端钝；足Ⅱ、Ⅲ基节内距三角形，末端稍尖；足Ⅳ基节内距显著长，其长为该节长（按躯体方向）的2/3，末端尖细。各转节腹距短小，足Ⅰ转节的略尖，其余的短而圆钝。跗节稍粗短，后跗节显著窄，亚端部渐

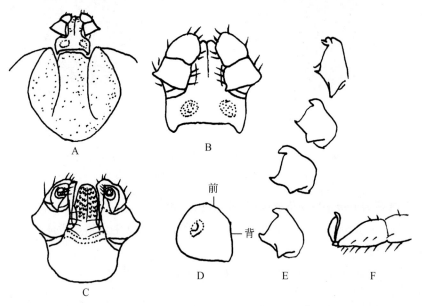

图2-50　褐黄血蜱（*Haemaphysalis flava* Neumann, 1897）（♀）
A.假头及盾板；B.假头背面；C.假头腹面；D.气门板；E.基节；F.足Ⅳ跗节

窄,腹面远端 1/3 具粗短齿突,末端有粗壮的小齿。爪垫约达爪长的 2/3。

【生态习性】寄生于猪、猪獾、犬、黄牛、马、绵羊等哺乳动物。多孳生于混交林区或野地。在春、夏季活动。

【地理分布】国内主要分布于江苏、湖北、甘肃、贵州、四川、台湾等地;国外主要分布于日本、印度、斯里兰卡、越南等国。

(王 贺 王莉君)

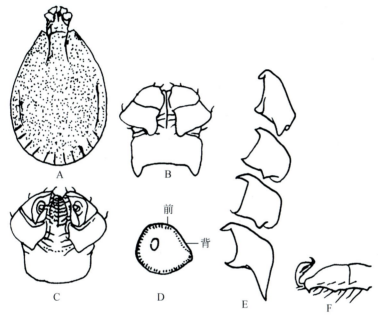

图 2-51 褐黄血蜱(*Haemaphysalis flava* Neumann,1897)(♂)
A.假头及盾板;B.假头背面;C.假头腹面;D.气门板;E.基节;F.足Ⅳ跗节

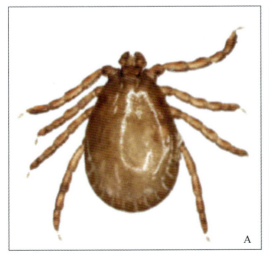
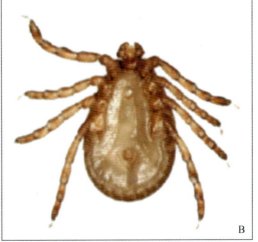

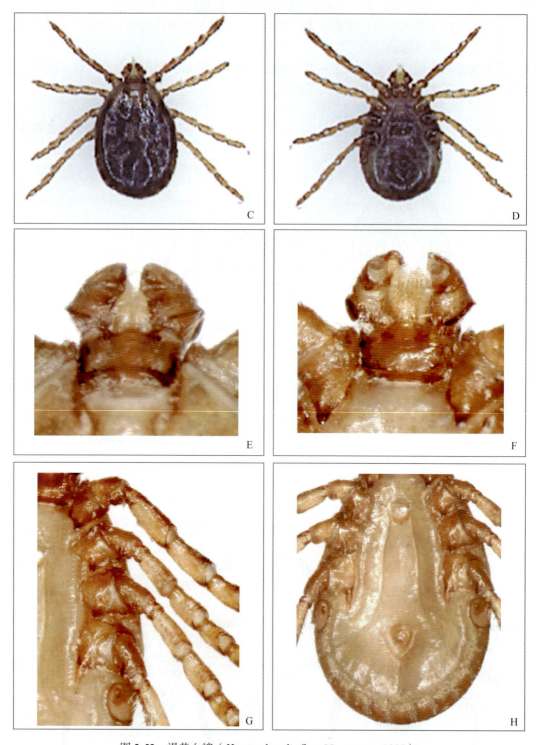

图 2-52 褐黄血蜱（*Haemaphysalis flava* Neumann，1897）
A.（♀）背面；B.（♀）腹面；C.（♂）背面；D.（♂）腹面；E. 假头基背面；F. 假头基腹面；G. 四肢；H. 气门板、生殖孔和肛门

17. 长角血蜱 *Haemaphysalis longicornis* Neumann, 1901

长角血蜱是 Neumann（1901）首先命名的一种血蜱，主要寄生于牛、马、绵羊、山羊、犬等哺乳动物。

【种名】长角血蜱（*Haemaphysalis longicornis* Neumann，1901）。

【图序】图 2-53 ~ 图 2-55。

【同种异名】*Haemaphysalis neumanni* Donitz，1905。

【分类地位】蜱总科（Ixodoidea）、硬蜱科（Ixodidae）、血蜱属（*Haemaphysalis*）。

【形态鉴别】雌蜱：未吸血时蜱体大小为（2.52 ~ 3.01）mm ×（1.57 ~ 1.75）mm（包括假头）。假头宽短，假头基呈矩形，宽为长的 2.2 倍（包括基突）；两侧缘平行，后缘略平直，腹面宽短，侧缘向后呈浅弧形收窄，与后缘连接成弧形；基突短而稍尖，长小于其基部宽。孔区大小中等，呈卵圆形，前部内斜，间距与其长径约相等。须肢向外突出，呈角状；第 2 节无刺，背面及腹面后缘弧形，背面内缘具刚毛 3 根，腹面内缘具刚毛 4 ~ 5 根；第 3 节背面后缘有一短刺，呈三角形，腹面的刺长，呈锥形，其尖端约达第 2 节中部位置。口下板有 5|5 列齿，齿大小均一。盾板呈亚圆形，边缘弧形或微波状，为（0.92 ~ 1.15）mm ×（0.82 ~ 1.16）mm。刻点粗细中等，密布均匀。颈沟长，外弧形，末端可达盾板后 1/3。气门板大，呈圆形，背突短钝。足粗细中等。足Ⅰ基节内距发达，呈锥形，长大于其基部宽，末端稍尖；足Ⅱ~Ⅳ基节内距较短粗，显著超出其后缘。各转节腹距短小，呈脊状。足Ⅳ跗节窄长，亚端部渐窄。爪垫中等大小，约达爪长的 2/3。

雄蜱：蜱体大小为（2.10 ~ 2.38）mm ×（1.29 ~ 1.57）mm（包括假头）。假头短小，假头基呈矩形，宽为长的 1.7 倍（包括基突）；两侧缘平行，腹面宽短，后缘宽圆；基突强大，似三角形，长与其基部宽约等，末端尖。须肢向外突出，呈钝角；第 2 节无刺，背面及腹面后缘弧形，背侧内缘具刚毛 2 根，腹面内缘具刚毛 4 根；第 3 节背面后缘有一短刺，呈宽三角形，腹面的刺长，其尖端约达第 2 节前 1/3。口下板有 5|5 列齿，齿大小均一。盾板呈长卵形，中部最宽，为（1.96 ~ 2.12）mm ×（1.29 ~ 1.57）mm。刻点稠密而均匀。颈沟短小，略呈弧形。侧沟窄而明显，后端达第 1 缘垛，前端伸至盾板前 1/3。缘垛窄长而显著。气门板呈卵圆形，背缘与腹缘平行，背突短钝，不显著。足粗细中等。足Ⅰ基节内距长，呈锥形，长稍大于其基部之宽，末端略尖；足Ⅱ~Ⅳ基节内距较粗短，足Ⅱ、Ⅲ基节的距大小均等，足Ⅳ基节的距较粗短。足Ⅰ转节腹距显著，三角形；足Ⅱ~Ⅳ转节腹距较小，呈脊状。足Ⅳ跗节较长，亚端部渐窄。爪垫较长，略超过爪长的 2/3。

【生态习性】主要孳生于温带次生林、山地及丘陵边缘地带。主要寄生于牛、马、绵羊、山羊、犬、猪、鹿、熊、獾、狐、野兔、刺猬等，也侵袭人类。幼蜱主要寄生于花鼠等小型野生动物及环颈雉等鸟类。

【与疾病关系】未见相关研究报道。

【地理分布】国内主要分布于北京、河北、河南、辽宁、黑龙江、安徽、山东、江苏、浙江、湖北、甘肃、山西、陕西、吉林、福建、贵州、四川、台湾等地；国外分布于日本、朝鲜、俄罗斯（远东地区）、澳大利亚、新西兰等国及南太平洋一些岛屿。

（张 伟 王赛寒 闻秀秀）

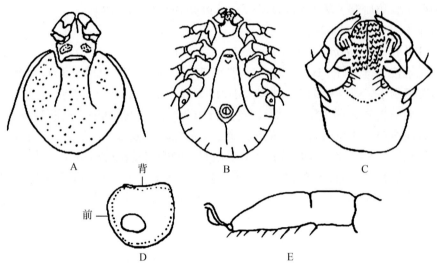

图 2-53 长角血蜱（*Haemaphysalis longicornis* Neumann, 1901）（♀）
A.假头及盾板；B.假头及躯体腹面；C.假头腹面；D.气门板；E.足Ⅳ跗节

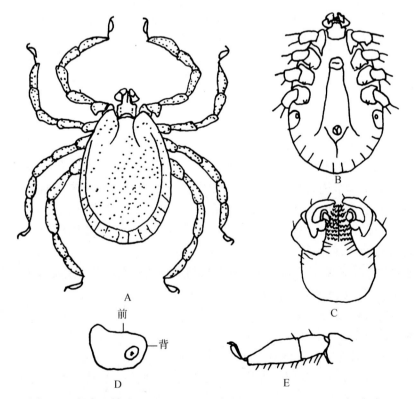

图 2-54 长角血蜱（*Haemaphysalis longicornis* Neumann, 1901）（♂）
A.背面观；B.腹面观；C.假头腹面；D.气门板；E.足Ⅳ跗节

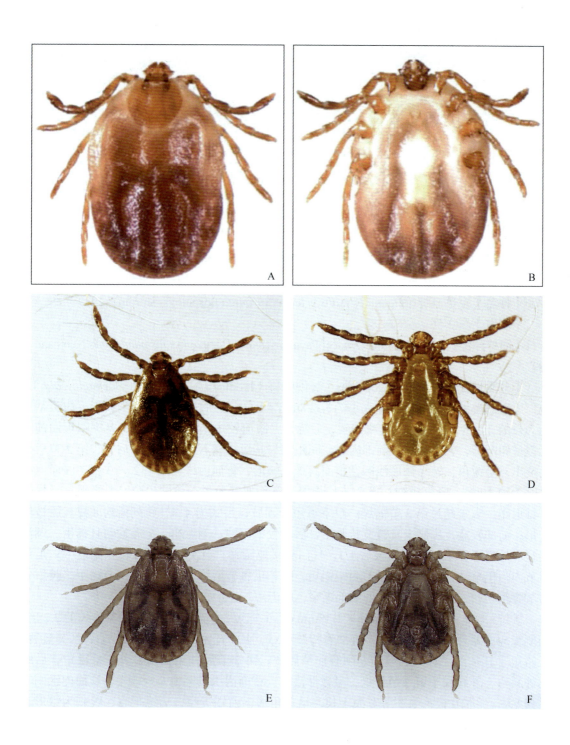

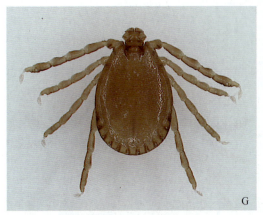
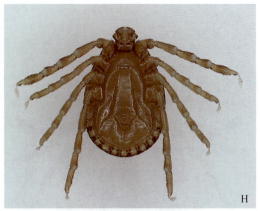

图 2-55 长角血蜱（*Haemaphysalis longicornis* Neumann，1901）
A，E.（♀）背面；B，F.（♀）腹面；C，G.（♂）背面；D，H.（♂）腹面

18. 短垫血蜱 *Haemaphysalis erinacei turanica* Pospelova-Shtrom, 1939

短垫血蜱是 Pospelova-Shtrom（1939）首先命名的一种血蜱，常栖息于野鼠的洞穴。

【种名】短垫血蜱（*Haemaphysalis erinacei turanica* Pospelova-Shtrom，1939）。

【图序】图 2-56 ～图 2-58。

【同种异名】*Haemaphysalis erinacei* Pavesi，1844；*Haemaphysalis numidiama* Neumann，1897。

【分类地位】蜱总科（Ixodoidea）、硬蜱科（Ixodidae）、血蜱属（*Haemaphysalis*）。

【形态鉴别】雌蜱：蜱体大小约为 2.8mm×1.6mm。假头宽短，呈尖楔形，假头基宽约为长的 2.5 倍，两侧缘向前略外斜，后缘直，腹面较短小，后缘微弯；基突粗短而钝。孔区呈卵圆形，大小中等，前部内斜，间距约与其短径相等。须肢前窄后宽；第 2 节后外角突出，呈锐角，外缘弧形浅凹，腹面后缘浅弧形，背面内缘具刚毛 2 ～ 3 根，腹面内缘具刚毛约 10 根，紧密排列；第 3 节长约等于宽，似三角形，前端尖窄，后缘平直，腹面具锥形距，末端超过第 2 节前缘。口下板短于须肢；齿式为 4|4，每列齿约 8 枚。盾板似心形，前部较宽，后侧缘具微波状凸出，后段较窄而钝。刻点粗，分布均匀且稀密。颈沟明显，外弧形，末端约达盾板后 1/3。气门板呈亚圆形，背突短。足长，粗细适中。足 I 基节内距稍窄钝；足 II ～ IV 基节内距粗短，略超出各节后缘，有时足 IV 基节内距略长。各转节腹距缺如，跗节稍窄长，亚端部渐窄，腹齿短。爪垫短，不及爪长的一半。

雄蜱：蜱体大小约为 2.62mm×1.38mm。假头宽短，呈尖楔形，假头基宽为长的 2.2 倍，两侧缘向前略外斜，后缘平直，表面有稀疏刻点，腹面宽短，呈锥形，后缘直；基突显著，长略短于其基部之宽，末端钝。须肢前窄后宽；第 2 节后外角突出显著，呈锐角，后缘向外斜弯，外缘长于第 3 节外缘，呈弧形浅凹，背面内缘具刚毛 2 ～ 3 根，腹面内缘刚毛排列紧密，约 10 根；第 3 节宽大于长，呈三角形，前端尖窄，后缘平直，腹刺为锥形，

末端可超过第2节前缘。口下板长约等于须肢；齿式为4|4，齿大小均一，每列具有7～8枚。盾板呈长卵形，长为宽的1.7倍，最宽处在气门板处，向前渐窄，后部圆钝。刻点粗细不均匀，密布。颈沟深短，向后略外斜。侧沟窄长，后端达第2缘垛，前端约达足Ⅱ基节后缘水平。气门板卵圆形，背突短而圆钝。足较粗壮，长适中。足Ⅰ基节内距较窄短，末端钝；足Ⅱ～Ⅳ基节内距较粗短，末端尖，似三角形。各转节腹距缺如。跗节长适中，亚端部背缘略隆起，末端渐窄，腹齿小。爪垫短小，不及爪长之半。

【生态习性】主要孳生于荒漠或半荒漠草原。常栖息于宿主（主要是野鼠）的洞穴。常见于每年6～7月。

【与疾病关系】可携带斑点热群立克次体。

【地理分布】国内分布于新疆、山西、宁夏等地；国外分布于苏联、阿富汗、伊朗等国。

（叶向光　张艳艳　樊新丽）

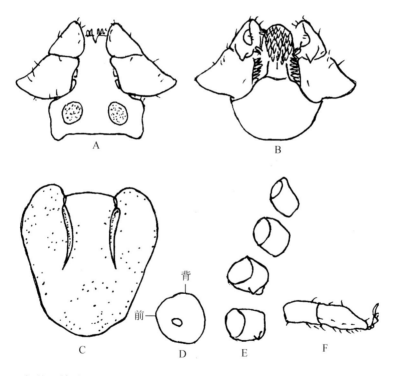

图 2-56　短垫血蜱（*Haemaphysalis erinacei turanica* Pospelova-Shtrom，1939）（♀）
A.假头背面；B.假头腹面；C.盾板；D.气门板；E.基节；F.足Ⅳ跗节

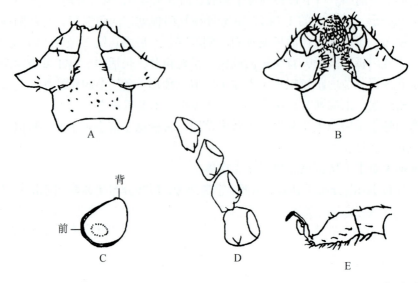

图 2-57 短垫血蜱（*Haemaphysalis erinacei turanica* Pospelova-Shtrom，1939）（♂）
A.假头背面；B.假头腹面；C.气门板；D.基节；E.足Ⅳ跗节

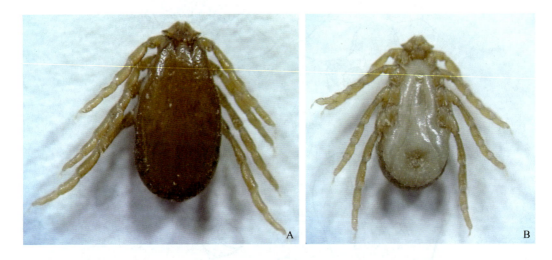

图 2-58 短垫血蜱（*Haemaphysalis erinacei turanica* Pospelova-Shtrom，1939）
A.（♂）背面；B.（♀）腹面

19. 巴氏革蜱 *Dermacentor pavlovskyi* Olenev, 1927

巴氏革蜱是 Olenev（1927）首先命名的一种革蜱，成蜱主要寄生于绵羊、山羊、牛、马、骆驼等家畜。

【种名】巴氏革蜱（*Dermacentor pavlovskyi* Olenev，1927）。

【图序】图 2-59，图 2-60。

【同种异名】胫距革蜱。

【分类地位】蜱总科（Ixodoidea）、硬蜱科（Ixodidae）、革蜱属（*Dermacentor*）。

【形态鉴别】雌蜱：蜱体呈卵圆形，大小为（4.0～5.0）mm×（2.5～3.0）mm。假头基呈矩形，宽为长的2倍，两侧缘近平行，后缘中间有微凹；基突粗短，末端钝。孔区呈亚圆形，间距小于其长径。须肢宽短，外缘弧形凸出；第2节长于第3节，其后缘背突圆钝；第3节似三角形，宽稍大于长；腹面1、2、3节内侧缘均具有刚毛，第1节刚毛排列较紧密，第2节适中，第3节疏远，仅2～3根。口下板齿式前部为4|4，后部为3|3。盾板呈心形，长大于宽，眼前缘最宽，向前至肩突略呈圆弧形；向后渐窄，后侧缘有渐波状，末端圆凸。珐琅彩浓厚，除颈沟附近留下条块褐斑外，几乎覆盖全部表面，在后方中部有一团粗刻点，聚集似一块褐斑。颈沟明显，前端深陷，向后浅而外斜，表面刻点遍布。生殖孔无翼状突。气门板宽短，背突明显，末端尖细。足粗细适中，背缘有珐琅斑。足Ⅰ基节外距比内距稍长，末端尖细；足Ⅱ～Ⅳ基节外距短窄，形状相等。足Ⅰ转节背距发达，末端尖细；足Ⅱ、Ⅲ转节无明显腹距；足Ⅱ～Ⅳ胫节和前跗节端部各具有一粗大腹距。爪垫一般仅达爪长之半。

雄蜱：蜱体呈卵圆形，大小为（3.5～4.4）mm×（2.4～2.6）mm（包括假头）。假头基矩形，宽大于长（包括基突）；两侧缘近平行，后缘较平直；基突发达，其长大于基部之宽，末端略钝。须肢宽短，第2节后缘具短小背刺；第3节近三角形，宽大于长，末端圆钝；腹面第1、2、3节均具内缘刚毛，第1、2节刚毛排列较紧密，第3节稀疏，仅有2～3根。口下板齿式为3|3。盾板于第1缘垛前缘处最宽，向前渐窄，后部宽圆；珐琅彩明显，侧缘彩浓厚，自肩突延至第1缘垛前缘，后部两条彩斑与缘垛相连。颈沟前端深陷，后段浅平而外斜。侧沟较短，自假盾区后延至第1缘垛前缘。中垛最窄，向外按序渐宽。气门板呈长逗点形，背突明显细长，末端较尖。足粗细适中，背缘有珐琅斑。足Ⅰ基节外距比内距稍短或等长；足Ⅱ、Ⅲ基节外距窄长，形状相等，末端尖；足Ⅳ基节外距稍长，末端超出该节后侧缘。足Ⅰ转节背距发达，末端尖细；足Ⅱ、Ⅲ转节腹距不明显。足Ⅱ～Ⅳ胫节和前跗节（按基节方同）端部各具一粗大腹距，后跗节明显细窄。爪垫一般超过爪长之半。

【生态习性】该蜱主要孳生于山地草原及山麓荒漠草原。成蜱主要寄生于绵羊、山羊、牛、马、骆驼等家畜。幼蜱和若蜱主要寄生于啮齿类及其他小型哺乳动物。

【与疾病关系】该蜱自然感染和传播Q热立克次体和布鲁菌病，实验感染鼠疫杆菌，并能经卵传递。

【地理分布】国内分布于新疆；国外主要分布于中亚细亚山地（南卡拉他乌、塔什干及伏龙芝近郊、西查伊利的阿拉他乌）。

（宋瑞其　张艳艳　张　伟）

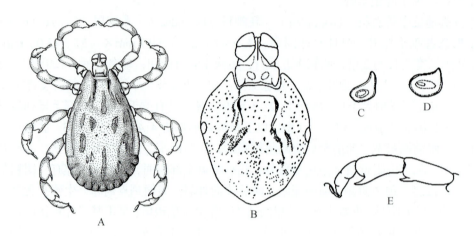

图 2-59 巴氏革蜱（*Dermacentor pavlovskyi* Olenev，1927）
A.（♂）假头及躯体背面；B.（♀）假头及盾板；C.（♂）气门板；D.（♀）气门板；E. 足Ⅳ跗节

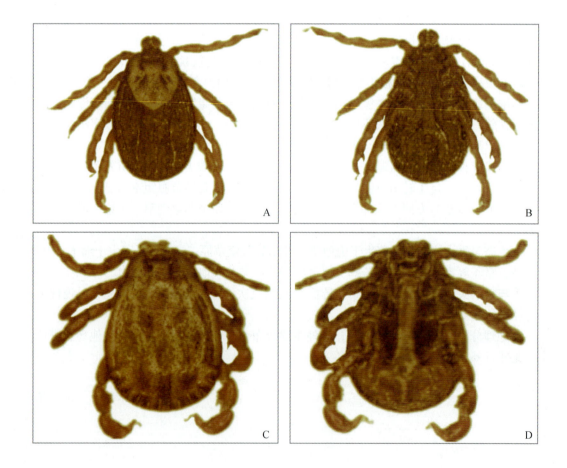

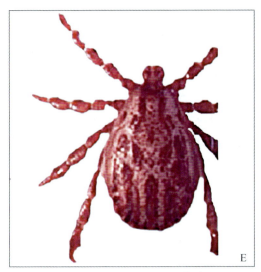
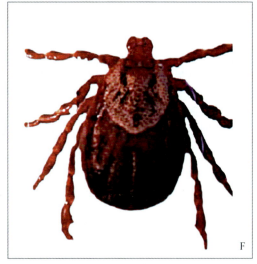

图 2-60 巴氏革蜱（*Dermacentor pavlovskyi* Olenev，1927）
A，F.（♀）背面；B.（♀）腹面；C，E.（♂）背面；D.（♂）腹面

20. 网纹革蜱 *Dermacentor reticulatus* Fabricius, 1794

网纹革蜱是 Fabricius（1794）首先命名的一种革蜱，成蜱主要寄生于牛、马、羊等家畜及鹿、狐、野兔等野生动物；幼蜱和若蜱多寄生于啮齿类和食虫类动物。

【种名】网纹革蜱（*Dermacentor reticulatus* Fabricius，1794）。

【图序】图 2-61，图 2-62。

【同种异名】*Dermacentor pictus* Hermann，1804。

【分类地位】蜱总科（Ixodoidea）、硬蜱科（Ixodidae）、革蜱属（*Dermacentor*）。

【形态鉴别】雌蜱：蜱体呈卵圆形，大小约为 3.4mm×2.2mm，饱血蜱大小约为 12mm×8mm。假头基呈矩形，两侧缘互相平行，后缘直，末端窄钝。孔区大，呈圆形或近圆形。须肢短粗；第 2 节背面后缘有三角形刺，较显著，指向后方，外缘呈角状突出，与后缘相交成钝角；第 3 节宽短，似三角形，内缘直，外缘略呈弧形。口下板齿式，前部为 4|4，后部为 3|3。盾板呈卵圆形，最宽处在中部稍前处，向后渐窄，表面珐琅彩少，在后中区、两侧及眼附近有褐斑。颈沟短，卵形深陷。刻点细者浅平，粗者少。生殖孔无翼状突。气门板大，近似卵形，背突宽短。足大小中等，足Ⅰ基节外距较内距短，末端细窄；足Ⅱ、Ⅲ基节外距三角形，中等长，末端尖；足Ⅳ基节外距粗短，末端钝，超过该节后缘。足Ⅰ转节背距突出显著，末端尖细。跗节短，近端部背面变窄，腹面末端有小刺。

雄蜱：蜱体呈卵圆形，大小约为 3.2mm×2.0mm；与雌蜱相比，前部变窄，盾板、假头及足珐琅彩显著。假头基方形，两侧缘互相平行，后缘直，基突较长，末端窄钝。须肢粗短；第 2 节宽略大于长，外缘呈角状突出，后缘有发达的尖刺，伸向后方，其长显著大于刺基之宽；第 3 节宽短，呈三角形，前端细窄，内缘直，外缘微弯，腹面具短刺。盾板前部窄，后部宽圆，表面珐琅彩显著。颈沟深，侧沟浅。刻点小的密而浅，大的少而散。气门板大，呈长卵圆形，背突短宽。杯状体细小。足粗大，足Ⅰ基节外距大，足Ⅱ基节稍大于足Ⅰ基节，外距较内距稍短，末端窄钝，两距间夹缝窄小；足Ⅱ、Ⅲ基节外距呈三角形，大小中等，末端细；基节向后伸长，外距窄小，末端尖，超出该基节后缘。足Ⅰ转节背距发达，尖端尖细；足Ⅱ、Ⅲ转节腹距不明显。跗节较雌蜱粗短，近端部背面变窄，腹面末端具小齿。

【生态习性】该蜱孳生于草原、丘陵林带和灌木丛，一年发生一代。成蜱主要寄生于牛、马、羊等家畜及鹿、狐、野兔等野生动物；幼蜱和若蜱多寄生于啮齿类和食虫类。

【与疾病关系】该蜱为马焦虫病和纳塔焦虫病的传播媒介，病原可经卵传代；可自然感染西方蜱媒脑炎病毒、鄂木斯克出血热病毒、多种立克次体、土拉弗朗西斯菌、羊型布鲁菌、牛型布鲁菌、结核非典型株、李斯特菌、鼠伤寒沙门菌、红斑丹毒丝菌等。

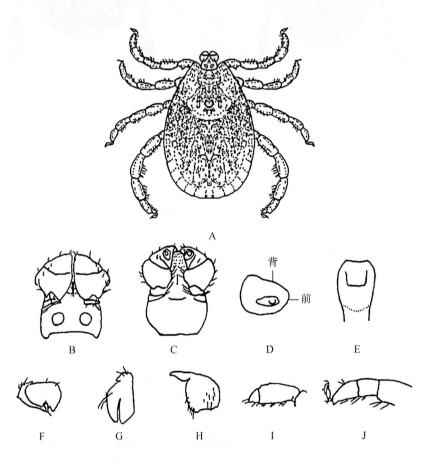

图2-61　网纹革蜱（*Dermacentor reticulatus* Fabricius，1794）（♀）
A.成蜱背面；B.假头背面；C.假头腹面；D.气门板；E.生殖孔；F.足Ⅰ转节；G.足Ⅰ基节；H.足Ⅳ基节；
I.足Ⅰ跗节；J.足Ⅳ跗节

【地理分布】国内主要分布于新疆；国外分布于苏联和匈牙利、波兰、德国、法国、英国等欧洲国家。

（叶向光　李　妍）

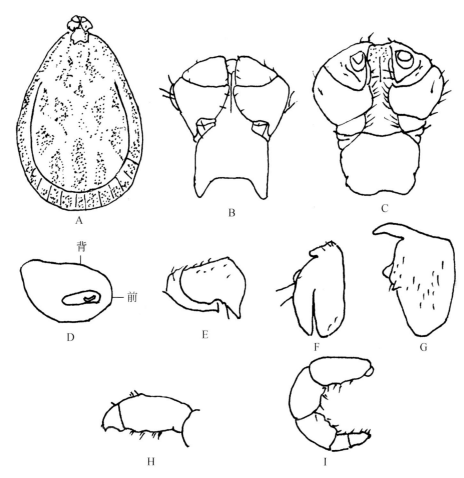

图 2-62　网纹革蜱（*Dermacentor reticulatus* Fabricius，1794）（♂）
A.假头及盾板；B.假头背面；C.假头腹面；D.气门板；E.足Ⅰ转节；F.足Ⅰ基节；G.足Ⅳ基节；H.足Ⅰ跗节；I.足Ⅳ末4节

21. 草原革蜱 *Dermacentor nuttalli* Olenev, 1929

草原革蜱是 Olenev（1929）首先命名的一种革蜱，成蜱主要寄生于牛、马、骆驼、绵羊、山羊和犬等动物，也侵袭人类。

【种名】草原革蜱（*Dermacentor nuttalli* Olenev，1929）。

【图序】图 2-63,图 2-64。

【分类地位】蜱总科(Ixodoidea)、硬蜱科(Ixodidae)、革蜱属(*Dermacentor*)。

【形态鉴别】雌蜱:形态与森林革蜱相似,蜱体大小约为 5.0mm×3.0mm(包括假头)。假头基呈矩形,宽为长(包括基突)的 2 倍,后缘平直;基突很短或不明显。孔区呈卵圆形,向外斜置,间距小于其短径。须肢粗短,外缘弧形,其背面和腹面均无刺。口下板齿式前段为 4|4,后段为 3|3。盾板大,似长卵形,珐琅彩浓厚,除眼周围及中间纵带稍有褐斑底外,覆盖整个盾板。眼呈圆形,位于盾板侧缘,微凸。生殖孔有翼状突。气门板呈椭圆形,背突短而钝,其背缘无几丁质粗厚部。足粗细中等,除跗节外各节的背面有珐琅彩。足Ⅰ基节小,其外距末端粗钝,略长于内距;足Ⅱ~Ⅳ基节外距约等长,足Ⅳ基节外距末端不超出该节后缘;足Ⅰ转节背距短而钝。足Ⅳ胫节、足Ⅳ后跗节和足Ⅳ跗节腹面各有 3 对小齿;足Ⅳ跗节末端有一尖齿。

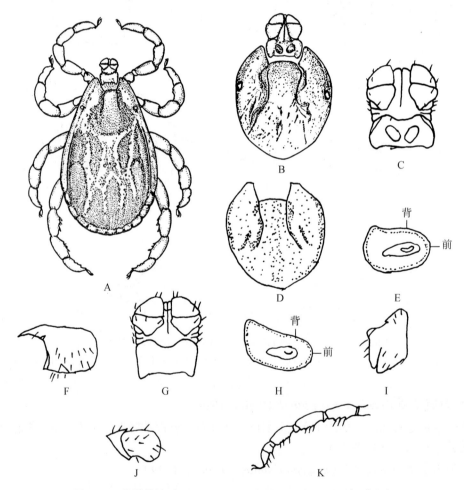

图 2-63 草原革蜱(*Dermacentor nuttalli* Olenev,1929)(♀)
A.背面;B.背板;C.假头背面;D.盾板;E、H.气门板;F.足Ⅳ基节;G.假头背面;
I.足Ⅰ基节;J.足Ⅰ转节;K.足Ⅳ

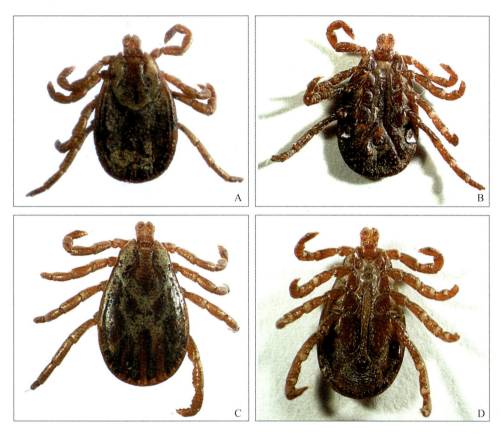

图 2-64 草原革蜱（*Dermacentor nuttalli* Olenev，1929）
A.（♀）背面；B.（♀）腹面；C.（♂）背面；D.（♂）腹面

雄蜱：蜱体呈卵圆形，大小约为 5.0mm×3.0mm（包括假头）。假头短，假头基宽为长（包括基突）的 1.5 倍，基突短小。须肢外缘圆弧形，第 2 节背面后缘有细小的刺。口下板齿式为 3|3。盾板珐琅彩较淡，在前侧部及中部色彩较浓，后侧部及靠近缘垛处不明显和连续。颈沟窄短，深陷。眼略凸，位于盾板侧缘。气门板呈逗点形，背突较直而短，达不到盾板边缘，其背缘无几丁质粗厚部。足强大，除基节、跗节外各节背面均有珐琅彩。足Ⅰ基节外距短于或等于内距，末端钝；足Ⅱ～Ⅳ基节各有短外距；足Ⅳ基节向后方显著伸长，其外距不超出该节后侧缘；足Ⅰ转节背距短而圆钝；足Ⅰ～Ⅲ转节腹面各有一细小的距。足Ⅳ胫节、足Ⅳ后跗节和足Ⅳ跗节面的 3 对齿突较雌虫的发达；足Ⅳ跗节末端有一尖齿。

【生态习性】成蜱主要寄生于牛、马、骆驼、绵羊、山羊、猫和犬等动物，也侵袭人类。幼蜱和若蜱常寄生于啮齿动物和小型兽类，如黑线仓鼠（*Cricetulus barabensis*）、草原黄鼠（*Cirellus dauricus*）、蒙古兔（*Lepus tolai*）、艾鼬（*Mustela putorius*）等。

【与疾病关系】在我国草原革蜱为驽巴贝斯虫（*Babesia caballi*）和马泰勒虫（*Thelieria equi*）的传播媒介，并经卵传播；能感染及传播布鲁菌和北亚蜱媒斑点热立克次体，并能经卵传播。实验感染鼠疫杆菌等。

【地理分布】国内主要分布于北京、河北、辽宁、黑龙江、新疆、甘肃、内蒙古、陕西、吉林、青海、宁夏等地；国外分布于朝鲜、俄罗斯（西伯利亚）、蒙古国、哈萨克斯坦等国。

22. 森林革蜱 *Dermacentor silvarum* Olenev, 1931

森林革蜱是 Olenev（1931）首先命名的一种革蜱，成蜱寄生于牛、马、山羊、绵羊、猪等家畜和野生动物，也侵袭人类。

【种名】森林革蜱（*Dermacentor silvarum* Olenev，1931）。

【图序】图 2-65～图 2-67。

【分类地位】蜱总科（Ixodoidea）、硬蜱科（Ixodidae）、革蜱属（*Dermacemtor*）。

【形态鉴别】雌蜱：蜱体呈卵圆形，大小约为 4.5mm×3.0mm（包括假头）。假头短，假头基呈矩形，宽为长（包括基突）的 2 倍，后缘平直，基突粗短而钝。孔区小，呈卵圆形，向外斜置，间距小于其短径。须肢粗短，外缘圆弧形。口下板近顶端最宽，齿式前段为 4|4，后段为 3|3。眼略凸。盾板近心形，珐琅彩覆盖盾板大部分表面，沿颈沟附近及前部较多，眼外后方及后中部出现明显的底色褐斑，表面粗细刻点混杂。颈沟前段深陷，后段较浅。足粗细适中。足Ⅰ基节内距很宽，外距渐细窄，较内距稍长；足Ⅱ～Ⅳ基节外距发达，尖锥形；足Ⅳ基节外距的末端超出该节后缘。足Ⅰ转节背距显著突出，末端尖细。足Ⅰ跗节在哈氏器之后最宽，腹面末端有 1 小齿；足Ⅳ跗节略为细短，腹面末端有明显的小齿。

雄蜱：蜱体呈卵圆形，大小约为 4.5mm×2.9mm（包括假头）。假头短，假头基宽约为长（包括基突）的 1.5 倍，两侧缘平行，后缘平直或微凹，基突发达，其长约等于基部之宽，末端钝。须肢粗短，外缘圆弧形，第 2 节稍长于第 3 节，其后缘背刺很短。口下板齿式为 3|3。盾板呈卵圆形，在气门板处最宽，表面珐琅彩不明亮，后部两条彩斑后伸至与缘垛相连，中垛稍窄。颈沟短，深陷。侧沟较宽而明显。气门板呈长逗点形，背突向背方弯曲，其末端伸达盾板边缘；背缘无几丁质粗厚部。足强大。足Ⅰ基节短，外距与内距略微分开，较内距稍长，末端尖窄；足Ⅱ基节无内距或极不明显，外距较长而尖；足Ⅲ基节内距短，圆钝，外距与足Ⅱ基节的相似；足Ⅳ基节向后方显著伸长，外距稍长，末端超出该节后侧缘。足Ⅰ转节背距发达，末端尖细。足Ⅳ跗节末端有一小齿，腹面的 3 对齿突短小。

【生态习性】成蜱寄生于牛、马、山羊、绵羊、猪等家畜和野生动物，也侵袭人类。幼蜱和若蜱寄生于松鼠、花鼠、黑线姬鼠等啮齿类及野兔、刺猬等小型野生动物，偶见于鸟类，如花尾榛鸡和灰头鸫等。

【与疾病关系】在我国该蜱为森林脑炎、马泰勒虫和驽巴贝斯虫的传播媒介，能经卵传递。此外，国外报道能自然感染北亚蜱媒斑疹热，经卵传递病原。

【地理分布】国内主要分布于北京、河北、辽宁、黑龙江、新疆、甘肃、山西、内蒙古、陕西、吉林、宁夏等地；国外分布于俄罗斯（西伯利亚）、蒙古国及哈萨克斯坦等国。

（高艳菲　巴音查汗·盖力克　宋瑞其）

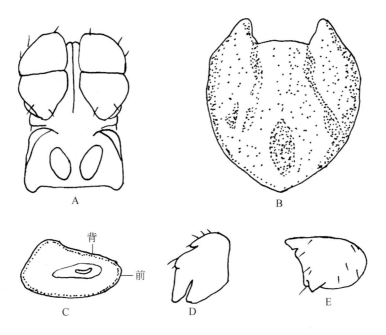

图 2-65 森林革蜱（*Dermacentor silvarum* Olenev，1931）（♀）
A.假头背面；B.盾板；C.气门板；D.足Ⅰ基节；E.足Ⅳ基节

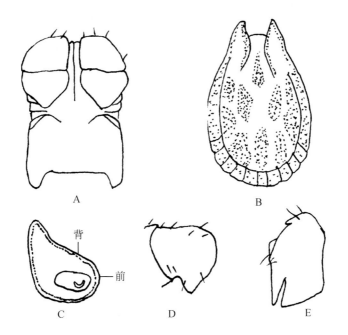

图 2-66 森林革蜱（*Dermacentor silvarum* Olenev，1931）（♂）
A.假头背面；B.盾板；C.气门板；D.足Ⅰ转节；E.足Ⅰ基节

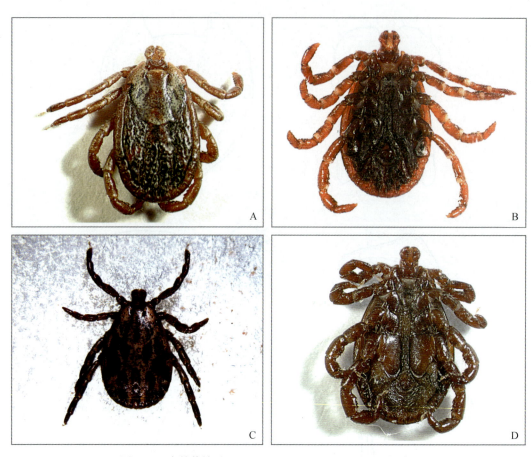

图 2-67　森林革蜱（*Dermacentor silvarum* Olenev，1931）
A.（♀）背面；B.（♀）腹面；C.（♂）背面；D.（♂）腹面

23. 中华革蜱 *Dermacentor sinicus* Schulze, 1931

【种名】中华革蜱（*Dermacentor sinicus* Schulze，1931）。

【图序】图 2-68～图 2-70。

【同种异名】*Dermacentor sinicus pallidior* Schulze，1931；*Ixodes anguiaius* Kishida，1939；*Dermacentor asper* Arthur，1960。

【分类地位】蜱总科（Ixodoidea）、硬蜱科（Ixodidae）、革蜱属（Dermacentor）。

【形态鉴别】雌蜱：饱血蜱大小约为 13.5mm×9.5mm（包括假头）。假头基呈矩形，侧缘平行，后侧角圆钝，后缘平直；基突付缺或不明显，表面扁平，无刻点。孔区深陷，呈卵圆形，向外斜置，间距小于其短径。须肢略长，长宽比约为 3∶2，外缘弧度浅，不明显凸出；第 2 节后缘背脊窄，相当明显；第 3 节近圆锥形，前端圆钝。口下板齿式前段为 4︱4，后段为 3︱3。盾板近椭圆形，长与宽之比约为 3.2∶2.3，前缘宽圆，后侧缘及后缘略带钝角；表面珐琅彩在眼内侧及后端较浓，中间较浅而淡，眼外侧至肩突几乎无珐琅彩。刻点粗细不一，靠近边缘细而多，中部较粗而密。颈沟明显，前部深陷。生殖孔无翼状突。气门板呈逗点形,背突明显伸出,末端钝。足粗细适中,除跗节外各节背面有浅的珐琅彩。足Ⅰ基节外距较内距稍长,末端略钝;足Ⅱ~Ⅳ基节外距发达,呈锥状,足Ⅱ基节的略大,足Ⅳ基节外距末端超出该节后缘。足Ⅰ转节背距明显,末端尖窄。足Ⅳ胫节、后跗节及跗节腹面的齿突不明显,足端腹面有一尖齿。

雄蜱:蜱体大小约为4.5mm×2.8mm(包括假头)。假头基呈矩形,宽约为长(包括基突)的2倍,侧缘向后缘略内斜,后缘平直;基突短钝,其长小于基部之宽。须肢较雌蜱的略短,外缘弧度浅,突出不明显;第2节后缘背脊窄而明显;第3节近圆锥形,前端圆钝。口下板齿式为3∣3。盾板呈卵圆形,在气门板前最宽,向前渐窄,表面珐琅彩少而浅淡,仅在前侧部及中部明显;刻点粗细不均匀,但以细刻点多而稠密。颈沟短,深陷。侧沟短小,不明显。气门板近似匙形,背突端部微弯,末端达盾板边缘。背缘无几丁质粗厚部。足强大,珐琅彩浅。足Ⅰ基节外距较内距稍长;足Ⅱ~Ⅳ基节外距发达,呈尖锥状;足Ⅳ基节显著向后伸长,外距末端部超出该节后侧缘。足Ⅰ转节背距明显,末端尖窄。足Ⅳ末3节腹面的齿较雌蜱的明显。足端也有一尖齿。

【生态习性】中华革蜱孳生于农区及草原地带,成蜱寄生于马、骡、牛、山羊、绵羊、野兔、刺猬等动物。幼蜱和若蜱寄生于刺猬及啮齿类小型动物。

【与疾病关系】可以传播羊型和牛型布鲁菌病。

【地理分布】国内分布于北京、河北、辽宁、黑龙江、新疆、山东、内蒙古及吉林等地。

(李 妍 杨 举 宋瑞其)

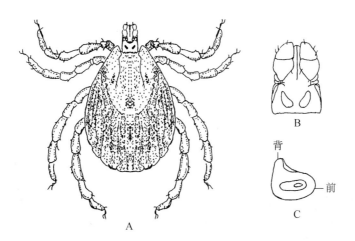

图 2-68 中华革蜱(*Dermacentor sinicus* Schulze, 1931)(♀)
A.背面观;B.假头背面;C.气门板

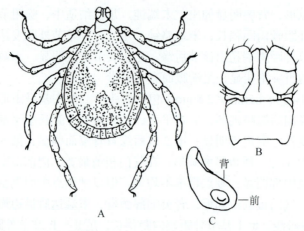

图 2-69 中华革蜱（*Dermacentor sinicus* Schulze，1931）（♂）
A.背面观；B.假头背面；C.气门板

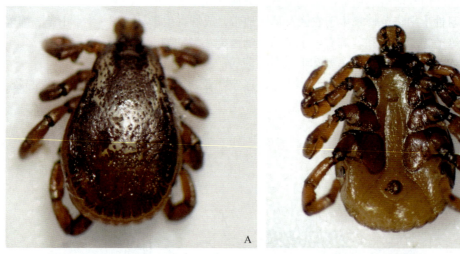

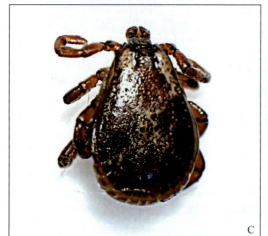
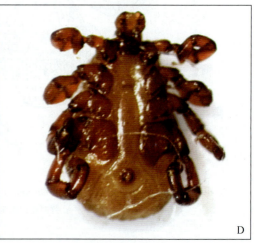

图 2-70 中华革蜱（*Dermacentor sinicus* Schulze，1931）
A.（♀）背面；B.（♀）腹面；C.（♂）背面；D.（♂）腹面

24. 银盾革蜱 *Dermacentor niveus* Neumann, 1897

银盾革蜱是 Neumann（1897）首先命名的一种革蜱。成蜱寄生于马、牛、骆驼、鹿、獾等大、中型哺乳动物，也侵袭人类。

【种名】银盾革蜱（*Dermacentor niveus* Neumann，1897）。

【图序】图 2-71～图 2-73。

【分类地位】蜱总科（Ixodoidea）、硬蜱科（Ixodidae）、革蜱属（*Dermacentor*）。

【形态特征】雌蜱：蜱体大小为（5.0～5.2）mm×（3.5～4.0）mm（包括假头）。假头基呈矩形，宽为长（包括基突）的 2 倍，后缘平直，基突粗短，其长小于基部之宽，末端钝。孔区深陷，呈卵圆形，向外斜置，间距窄小。须肢粗短，表面有珐琅彩和小刻点；第 2 节长约为第 3 节的 2 倍，其后缘有短小背刺；第 3 节宽大于长，前端圆钝。口下板齿式前段为 4|4，后段为 3|3。盾板长稍大于宽，在中部稍前最宽，前侧缘弧形或略呈波状，后侧缘向后渐窄，后缘圆钝或略尖窄；珐琅彩浓厚而银白，覆盖大部分表面，仅在颈沟附近及眼周围留有很少底色褐斑。颈沟明显，前端深陷，后半部较浅，呈"八"字形。刻点粗细混杂，不甚稠密。生殖孔有翼状突。气门板呈逗点形，后缘近于直，背突短，末端细窄，背缘有几丁质粗厚部，其上有珐琅彩。

足粗细中等，背面有珐琅彩。足 I 基节外距粗壮，较内距略短；足 II、III 基节后内角稍凸出，略呈矩状，其外距粗大，末端尖细；足 IV 基节外距稍窄，略向外弯，其末端超出该节后缘。足 I 转节背距发达，末端尖细；足 II～IV 转节均无腹距。足 IV 跗节腹面齿突不明显，末端有尖的齿突。

雄蜱：蜱体大小为（5.0～5.4）mm×（2.8～3.3）mm（包括假头）。假头基呈矩形，宽约为长（包括基突）的 1.3 倍，表面有明显的珐琅彩和刻点，基突强大，末端尖窄。须肢宽短，长约为宽的 1.5 倍，表面有珐琅彩和刻点；第 2 节较第 3 节长，其后缘有明显的背刺。口下板齿式为 3|3。盾板前部渐窄，后部宽圆；珐琅彩浓厚，与体色对比相当明显，后部 2 条彩斑与缘垛连接。颈沟明显，前端深陷。侧沟窄长，混杂有粗刻点，末端约达第 1 缘垛前角。刻点粗细混杂，分布于整个表面。气门板近似长卵形，背突宽短，向背方弯曲，末端钝。背缘有几丁质粗厚部，其上带有珐琅彩。足较雌蜱粗壮，背面有珐琅彩。足 I 基节外距较内距短，其基部粗大，末端钝；足 II、III 基节后内角略微突出，其外距窄长，末端尖细；足 IV 基节外距稍长，末端超出该节后侧缘。足 I 转节背距发达，末端尖细；足 II、III 转节有细小的腹距。足 IV 跗节腹面齿突短小，末端的尖齿明显。

【生态习性】该蜱孳生于半荒漠草原和河岸草地。成蜱 3 月开始活动。一年发生一代。成蜱寄生于马、牛、骆驼、鹿、獾等大、中型哺乳动物，也侵袭人类。幼蜱和若蜱寄生于啮齿类及刺猬等小型动物。

【与疾病关系】银盾革蜱可携带及传播细菌、病毒、伯氏疏螺旋体、贝氏柯克斯体、立克次体等病原，可以引起 Q 热、兔热病、斑点热、莱姆病、新疆出血热、无浆体病等。

【地理分布】国内主要分布于新疆（准噶尔盆地、准噶尔界山及其山间谷地、塔里木盆地、阿尔泰山区域）及西藏等地；国外分布于俄罗斯、蒙古国和欧洲一些国家。

（巴音查汗·盖力克　贺　骥　张　伟）

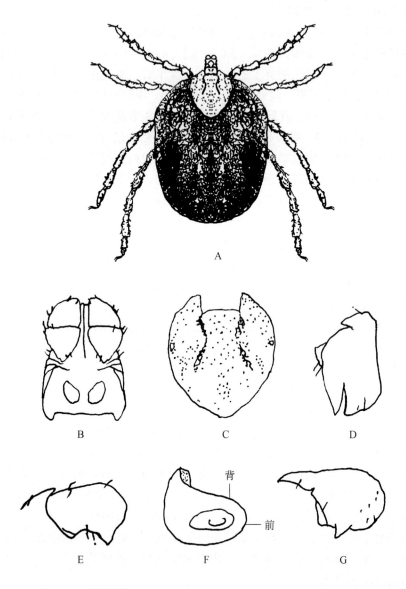

图2-71 银盾革蜱（*Dermacentor niveus* Neumann，1897）（♀）
A.成蜱；B.假头背面；C.盾板；D.足Ⅰ基节；E.足Ⅰ转节；F.气门板；G.足Ⅳ基节

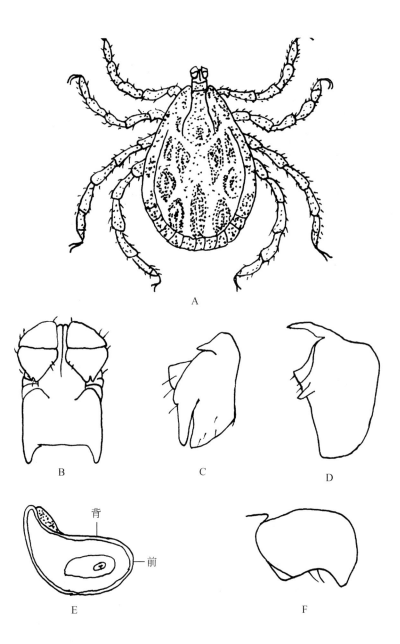

图 2-72 银盾革蜱（*Dermacentor niveus* Neumann，1897）（♂）
A. 成蜱；B. 假头背面；C. 足Ⅰ基节；D. 足Ⅳ基节；E. 气门板；F. 足Ⅰ转节

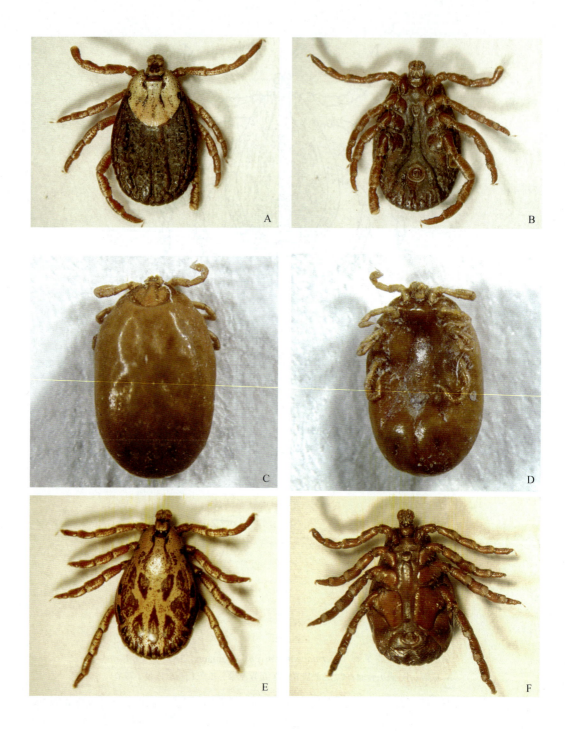

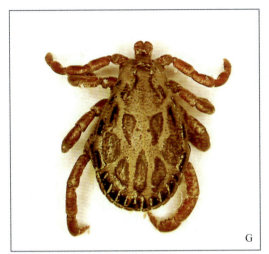
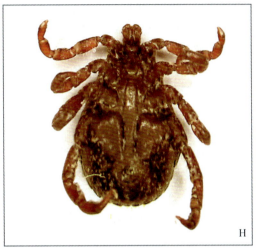

图 2-73 银盾革蜱（*Dermacentor niveus* Neumann，1897）
A，C.（♀）背面；B，D.（♀）腹面；E，G.（♂）背面；F，H.（♂）腹面

25. 边缘革蜱 *Dermacentor marginatus* Sulzer, 1776

边缘革蜱是 Sulzer（1776）首先命名的一种革蜱。成蜱主要寄生于牛、骆驼、驴、马、绵羊等大、中型哺乳动物。

【种名】边缘革蜱（*Dermacentor marginatus* Sulzer，1776）。

【图序】图 2-74～图 2-76。

【分类地位】蜱总科（Ixodoidea）、硬蜱科（Ixodidae）、革蜱属（*Dermacentor*）。

【形态特征】雌蜱：蜱体中等大小，未吸血蜱（4.0～5.2）mm×（3.0～3.3）mm。假头基呈矩形，宽约为长的 2 倍（包括基突），侧缘弯向须肢基部，后缘平直，基突粗短，其长小于基部之宽。孔区呈卵圆形，向外斜置，间距等于或小于其短径。须肢宽短，外缘圆弧形凸出；第 2 节长于第 3 节，其后缘有粗短背刺；第 3 节宽大于长，外缘宽钝。口下板齿式前段为 4∣4，后段为 3∣3。盾板近亚圆形，前宽后窄，在眼处较宽，前侧缘圆弧形凸出，后侧缘向后明显渐窄，后缘呈圆钝角。表面珐琅彩较浅，在颈沟附近、眼周围及后方中部呈现不整齐的褐斑；表面有粗细刻点混杂，分布并不均匀。眼位于盾板边缘。生殖孔有翼状突。气门板呈逗点形，背突宽短，末端钝，背缘有几丁质粗厚部。足粗细适中。足Ⅰ基节较小，其外距粗壮，较内距稍短；足Ⅱ～Ⅳ基节外距大小均等；足Ⅳ基节外距略弯，末端超出该节后缘。足Ⅰ转节背距发达，末端尖细；足Ⅱ、Ⅲ有细小的腹距。足Ⅳ后跗节及跗节腹面齿突短小，足端有明显的尖齿。

雄蜱：蜱体呈长卵形，大小为（3.6～5.2）mm×（2.2～3.2）mm，前部渐窄，后部宽圆。假头基呈矩形，宽约为长（包括基突）的 1.3 倍，侧缘平行，后缘向内微弯；基突粗短，其长小于基部之宽。须肢粗短，外缘弧形突出；第 2 节长于第 3 节，其后缘有很短的背刺；第 3 节宽短，其腹面无刺突。盾板珐琅彩较浅，近第 1 缘垛无彩斑，后部的两条彩斑与缘垛连接。表面粗、细刻点混杂，分布不均匀。颈沟前端深陷，向后渐窄平。侧沟明显，混杂有粗刻点，末端伸至第 1 缘垛前角。眼略微凸起，位于盾板边缘。气门板大，呈长逗点形，背突弯曲，伸至盾板边缘，背缘有几丁质粗厚部。足粗壮。足Ⅰ基节外距粗大，末端圆钝，较内距短；足Ⅱ～Ⅳ基节外距略粗短，其大小约等；足Ⅳ基节向后方显著伸长，外距的末端超出该节后侧缘。足Ⅰ转节背距发达，末端尖细；足Ⅱ、Ⅲ转节有细小的腹距。足Ⅳ胫节、后跗节及跗节腹面各有3对齿突，但在跗节的比较短小，足端尖齿明显。

【生态习性】该蜱孳生于森林草原或平地草原，成蜱主要寄生于牛、骆驼、驴、马、绵羊等大、中型哺乳动物。幼蜱和若蜱寄生于啮齿类（如小林姬鼠、天山林鼦、普通田鼠、小家鼠、天山鼩鼠）及其他小型哺乳动物。

【与疾病关系】在国内其为森林脑炎的传播媒介。在国外，其自然感染森林脑炎病毒、西方蜱媒脑炎病毒、马脑脊髓炎病毒、鄂木斯克出血热病毒、克里米亚-刚果出血热病毒、鸟疫衣原体、落基山斑点热立克次体、康氏立克次体、北亚蜱媒斑点热立克次体、Q热立克次体、土拉弗朗西斯菌、羊型布鲁菌、牛型布鲁菌、鼠伤寒沙门菌、泰勒虫。实验感染与传播上述病原体。

【地理分布】国内主要分布于新疆（阿勒泰、博乐、布尔津、巩留、哈巴河、霍城、察布查尔、石河子、塔城、新源、昭苏、和田）、山西、内蒙古、吉林等地；国外分布于俄罗斯、土耳其、叙利亚、伊朗、阿富汗及欧洲和北非一些国家。

（宋瑞其　张艳艳　张　杨）

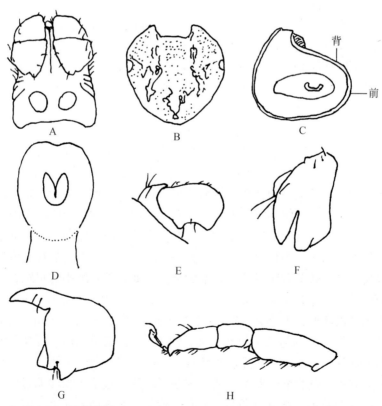

图2-74　边缘革蜱（*Dermacentor marginatus* Sulzer，1776）（♀）
A.假头背面；B.盾板；C.气门板；D.生殖孔；E.足Ⅰ转节；F.足Ⅰ基节；G.足Ⅳ基节；H.足Ⅳ末2节

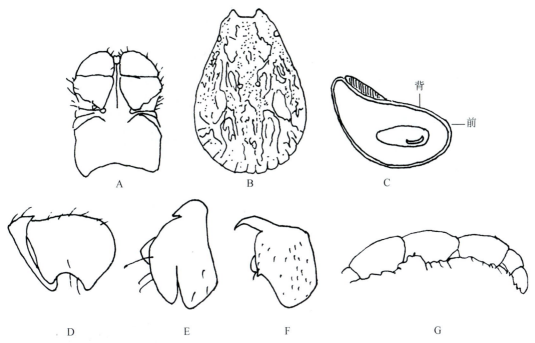

图 2-75 边缘革蜱（*Dermacentor marginatus* Sulzer，1776）（♂）
A.假头背面；B.盾板；C.气门板；D.足Ⅰ转节；E.足Ⅰ基节；F.足Ⅳ基节；G.足Ⅳ末4节

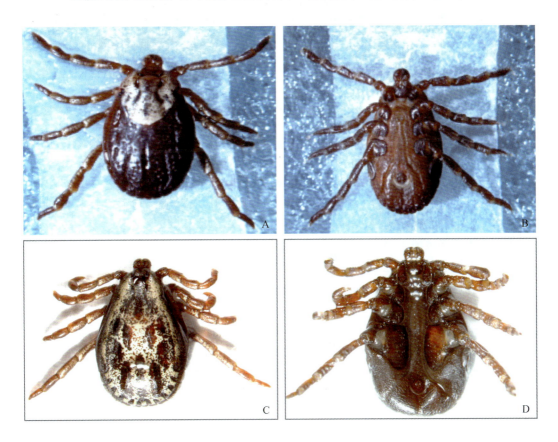

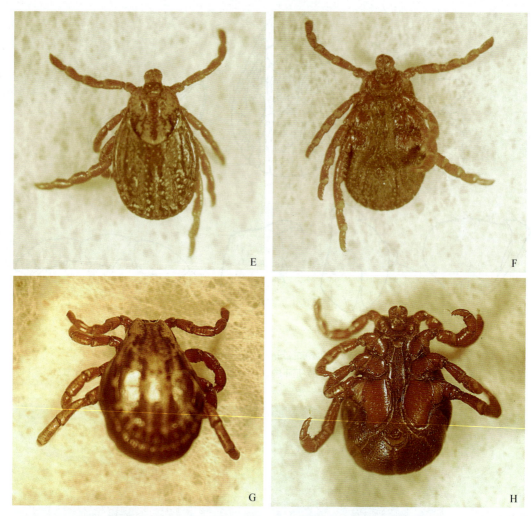

图2-76 边缘革蜱（*Dermacentor marginatus* Sulzer，1776）
A，E.（♀）背面；B，F.（♀）腹面；C，G.（♂）背面；D，H.（♂）腹面

26. 金泽革蜱 *Dermacentor auratus* Supino，1897

金泽革蜱是Supino（1897）首先命名的一种革蜱，为三宿主蜱。成蜱主要寄生于野猪、犬、家猪、水牛等哺乳动物。

【种名】金泽革蜱（*Dermacentor auratus* Supino，1897）。

【图序】图2-77～图2-79。

【同种异名】*Dermacentor compactus* Neumann，1901；*Dermacentor atrosignatus* Neumann，1906；*Indocentor steini* Schulze，1933；*Indocentor bellulus* Schulze，1935。

【分类地位】蜱总科（Ixodoidea）、硬蜱科（Ixodidae）、革蜱属（*Dermacentor*）。

【形态特征】雌蜱：饱血蜱大小约为13.2mm×11.5mm。假头基呈矩形，宽约为长的2.2倍，两侧缘略外弯，后缘平直，基突粗大而钝，其长小于基部宽。孔区深陷，呈卵圆形。须肢长大于宽，约为1.7∶1，外缘略突出，表面有珐琅斑及小刻点；第2节显著长于第

3节，后缘背脊发达，端部尖；第3节近似三角形，内外缘弧形，前端圆钝。盾板略近圆形，表面珐琅彩浓厚，具刻点，宽大于长，周缘略呈微波状，最宽处在中部稍前。沿颈沟向后为弧形斑，末端不及盾板后侧缘，刻点粗细均匀，粗刻点在珐琅斑上显著，细刻点多集中在肩区及缘凹后方。颈沟前段深，后段较浅而外斜。具眼，大而扁。生殖孔无翼状突。气门板大，似三角形，三个角均圆钝。足背面珐琅彩显著。各基节均具2个短距；足Ⅰ基节的距最大，足Ⅳ基节的最小，末端较尖且超出该节后缘。足Ⅰ转节背距粗且尖；足Ⅱ～Ⅳ跗节腹面末端各具3个齿突。

雄蜱：假头基呈矩形，宽约为长的2倍，表面具珐琅彩及刻点，两侧缘略外弯，后缘平直，基突短钝。须肢短于雌蜱，表面具珐琅色彩和刻点；第2节长于第3节，后缘背脊明显。盾板呈卵圆形，珐琅彩浓，有时呈浅金黄色，彩斑式样有变异，有时底色褐斑在假盾区后缘、沿颈沟向后、眼后的侧缘、体中线及其后段两侧，有时珐琅彩几乎覆盖全表面，仅在眼后的侧缘、颈沟前段及靠中部的7个缘垛呈现褐斑，表面混杂分布粗、细刻点，但肩区几乎全为细刻点。气门板呈逗点形，背突短钝，背缘无增厚的几丁质。足粗大，珐琅彩显著。足Ⅰ基节两距粗大，末端钝距裂略宽；足Ⅱ、Ⅲ基节外距锥形，内距短扁；足Ⅳ基节宽大于长，内外距呈锥形。足Ⅰ转节背距粗大而尖。足Ⅳ跗节腹面末端有3个齿突较显著。

【生态习性】孳生于山地、林区或农区。为三宿主蜱，据报道在实验室条件下也可为二宿主蜱。成蜱主要寄生于野猪、犬、家猪、水牛等哺乳动物。幼蜱主要寄生于小型哺乳动物及野鸡、家鸡等禽类，也侵袭人类。成蜱主要活跃在夏季到晚秋，其发育历程随季节变化而异，在适宜的条件下完成其整个生活史至少需158天。

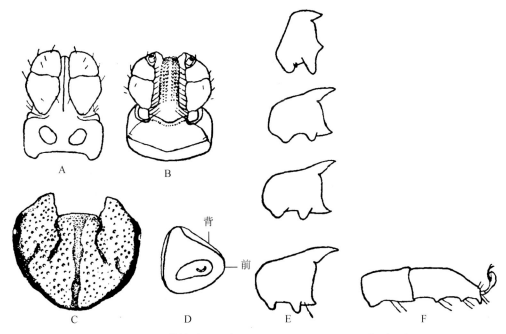

图2-77 金泽革蜱（*Dermacentor auratus* Supino, 1897）（♀）
A.假头背面；B.假头腹面；C.盾板；D.气门板；E.基节；F.足Ⅳ跗节

【与疾病关系】曾从该蜱中分离出凯萨努森林病病毒和兰坚病毒，人被叮咬后患血小板减少的出血性疾病。

【地理分布】国内分布于浙江、福建、江西、广东、海南、云南、台湾；国外分布于印度、斯里兰卡、孟加拉、尼泊尔、缅甸、泰国、老挝、马来西亚、印度尼西亚、菲律宾、巴布亚新几内亚等。

（叶向光　张　伟　刘丹丹）

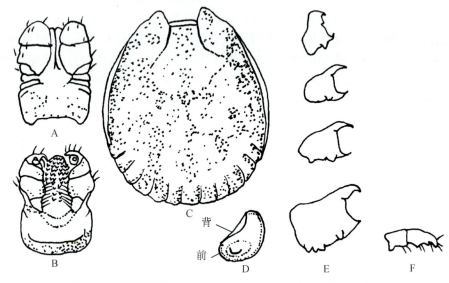

图 2-78　金泽革蜱（*Dermacentor auratus* Supino，1897）（♂）
A. 假头背面；B. 假头腹面；C. 盾板；D. 气门板；E. 基节；F. 足Ⅳ跗节

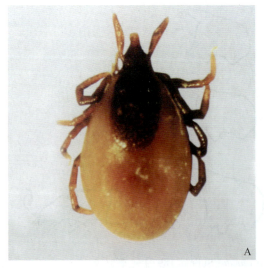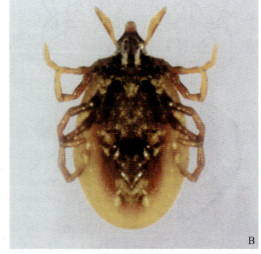

图 2-79　金泽革蜱（*Dermacentor auratus* Supino，1897）（♀）
A. 背面；B. 腹面

27. 残缘璃眼蜱 *Hyalomma detritum* Schulze, 1919

残缘璃眼蜱是 Schulze（1919）首先命名的一种璃眼蜱。成蜱主要寄生于牛、骆驼、马、绵羊、山羊、猪等家畜。

【种名】残缘璃眼蜱（*Hyalomma detritum* Schulze，1919）。

【图序】图 2-80，图 2-81。

【同种异名】*Hyalomma detritum albopictum* Schulze，1919；*Hyalomma detritum perstrigatum* Schulze，1930。

【分类地位】蜱总科（Ixodoidea）、硬蜱科（Ixodidae）、璃眼蜱属（*Hyalomma*）。

【形态鉴别】雌蜱：蜱体大小约为 5.2mm×2.6mm。假头长，假头基两侧缘略向外凸，后缘略直或浅弧形，有时正中浅凹；基突粗短，不甚明显。孔区大，呈卵圆形，间距略小于其短径。须肢窄长，两侧缘平行，第 3 节较宽，明显短于第 2 节，内侧缘也平行，末端圆钝。口下板近中指状，齿式为 3|3。盾板赤褐色，近椭圆形，长略大于宽，后侧缘略向内弯，后缘宽而圆钝；表面有光泽，仅在前侧部及前方中部有较少的粗刻点。颈沟前端深陷，向后显著变浅，末端达盾板后侧缘。侧沟较为明显，与颈沟外缘平行，有时不易分清。眼大而明亮，球状凸出，位于盾板最宽处。生殖帷较宽，呈倒钝三角形，位于足Ⅰ基节处。气门板呈逗点形，头部较大，背突较窄短，略呈直角向前弯曲；背缘有几丁质增厚部。

雄蜱：未吸血蜱大小为（5.0～5.7）mm×（2.8～3.0）mm。假头较长，假头基在与须肢连接处最宽，向后略窄，后缘呈浅弧形内凹；基突粗短。须肢较窄，第 2 节长于第 3 节，末端圆钝。口下板中指状，齿式为 3|3。盾板较窄长，呈卵圆形，赤褐色至暗色，表面光滑，刻点稀少，仅在前部及后中沟附近有少数粗刻点。颈沟窄长，前端深陷，向后渐浅，末端约达盾板前 1/3 或中部。侧沟较长，约达盾板的 1/2，前段较浅，后段深陷。后中沟较窄而长，后端达中垛；后侧沟较宽，形状不规则，其前方还有 1～2 块不规则的浅陷。中垛明显，与盾板同色。眼大而明亮，球状凸出。肛侧板较宽短，下半部侧缘近平行，前端较尖，后端较宽而圆钝，内缘凸角粗短，近三角形；副肛侧板末端宽斜；肛下板较短小，位于肛侧板下方。气门板大，头部近椭圆形，背突渐细，末端圆钝，达盾板边缘；背缘有几丁质增厚部。足细长，赤褐色，背缘有浅黄色纵带，各关节附近无淡色环带。足Ⅰ基节外距发达，足Ⅱ～Ⅳ外距粗短，按节序渐小。爪垫短小，不及爪长之半。

【生态习性】成蜱寄生于牛、骆驼、马、绵羊、山羊、猪等家畜及野生动物。幼蜱和若蜱寄生于啮齿类。

【与疾病关系】国内已证实该蜱为莱姆病螺旋体、牛环形泰勒虫、马泰勒虫病的主要媒介；国外报道自然感染克里米亚-刚果出血热病毒、西尼罗病毒、Q 热立克次体、北亚蜱媒斑点热立克次体。实验感染与传播 Q 热立克次体、北亚蜱媒斑点热立克次体。

【地理分布】国内主要分布于北京（门头沟等）、河北、河南、云南、辽宁、黑龙江、山东（济南、青岛、蓬莱、宜都）、新疆（阿克苏、博乐、霍城、精河、玛纳斯、察布查尔、奇台、石河子、和田）、江苏（苏州等）、湖北（均县、应城、郧阳区等）、甘肃、山西、

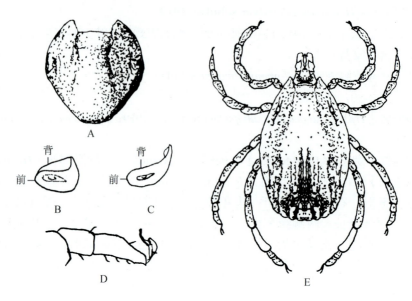

图 2-80 残缘璃眼蜱（*Hyalomma detritum* Schulze，1919）
A.（♀）盾板；B.（♀）气门板；C.（♂）气门板；D.（♂）足Ⅳ跗节；E.（♂）背面观

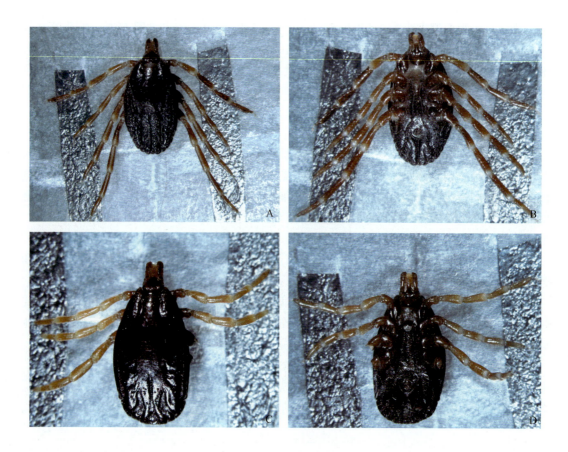

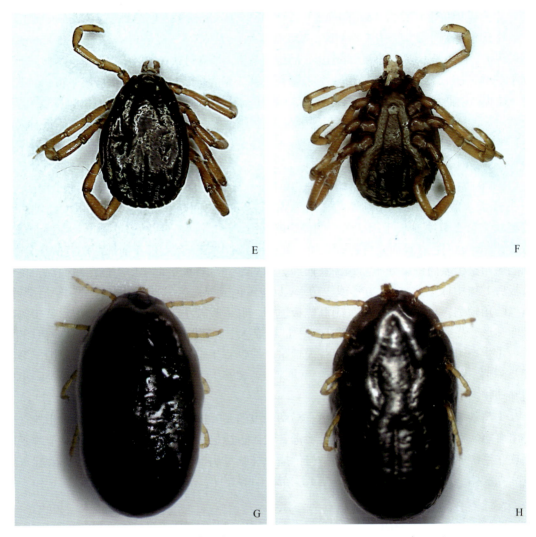

图2-81 残缘璃眼蜱（*Hyalomma detritum* Schulze，1919）
A，G.（♀）背面；B，H.（♀）腹面；C，E.（♂）背面；D，F.（♂）腹面

内蒙古、陕西、吉林、贵州（贵阳等）、宁夏等地；国外主要分布于俄罗斯、蒙古国、印度、尼泊尔、巴基斯坦、阿富汗、伊朗、土耳其、叙利亚、巴勒斯坦、罗马尼亚、保加利亚、捷克和斯洛伐克、南斯拉夫、希腊等国。

（巴音查汗·盖力克 张艳艳 张 伟）

28. 亚洲璃眼蜱 *Hyalomma asiaticum asiaticum* Schulze et Schlottke, 1929

亚洲璃眼蜱是Schulze和Schlottke（1929）首先命名的一种璃眼蜱。成蜱主要寄生于牛、骆驼、马、绵羊、山羊、猪等家畜。

【种名】亚洲璃眼蜱（*Hyalomma asiaticum asiaticum* Schulze et Schlottke，1929）。

【图序】图2-82，图2-83。

【分类地位】蜱总科（Ixodoidea）、硬蜱科（Ixodidae）、璃眼蜱属（*Hyalomma*）。

【形态鉴别】雌蜱：为中等型蜱，未吸血蜱大小为（4.7～5.8）mm×（2.7～3.5）mm（包括假头）。假头长，假头基侧缘略凸出，后缘略平直，基突付缺。孔区中等大小，呈卵圆形，间距小于其短径，之间有隆脊分隔。须肢窄长，第2节稍长于第3节，外侧缘略平行，前端圆钝。盾板似菱形，长大于宽，后缘较尖钝，暗褐色。颈沟深而长。气门板近似长椭圆形，背突较宽而长，呈直角向背方，末端达背板边缘。足粗细适中，黄褐色或赤褐色，关节附近有淡黄色环带，背缘也有同样淡色的纵带（明显或不明显）。足Ⅰ基节外距稍长于内距，基节外距粗短，按节序渐小。

雄蜱：为中等型蜱，未吸血蜱大小为（4.3～5.5）mm×（2.4～3.2）mm（包括假头）。假头较长。假头基两侧缘略外凸，后缘内凹较深，中间略呈角状；基突粗大而钝。须肢略长，第2节明显长于第3节，两侧缘略平行，末端圆钝。盾板呈卵圆形，前部渐窄，后缘钝圆，赤褐色；表面光滑而有光泽。刻点粗细不均匀，粗点仅在前部两侧有散在分布，细点遍布整个表面密集分布。颈沟长而深，向后延伸至盾板中部稍后。侧沟短而深，位于盾板后1/3。中垛宽大，多呈方形或三角形，具淡黄色或淡褐色。肛侧板窄长，前尖窄后圆钝，内缘凸角较宽，呈三角形尖突。副肛侧板适中，肛下板较小。气门板呈曲颈瓶形，头部略呈卵圆形，背突较窄而长，末端略上翘。足粗细适中，足Ⅳ略粗，在关节附近有淡色环带。

【生态习性】孳生于荒漠或半荒漠地带。成蜱寄生于骆驼、牛、马、绵羊、山羊等家畜及刺猬、野兔等动物，也侵袭人类。幼蜱和若蜱寄生于刺猬、野兔及其他啮齿类等小型哺乳动物。

【与疾病关系】为牛环形泰勒虫、马泰勒虫的主要传播媒介；自然传播克里米亚-刚果出血热病毒、西尼罗病毒、卡尔希病毒、瓦德迈达尼病毒、Q热立克次体、北亚蜱媒斑点热立克次体、鼠疫杆菌。实验感染与传播森林脑炎病毒、Q热立克次体、北亚蜱媒斑点热立克次体、流行性斑疹伤寒（感染）、布鲁菌等。

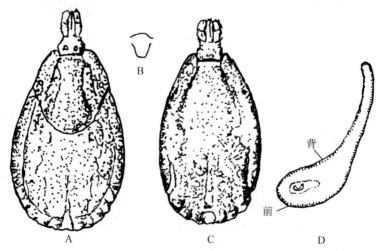

图2-82 亚洲璃眼蜱（*Hyalomma asiaticum asiaticum* Schulze et Schlottke，1929）
A.（♀）假头及躯体背面；B.（♀）生殖孔；C.（♂）假头及盾板；D.（♂）气门板

【**地理分布**】国内分布于新疆（呼图壁、阿克陶、博乐、霍城、喀什、察布查尔、疏勒、叶城等）、甘肃（永昌）等地；国外分布于俄罗斯（中亚地区）、巴基斯坦、阿富汗、叙利亚、伊朗、伊拉克等国。

（巴音查汗·盖力克　宋瑞其　张艳艳）

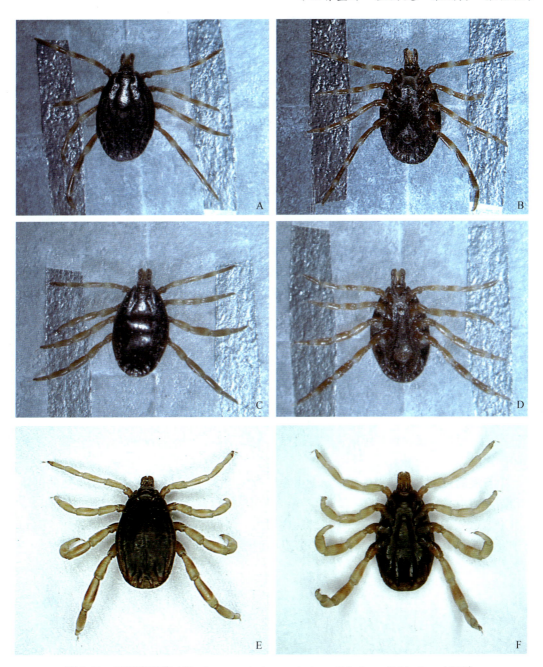

图 2-83　亚洲璃眼蜱（*Hyalomma asiaticum asiaticum* Schulze et Schlottke，1929）
A，E.（♀）背面；B，F.（♀）腹面；C.（♂）背面；D.（♂）腹面

29. 亚东璃眼蜱 *Hyalomma asiaticum kozlovi* Olenev, 1931

亚东璃眼蜱是Olenev(1931)首先命名的一种璃眼蜱。成蜱主要寄生在牛、绵羊、山羊、骆驼、马、驴、猪等家畜及野生动物。

【种名】亚东璃眼蜱（*Hyalomma asiaticum kozlovi* Olenev，1931）。

【图序】图2-84，图2-85。

【同种异名】*Hyalomma kozlovi* Olenev，1931；*Hyalomma asiaticum citripes* Schulze，1935。

【分类地位】蜱总科（Ixodoidea）、硬蜱科（Ixodidae）、璃眼蜱属（*Hyalomma*）。

【形态鉴别】雌蜱：为大型蜱，未吸血蜱大小为（5.2～6.2）mm×（3.5～4.0）mm。假头长。须肢和假头基外形与亚洲璃眼蜱相似。孔区较大，呈卵圆形，间距很窄，等于或略小于其短径的一半，之间有隆脊分隔。盾板近似菱形，长大于宽，后侧缘及后缘略呈角状或波浪状。颈沟深而长，延至盾板后侧缘。侧沟深而明显，末端达盾板后侧缘。刻点很少，粗刻点仅在前侧部有较多。生殖帷呈舌形。气门板呈逗点形，背突明显伸出，末端圆钝。足及爪垫与亚洲璃眼蜱相似，颜色较浅，关节处淡色环带和背缘纵带较宽而明显。

雄蜱：为大型蜱，未吸血蜱大小为（5.7～6.0）mm×（2.7～3.0）mm。假头外形与亚洲璃眼蜱相似，须肢略粗短，第2、3节长为宽的2.5倍。盾板呈卵圆形，赤褐色至暗褐色。颈沟长而深，延至盾板中部稍后。侧沟短而宽，深陷，后中沟窄长，未达到中垛。刻点很少，粗刻点仅在前侧部及缘凹后方；细刻点稠密分布于后中沟与后侧沟之间。中垛较大，颜色淡黄或与盾板同色。肛侧板明显窄长，内缘凸角发达而尖细，外缘圆弧形。肛下板小，较副肛侧板窄，位于肛侧板下方。气门板呈曲颈瓶形，背突窄长，其后缘在基部内弯，成明显的浅凹。足及爪垫与亚洲璃眼蜱相似，颜色较淡，关节处有宽而明显的淡色环带和背缘纵带。

【生态习性】成蜱主要寄生于牛、绵羊、山羊、骆驼、马、驴、猪等家畜及野生动物（如大耳猬和野猪），也侵袭人类。幼蜱和若蜱寄生于小型兽类，如塔里木兔、大耳猬、子午沙鼠、短耳沙鼠、长耳跳鼠、三趾跳鼠、五趾跳鼠、三趾心颅跳鼠、灰仓鼠、小家鼠和印度地鼠等。

【与疾病关系】该蜱为牛环形泰勒虫、牛羊无浆体、克里米亚－刚果出血热的传播媒介和储存宿主，可经卵传递。

【地理分布】国内主要分布于吉林、内蒙古、陕西、宁夏、甘肃、新疆等地；国外分布于俄罗斯（中亚地区）、蒙古国、哈萨克斯坦等国。

（巴音查汗·盖力克　张　伟　王玮琳）

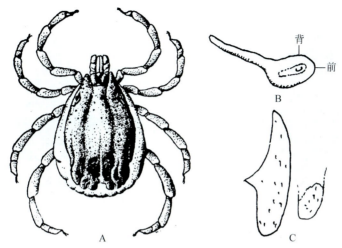

图2-84 亚东璃眼蜱（*Hyalomma asiaticum kozlovi* Olenev，1931）（♂）
A.背面观；B.气门板；C.肛侧板及副肛侧板

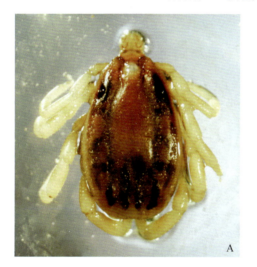
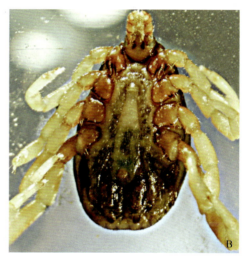
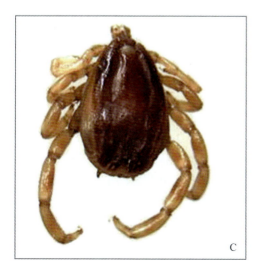
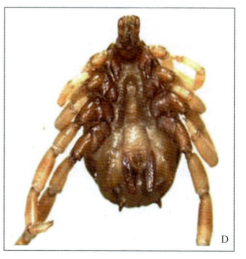

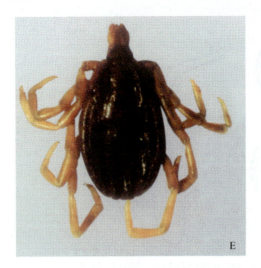
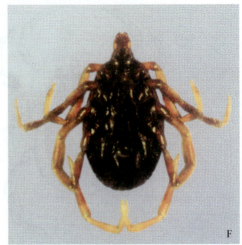
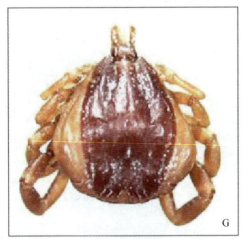
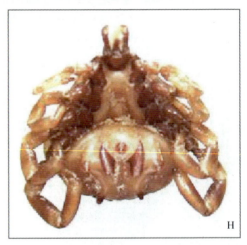

图 2-85 亚东璃眼蜱（*Hyalomma asiaticum kozlovi* Olenev，1931）（♂）
A，C，E，G.背面；B，D，F，H.腹面

30. 嗜驼璃眼蜱 *Hyalomma dromedarii* Koch, 1884

嗜驼璃眼蜱是 Koch（1884）首先命名的一种璃眼蜱。成蜱寄生于骆驼、牛、马、羊、犬等家畜及小型野生动物，也侵袭人类。

【种名】嗜驼璃眼蜱（*Hyalomma dromedarii* Koch，1884）。

【图序】图 2-86～图 2-88。

【分类地位】蜱总科（Ixodoidea）、硬蜱科（Ixodidae）、璃眼蜱属（*Hyalomma*）。

【形态鉴别】雌蜱：为大型蜱，未吸血蜱大小约为 5.2mm×3.0mm（包括假头）。假头基宽短，宽为长的 2.4 倍，两侧缘弧形凸出，后缘带微波状平直，基突不明显。孔区中等大小，呈卵圆形，间距小于或等于其短径。须肢中等长，外侧缘略平行，前端宽钝，第 2 节明显长于第 3 节。口下板棒状，齿式为 3|3。盾板宽，宽与长略相等，在眼前缘水平处最宽，后缘较窄而圆钝。颈沟宽而深，延伸至盾板后侧缘。侧沟不明显或与颈沟合并。刻点较粗而稀少，在眼前侧区较多，中部极少，中后部无刻点。眼半球状凸出，位于盾板

中部的水平处。生殖帷窄长，呈倒三角形。气门板近似长椭圆形，背突较短，末端较尖，弯向背方，背缘有几丁质增厚部。足长适中，黄褐色，各关节处有淡黄色环带，从腹面观察较清楚，背缘淡，纵带不太明显。足Ⅰ基节外距稍短于内距，末端部向外微弯；足Ⅱ～Ⅳ基节外距粗短，按节序渐小。爪垫小，不及爪长之半。

雄蜱：为大型蜱，未吸血蜱大小约为 5.0mm×3.0mm（包括假头）。假头基宽，约为长（包括基突）的 1.9 倍，后缘浅凹，基突粗短而钝。须肢较长，第 2 节明显长于第 3 节，内外缘略平行，前端较平钝。口下板齿式为 3∣3。盾板呈卵圆形，前部较窄，后部宽圆，表面光滑而有光泽。颈沟明显，斜弧形，延至盾板中部。侧沟靠后，短而明显。后中沟较窄，末端达中垛，后侧沟较宽，斜行，向后与缘垛相连；中垛明显，淡黄色。刻点较粗，在盾板边缘较多，中部稀少。肛侧板较短，内缘与外缘均为弧形，内缘突角窄长。肛下板大，比副肛侧板宽，位于副肛侧板下方，末端指向肛侧板下方。气门板近似匙形，背突渐窄，末端达盾板边缘。足较粗壮。足Ⅳ最粗，黄褐色或赤褐色，在各关节附近具淡色环带，背缘也具淡黄色纵带，有时不明显。足Ⅰ基节外距比内距长，端部略向外弯；足Ⅱ～Ⅳ基节外距粗短，按节序渐小，而足Ⅳ基节还能观察到内距。爪垫短小，不及爪长之半。

【生态习性】成蜱寄生于骆驼、牛、马、羊、犬等家畜及小型野生动物，也侵袭人类。幼蜱和若蜱寄生于骆驼、牛和小型哺乳动物。

【与疾病关系】该蜱为牛环形泰勒虫病的传播媒介，能经卵传递。据文献报道，俄罗斯曾发现该种自然感染克里米亚-刚果出血热病毒、北亚蜱媒斑点热立克次体、Q 热立克次体；在埃及该种自然感染 Q 热立克次体。

【地理分布】国内主要分布于新疆（伊犁、喀什和疏勒等地区）；国外分布于俄罗斯、印度、巴基斯坦、阿富汗、伊朗、伊拉克、土耳其、巴勒斯坦、沙特阿拉伯、也门及非洲一些国家。

（宋瑞其　樊新丽　巴音查汗·盖力克）

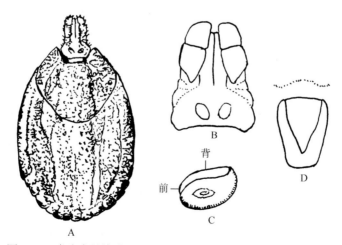

图 2-86　嗜驼璃眼蜱（*Hyalomma dromedarii* Koch，1884）（♀）
A.假头及躯体背面；B.假头背面；C.气门板；D.生殖孔区

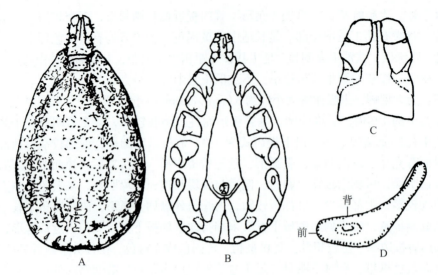

图 2-87 嗜驼璃眼蜱（*Hyalomma dromedarii* Koch，1884）（♂）
A.假头及盾板；B.假头及躯体腹面；C.假头背面；D.气门板

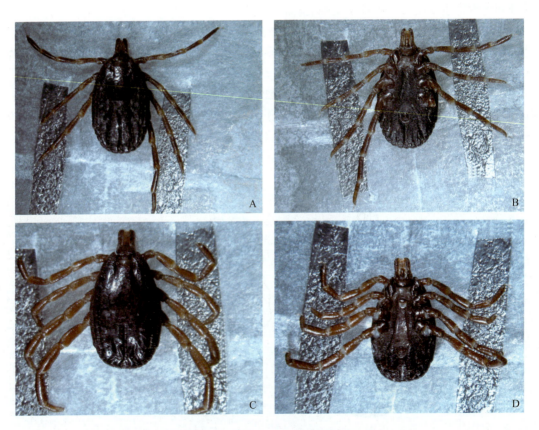

图 2-88 嗜驼璃眼蜱（*Hyalomma dromedarii* Koch，1884）
A.（♀）背面；B.（♀）腹面；C.（♂）背面；D.（♂）腹面

31. 小亚璃眼蜱 *Hyalomma anatolicum anatolicum* Koch, 1844

小亚璃眼蜱是 Koch（1844）首先命名的一种璃眼蜱。寄生于骆驼、牛、马、绵羊等家畜及啮齿类动物。

【种名】小亚璃眼蜱（*Hyalomma anatolicum anatolicum* Koch，1844）。

【图序】图 2-89，图 2-90。

【分类地位】蜱总科（Ixodoidea）、硬蜱科（Ixodidae）、璃眼蜱属（*Hyalomma*）。

【形态鉴别】雌蜱：为小型蜱，大小约为 4.7mm×2.3mm（包括假头）。假头长，假头基宽短，后缘略平直，基突不明显。孔区中等大小，卵圆形，间距等于其径，中央有隆脊分隔。须肢长，外缘较直，内缘浅弧形凸出；第 2 节稍长于第 3 节。盾板近似菱形，长大于宽，后侧缘略直或呈微波状，后缘窄钝，黄褐色或赤褐色。刻点稀少，小而浅，仅在侧区及靠前缘混杂有少数粗刻点。颈沟前端深陷，而后渐浅，直达盾板后侧缘。侧沟不明显，或与颈沟合并。眼明显凸出。生殖帷宽短，且明显隆起。气门板近长矩形，背突较宽而长，向前近直角弯曲。足细长。在关节附近有明显的淡色环带。足 I 基节外距长于内距；足 II～IV 基节无内距，有短小的外距。跗节末端之爪垫较小，不及爪长之半。

雄蜱：为小型蜱，大小约为 4.2mm×2.2mm（包括假头）。假头长，假头基较大，两侧外缘中部向外凸，后缘向内微凹；基突粗短。须肢长，两侧缘略平行，第 2 节较窄长，第 3 节较宽短，两者长度之比约为 1.4∶1。盾板较窄，呈长卵形，中部表面隆起，赤褐色。刻点较粗，后中沟两侧和前部两侧较多，中部稀少。颈沟短而浅，在前端较深陷，向后极浅。侧沟很短，前端约达盾板后 1/3。后中沟末端达不到中垛，后侧沟较宽而浅，不甚明显。中垛淡黄色。眼呈小玻璃球状，相当凸出。肛侧板中部较宽，前端尖窄，后缘较圆钝，内缘突角宽短；副肛侧板适中，肛下板较小，位于肛侧板下方。气门板呈曲颈瓶形或近似匙形，背突较宽而长，末端达背板边缘，其前缘有较窄的几丁质增厚部。足细长。关节附近均有淡色环带和背缘淡色纵带，不明显。足 I 基节外距明显长于内距，足 II～IV 基节无内距，有短小的齿状外距，足 IV 基节有短小的内距和外距（小齿状）。足跗节末端之爪垫较小，不及爪长之半。

【生态习性】孳生于草原或半荒漠地带。寄生于骆驼、牛、马、绵羊等家畜和野生动物。

【与疾病关系】该蜱为牛环形泰勒虫病、绵羊泰勒虫病、马泰勒虫病、克里米亚 - 刚果出血热、新疆出血热、Q 热、布鲁菌病等的传播媒介。

【地理分布】国内主要分布于新疆（喀什地区岳普湖县、麦盖提县、巴楚县及吐鲁番艾丁湖村）等地；国外主要分布于俄罗斯、印度、尼泊尔、巴基斯坦及中亚、北非、东南欧等地区的一些国家。

（宋瑞其　张　伟）

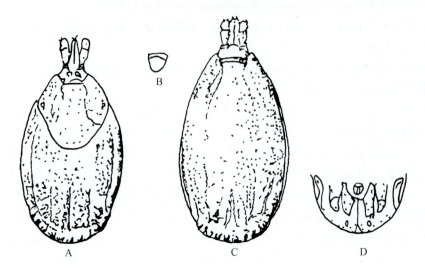

图 2-89 小亚璃眼蜱（*Hyalomma anatolicum anatolicum* Koch, 1844）
A.（♀）假头及躯体背面；B.（♀）生殖孔；C.（♂）假头及躯体背面；D.（♂）躯体腹面后部

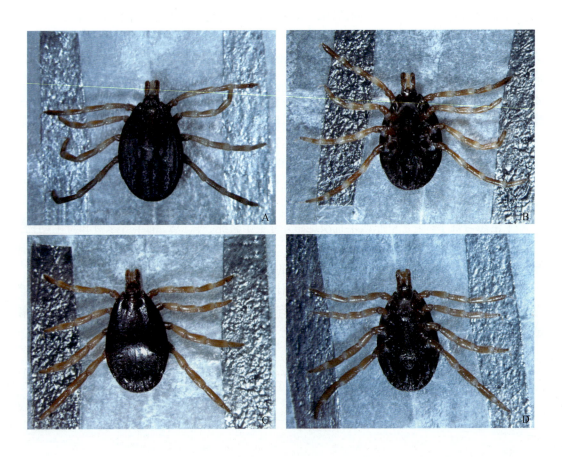

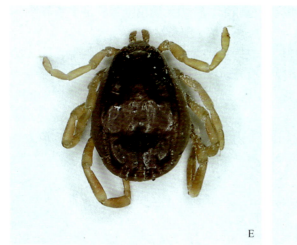
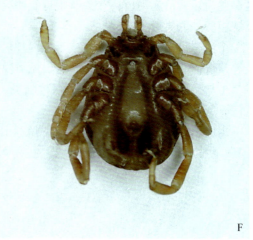

图 2-90 小亚璃眼蜱（*Hyalomma anatolicum anatolicum* Koch，1844）
A.（♀）背面；B.（♀）腹面；C、E.（♂）背面；D、F.（♂）腹面

32. 麻点璃眼蜱 *Hyalomma rufipes* Koch, 1844

麻点璃眼蜱是 Koch（1844）首先命名的一种璃眼蜱。成蜱主要寄生于山羊、绵羊、牛、马、双峰驼等家畜。

【种名】麻点璃眼蜱（*Hyalomma rufipes* Koch，1844）。

【图序】图 2-91，图 2-92。

【分类地位】蜱总科（Ixodoidea）、硬蜱科（Ixodidae）、璃眼蜱属（*Hyalomma*）。

【形态鉴别】雌蜱：蜱体大小约为 6.0mm×3.0mm（包括假头）。假头长，假头基近五边形，两侧缘向后内斜，后缘略直或微波状；基突付缺。孔区中等大小，呈卵圆形，间距小于其短径。须肢长，背面略隆起，中部稍宽，端部及基部略窄。盾板宽大，长等于或稍大于宽，在两眼外侧略凸出，后缘圆钝，暗褐色至黑褐色，在颈沟间色略浅，为赤褐色。刻点粗而稠密，遍布整个表面。颈沟深而长，延至盾板后侧缘。侧沟明显，延伸至盾板后侧缘。眼大而明亮，凸出，位于盾板最宽的水平处。生殖帷宽短，圆弧形，略微隆起。气门板大，呈逗点形，背突细窄，末端向前方稍弯，背缘有几丁质粗厚部，气门板四周的表皮着生细毛。足粗细适中，赤褐色；在关节附近有明亮淡色环带，背缘无淡色纵带。足Ⅰ基节外距发达，较内距长，末端尖细，稍向外弯。爪垫短小。

雄蜱：蜱体大小约为 6.2mm×3.2mm（包括假头）。假头基在须肢基部最宽，向后略窄，后缘向内浅凹；基突粗短，钝形。须肢较粗，第 2、3 节长之比约为 1.4：1。盾板较宽，呈卵圆形，向前弧形渐窄，后缘圆钝，褐色且带亮光。颈沟较深，末端约达盾板中部。侧沟短而浅。刻点粗而稠密，遍布整个表面；在后中沟与后侧沟之间有密集分布的细刻点。眼大而明亮，向外凸出。肛侧板较宽，近三角形。副肛侧板大小适中。肛下板小，位于肛侧板下方。气门板呈曲颈瓶形，背突窄长，末端稍向上翘，前缘有几丁质粗厚部。足粗壮，足Ⅳ尤为显著，赤褐色；在关节附近有明亮淡色环带，背缘无淡色纵带。足Ⅰ基节外距与雌蜱相似。爪垫短小。

【生态习性】孳生于荒漠或半荒漠地区。成蜱主要寄生于山羊、绵羊、牛、马、双峰驼等家畜；幼蜱及若蜱寄生于鸟类、兔类及刺猬等动物。

【与疾病关系】该蜱能传播森林脑炎、Q热、北亚蜱媒斑点热、鄂木斯克出血热等疾病。

【地理分布】国内主要分布于新疆、山西、内蒙古、宁夏等地。国外分布于苏联、土耳其、伊拉克、叙利亚、巴勒斯坦、也门及非洲一些国家。

（张艳艳　张　伟　宋瑞其）

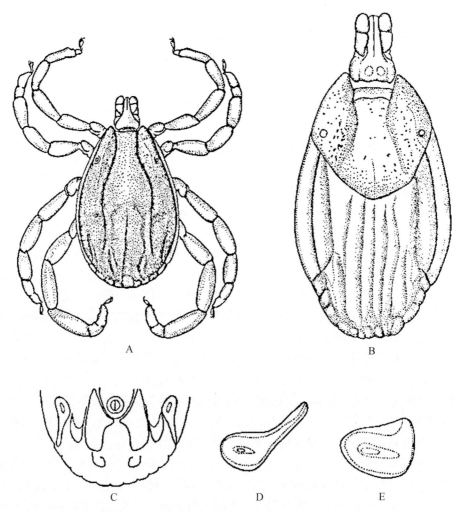

图 2-91　麻点璃眼蜱（*Hyalomma rufipes* Koch，1844）
A.（♂）假头及躯体背面；B.（♀）假头及躯体背面；C.（♂）肛侧板；D.（♂）气门板；E.（♀）气门板

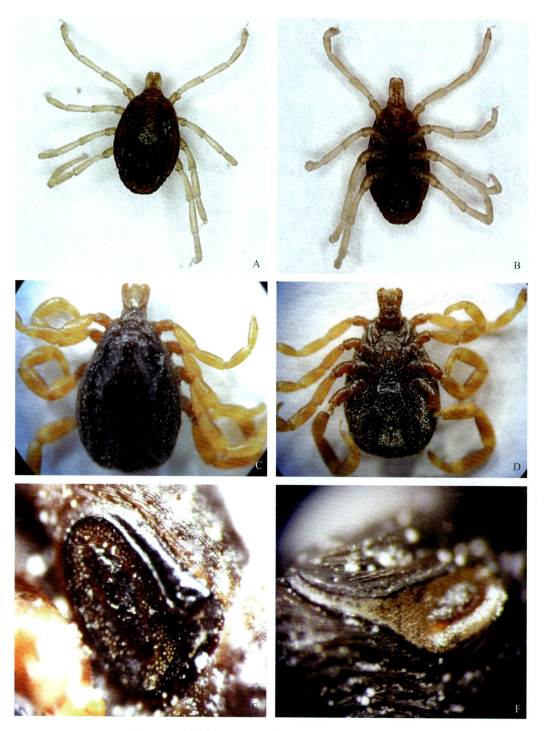

图2-92 麻点璃眼蜱（*Hyalomma rufipes* Koch，1844）
A.（♀）背面；B.（♀）腹面；C.（♂）背面；D.（♂）腹面；E.（♀）气门板；F.（♂）气门板

33. 盾糙璃眼蜱 *Hyalomma scupense* Schulze, 1918

盾糙璃眼蜱是 Schulze（1918）首先命名的一种璃眼蜱。主要寄生于牛、马、驴、绵羊、骆驼等家畜及小型野生动物。

【种名】盾糙璃眼蜱（*Hyalomma scupense* Schulze，1918）。

【图序】图 2-93 ～图 2-95。

【分类地位】蜱总科（Ixodoidea）、硬蜱科（Ixodidae）、璃眼蜱属（*Hyalomma*）。

【形态鉴别】雌蜱：为小型蜱，吸血蜱大小为（4.0～4.5）mm×（3.0～4.0）mm（包括假头基）。假头基呈亚三角形，两侧缘浅弧形，后缘平直，基突付缺。孔区较大，呈椭圆形，间距小于其短径。须肢内侧缘浅弧形，第 2 节明显长于第 3 节，向顶部渐宽；第 3 节中部较宽，末端圆钝。盾板赤褐色，近似椭圆形，后侧缘有时呈浅波状，后缘宽圆；表面较粗糙，仅在前侧部有较多的横皱褶或纵纹。颈沟前段较窄而深，向后较浅而宽，末端达盾板后侧缘。侧沟不明显或付缺。眼半球状，明显凸出。生殖帷宽舌状，前缘较宽而平直，两侧略渐窄，末端宽圆。气门板呈逗点形，背突较窄而短，向背方弯曲，背缘有几丁质增厚部。足长短适中，赤褐色，关节附近无淡色环带，背缘纵带不完整或付缺。足 I 基节外距稍长于内距；足 I ～ IV 基节外距粗短，按节序渐小。爪垫较短，不及爪长之半。

雄蜱：为小型蜱，吸血蜱大小为（4.1～4.5）mm×（2.2～2.8）mm（包括假头基）。假头基较宽短，两侧缘浅弧形，后缘近于平行或略带微凹；基突粗短，末端钝。盾板近似椭圆形，赤褐色，表面较粗糙，刻点稀少，粗刻点仅散在于前部侧缘和后部。颈沟浅短，前端深陷，而向后较浅，末端约达盾板前 1/3。侧沟后段较深而明显，向前延伸不明显，有刻点排列，似浅沟状。后中沟深而直，末端达中垛。中垛明显，与体色相同或略淡。眼球状突起且发亮。肛侧板较短，前端内缘深弧形且窄，前端较尖，外侧缘略平行，后缘平钝，内缘凸角短小。副肛侧板稍窄。肛下板窄小，位于肛侧板下方。气门板呈长逗点形，背突较短，末端不达盾板边缘，其前缘有少许几丁质增厚部，有的不甚明显。足较粗短，赤褐色。爪垫较短，不及爪长一半。

【生态习性】孳生于草原或山坡草地，主要寄生于牛、马、驴、绵羊、骆驼等家畜及野生动物。

【与疾病关系】该蜱携带和传播马梨形虫、牛环形泰勒虫等病原。

【地理分布】国内主要分布于新疆（新源县等）；国外主要分布于俄罗斯、罗马尼亚、南斯拉夫、保加利亚、捷克和斯洛伐克、法国和希腊等国。

（宋瑞其　张　伟　刘丹丹）

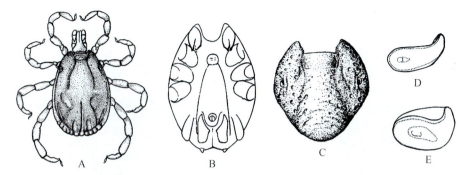

图 2-93 盾糙璃眼蜱（*Hyalomma scupense* Schulze，1918）
A.（♂）躯体背面；B.（♂）腹面及肛侧板；C.（♀）盾板；D.（♂）气门板；E.（♀）气门板

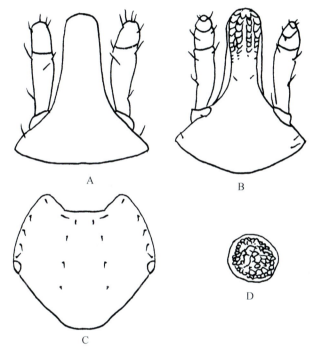

图 2-94 盾糙璃眼蜱（*Hyalomma scupense* Schulze，1918）若蜱
A.假头背面；B.假头腹面；C.盾板；D.气门板

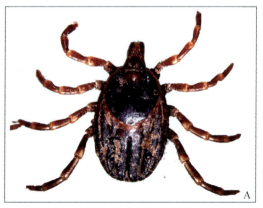
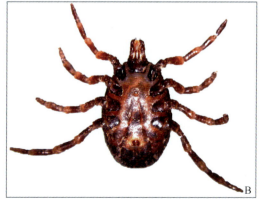

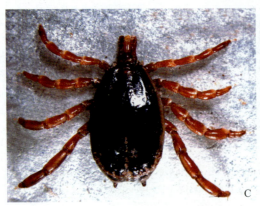
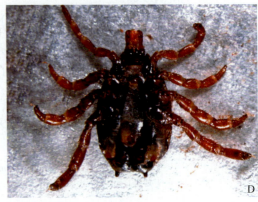

图 2-95　盾糙璃眼蜱（*Hyalomma scupense* Schulze，1918）
A.（♀）背面；B.（♀）腹面；C.（♂）背面；D.（♂）腹面

34. 血红扇头蜱 *Rhipicephalus sanguineus* Latreille, 1806

血红扇头蜱是 Latreille（1806）首先命名的一种扇头蜱。主要寄生于犬、绵羊、牛、山羊、猫等家畜及狐、野兔、大耳猬等野生动物，也侵袭人类。幼蜱和若蜱寄生于犬和野兔等。

【种名】血红扇头蜱（*Rhipicephalus sanguineus* Latreille, 1806）。

【图序】图 2-96 ～图 2-98。

【分类地位】蜱总科（Ixodoidea）、硬蜱科（Ixodidae）、扇头蜱属（*Rhipicephalus*）。

【形态鉴别】雌蜱：为小型蜱，蜱体大小为（2.8～3.8）mm×（1.8～2.0）mm。假头基宽短，呈六角形，侧角明显，基突宽短。孔区小，呈卵圆形，前部向外略斜，间距大于其直径。须肢粗短，中部较宽，前端稍窄，略呈钝角；第1、2节腹面内缘具有粗长刚毛，排列紧密。口下板棒状，齿式为3|3。盾板长大于宽，后侧缘微波状，后缘圆钝，新鲜蜱呈赤褐色，带亮光。刻点粗细不均，细点较多，粗点近分布于边侧和中间。颈沟前部深陷，向后呈八字形，约达盾板中部之后。侧沟明显，延至盾板后侧缘。眼大，呈卵圆形，位于盾板最宽处。气门板呈逗点形，长大于宽，背突短，略有凸出。生殖孔位于足Ⅱ基节水平处，吸血后可向前推移。足细长，各足粗细均等。足Ⅰ基节外距短于内距或等长；足Ⅱ～Ⅳ基节各具有粗短外距，按节序渐小。足Ⅰ跗节末端腹面无小齿，足Ⅱ～Ⅳ跗节腹面末端有1略弯的小齿，亚端还有1个微小的钝齿。爪垫较小，近达爪长之半。

雄蜱：为小型蜱，蜱体大小为（3.0～3.8）mm×（1.6～1.9）mm（包括假头）。假头基宽稍大于长，呈六角形，侧角明显，后缘平直；基突明显，呈齿状。须肢粗短，第3节端部钝圆；第1节腹面片状突较明显；第1、2节腹面内缘具长刚毛，排列紧密。口下板短，齿式为3|3。盾板呈长卵形，前部渐窄，后缘圆钝，刻点粗细及分布不均匀。颈沟短，深陷，呈弧形。侧沟窄长而明显，后端与第1缘垛相连，前端起于眼的后方。后中沟较浅，后侧沟也较短。眼发育很弱，不明显凸起。缘垛明显，中垛较宽，尾突或有或无。肛侧板近似

长三角形,长约为宽的 2.5 倍以上,内缘中部有浅凹,无齿突,外缘上段较直,下段与后缘相连呈圆弧形,后缘较宽而平直。副肛板窄长,下端较尖。气门板匙形,基部较宽,向后渐窄,近末端背缘浅弧形,达盾板背缘。生殖孔位于足Ⅱ基节水平处。足长短适中,第 4 对足略长而粗。足Ⅰ基节外距与内距等长或稍短,足Ⅱ~Ⅳ基节外距均呈短齿状,内距皆无。足Ⅰ跗节腹缘末端和亚末端无小齿,第Ⅱ~Ⅳ节有小齿,爪垫较小,仅达爪长之半。

【生态习性】孳生于农区或野地,寄生于犬、牛、羊、猫等动物及狐、野兔、大耳猬等野生动物,也侵袭人类。幼蜱和若蜱寄生于犬和野兔等。

【与疾病关系】该蜱为犬巴贝斯虫的传播媒介,可传播马赛热(立克次体)、西班牙蜱传回归热、黑热病、犬孢子虫病及丝虫病的病原。

【地理分布】国内分布于北京、河北、河南、辽宁、山东、新疆、江苏、甘肃、山西、陕西、福建、广东、西藏、海南、台湾等地;国外分布于日本、印度等亚洲的一些国家,以及欧洲、大洋洲、非洲和美洲的很多国家。

(张艳艳 张 伟 张 杨)

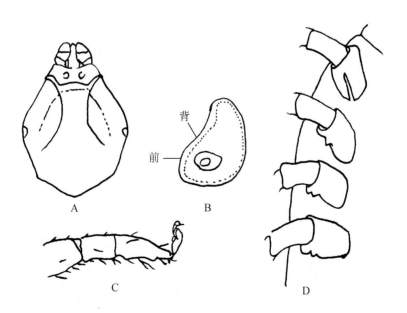

图 2-96 血红扇头蜱(*Haemaphysalis punctata* Latreille,1806)(♀)
A.假头及盾板;B.气门板;C.足Ⅳ跗节;D.基节及转节

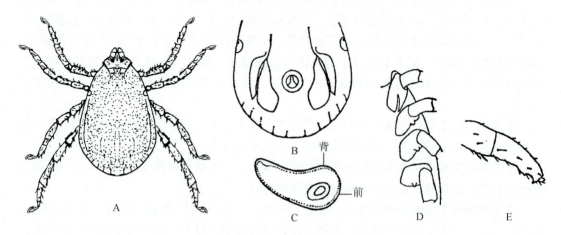

图 2-97 血红扇头蜱（*Haemaphysalis punctata* Latreille，1806）（♂）
A.背面观；B.躯体腹面后部；C.气门板；D.基节及转节；E.足Ⅳ跗节

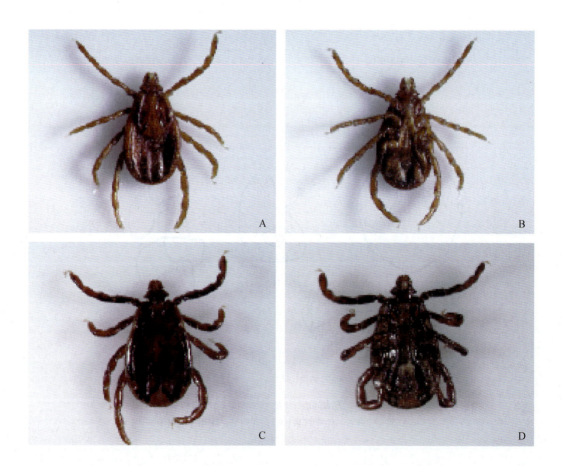

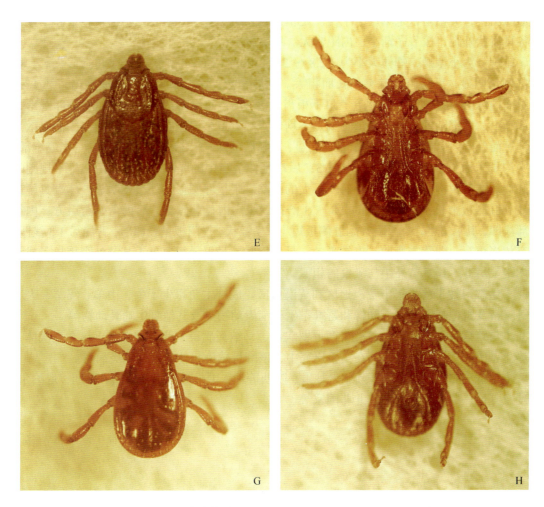

图 2-98　血红扇头蜱（*Haemaphysalis punctata* Latreille，1806）
A，E.（♀）背面；B，F.（♀）腹面；C，G.（♂）背面；D，H.（♂）腹面

35. 图兰扇头蜱 *Rhipicephalus turanicus* Pomerantzev, 1940

图兰扇头蜱是 Pomerantzev（1940）首先命名的一种扇头蜱。成蜱寄生于牛、山羊、绵羊、犬、马等家畜及野生哺乳动物；幼蜱和若蜱寄生于啮齿动物类及其他野生哺乳动物等。

【种名】图兰扇头蜱（*Rhipicephalus turanicus* Pomerantzev，1940）。

【图序】图 2-99～图 2-102。

【分类地位】蜱总科（Ixodoidea）、硬蜱科（Ixodidae）、扇头蜱属（*Rhipicephalus*）。

【形态鉴别】雌蜱：为小型蜱，未吸血蜱大小约为 3.0mm×1.7mm（包括假头）。假头基宽短，侧角明显，后缘略微浅凹或直，基突短而圆钝。孔区不大，亚圆形，间距约等于其直径。须肢粗短；第 1、2 节腹面内缘具有粗大长毛，排列紧密。口下板短，纵列齿 3|3，齿大小均匀，每列约 10 枚。气门板短，呈逗点形，长大于宽（包括背突），后缘浅

弧形凸出，背突粗短，末端近于平钝。足稍细长。足Ⅰ基节外距较内距稍长；足Ⅱ～Ⅳ基节各具齿状外距，按节序渐小；内距皆无。爪垫短小。

雄蜱：为小型蜱，蜱体大小为（2.8～3.4）mm×（1.4～1.9）mm（包括假头）。假头基侧角明显，后缘直，基突稍长而粗大。须肢粗短；第2节后侧角稍微突出；第1、2节腹面内缘具有排列紧密的粗毛。口下板齿式为3|3，每纵列约8枚齿。盾板呈卵圆形，前部渐窄，后部圆钝，呈半圆形。刻点不均匀，细刻点多，遍布表面；粗刻点少而零散。颈沟短而深陷，呈半月形。侧沟窄长而明显，自眼后延伸，末端达第2个缘垛的一半或全部。后中沟稍宽而长，不短于盾板长的1/3，后端延伸至当中的缘垛。后侧沟短，呈不规则的卵圆形。在后中沟前方两侧，各有一不大的浅陷。眼呈卵圆形，外凸不明显。体端具尾或付缺。肛侧板窄长，长约为宽的2.8～3倍；后缘向内显著倾斜，后内角延至后方；内缘中部浅凹，其后方的凸角明显。副肛侧板短小，呈锥状。气门板呈长卵形，背缘后1/3浅凹，背突相当粗短，向背方弯曲，末端平钝。足较粗壮，足Ⅳ最粗；足Ⅰ基节外距稍长于或等于内距。足Ⅱ～Ⅳ基节外距与雌虫的相似。

【生态习性】孳生于半荒漠地区和荒漠地区。成蜱主要寄生于牛、山羊、绵羊、犬、马等家畜及野生哺乳动物。幼蜱和若蜱寄生于啮齿动物类及其他野生哺乳动物等。

【与疾病关系】该蜱自然感染西尼罗病毒、马纳瓦病毒、北亚蜱媒斑点热立克次体、Q热立克次体、马泰勒虫等。在实验研究中，该蜱可感染与传播森林脑炎病毒。

【地理分布】国内分布于新疆、甘肃、陕西等地；国外分布于俄罗斯、伊朗、尼泊尔、印度及其他一些中亚、欧洲和北非国家等。

（李 妍 杨 举 张 伟）

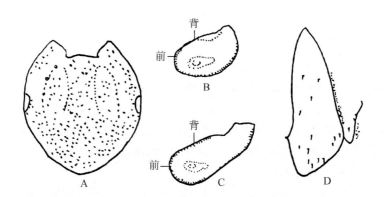

图2-99　图兰扇头蜱（*Rhipicephalus turanicus* Pomerantzev，1940）
A.（♀）盾板；B.（♀）气门板；C.（♂）气门板；D.（♂）肛侧板及副肛侧板

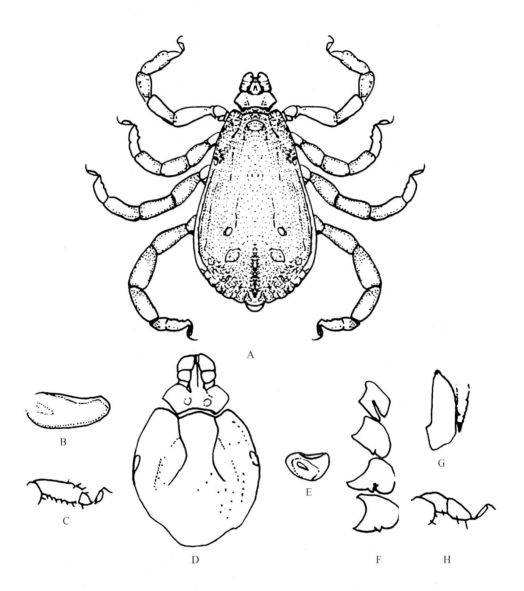

图 2-100 图兰扇头蜱（*Rhipicephalus turanicus* Pomerantzev，1940）
♂：A.假头及躯体背面；B.气门及肛侧板；C.足Ⅰ跗节；G.肛侧板及副肛侧板；H.足Ⅳ跗节
♀：D.假头及盾板；E.气门板；F.基节

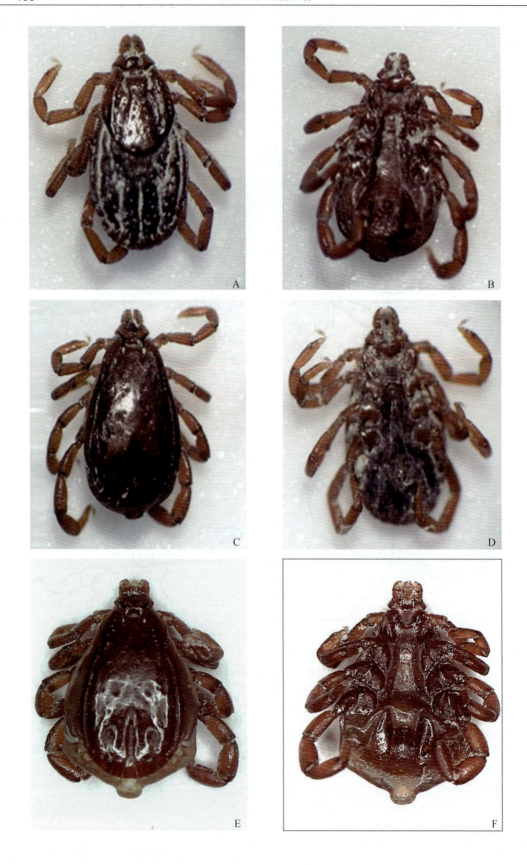

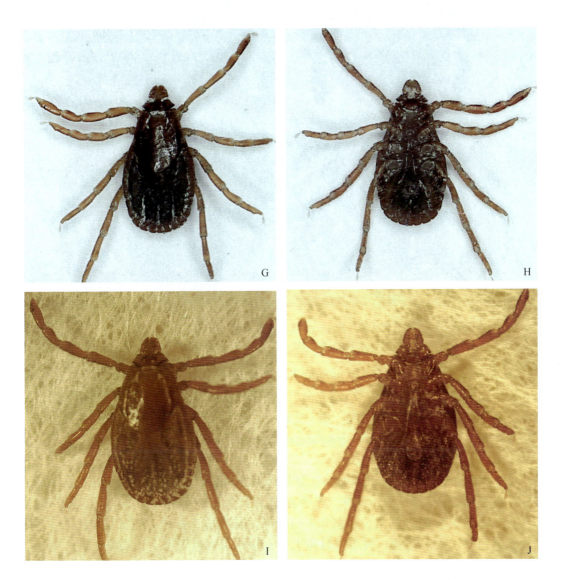

图 2-101 图兰扇头蜱（*Rhipicephalus turanicus* Pomerantzev，1940）
A，G，I.（♀）背面；B，H，J.（♀）腹面；C，E.（♂）背面；D，F.（♂）腹面

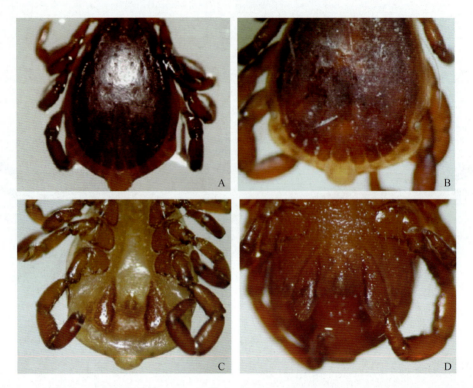

图 2-102　图兰扇头蜱（*Rhipicephalus turanicus* Pomerantzev，1940）（♂）
A. 背面；B. 缘垛；C. 肛门；D. 肛侧板

36. 短小扇头蜱 *Rhipicephalus pumilio* Schulze, 1935

短小扇头蜱是 Schulze（1935）最先命名的一种扇头蜱。成蜱及幼蜱寄生于牛、羊、马、骆驼、犬等家畜，少数寄生于野兔、狼、艾鼬（艾虎）、大沙鼠等野生动物，也侵袭人类。

【种名】短小扇头蜱（*Rhipicephalus pumilio* Schulze，1935）。

【图序】图 2-103 ~ 图 2-105。

【分类地位】蜱总科（Ixodoidea）、硬蜱科（Ixodidae）、扇头蜱属（*Rhipicephalus*）。

【形态鉴别】雌蜱：为小型蜱，未吸血蜱大小约为 2.6mm×1.3mm（包括假头）。假头短，假头基宽短，侧角位于前 1/3 的水平，基突短，圆钝。孔区呈亚圆形，间距略大于其直径。须肢短宽，覆盖螯肢鞘上方；第 3 节向前渐窄，顶端略平钝；第 1、2 节腹面内缘有粗长毛，排列紧密。口下板具有 3 | 3 列齿，每列齿约 10 枚。盾板呈椭圆形，长大于宽，后侧缘微波状，后缘圆钝，赤褐色或亮褐色。颈沟前端较深，向后逐渐变浅，末端不达盾板边缘。侧沟明显，达到盾板后侧缘。刻点不均匀，粗刻点少而零散；细刻点多，混杂分布于表面。眼明显，略微凸起。足稍细长。足 Ⅰ 基节外距直，较内距长；足 Ⅱ ~ Ⅳ 基节外距粗短，按节序渐小；后内角均扁锐。足 Ⅱ ~ Ⅳ 跗节腹面末端有尖齿突，亚末端还有短钝的齿突。爪垫短小。

雄蜱：为小型蜱，蜱体大小为（1.8～2.6）mm×（1.0～1.5）mm（包括假头）。假头短，假头基宽短，侧角位于中部之前，基突粗大，末端圆钝。须肢短宽，覆盖螯肢鞘上方；中部最宽，前端稍宽而平钝；第1、2节腹面内缘有排列紧密的粗长毛。口下板齿式3|3，每列齿约8枚。盾板呈长卵形，前部渐窄，后端圆钝。刻点粗细不均匀，小刻点较多，散布表面，粗刻点较少。颈沟前段深，略呈长卵形，向后渐浅，约达盾板前1/3。侧沟细长，自眼后延伸，后端与2个缘垛相连。后中沟粗短，前端约达盾板后1/3；后侧沟短，近似卵形，在后中沟前方两侧。缘垛窄长。眼呈卵圆，略微凸起。肛侧板前窄后宽，长约为宽的2倍，外缘及后缘较直，内缘上中部浅凹，其下方凸角粗短，略呈齿状。副肛侧板短小。气门板近似匙形，向背方斜伸。足略粗壮，足Ⅳ最粗。足Ⅰ基节外距较内距长，末端直或略外弯；足Ⅱ～Ⅳ基节各具有粗短外距，按节序渐小；足Ⅱ、Ⅲ基节后内角扁锐，足Ⅳ基节具有短内距，较其外距短小。足Ⅱ～Ⅳ跗节腹面末端各具一齿突。爪垫短小。

【生态习性】孳生于平原及低、中山地草原与丛林。成蜱多在5～7月活动；成蜱及幼蜱寄生于牛、羊、马、骆驼、犬等家畜及野兔、狼、艾鼬、大沙鼠等野生动物，也侵袭人类。

【与疾病关系】该蜱是多种家畜血液原虫病的传播媒介。

【地理分布】国内主要分布于新疆；国外分布于苏联及中东、欧洲东南部和北非的一些国家。

（张艳艳　张　伟）

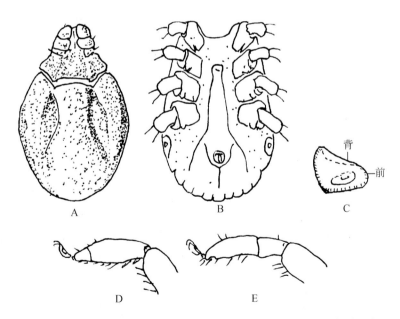

图2-103　短小扇头蜱（*Rhipicephalus pumilio* Schulze, 1935）（♀）
A.假头及盾板；B.躯体腹面；C.气门板；D.足Ⅰ跗节；E.足Ⅳ跗节

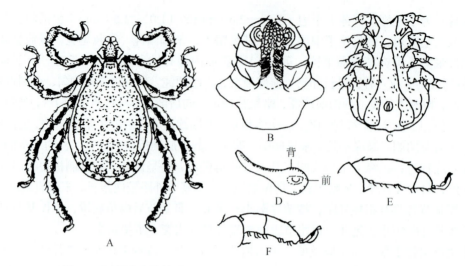

图 2-104　短小扇头蜱（*Rhipicephalus pumilio* Schulze，1935）（♂）
A.背面观；B.假头腹面；C.躯体腹面；D.气门板；E.足Ⅰ跗节；F.足Ⅳ跗节

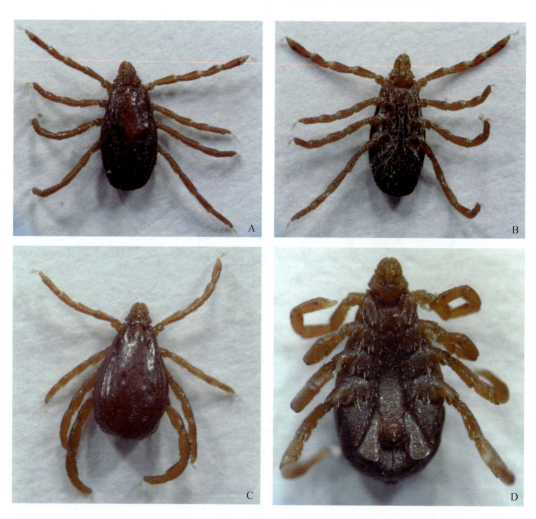

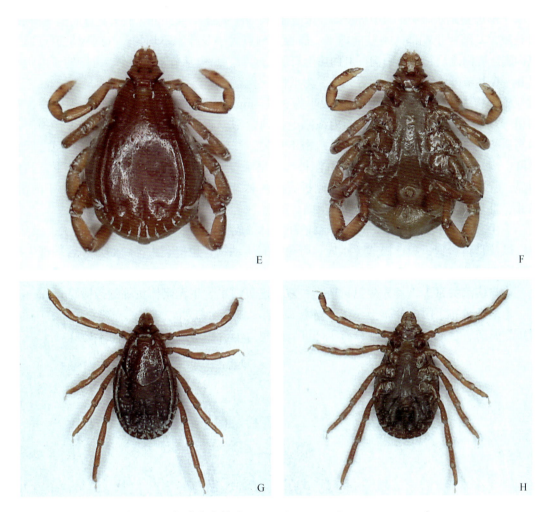

图 2-105　短小扇头蜱（*Rhipicephalus pumilio* Schulze，1935）
A，G.（♀）背面；B，H.（♀）腹面；C，E.（♂）背面；D，F.（♂）腹面

37. 镰形扇头蜱 *Rhipicephalus haemaphysaloides* Supino, 1897

镰形扇头蜱是 Supino（1897）首先命名的一种扇头蜱。常寄生于牛、犬、驴等家畜及小型野生动物。

【种名】镰形扇头蜱（*Rhipicephalus haemaphysaloides* Supino，1897）。

【图序】图 2-106～图 2-108。

【同种异名】*R. haemaphysaloides niger* Supino，1897；*R. haemaphysaloides ruber* Supino，1897；*R. paulopunctatus* Neumann，1897；*R. haemaphysaloides* var. *expedila* Neumann，1904。

【分类地位】蜱总科（Ixodoidea）、硬蜱科（Ixodidae）、扇头蜱属（*Rhipicephalus*）。

【形态鉴别】雌蜱：为中等型蜱，未吸血蜱大小为 3.5～4.8mm。假头基背面呈六角形，须肢短，基部粗于端部。须肢前端平。盾板上刻点大小及疏密不均匀。气门板呈逗点形。肛沟围绕肛门之后，具肛中沟。肛门瓣上有肛毛 4 对。足Ⅰ基节距裂很窄，外距短于内距，足Ⅱ～Ⅳ基节外距短。爪垫中等大小，为爪长一半。

雄蜱：为中等型蜱，未吸血蜱大小为 3～4mm。假头基背面呈六角形，须肢短，基部粗于端部。须肢第 1、2 节腹面内缘刚毛排列紧密。盾板近似圆形，长宽略等，颈沟延伸至盾板的 2/3，盾板上刻点大小及疏密不均匀。气门板呈逗点形。肛沟围绕肛门之后，具肛中沟，肛门瓣上有肛毛 4 对；肛侧板弯曲呈镰刀形，内缘中部深度凹入，其下方凸角明显，后缘与外缘略直或微弯。副肛侧板短小，末端尖细。足Ⅰ基节外距很窄，短于内距，足Ⅱ、Ⅲ基节外距粗短，足Ⅳ基节有内距。

【生态习性】孳生于农区、山野草地和森林。成蜱寄生于水牛、黄牛、驴、犬、家猪、羊，以及野猪、狍、狼、黑熊、水鹿、野兔等野生动物，也侵袭人类。幼蜱和若蜱寄生于小型野生哺乳动物。

【与疾病关系】该蜱为牛巴贝斯虫、双芽巴贝斯虫、牛无浆体虫等的传播媒介。

【地理分布】国内分布于云南、安徽、江苏、浙江、江西、湖北、福建、贵州、广东、西藏、海南、台湾等地；国外分布于印度、斯里兰卡、印度尼西亚及中南半岛等。

（贺骥 陈帆 张伟）

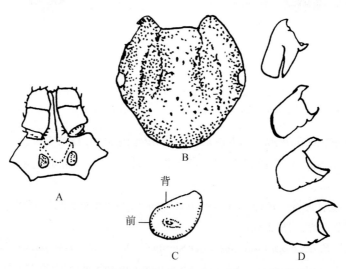

图 2-106　镰形扇头蜱（*Rhipicephalus haemaphysaloides* Supino，1897）（♀）
A.假头背面；B.盾板；C.气门板；D.基节

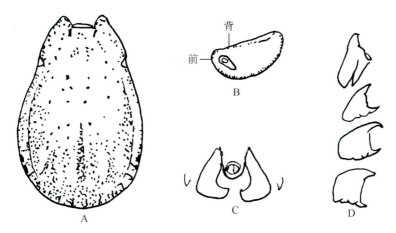

图2-107　镰形扇头蜱（*Rhipicephalus haemaphysaloides* Supino，1897）（♂）
A.盾板；B.气门板；C.肛侧板及副肛侧板；D.基节

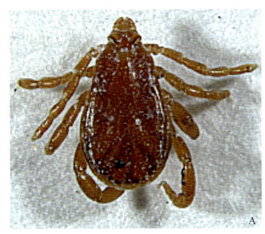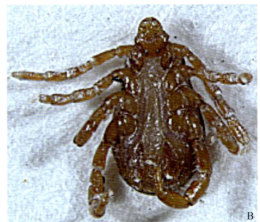

图2-108　镰形扇头蜱（*Rhipicephalus haemaphysaloides* Supino，1897）（♂）
A.背面；B.腹面

38. 微小牛蜱 *Boophilus microplus* Canestrini, 1887

微小牛蜱是Canestrini（1887）首先命名的一种牛蜱。主要寄生于牛（黄牛、水牛）、犬、羊、驴、马、猪等动物。

【种名】微小牛蜱（*Boophilus microplus* Canestrini，1887）。

【图序】图2-109～图2-111。

【同种异名】*Boophilus caudatus* Neumann，1897；*B. australis* Fuller，1899；*B. distans* Minning，1934；*B. sinensis* Minning，1934。

【分类地位】蜱总科（Ixodoidea）、硬蜱科（Ixodidae）、牛蜱属（*Boophilus*）。

【形态鉴别】雌蜱：为小型蜱，大小为（2.1～2.7）mm×（1.1～1.5）mm（含假头），饱血蜱可达12.5mm×7.8mm。假头的宽大于长。假头基呈六角形，前侧缘平直，后侧缘略内凹，后缘则略向后弯曲，基突付缺或较粗短。孔区较大，呈卵圆形，上窄下粗，整体显著向前外

斜。须肢粗而短，边缘着生有浅色较细的长毛；第2节的内缘中间位置略现缺刻，并向侧方延长，形成短沟。口下板较粗短；齿式为4|4，每纵列分布大小均一的齿8～9枚。盾板的长大于宽，近似五边形，前侧缘略内凹，后侧缘呈微波状，后角窄钝。刻点付缺，表面分布较细的颗粒点及稀疏的细长毛。颈沟长而宽，较浅，末端可达盾板的后侧缘。肩突较长且粗，前端较窄而钝。缘凹较深。眼较小，似卵圆形，略外凸，约着生于盾板前1/3的较宽处的边缘。位于盾板之后的体表分布有较多的淡色细长毛。缘沟与缘垛缺如。气门板呈长圆形，大小中等。足长中等。足Ⅰ基节近似三角形，距裂宽，呈倒三角形；两距粗短圆钝，其长度约相等，相互分离。足Ⅱ、Ⅲ基节外距粗短，宽明显大于长，内距粗短，足Ⅳ基节的外距不显著，内距付缺。足Ⅰ跗节较长，中间部位较为粗大，腹面末端着生齿突。足Ⅱ～Ⅳ跗节较为细长，末端及亚末端分别着生齿突。爪垫较短，其长度不及爪长的1/2。

雄蜱：为小型蜱，大小为（1.9～2.4）mm×（1.1～1.4）mm（含假头），体中间部位最宽。假头较短，假头基呈六角形，后缘平直；基突短，似三角形，末端略钝。须肢粗且短；第1～3节腹面的后内角呈钝突状，向后凸出。口下板较短，齿式为4|4，每纵列约着生齿8枚。盾板较细窄，不完全覆盖躯体，两侧有窄长的体缘；黄褐色或浅赤褐色，表面分布较细的颗粒点及颜色较淡的稀疏细长毛。刻点分布较稀少，颈沟之间分布稍多，粗细中等。颈沟较浅而宽，呈浅弧形，两侧颈沟方向相背，末端可达盾板前1/3处。颈沟的后方位置着生一对亚圆形浅陷。后中沟宽而深；后侧沟较深，呈窄三角形，前部向内倾斜，指向后中沟前端。眼较小，呈扁平状。侧沟和缘垛付缺。尾突较明显，呈三角形，末端呈尖细状。肛侧板长，后缘内角伸向后方，形成刺突；其外角也略向外凸出，形成短刺。副肛侧板短，外缘呈弧形外凸，后缘末端呈尖细状。气门板呈长圆形，稍短于雌蜱。足依次渐粗，足Ⅳ最为粗壮。足Ⅰ基节的前角突出较为明显，背面可见；两距粗短，近似三角形，其中内距略宽于外距，长度约相等；足Ⅱ基节的两距较粗短圆钝，内距略宽于外距；足Ⅲ基节的两距与足Ⅱ基节相似，较为短小；足Ⅳ基节无距。足Ⅰ跗节较粗长，近亚端部突然变窄，末端位置着生尖齿；足Ⅱ～Ⅳ跗节较细短，亚端部渐窄，末端及亚末端分别着生齿突，末端齿突细长。爪垫较短，其长度不及爪长的1/2。

【生态习性】孳生于农区。每年约发生3代，3月下旬至11月下旬为活动期。主要寄生于牛（黄牛、水牛）、犬、羊、驴、马、猪等，以及野兔、刺猬、水鹿等野生动物。幼蜱和若蜱寄生于啮齿类等小型动物。

【与疾病关系】该蜱为Q热立克次体、莱姆病螺旋体、牛双芽巴贝斯虫、牛巴贝斯虫、瑟氏泰勒虫、柯契卡弗朗斯虫等的传播媒介。国外报道该蜱可自然感染克里米亚-刚果出血热病毒、克麦罗沃病毒群、瓦德迈达尼病毒和实里达病毒、Q热立克次体、牛螺旋体等。

【地理分布】国内分布于北京、河北、辽宁、甘肃、山西、陕西、山东、河南、安徽、江苏、浙江、上海、湖北、湖南、福建、江西、广东、海南、广西、贵州、四川、云南、西藏及台湾等地；国外分布于日本、印度、缅甸、越南、柬埔寨、马来西亚、菲律宾、印度尼西亚、巴布亚新几内亚、澳大利亚，以及中美洲、南美洲、东非及南非等地。

（王赛寒　巴音查汗·盖力克）

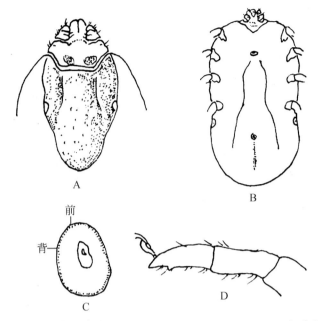

图 2-109　微小牛蜱（*Boophilus microplus* Canestrini，1887）（♀）
A. 假头及盾板；B. 假头及躯体腹面；C. 气门板；D. 足Ⅳ跗节

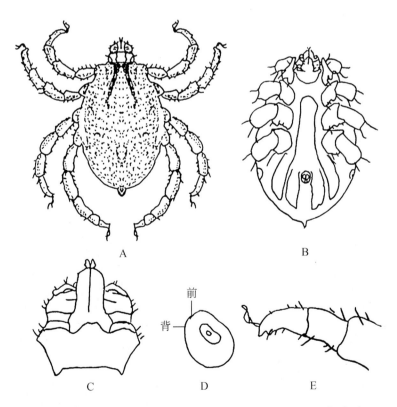

图 2-110　微小牛蜱（*Boophilus microplus* Canestrini，1887）（♂）
A. 背面观；B. 腹面观；C. 假头背面；D. 气门板；E. 足Ⅳ跗节

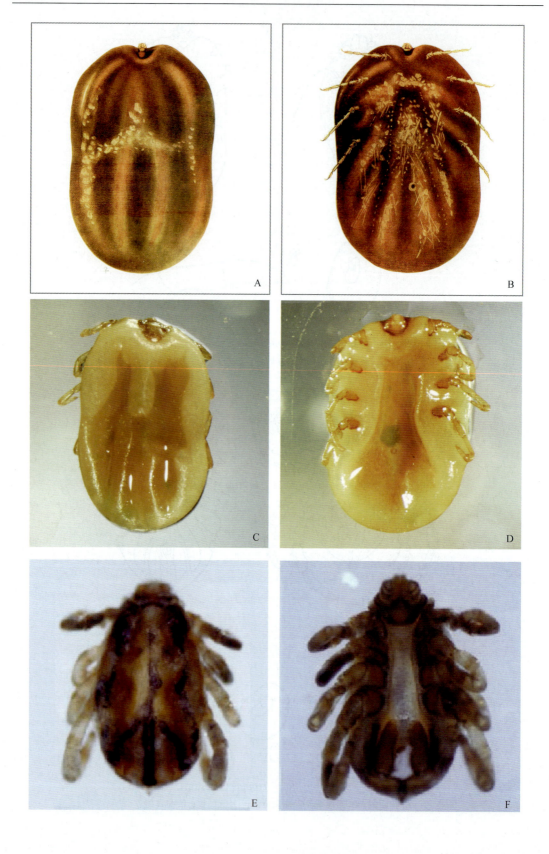

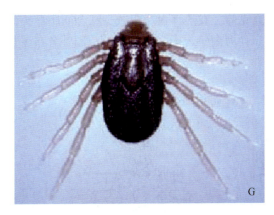
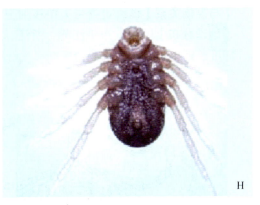

图 2-111　微小牛蜱（*Boophilus microplus* Canestrini，1887）
A、G.（♀）背面；B、H.（♀）腹面；C、E.（♂）背面；D、F.（♂）腹面

39. 龟形花蜱 *Amblyomma testudinarium* Koch, 1844

龟形花蜱是 Koch（1844）首先命名的一种花蜱。主要寄生于大型野生哺乳类动物和家禽，也侵袭人类。

【种名】龟形花蜱（*Amblyomma testudinarium* Koch，1844）。

【图序】图 2-112 ～图 2-114。

【同种异名】*Amblyomma infestum* Koch，1844；*A. compactum* Neumann，1901；*A. fallax* Schulze，1932；*A. infestum taivanicum* Schulze，1935；*A. yajimae* Kishida，1935。

【分类地位】蜱总科（Ixodoidea）、硬蜱科（Ixodidae）、花蜱属（*Amblyomma*）。

【形态特征】雌蜱：为大型蜱，体呈宽卵形，大小约为 8.2mm×5.8mm（包括假头），吸血蜱可达 20.5mm×16.5mm。假头长，假头基呈矩形，侧缘略凸，后缘浅凹；基突不显著或缺如。孔区呈卵圆形，大而深，间距约等于短径。须肢窄长，第 2 节长达第 3 节的 2 倍，表面有细长毛。口下板内一纵列齿较其他列的齿小。盾板呈圆三角形，宽大于长，表面大部分具珐琅色斑，仅在颈沟后方、眼周缘及沿后侧缘有不规则黄褐色斑。粗细刻点密布不均匀。颈沟短而深，呈内弧形。气门板宽大，呈圆三角形。足粗细中等，中部各肢节远端具浅色环带。足Ⅰ基节具有两个钝距，外距比内距窄长；足Ⅱ～Ⅳ基节具有粗钝的短距，足Ⅱ、Ⅳ跗节较足Ⅰ跗节短，亚端部渐窄，末端及亚末端各具尖齿。爪垫短，不及爪长的一半。

雄蜱：为大型蜱，大小约为 6.7mm×5.0mm（包括假头）。假头长，假头基矩形，侧缘凸，后缘略凹或直；基突短钝，不显著。须肢长，前端宽；第 2 节长约为第 3 节的 2 倍，表面有淡色细长毛。口下板窄长，齿式为 4|4。盾板呈宽卵形，前部渐窄，后部宽圆，表面几乎被珐琅色斑覆盖。粗刻点密布均匀，紧靠缘垛之前汇合；隆起的亮褐色斑上无刻点。颈沟短而深，呈内弧形。无侧沟。缘垛显著，长大于宽，腹面具暗褐色小腹片。气门板呈长逗点形，向后倾斜。足粗长，中部各肢节远端具淡色环带。足Ⅰ基节最长，具有两个明显的钝距，相互分离，外距较内距窄长；足Ⅱ、Ⅲ基节各具有较粗的短距；足Ⅳ基节具长距，长约为基部宽的 2 倍。爪垫短，不及爪长一半。

【生态习性】主要寄生于大型野生哺乳类动物和禽类，也侵袭人类。主要活动于每年 3 ～ 10 月。

【与疾病关系】该蜱可携带人单核细胞埃立克体、发热伴血小板减少综合征病毒。

【地理分布】国内分布于江苏、浙江、广东、海南、云南、台湾等地；国外分布于日本、印度、斯里兰卡及东南亚地区。

（叶向光　张伟　巴音查汗·盖力克）

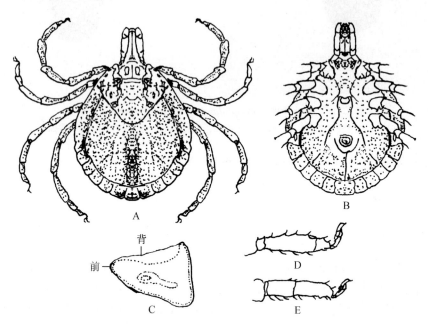

图 2-112　龟形花蜱（*Amblyomma testudinarium* Koch，1844）（♀）
A. 背面观；B. 腹面观；C. 气门板；D. 足Ⅰ跗节；E. 足Ⅳ跗节

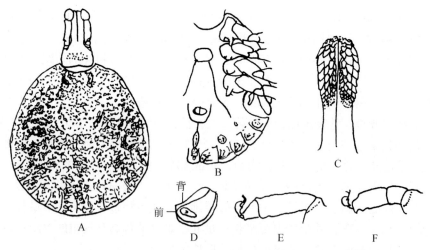

图 2-113　龟形花蜱（*Amblyomma testudinarium* Koch，1844）（♂）
A. 假头及盾板；B. 躯体腹面；C. 口下板；D. 气门板；E. 足Ⅰ跗节；F. 足Ⅳ跗节

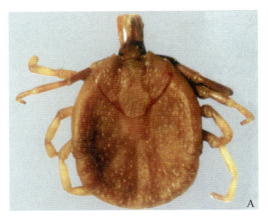
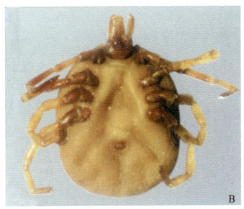

图 2-114 龟形花蜱（♀）
A. 背面；B. 腹面

二、软蜱科（Argasidae Canestrini, 1890）

软蜱科蜱躯体背面无骨化的盾板，所以称为软蜱，表皮革质，呈皱纹或颗粒状，也有的呈乳突状或结节状（图 2-115）。颚体位于腹面前端，背部不可见（图 2-116）。须肢第Ⅳ节不内陷，各节可自由转动。气门板不明显，位于足Ⅲ和足Ⅳ基节之间的后外侧。身体腹面的基节附近有一明显的基节上褶（supracoxal fold），上有气门板和眼。基孔（有基节腺）位于身体两侧的足Ⅰ和Ⅱ基节之间。

软蜱科包括 2 个亚科共 4 属。其中，锐缘蜱亚科（Argasinae）包括 1 属，锐缘蜱属（*Argas*）；钝缘蜱亚科（Ornithodorinae）包括 3 属，钝缘蜱属（*Ornithodoros*）、败蜱属（*Carios*）和残缘蜱属（*Otobius*）。

世界上软蜱科的已知种类 190 多种。我国已记录 3 属 13 种。

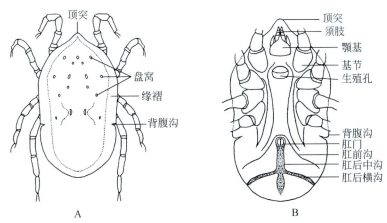

图 2-115 软蜱形态示意图
A. 背面；B. 腹面

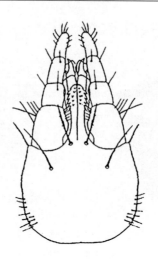

图 2-116　软蜱的颚体

1. 波斯锐缘蜱 *Argas persicus* Oken, 1818

波斯锐缘蜱是 Oken（1818）首先命名的一种锐缘蜱，主要寄生于禽类及小型啮齿类，偶尔寄生于家畜。

【种名】波斯锐缘蜱（*Argas persicus* Oken，1818）。

【图序】图 2-117，图 2-118。

【分类地位】隶属于蜱总科（Ixodoidea）、软蜱科（Argasidae）、锐缘蜱属（*Argas*）。

【形态鉴别】成蜱体呈卵圆形，前部稍窄，前端不突出。雌蜱大小为（7.0～12.0）mm×（5.0～7.5）mm；雄蜱大小为（5.2～7.5）mm×（3.5～6.1）mm。

背面表皮粗糙，由无数细密弯曲的皱纹及分布其间的盘窝和圆突组成。盘窝大小不一，圆形或卵圆形，呈放射状排列，但近体缘者排列不规则。体缘由许多不规则小方格形小室组成，有些小室中着生 1 根短小细毛。侧面表皮的背腹两层小室间由连续的缝线分隔。背层小室短，方形；腹层者较长，呈矩形。腹面表皮与背面表皮相似。

假头中等大小，位于躯体亚前部腹方，从背面不可见。口下板顶端至体前缘的距离约等于假头之长。头窝短小。假头基呈矩形，长约为宽的 1/2，表面有许多横褶皱；前方具一对口下板后毛和一对较长的须肢后毛，二者基部几乎位于同一水平；两侧缘中部有 5～6 根短毛。须肢第 1 节内缘盖于口下板基部的侧缘。须肢端部常向腹后方弯曲。口下板略窄，顶端中部微凹；齿冠小齿较细，前段齿排列为 2|2，后段齿排列为 3|3。雄蜱口下板较雌蜱短，其上具小齿。

雌蜱生殖孔位于足 I 基节后缘水平处，呈横裂形。雄蜱生殖孔近半圆形，位于足 I 基节与足 II 基节之间水平处。肛门椭圆形，位于体后近 1/3 处。气门板小，肾形，位于足 IV 基节背侧方。基节褶和基节上褶明显。眼付缺。

足大小适中，表面粗糙并生有细毛。足 I 基节与足 II 基节有一定距离，其余各基节相互靠近。各基节表面均有纵皱纹。足 I～III 跗节亚端部背突短小，足 IV 跗节的背突付缺或极不明显。爪正常形态，爪垫退化。

【生态习性】该蜱寄生于家禽及野鸽、麻雀、燕子等鸟类，也侵袭人类。主要栖息于鸡舍的砖缝及墙缝内，也可在鸟巢及附近的房舍、树木缝隙。常是成蜱、若蜱和幼蜱同时群集在一起，白天隐伏，夜间活动，但幼蜱的活动不受昼夜限制。耐饥力强，据报道成蜱的耐饥能力最长可达 3.5 年。繁殖能力极强，雌蜱一生产卵数依吸血次数和吸血量而定，一般可达 1000 余粒。

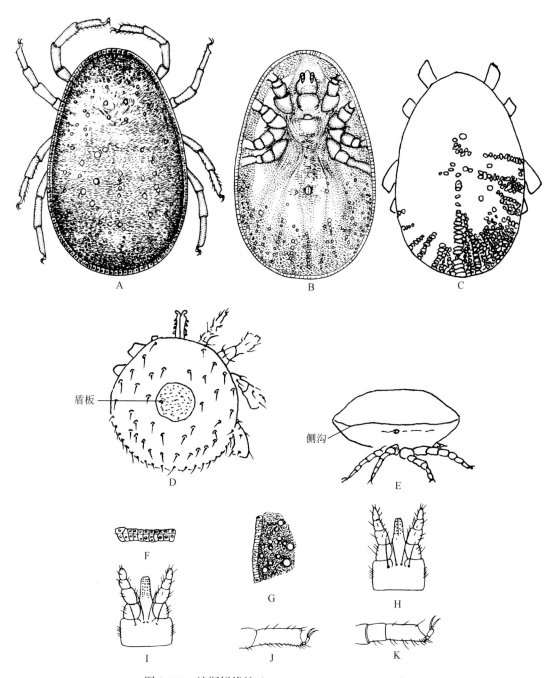

图 2-117　波斯锐缘蜱（*Argas persicus* Oken，1818）

A.（♂）背面；B.（♂）腹面；C. 成蜱背部（♀）；D. 幼蜱背部；E.（♀）饱血成蜱侧面；F.（♀）侧面体缘；G.（♀）背面体缘；H.（♀）假头；I.（♂）假头；J.（♀）足Ⅰ跗节；K.（♀）足Ⅳ跗节

【与疾病关系】 据文献记载，该蜱可自然感染克里米亚-刚果出血热病毒；自然感染Q热立克次体、落基山斑点热、结核等病原；传播家禽螺旋体病、血孢子虫病、布鲁菌病、炭疽、兔热病和家畜边虫病等多种疾病，可经卵传递。

【地理分布】 国内分布于北京、上海、河北、辽宁、山东、新疆、江苏、甘肃、山西、内蒙古、陕西、吉林、福建、四川、台湾等地；国外分布于欧洲、亚洲、非洲、美洲及大洋洲的众多国家。

（张　伟　樊新丽）

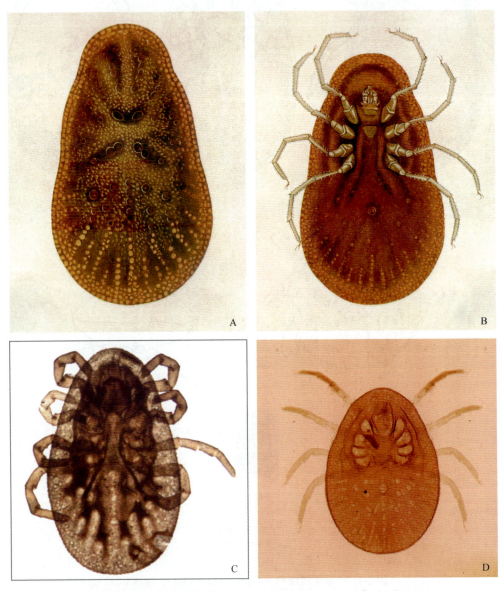

图 2-118　波斯锐缘蜱（*Argas persicus* Oken，1818）（♀）
A，C.背面；B，D.腹面

2. 翘缘锐缘蜱 *Argas reflexus* Fabricius, 1794

翘缘锐缘蜱是 Fabricius（1794）首先命名的一种锐缘蜱。主要寄生于岩鸽、黄嘴山雀和麻雀等。关于此蜱，邓国藩（1983）认为国内曾经报道的翘缘锐缘蜱可能是北京锐缘蜱（*A. beijingensis*）或普通锐缘蜱（*A. vulgaris*），据此新疆记录的翘缘锐缘蜱也应为普通锐缘蜱。

【种名】翘缘锐缘蜱（*Argas reflexus* Fabricius，1794）。

【图序】图 2-119。

【分类地位】蜱总科（Ixodoidea）、软蜱科（Argasidae）、锐缘蜱属（*Argas*）。

【形态鉴别】体椭圆形，长大于宽，前半部较窄，后半部圆钝，体缘扁锐，略向背方翘起，饱血后仍较明显；背面与腹面之间有缝线分界。须肢后毛很短或缺如。

雌蜱：体长为 6.0～9.8mm，宽为 3.8～6.4mm。背面表皮具有不规则的皱纹，宽约为 1.16mm 的体缘上具有细密整齐排列的褶皱，并均指向体中部，其周边还布有大小不一的乳状突，也有放射状排列的大小不一的盘窝。腹面表皮与背面类似。假头的长度（含须肢）约等长于口下板到体前缘的距离。头窝较短小。假头基呈矩形，长小于宽，约为其 2/3，后缘与足Ⅰ基节的前缘处于同一水平位置，表面具有横行的皱纹。须肢后毛很短，不明显或缺如。口下板较窄长，其顶端约达须肢第 3 节前缘。假头基后缘与生殖孔之间的表皮呈波浪式横纹。口下板后毛较长，其顶端可达须肢第 2 节的中间位置。口下板齿冠上着生的齿很细小，其后的大齿排列方式为 2|2，再后有细小密齿，排列方式为 3|3 至 4|4。生殖孔呈横裂形，着生于足Ⅰ基节后部水平位置，前缘隆起，后缘略平直，生殖孔内壁有细小绒毛。卵圆形的肛门着生于自假头前端到体后缘的中间位置，其上有 5 对刚毛。基节褶及基节上褶呈绳索状，非常明显，其上有不规则的纵行皱纹。基节均呈圆筒状，表面有纵向皱纹，足Ⅰ基节与足Ⅱ基节明显分开，其余基节距离较近。各足跗节亚端部的背突很明显，且形状彼此相似。爪正常，爪垫退化，不发达。

雄蜱：体长为 5.5～8.5mm，宽为 3.6～5.8mm。其特征与雌蜱相似。生殖孔呈半月形，着生于足Ⅰ、Ⅱ基节间的水平位置。口下板比雌蜱的略宽扁，大小齿也较小，齿冠不显著。

【生态习性】主要寄生于岩鸽、黄嘴山雀、麻雀、鸡、家鸽和燕子等，也侵袭人类。

【与疾病关系】该蜱可传播和保存 Q 热的贝氏立克次体，病原可经卵传递数代。

【地理分布】国内分布于河北、内蒙古、山东、陕西、甘肃、宁夏、新疆等地；国外分布于日本、朝鲜、俄罗斯、伊朗、土耳其、波兰、捷克、斯洛伐克、保加利亚、克罗地亚、斯洛文尼亚、塞尔维亚、马其顿、波黑、罗马尼亚、匈牙利、德国、法国等。

（叶向光　高艳菲）

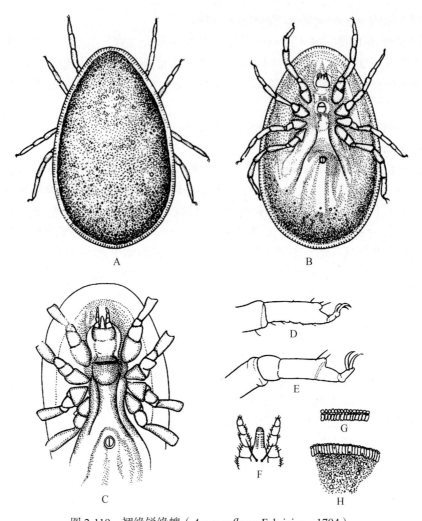

图 2-119　翘缘锐缘蜱（*Argas reflexus* Fabricius，1794）
A.（♂）背面；B.（♂）腹面；C.（♀）腹面；D.（♀）足Ⅰ跗节；E.（♀）足Ⅳ跗节；F.（♀）假头；G.（♀）侧面体缘；H.（♀）背面体缘

3. 拉合尔钝缘蜱 Ornithodoros lahorensis Neumann, 1908

拉合尔钝缘蜱是 Neumann（1908）首先命名的一种钝缘蜱。主要寄生于禽类，还可寄生于绵羊、山羊、牛、骆驼、家犬等动物。

【种名】拉合尔钝缘蜱（*Ornithodoros lahorensis* Neumann，1908）。

【图序】图 2-120，图 2-121。

【分类地位】蜱总科（Ixodoidea）、软蜱科（Argasidae）、钝缘蜱属（*Ornithodoros*）。

【形态鉴别】成蜱躯体略呈椭圆形，但前端收缩，形成明显的锥状顶突。体两侧缘大致平行，在足Ⅳ基节附近略窄。雌蜱大小为（9.2～10.5）mm×（5.0～6.8）mm；雄蜱大小为（9.4～12.2）mm×（5.1～8.0）mm。未吸血标本近土黄色，足色稍浅。

背面前部稍隆起，后部高低不平。表皮皱纹状，其间分布许多星状小窝。躯体前半部中段有一对长形盘窝，中部和后部两侧有几对圆形盘窝。表皮上着生若干分散的短毛。

假头中等大小，口下板狭长呈矛状，其上齿式为2|2，每纵列有6～8枚齿，中部以后无齿。须肢第2节和第3节背面生有向前弯曲的细长毛。头窝三角形，深而窄。假头基矩形，宽约为长的1.4倍。口下板后毛和须肢后毛均短小。

腹面表皮结构与背面相似，但细毛稍多且长，近前缘者尤为明显。生殖孔位于足Ⅰ基节之间，雌性者横裂状，雄性者近半圆形。肛门位于生殖孔与体后缘中点稍后。肛前沟浅而不完整；肛后中沟明显，而两侧有几对不规则的盘窝。气门板位于足Ⅳ基节背侧方，新月形。眼付缺。

足较发达。足Ⅰ基节与足Ⅱ基节略分开，其余各基节相互靠近。足Ⅰ跗节背缘有2个粗大的瘤突和1个粗大的亚瘤突；足Ⅱ～Ⅳ跗节背缘具一小瘤突，亚端瘤突粗大。爪形态正常，爪垫退化。

【生态习性】该蜱的宿主是绵羊和山羊，还有牛、骆驼、家犬等，也侵袭人。常栖息于羊圈及其他牲畜棚的缝隙内，有时在树皮和石块下也能发现。成蜱白天隐伏，夜间爬出活动。幼蜱和第一、二期若蜱长期停留在宿主体吸血并蜕皮，第三期若蜱饱血后自宿主体脱落，以后蜕变为成蜱。幼蜱通常在9、10月份侵袭宿主，若蜱在整个冬季都寄生于宿主体，3月份为其寄生高峰，4月份羊剪毛后就几乎无该蜱寄生。成蜱的耐饥力强，一般可达5～6年。

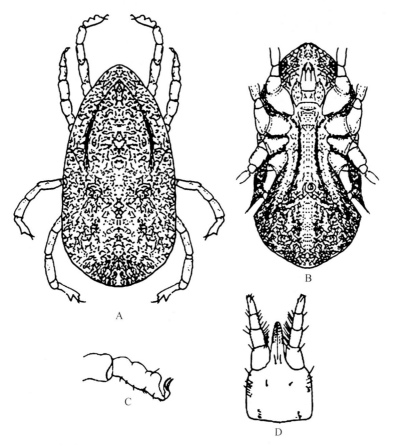

图2-120 拉合尔钝缘蜱（*Ornithodoros lahorensis* Neumann，1908）（♀）
A.背面；B.腹面；C.足Ⅰ跗节；D.假头

【与疾病关系】该蜱可自然感染Q热、北亚蜱媒斑点热、口蹄疫,以及布鲁菌、土拉弗朗西斯菌等病原体,并可传播家畜边虫病及引起蜱瘫痪。一些病原体在该蜱体内能经卵和经变态传递,如北亚斑点热群立克次体、土拉弗朗西斯菌和布鲁菌,并能在蜱体内存活2~6年。据报道,该蜱叮咬人后可引起较重的毒性反应。

【地理分布】广泛分布于新疆南部和东部的托克逊至哈密一带,以及甘肃等地;国外分布于俄罗斯、巴基斯坦、伊朗等国。

(张 伟)

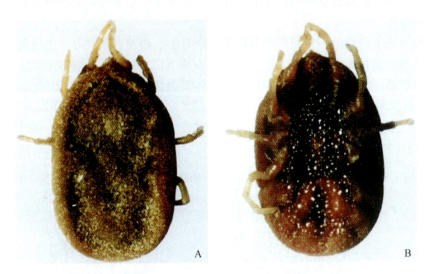

图 2-121 拉合尔钝缘蜱(*Ornithodoros lahorensis* Neumann, 1908)(♀)
A. 背面;B. 腹面

4. 乳突钝缘蜱 *Ornithodoros papillipes* Birula, 1895

乳突钝缘蜱是Birula(1895)首先命名的一种钝缘蜱。主要寄生于绵羊、山羊、牛、骆驼和犬等动物。

【种名】乳突钝缘蜱(*Ornithodoros papillipes* Birula, 1895)。

【图序】图2-122,图2-123。

【分类地位】蜱总科(Ixodoidea)、软蜱科(Argasidae)、钝缘蜱属(*Ornithodoros*)。

【形态鉴别】成蜱躯体呈椭圆形,蜱体大小为(5.5~6.5)mm×(3.2~4.0)mm。前端收缩,顶突尖窄突出。两侧缘较直,近于平行。体缘有较宽的缘褶,但吸血后不明显。背腹沟处体缘形成小缺刻,有时不明显。表皮粗糙,分布有许多不均匀的小颗粒,一般连成链条状,在体后半部则呈环状。体表的皱褶为网络状,生有短毛,以前缘较明显。窝盘较小,前部偏中的7个成3、2、2横列,其外侧有几对零散分布,中部有3对,排成向外

弧状，后部稀少。假头位于腹前端，假头基宽稍大于长，须肢较长。口下板顶端约达第2节须肢前缘，齿式为2|2；具有等长的口下板毛和须肢后毛各1对。顶突发达，向腹方伸出，端部圆钝。颊叶与顶端分开，呈不规则四边形或三角形，边缘具细浅缺刻。雌蜱的颊叶较雄蜱发达。生殖孔位于足Ⅰ基节后缘，雌性为横裂状，雄性为半圆形。肛前沟明显，两侧臂向后呈圆弧形弯曲。肛后横沟呈微波状，与肛后中沟几乎垂直相交。肛后中沟末端明显增宽，将近达到体后缘。气门板小，呈新月形，位于第Ⅳ基节背侧方。眼付缺。足细长，足Ⅰ、Ⅱ基节略分开，其余者相互靠近。足Ⅰ跗节前缘微波状，形成4个不明显的瘤突，亚端瘤突短小。足Ⅱ跗节近端背缘具一不明显的瘤突，亚端瘤突发达呈半月形突出。足Ⅲ、Ⅳ跗节背缘平直，无瘤突，但亚端瘤突明显。各后跗节均不具瘤突。爪形态正常，爪垫退化。

【生态习性】主要寄生于狐狸、野兔、野鼠、刺猬等野生动物；也寄生于绵羊、犬等家畜，可侵袭人。主要栖息于牲畜圈的墙缝中，也可在中小型兽类的洞穴。具有昼伏夜出的习性。

【与疾病关系】该蜱是蜱传回归热的传播媒介之一。据文献记载，该蜱能自然感染Q热病原体、立克次体、布鲁菌、卡希尔病毒等病原体。

【地理分布】在新疆、山西等地有分布。在新疆南部广泛分布于喀什、阿克苏、疏附、阿图什、莎车、叶城等地。国外分布于俄罗斯、阿富汗、印度及伊朗等国。

（张 伟 刘丹丹）

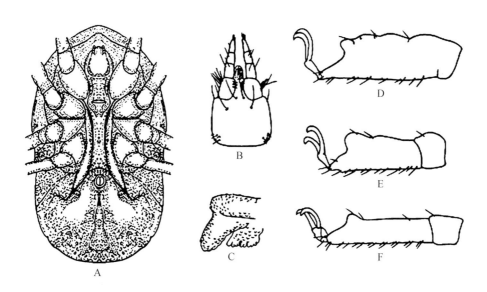

图 2-122 乳突钝缘蜱（*Ornithodoros papillipes* Birula，1895）（♀）
A.腹面；B.假头；C.顶突及颊叶；D.足Ⅰ跗节；E.足Ⅱ跗节；F.足Ⅲ跗节

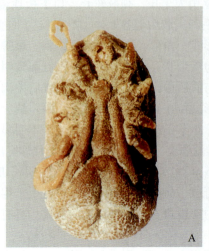
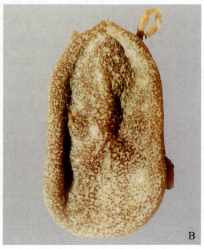

图 2-123　乳突钝缘蜱（*Ornithodoros papillipes* Birula，1895）（♀）
A.腹面；B.背面

5. 特突钝缘蜱 *Ornithodoros tartakovskyi* Olenev, 1931

特突钝缘蜱是 Olenev（1931）首先命名的一种钝缘蜱。主要宿主为大沙鼠、刺猬等，也侵袭人。

【种名】特突钝缘蜱（*Ornithodoros tartakovskyi* Olenev，1931）。

【图序】图 2-124，图 2-125。

【分类地位】蜱总科（Ixodoidea）、软蜱科（Argasidae）、钝缘蜱属（*Ornithodoros*）。

【形态鉴别】为小型蜱，呈宽卵形，两侧缘近平行，前部逐渐变窄，其边缘呈微波状，顶端稍钝，后部边缘宽圆。背面具缘褶，吸血后则不明显，在背腹沟处呈现小缺刻。背腹沟向腹方发展，与基节上沟后端相连。体表遍布粗细大致均匀的小颗粒，排成链条状或不规则。盘窝中等大或较小，分布不均匀，后部较少。体表有稀少细毛，前端较多而明显。假头位于腹面前端，须肢长；假头基呈矩形，宽略大于长；具有等长的口下板后毛和须肢后毛各1对。口下板顶端达须肢第1节前缘或第3节中部；中部齿式为2∣2。顶突发达，端钝。颊叶呈四边形或三角形，与顶突或相连或分离，雌蜱不明显。生殖孔位于足Ⅰ基节后缘水平，雌蜱呈横裂状，雄蜱近半圆形。肛前沟向前呈弧形突出。肛后横沟窄而深，向后侧方伸展，与肛后中沟相交的上部为钝角。肛后中沟宽而深，其后半段宽，末端达体后缘。气门板小，呈新月形，位于足Ⅳ基节背侧方。眼付缺。足细长，足Ⅰ、Ⅱ基节略分开，其余者相互靠近；足Ⅰ跗节背缘有3或4个瘤突，亚端瘤突明显；足Ⅱ跗节的亚瘤突尤为明显，背缘的其他两个瘤突则不明显；足Ⅲ、Ⅳ跗节除亚端瘤突外，近端还有1个不明显的瘤突。爪形态正常，爪垫退化。

【生态习性】寄生于大沙鼠、刺猬等，也侵袭人。

【与疾病关系】该蜱是蜱传回归热的传播媒介之一，且自然感染Q热立克次体。

【**地理分布**】据文献记载，该蜱在国内仅知分布于新疆准噶尔盆地与东疆诸盆地的荒漠和半荒漠地带，国外分布于俄罗斯等国。

（张　伟　巴音查汗·盖力克）

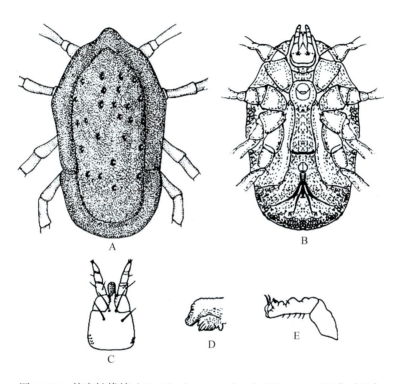

图 2-124　特突钝缘蜱（*Ornithodoros tartakovskyi* Olenev，1931）（♀）
A. 背面；B. 腹面；C. 假头；D. 顶突及颊叶；E. 足 I 跗节

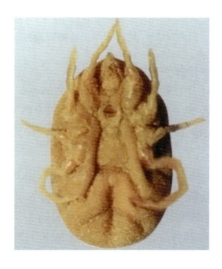

图 2-125　特突钝缘蜱（*Ornithodoros tartakovskyi* Olenev，1931）（♀）腹面

三、纳蜱科（Nuttalliellidae Schulze, 1935）

纳蜱科介于硬蜱科和软蜱科之间，仅1属［纳蜱属（*Nuttalliella* Bedford，1931）］1种（纳马夸纳蜱（图2-126）。其表皮覆盖物高度折叠，形成密集的坑，周围有莲花座状的装饰物，这不同于硬蜱的褶皱或细纹，也不同于软蜱的乳突状或结节状的革质表皮。尽管表皮无盘窝和乳突，但纳蜱与软蜱比较相似。纳蜱最显著的特征是有一个假盾区（与硬蜱相似），该区没硬蜱盾区一般光滑、坚硬，其表皮覆盖物与躯体表皮一致呈折叠状。足Ⅰ和Ⅱ的基节与转节之间由球窝关节相连，这在其他蜱中是没有的，在蜱螨中可能也是独一无二的。无眼、气门板、生殖沟、背腹沟、缘垛等结构，与硬蜱和软蜱具有区别。须肢与硬蜱相似，突出于蜱体前端，分3节，其顶节陷藏于第2节凹内。部分纳蜱的特性与软蜱相似，有些与硬蜱相似，还有些是特有的，隶属于纳蜱科，其演化史不详。

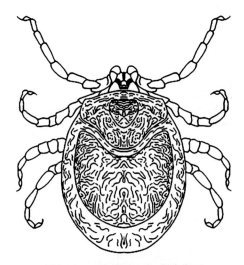

图 2-126 纳蜱（♀）成蜱背面

纳马夸纳蜱 *Nuttalliella namaqua* Bedford, 1931

纳马夸纳蜱是Bedford 1931年在南非开普省（Cape Province）的纳马夸兰（Namagualand）发现的，共18个雌蜱、3个若蜱，由此建立了纳蜱属，1935年建立了纳蜱科。

【种名】纳马夸纳蜱（*Nuttalliella namaqua* Bedford，1931）。

【图序】图 2-127，图 2-128。

【分类地位】蜱总科（Ixodoidea）、纳蜱科（Nuttalliellidae）、纳蜱属（*Nuttalliella*）。

【形态特征】雌蜱：假头基无刚毛。须肢分为4部分，第一部分为大块形结构，表面有5根刚毛，内表面微凹，形成一个食槽；第二部分起始于第一部分边缘，小于第一部分的半径，表面有5根刚毛；第三部分起始于第二部分，较短，支撑起第四部分，表面无刚毛；第四部分表面有一簇刚毛约15根。口下板背面具有带有内外趾的螯角；口下板顶端钝圆，有13枚较大的齿，从上至下排列成两行，最下面一行齿较大；齿式不确定，发育不完全的小齿分布于其顶端,有一对刚毛。气门板呈多孔形,其结构与若蜱和雄蜱有差异。

雄蜱:蜱体呈卵圆形,体后缘至须肢前段大小约为1.66mm×1.44mm。假头侧面与足Ⅰ基节相邻。新鲜蜱,其足呈橘黄色,体边缘呈微黄色,其假盾区有华丽的花纹,在黑色背景下带有橘黄色的斑点;背部假盾区长约1.44mm、宽约1.03mm,呈不规则的矩形,约占背部中心区域的62%;假盾区边缘与蜱体前边缘有明显的分界线,与虫体边缘平行,并向后汇聚形成一个半圆形内缘。蜱体表隆起,形成不规则的网状结构,呈若干小隔。无眼。假盾区表面高度盘绕,形成密集的凹面,周围被环状凸起环绕。蜱体腹面的覆盖物、表面结构与背面相似。生殖孔位于足Ⅰ基节之间,呈横向裂口状,长约0.085 mm,宽约0.036 mm,其外边缘呈锯齿状。腹中板从足Ⅱ基节延伸至肛前沟。肛前沟位于肛门前缘,呈弧形,由许多明显的密集小齿组成。肛门位于蜱体后缘,每个肛瓣上约有17根刚毛。假头基呈长亚三角形,其腹面被足Ⅰ基节遮挡。须肢长0.17mm、宽1.66mm,第2节具有1根铲状腹侧鞘,延伸至须肢第4节之前,形成一个沟槽状结构;须肢第4节具有12根刚毛,其中7根在其顶端。口下板螯角上具有小齿,螯角基部分支成约0.064mm的杆状结构。足与雌蜱类似,呈细长珠状。足Ⅰ基节起始于蜱体前缘,与假头紧密相连。足Ⅱ基节与足Ⅰ基节相邻,足Ⅱ与足Ⅲ、足Ⅲ与足Ⅳ相互分离;足与躯体借助球头与球窝关节相连。气门板位于足Ⅳ基节后外侧,呈孔板状,气门板结构与雌蜱及若蜱有明显区别。

【生态习性】幼蜱、雌蜱寄生于石龙子、壁虎、环尾蜥等爬行动物和蹄兔、老鼠、鼹鼠等小型哺乳动物及鸟类。

【与疾病关系】未见相关研究报道。

【地理分布】分布于南非、纳马夸兰、坦桑尼亚、纳米比亚等地区的沿海和内陆地区。

(张 伟 李朝品 刘丹丹)

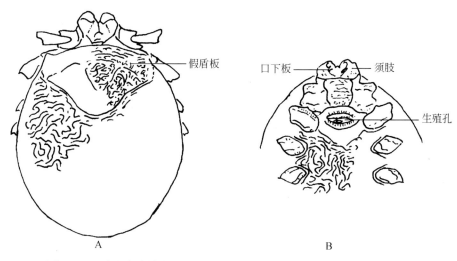

图2-127 纳马夸纳蜱(*Nuttalliella namaqua* Bedford,1931)(♀)
A.成蜱背部;B.成蜱腹面前端

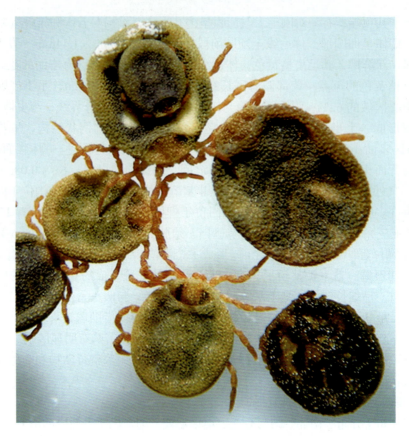

图 2-128　纳马夸纳蜱（*Nuttalliella namaqua* Bedford，1931）

参 考 文 献

邓国藩 . 1978. 中国经济昆虫志（第 15 册）·蜱螨目·蜱总科 . 北京：科学出版社 .

邓国藩，姜在阶 . 1991. 中国经济昆虫志（第 39 册）·蜱螨亚纲·硬蜱科 . 北京：科学出版社 .

郭凯飞 . 2015. 云南省蜱的地理分布和区系分析 . 西南林业大学硕士学位论文 .

李朝品 . 2009. 医学节肢动物学 . 北京：人民卫生出版社 .

陆宝麟 . 1982. 中国重要医学动物鉴定手册 . 北京：人民卫生出版社，805-819.

陆宝麟，吴厚永 . 2003. 中国重要医学昆虫分类与鉴别 . 郑州：河南科学技术出版社，652-713.

孟阳春，李朝品，梁国光 . 1995. 蜱螨与人类疾病 . 合肥：中国科学技术大学出版社 .

秦占科 . 2017. 古尔班通古特沙漠南缘硬蜱及携带环形泰勒虫的调查 . 石河子大学硕士学位论文 .

秦志辉，李朝品，周洪福 . 1996. 安徽沿淮丘陵地带发现波斯锐缘蜱 . 蛛形学报，（1）：55.

宋明昌 . 2004. 中国口岸常见医学媒介生物鉴定图谱 . 天津：天津科学技术出版社 .

陶宁，柴强，李朝品 . 2017. 安徽淮南发现卵形硬蜱 . 中国血吸虫病防治杂志，29（5）：647，659.

王冰洁 . 2016. 新疆璃眼蜱种属鉴定、进化分析及其携带泰勒虫的分子检测 . 新疆农业大学硕士学位论文 .

谢小婉，刘世芳，杜兰兰，等 . 2018. 新疆优势种小亚璃眼蜱龄期超微结构的观察与鉴定 . 中国预防兽医学报，40（4）：357-360.

于心，叶瑞玉，龚正达 . 1997. 新疆蜱类志 . 乌鲁木齐：新疆科技卫生出版社 .

Apanaskevich DA, Filippova NA, Horak IG. 2010. The genus *Hyalomma* Koch, 1844. X. Redescription of all parasitic stages of H. (*Euhyalomma*) *scupense* Schulze, 1919 (=*H. detritum* Schulze) (Acari: Ixodidae) and notes on its biology. Folia Parasitologica, 57 (1): 69-78.

Krantz GW, Walter DE. 2009. A Manual of Acarology. 3rd ed. Lubbock: Texas Technology University Press.

Latif AA, Putterill JF, de Klerk DG, et al. 2012. *Nuttalliella namaqua* (Ixodoidea: Nuttalliellidae): First Description of the Male, Immature Stages and Re-Description of the Female. PLoS ONE, 7 (7): e41651.

第三章 革　螨

革螨（gamasid mite）是一个十分庞大的节肢动物类群。在动物分类上，目前多倾向于将革螨归入蜱螨亚纲（Acari）、寄螨目（Parasitiformes）、中气门亚目（Mesostigmata）中的革螨股（Gamasina），其下分许多总科和科。革螨种类繁多，我国仅皮刺螨总科（Dermanyssoidea）的革螨就达300余种。与医学有关的革螨种类主要集中在厉螨科（Laelaptidae）、皮刺螨科（Dermanyssidae）和巨刺螨科（Macronyssidae）等。

革螨成螨足4对，呈卵圆形，黄褐色，长度多为0.2～0.5mm（大者可达1.5～3.0mm）。颚体位于躯体前端。螯肢由螯杆和螯钳组成，雄螨螯肢演变为导精趾。须肢长棒状。多数种类躯体腹面前缘具叉形胸叉。雌螨腹面有几块骨板，雄螨腹面的骨板常愈合为一块全腹板。雌螨生殖孔位于胸板之后，雄螨生殖孔位于胸板前缘。有1对气门，位于第Ⅲ、Ⅳ对足基节间的外侧，向前延伸形成气门沟（图3-1）。躯体背面有背板1～2块，革螨背板上的刚毛数量、形态及排列是重要的分类依据（图3-2）。多数体表寄生性革螨种类，其自然种群以雌螨数量占绝对优势，雄螨难以采集到，革螨分类鉴定主要以雌螨形态为主要依据（图3-3）。

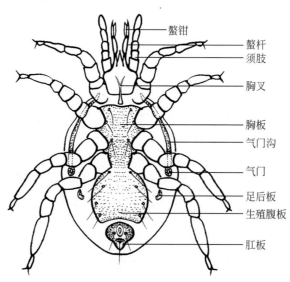

图3-1　革螨（♀）腹面观

革螨生活史分为卵（egg, ovum）、幼螨（larva）、前若螨（第一若螨，protonymph）、后若螨（第二若螨，deutonymph）和雌雄成螨（adult）5个基本时期（图3-4）。大多数革螨是自生生活。少数革螨是寄生生活，多数寄生在宿主体表，少数寄生于宿主体内（鼻

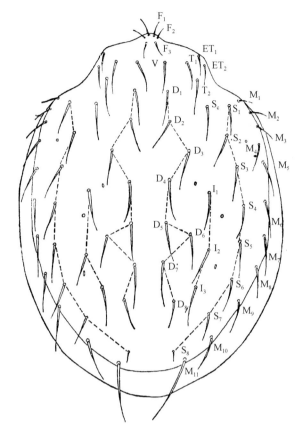

图 3-2 革螨背板及毛序

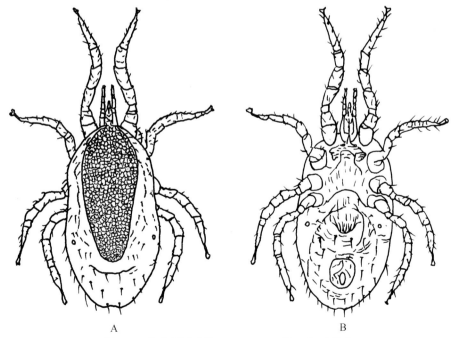

图 3-3 鸡皮刺螨（*Dermanyssus gallinae*）（♀）
A. 背面观；B. 腹面观

腔、呼吸道、外耳道、肺部等）。体表寄生性革螨食性比较复杂，有的专性吸血，有的兼性吸血。体表寄生革螨的宿主范围广泛，包括哺乳类、鸟类、爬行类、两栖类及无脊椎动物，哺乳动物宿主以鼠类为主。革螨叮刺吸血可造成局部皮肤损害（包括过敏性损害），产生炎症性损害，称为革螨皮炎。少数体内寄生革螨偶尔侵入人体，可引起各种螨病（螨源性疾病），如肺刺螨属（*Pneumonyssus*）的革螨寄生肺部引起肺螨病等。鼠类体表寄生的革螨可以传播立克次体痘（rickettsia pox），可以作为肾综合征出血热（hemorrhagic fever with renal syndrome，HFRS）的潜在传播媒介。此外，革螨尚被怀疑与森林脑炎、Q 热、地方性斑疹伤寒及兔热病等 20 多种疾病的传播有关。

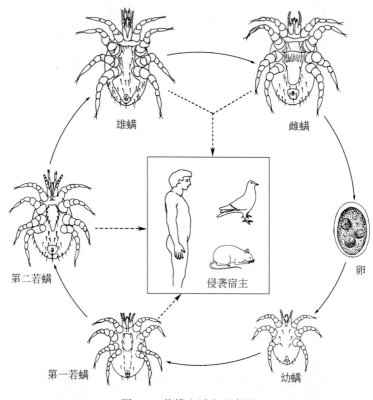

图 3-4　革螨生活史示意图

一、厉螨科（Laelapidae Berlese, 1892）

厉螨科螨类螯钳多为钳状（少数为剪状），具齿或不具齿。口下板毛 3 对。叉毛一般为 2 分叉。背板 1 块，覆盖背面大部分。生殖腹板大小不一，水滴状、囊状或其他形状。气门沟发达程度不一，典型种类很发达且长，但少数种类付缺。胸叉发达，具叉丝。胸板刚毛一般为 3 对，或具若干根副刚毛。有些种类足基节上有距状毛或隆突；无后跗节。雄螨腹面为一整块全腹板，很少分裂为胸殖腹板和肛板；其螯钳一般演变为导精趾（少数例外）。营自由生活，兼性寄生或专性寄生。

厉螨科包括9个亚科，即厉螨亚科（Laelapinae）、血革螨亚科（Haemogamasinae）、下盾螨亚科（Hypoaspidinae）、赫刺螨亚科（Hirstionyssinae）、鼠刺螨亚科（Myonyssinae）、拟伊螨亚科（Iphiopsinae）、蜂伊螨亚科（Melittiphinae）、阿厉螨亚科（Alphalaelapinae）和拟厉螨亚科（Pseudolaelapinae）。其中，以厉螨亚科、血革螨亚科、下盾螨亚科和赫刺螨亚科种类最多，也最常见。我国已知有5个亚科，除常见的4个亚科外，还记录有鼠刺螨亚科。

1. 纳氏厉螨 *Laelaps nuttalli* Hirst, 1915

纳氏厉螨是Hirst（1915）首先命名的一种革螨，经常出现在各种鼠类等小型哺乳动物的体表及巢穴，是鼠类等宿主动物体表常见的体表寄生虫之一。

【种名】纳氏厉螨（*Laelaps nuttalli* Hirst，1915）。

【图序】图3-5。

【分类地位】皮刺螨总科（Dermanyssoidea）、厉螨科（Laelapidae）、厉螨亚科（Laelapinae）、厉螨属（*Laelaps*）。

【形态鉴别】纳氏厉螨的分类鉴定以雌螨形态特征为主要依据。雌螨平均大小约为610μm×440μm。钳齿内缘具齿，动趾长于定趾，钳齿毛末端弯曲，呈烟斗状。背板几乎覆盖整个背部，具刚毛39对，M_{11}长度约为S_8的3.4倍，S_6仅为S_7之半。胸板宽、大、长，后缘凹入，具3对胸毛，St_1最短，隙孔2对。胸后板梭形，具1根刚毛。生殖腹板在足Ⅳ基节后膨大，后端较平，具刚毛4对，Vl_4间距与Vl_1间距几乎相等。肛板倒梨形，前缘较平，肛侧毛（Ad）位于肛门后缘水平，末端达肛后毛（PA）基部。气门沟前端延伸至足Ⅰ基节后部。腹表皮有毛约9对。雄螨平均大小约为493μm×319μm。导精趾端部较尖。背板几乎覆盖整个背部，背毛同雌螨。全腹板在基节Ⅳ后膨大，板上有肛毛3根和刚毛10对，气门沟前端延伸至基节Ⅱ前部。后若螨具4对足，背板1块，背板几乎覆盖整个背部，背毛同成螨。胸板上具4对胸毛。气门及其附属结构与成螨相似。前若螨具4对足，背板2块（其间有若干岛状小骨板），胸板上具3对胸毛，气门沟及气门板很短。幼螨具3对足，躯体无骨板，气门及其附属结构均无，用体表呼吸。呈卵圆形或椭圆形。

【生态习性】纳氏厉螨属于兼性体表寄生虫，经常出现在鼠类等小型哺乳动物的体表及窝巢（宿主窝巢中往往更多），宿主动物广泛，宿主特异性比较低。目前已经记载的宿主动物有褐家鼠、黄胸鼠、黑家鼠、黄毛鼠、大足鼠、斯氏家鼠（东亚屋顶鼠）、小家鼠、卡氏小鼠、锡金小鼠、社鼠（刺毛灰鼠）、针毛鼠（刺毛鼠）、安氏白腹鼠（白腹鼠）、黑线姬鼠、齐氏姬鼠（高山姬鼠）、中华姬鼠（龙姬鼠）、大耳姬鼠、大林姬鼠、小林姬鼠、板齿鼠（印度板齿鼠）、青毛鼠、大泡硕鼠、黑腹绒鼠、大绒鼠、西南绒鼠（短耳绒鼠）、滇绒鼠（云南绒鼠）、巢鼠（小巢鼠）、赤腹松鼠（红腹松鼠）、大臭鼩（臭鼩）、灰麝鼩、白尾梢麝鼩（长尾大麝鼩）、四川短尾鼩（短尾鼩）、多齿鼩鼱（长吻鼩鼱）、树鼩（贝氏树鼩）、藏鼠兔等，其中最常见的宿主动物是褐家鼠、黄胸鼠、黑家鼠、黄毛鼠、大足鼠、斯氏家鼠、小家鼠、社鼠、针毛鼠等。尽管纳氏厉螨十分常见，但关于该螨的研究并不多，目前对该螨生态习性的了解还十分有限。

【与疾病关系】纳氏厉螨经常生活在鼠类等小型哺乳动物的体表及其窝巢，分布很广，但其医学意义尚不清楚。

【地理分布】纳氏厉螨是世界性广布种，亚洲、欧洲、非洲、美洲和大洋洲等均有分布。该螨在我国分布十分广泛，如广东、广西、海南、福建、重庆、云南、四川、贵州、湖南、湖北、江苏、吉林、黑龙江、香港、台湾等地。在国外，日本、朝鲜、韩国、印度、马来西亚、俄罗斯、埃及、美国和澳大利亚等国有该螨分布。

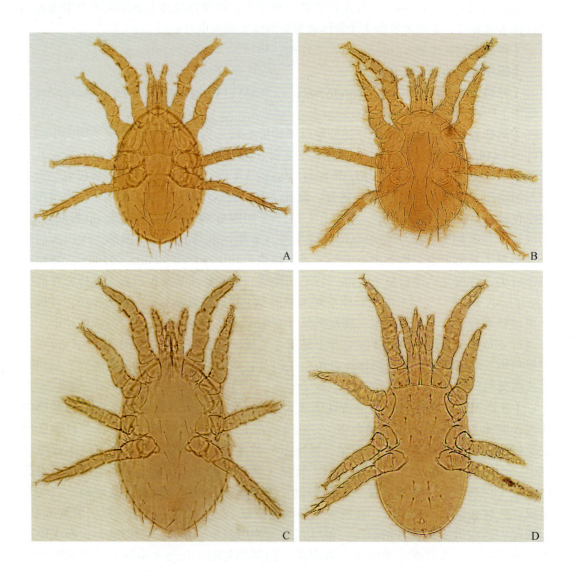

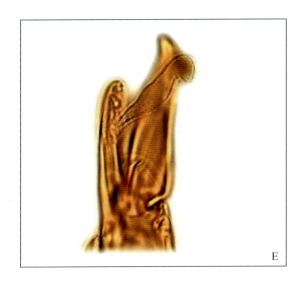

图 3-5 纳氏厉螨（*Laelaps nuttalli* Hirst，1915）
A. ♀；B. ♂；C. 后若螨；D. 前若螨；E. 钳齿毛

2. 毒厉螨 *Laelaps echidninus* Berlese, 1887

毒厉螨是 Berlese（1887）首先命名的一种革螨。Strandtmann 和 Mitchell（1963）曾将该螨归入棘厉螨属（*Echinolaelaps*），并将该螨改称为毒棘厉螨（*Echinolaelaps echidninus* Strandtmann et Mitchell, 1963），但并没有得到广泛认可，目前多数文献仍然坚持毒厉螨（*Laelaps echidninus*）这一学名。毒厉螨经常出现在各种鼠类等小型哺乳动物的体表及巢穴，常与纳氏厉螨共存，是鼠类等动物体表常见的体表寄生虫之一。

【种名】毒厉螨（*Laelaps echidninus* Berlese，1887）。

【图序】图 3-6。

【同种异名】毒棘厉螨（*Echinolaelaps echidninus* Strandtmann et Mitchell，1963）。

【分类地位】皮刺螨总科（Dermanyssoidea）、厉螨科（Laelapidae）、厉螨亚科（Laelapinae）、厉螨属（*Laelaps*）。

【形态鉴别】毒厉螨属于大型螨类，雌螨平均大小约为 1243μm×881μm，卵圆形，深棕色。螯肢发达呈钳状，钳齿毛较细长。背板几乎覆盖整个背部，板上刚毛 39 对，皆呈针状。胸板长大于宽，具刚毛 3 对，隙孔 2 对。胸后板呈水滴状，具刚毛 1 根。生殖腹板两侧在 VI_1 之后极为膨大，后缘向内深凹，具 4 对刚毛，VI_1 间距较 VI_4 间距小。生殖腹板与肛板间距小于肛门之长，呈一狭沟。肛板前端宽圆，后端尖窄，肛侧毛（Ad）位于肛门后端水平之后，其末端达肛后毛（PA）基部，肛后毛较肛侧毛明显粗长。足后板小，水滴状。气门沟前端达足Ⅰ基节的后部。雄螨螯钳无齿突，导精趾较宽。背板几乎覆盖整个背部，背毛 39 对。全腹板在足Ⅳ基节后明显膨大，板上除围肛毛外，具刚毛 10 对；胸区具刚毛 4 对，隙孔 3 对；生殖腹区具刚毛 6 对。气门沟延伸至足Ⅱ基节前缘。

【生态习性】毒厉螨属于兼性体表寄生虫，兼性吸血，常与纳氏厉螨同时出现在鼠类等小型哺乳动物的体表及窝巢（宿主窝巢中往往更多），宿主动物广泛，宿主特异性比较低。目前已经记载的宿主动物有褐家鼠、黄胸鼠、黑家鼠、黄毛鼠、大足鼠、东亚屋顶鼠、小家鼠、卡氏小鼠、锡金小鼠、社鼠、针毛鼠、安氏白腹鼠、黑线姬鼠、齐氏姬鼠、大耳姬鼠、中华姬鼠、小林姬鼠、印度板齿鼠、大绒鼠、青毛鼠、巢鼠、赤腹松鼠、大泡硕鼠、小泡巨鼠、大臭鼩、灰麝鼩、白尾梢麝鼩、短尾鼩、坚实猪獛（毛獛）和树鼩等，最常见的宿主动物与纳氏厉螨相似（见纳氏厉螨）。毒厉螨常孳生于鼠类窝巢内，尤其是窝草下面的浮土上。可吸食血液或寄主伤口的渗出液或其他分泌液。该螨为卵胎生（ovoviviparity），直接产幼虫，雌螨吸血后每次产一幼螨。幼螨不摄食，不太活动。前若螨和后若螨均需取食。在25℃时，由幼螨发育至成螨平均需时11～12天。雌螨可进行孤雌生殖（parthenogenesis），其子代均为雄螨。

【与疾病关系】毒厉螨是鼠类寄生原虫（*Hepatozoon muris*）的中间宿主。国内外曾

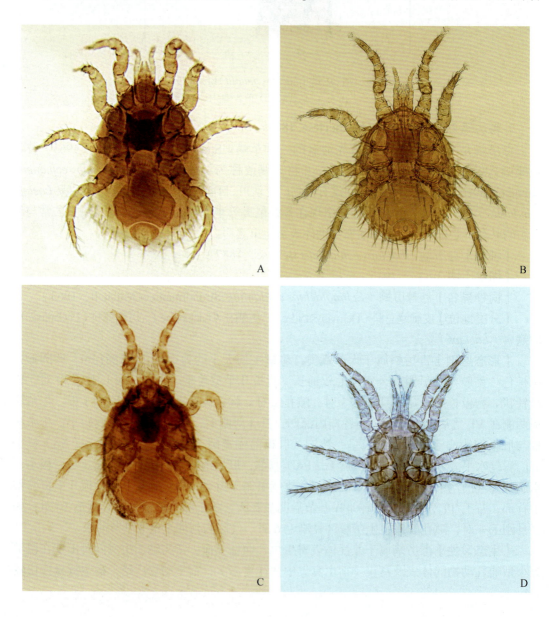

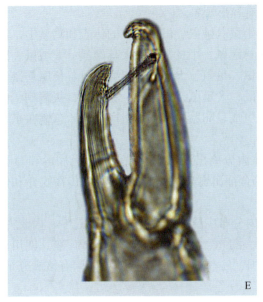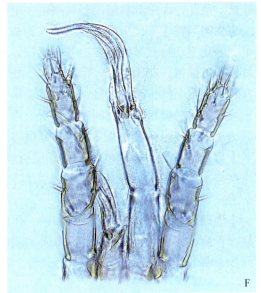

图 3-6 毒厉螨（*Laelaps echidninus* Berlese，1887）
A～C. ♀；D. ♂；E.（♀）钳齿毛；F.（♂）导精趾

先后从毒厉螨体内分离出鼠疫耶尔森菌（鼠疫杆菌）、恙虫病东方体（恙虫病立克次体）、莫氏立克次体（地方性斑疹伤寒病原体）、Q热立克次体、立克次体痘病原体、伪结核杆菌、钩端螺旋体和汉坦病毒（肾综合征出血热病原体）等。该螨除了可以叮咬人体引起皮炎外，还可能是肾综合征出血热（HFRS）的潜在传播媒介和储存宿主。

【地理分布】毒厉螨是世界性广布种，常与纳氏厉螨同地域分布，分布范围与纳氏厉螨相似。

3. 耶氏厉螨 *Laelaps jettmari* Vitzthum, 1930

耶氏厉螨是 Vitzthum（1930）首先命名的一种革螨，经常出现在各种鼠类等小型哺乳动物的体表及巢穴，是鼠类等动物体表常见的体表寄生虫之一。

【种名】耶氏厉螨（*Laelaps jettmari* Vitzthum，1930）。

【图序】图 3-7。

【同种异名】巴氏厉螨（*Laelaps pavlovskyi* Zachvatkin，1948）；淮河厉螨（*Laelaps huaihoensis* Wen，1962）。

【分类地位】皮刺螨总科（Dermanyssoidea）、厉螨科（Laelapidae）、厉螨亚科（Laelapinae）、厉螨属（*Laelaps*）。

【形态鉴别】耶氏厉螨雌螨平均大小约为 723μm×565μm，螯钳内缘具齿，钳齿毛不明显。背板几乎覆盖整个背面，S_8 极细小，长度仅为 M_{11} 的 1/5。胸板前缘中部凸出，后缘内凹，具后庇，胸毛 3 对，隙孔 2 对。胸后板梭形，具 1 根刚毛。生殖腹板在足Ⅳ基节之后略膨大，具刚毛 4 对，Vl_1 间距大于 Vl_4 间距。肛板呈倒梨形，Ad 细短，约等于肛门之长。气门沟短，前端约达足Ⅱ基节中部。腹表皮毛 10 对左右，近体后缘的较长。足Ⅰ～Ⅲ基节腹面各具一根刺状毛。雄螨全腹板具 9 对刚毛（肛毛除外）和 3 对隙孔，Ad 与肛门约等长。足Ⅱ～Ⅳ跗节具粗短刺状刚毛。雄螨有异形现象。

【生态习性】耶氏厉螨经常出现在野鼠（姬鼠、绒鼠、田鼠等）的体表和窝巢中。目前记载的宿主动物有黑线姬鼠、齐氏姬鼠、大林姬鼠、小林姬鼠、大耳姬鼠、大绒鼠、黑腹绒鼠、滇绒鼠、莫氏田鼠、沼泽田鼠、松田鼠、巢鼠、大仓鼠、黑线仓鼠、长尾仓鼠、棕背䶄、卡氏小鼠、锡金小鼠、黄胸鼠、褐家鼠、大足鼠、小家鼠、臭鼩鼱、灰麝鼩、白尾梢麝鼩、喜马拉雅旱獭、间颅鼠兔等。耶氏厉螨是卵胎生，可直接产幼螨。该螨在东北地区一年中的数量高峰在9月，呈单峰型。

【与疾病关系】国内外先后从耶氏厉螨体内分离出汉坦病毒、森林脑炎病毒和Q热立克次体。该螨可以叮咬人体，被认为是肾综合征出血热（HFRS）的潜在传播媒介和储存宿主。

【地理分布】该螨是世界性广布种，在国内分布广泛，黑龙江、吉林、辽宁、内蒙古、宁夏、青海、河北、山东、山西、江苏、安徽、湖北、湖南、福建、台湾、广东、四川、贵州和云南等地均有分布。在国外，朝鲜、韩国、日本、蒙古国和俄罗斯等国有该螨分布。

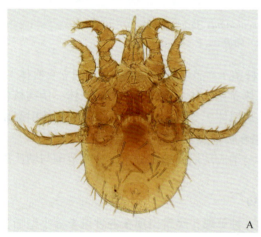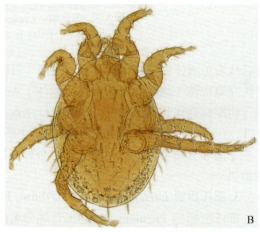

图 3-7　耶氏厉螨（*Laelaps jettmari* Vitzthum，1930）
A. ♀；B. ♂

4. 土尔克厉螨 *Laelaps turkestanicus* Lange, 1955

土尔克厉螨是 Lange（1955）首先命名的一种革螨，经常出现在各种鼠类等小型哺乳动物的体表及巢穴，是鼠类等动物体表常见的体表寄生虫之一。

【种名】土尔克厉螨（*Laelaps turkestanicus* Lange，1955）。

【图序】图3-8。

【分类地位】皮刺螨总科（Dermanyssoidea）、厉螨科（Laelapidae）、厉螨亚科（Laelapinae）、厉螨属（*Laelaps*）。

【形态鉴别】土尔克厉螨雌螨平均大小为587μm×384μm，螯钳内缘具齿，定趾较动趾短，钳齿毛末端稍膨大。背板几乎覆盖整个背面，S_8细小，长度仅为M_{11}的1/6。胸板前缘略平直，后缘内凹，具等长刚毛3对及隙孔2对。胸后板梭形，具刚毛1根。生殖腹板后半部增宽，具 4 对刚毛，Vl_1 间距等于或略大于 Vl_4 间距。肛板倒梨形，Ad 短，末端未达 PA 毛基。气门沟前端达足 I 基节后缘。足后板略呈肾形。腹表皮毛约 9 对。足 I 基节腹后缘具粗刺状刚毛 2 根，这是鉴定本种的重要特征之一，足 II、III 基节各具 1 根粗刺状刚毛。雄螨背板几乎覆盖整个背部，S_8 细小，长仅为 S_7 的 1/8～1/5。全腹板在足 IV 基节后膨大。Ad 约与肛门纵径等长，PA 针状，长度为 Ad 的 1.5～2.5 倍。腹表皮毛 5 对。气门沟前端达足 I 基节后部。

【生态习性】土尔克厉螨经常出现在鼠类等小型哺乳动物的体表及窝巢，宿主范围很广，宿主特异性较低。目前记载的宿主动物有青毛鼠、社鼠、针毛鼠、安氏白腹鼠、四川白腹鼠、灰腹鼠、黑线姬鼠、齐氏姬鼠、小林姬鼠（林姬鼠）、大林姬鼠、中华姬鼠（龙姬鼠）、大耳姬鼠、澜沧江姬鼠、大绒鼠、黑腹绒鼠、褐家鼠、黄胸鼠、黄毛鼠、东亚屋顶鼠、大足鼠、卡氏小鼠、锡金小鼠、小家鼠、小泡灰鼠、大泡硕鼠、云南攀鼠、赤腹松鼠、珀氏长吻松鼠、橙足鼯鼠、麻背大鼯鼠（云南大鼯鼠）、飞鼠、灰鼯鼠、猪尾鼠、灰麝鼩、大臭鼩、白尾梢麝鼩、中麝鼩、短尾鼩、鼩猬、树鼩、黄腹鼬、乌鸦等。

【与疾病关系】曾从其体内分离出恙虫病东方体，但与医学的关系尚不清楚。

【地理分布】土尔克厉螨是世界性广布种，我国的河北、江苏、湖南、福建、台湾、广东、海南、广西、四川、贵州和云南等地有分布报道。国外俄罗斯等地有分布报道。

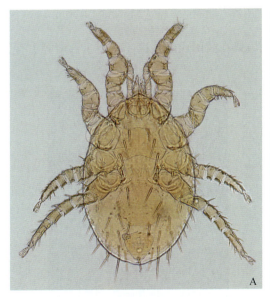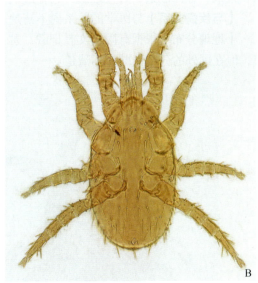

图 3-8　土尔克厉螨（*Laelaps turkestanicus* Lange，1955）
A. ♀；B. ♂

5. 贫毛厉螨 *Laelaps paucisetosa* Gu et Wang, 1981

贫毛厉螨是我国学者顾以铭和王菊生（1981）首先命名的一种革螨，主要出现在锡金小鼠等野鼠的体表及巢穴。

【种名】贫毛厉螨（*Laelaps paucisetosa* Gu et Wang，1981）。

【图序】图 3-9。

【分类地位】皮刺螨总科（Dermanyssoidea）、厉螨科（Laelapidae）、厉螨亚科（Laelapinae）、厉螨属（Laelaps）。

【形态鉴别】贫毛厉螨的雌螨体型小，平均大小约为469μm×362μm。体呈宽卵圆形，骨化强，深棕色。螯肢发达，定趾具1齿，动趾具2齿；钳齿毛基部较细，前部略粗大，末端弯折。背板几乎覆盖整个背部，背毛35对，缺D_7和3对间毛，毛皆呈针状，位于板中部的较周围的细小，尤以$S_{6\sim8}$与D_8为最小。胸板前缘微凸，后缘凹入，具后庇，3对胸毛约等长，隙孔2对。胸后板纺锤形。生殖腹板花瓶状，Vl_2水平最宽，后端宽圆，板上4对刚毛约等长，Vl_1间距稍大于Vl_4。肛板近正三角形，侧角钝圆，肛门位于板中央，Ad位肛门中横线之后，较PA稍粗。足后板卵圆形。气门沟延伸至足Ⅰ基节后侧。雄螨卵圆形，螯肢定趾细长，超过导精趾长之半。背板几乎覆盖整个背部，背毛35对（同雌螨），全腹板在足Ⅳ基节后极度膨大，侧角尖锐，板上除围肛毛外具刚毛9对，隙孔3对，Ad较PA略粗。气门沟延至足Ⅰ基节后方。前若螨卵圆形，前窄后宽，背板2块，前背板长而大，具11对毛；后背板短小，具8对毛，S_8很小，仅为M_{11}的1/6。两背板间有4对小骨板和4对刚毛。胸板舌状，胸毛3对。肛板前部宽圆，肛门以后缩窄，并向内凹。

【生态习性】贫毛厉螨常见于锡金小鼠的体表和窝巢，具有一定的宿主特异性。目前记载的宿主动物有锡金小鼠、卡氏小鼠、小家鼠、黄胸鼠、大足鼠、褐家鼠、社鼠、针毛鼠、巢鼠、齐氏姬鼠、大耳姬鼠、大林姬鼠、澜沧江姬鼠、大绒鼠、黑尾鼠等。

【与疾病关系】与医学的关系尚不清楚。

【地理分布】根据有限的文献记载，贫毛厉螨在我国西南地区（贵州、云南等）有分布，但在国外的分布情况尚不清楚。

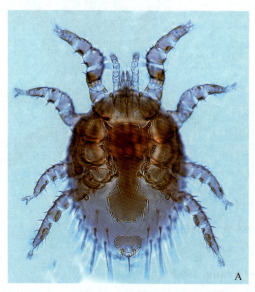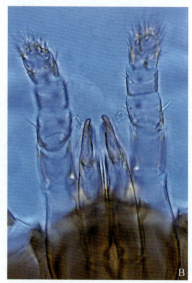

图 3-9　贫毛厉螨（*Laelaps paucisetosa* Gu et Wang,1981）
A. ♀；B.（♀）螯钳

6. 阿尔及利厉螨 *Laelaps algericus* Hirst, 1925

阿尔及利厉螨是 Hirst 在 1925 年首先命名的一种革螨，经常出现在各种鼠类等小型哺乳动物的体表及巢穴，是鼠类等动物宿主体表常见的体表寄生虫之一。

【种名】阿尔及利厉螨（*Laelaps algericus* Hirst，1925）。

【图序】图3-10。

【同种异名】阿尔及利亚厉螨（*Laelaps algericus* Hirst，1925）。

【分类地位】皮刺螨总科（Dermanyssoidea）、厉螨科（Laelapidae）、厉螨亚科（Laelapinae）、厉螨属（*Laelaps*）。

【形态鉴别】阿尔及利厉螨分类鉴定以雌螨形态特征为主要依据。雌螨体长655μm、宽489μm。螯钳具齿，动趾长34μm。背板完全覆盖背部，背毛39对，$S_8:M_{11}$为1∶2.4，背板的边缘几丁质加厚，呈深色带，此为本种的重要特征之一。胸板前缘较平直，后缘内凹，长120μm，最窄处157μm，具胸毛3对及隙孔2对。生殖腹板两侧略膨大，在Vl_3处最宽，Vl_1间距与Vl_4间距略等。肛板前端较平直，111μm×116μm，Ad位于肛门后缘水平，其末端达到或略超过PA毛基；PA较Ad为粗长。气门沟前端达足Ⅰ基节后部。足Ⅰ~Ⅲ基节腹后缘各具1根粗刺状刚毛。

【生态习性】阿尔及利厉螨经常出现在鼠类等小型哺乳动物的体表及窝巢，是常见的体表寄生虫。目前记载的宿主动物有卡氏小鼠、小家鼠、锡金小家鼠、黄胸鼠、褐家鼠、大足鼠、巢鼠、青毛鼠和大林姬鼠等。

【与疾病关系】据文献记载，曾经从阿尔及利厉螨体内分离出土拉弗朗西斯菌和淋巴脉络丛脑膜炎的病原体。

【地理分布】阿尔及利厉螨是世界性广布种，我国辽宁、新疆、宁夏、山西、福建、贵州、云南等地有分布。在国外，阿尔及利亚、埃及、俄罗斯等地有分布记载。

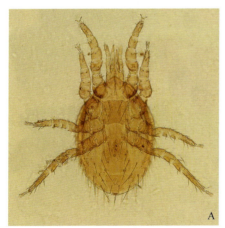 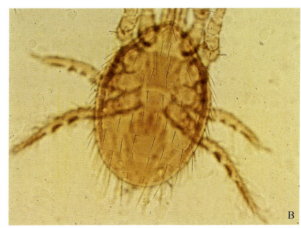

图3-10　阿尔及利厉螨（*Laelaps algericus* Hirst，1925）（♀）

A.腹面；B.背面

7. 福建厉螨 *Laelaps fukienensis* Wang, 1963

福建厉螨是我国学者王敦清在1963年首先命名的一种革螨，开始命名时叫作福建刺厉螨（*Echinolaelaps fukienensis* Wang，1963）。该螨经常出现在各种鼠类等小型哺乳动物的体表及巢穴，是鼠类等动物宿主体表常见的体表寄生虫之一。

【种名】福建厉螨（*Laelaps fukienensis* Wang，1963）。

【图序】图3-11。

【同种异名】福建刺厉螨或福建棘厉螨（*Echinolaelaps fukienensis* Wang，1963）。

【分类地位】皮刺螨总科（Dermanyssoidea）、厉螨科（Laelapidae）、厉螨亚科（Laelapinae）、厉螨属（*Laelaps*）。

【形态鉴别】福建厉螨分类鉴定以雌螨形态特征为主要依据。雌螨卵圆形，长1087μm，宽867μm，黄褐色。螯肢发达，上具发达的齿，定趾上的钳齿毛较短。背板

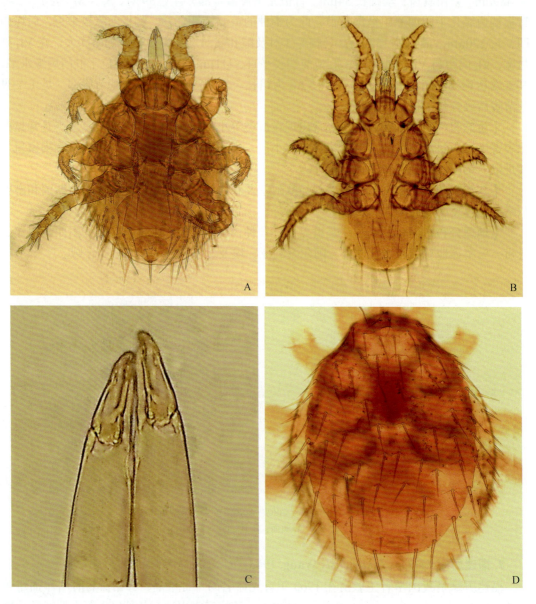

图3-11 福建厉螨（*Laelaps fukienensis* Wang，1963）
A. ♀；B. ♂；C.（♀）螯钳；D.（♀）背板

几乎覆盖整个背部，长 940μm，宽 650μm，板上具 39 对针状刚毛，S_8 长 65μm，M_{11} 长 153μm。胸板长度 262μm，大于宽度 217μm，板上具 3 对针状刚毛和 2 对隙孔。胸后板近水滴状，具 1 根刚毛。生殖腹板在足Ⅳ基节后极为膨大，最宽处 360μm，大于其长度 352μm，其后缘略向上方凹进。板上具 4 对刚毛，Vl_3 水平处最宽，Vl_4 位于板的后端。生殖腹板与肛板间距约 48μm。肛板扇形，前缘中部略内凹，大小为 155μm×179μm。肛侧毛较小，位于肛门后缘水平，长 42μm；肛后毛粗大，长 107μm。足后板小。气门沟延伸至足Ⅰ基节中部。各足基节均具 1 根粗刺状刚毛，足Ⅳ基节的较短小。足Ⅰ股节背面具一对长刚毛，其外侧的一根长 211μm。雄螨呈长卵形，长 837μm，宽 570μm。背板几乎覆盖整个背部，大小为 793μm×525μm，具 39 对针状刚毛，S_8 长 65μm，M_{11} 长 159μm，全腹板长 637μm，胸部宽 165μm，足Ⅳ基节后膨大，最宽处达 412μm，板上除围肛毛外尚有 10 对刚毛。肛侧毛长 32μm，肛后毛长 93μm。

【生态习性】福建厉螨经常出现在鼠类等小型哺乳动物的体表及窝巢，是常见的体表寄生虫。目前记载的宿主动物有针毛鼠、社鼠、黄毛鼠、黄胸鼠、褐家鼠、大足鼠、东亚屋顶鼠、锡金小鼠、小家鼠、安氏白腹鼠、四川白腹鼠、小泡灰鼠、黑线姬鼠、齐氏姬鼠、大绒鼠、灰腹鼠、岩松鼠、灰麝鼩、短尾鼩、印度长尾鼩、中华新猬、坚实猪獾、大耳菊头蝠等。常见于山区针毛鼠和社鼠体上，常与毒厉螨混杂寄生在同一宿主体上，其生活习性也与毒厉螨相近似。

【与疾病关系】与疾病传播的关系尚不清楚。

【地理分布】据有限的文献记载，福建厉螨主要分布在我国的福建、云南、贵州等南方地区。该螨在国外的分布情况尚不清楚。

8. 贵州厉螨 *Laelaps guizhouensis* Gu et Wang, 1981

贵州厉螨是我国学者顾以铭和王菊生在 1981 年首先命名的一种革螨。该螨经常出现在各种鼠类等小型哺乳动物的体表及巢穴，是鼠类等动物宿主体表常见的体表寄生虫之一。

【种名】贵州厉螨（*Laelaps guizhouensis* Gu et Wang，1981）。

【图序】图 3-12。

【分类地位】皮刺螨总科（Dermanyssoidea）、厉螨科（Laelapidae）、厉螨亚科（Laelapinae）、厉螨属（*Laelaps*）。

【形态鉴别】贵州厉螨分类鉴定以雌螨形态特征为主要依据。雌螨体长 605μm（579～620μm）、宽 405μm（372～424μm）。螯肢定趾比动趾略短，具 1 齿，动趾 2 齿；钳齿毛细长，端部膨大弯曲如烟斗状。有短小钳基毛和钳基毛簇。背板几乎覆盖整个背部，大小为 575μm（558～600μm）×377μm（352～393μm）；背毛 39 对，除 F 毛较小外，皆呈长针状，毛长超过下一毛的基部。M_{11} 长 83μm（78～86μm），为 S_8 长（29～41μm，平均 34μm）的 2 倍多。胸板长 112μm（107～113μm），最宽处 175μm（168～180μm），前缘较平，在 St_1 前外侧处有一疣状突起，后缘凹入，具后庀。3 对胸毛由前向后长度递增，隙孔 2 对。胸后板纺锤形。生殖腹板前端较细，Vl_1 后膨大，Vl_3 侧最宽 162μm（160～164μm），长 242μm（226～290μm）。板上 4 对刚毛近等长，Vl_1 间距 56μm（53～62μm），约为 Vl_4 间距（90～107μm，平均 98μm）之半。生殖腹板与肛板间距不及肛门长。肛板三角形，

98μm（94～115μm）×93μm（86～103μm），Ad位于肛门后缘水平，长仅为PA之半，较细。足后板长圆形。气门沟达足Ⅱ基节中部稍前，气门板后端具一隙孔。腹表皮毛9对。足Ⅰ、Ⅱ、Ⅲ基节各有一棘状毛。

【生态习性】贵州厉螨经常出现在鼠类等小型哺乳动物的体表及窝巢，是常见的体表寄生虫。目前记载的宿主动物有锡金小家鼠、卡氏小鼠、小家鼠、巢鼠、褐家鼠、黄胸鼠、大足鼠、东亚屋顶鼠、针毛鼠、社鼠、青毛鼠、大林姬鼠、小林姬鼠、齐氏姬鼠、中华姬鼠、澜沧江姬鼠、大绒鼠、昭通绒鼠、短尾鼩、臭鼩鼱、白尾梢麝鼩、美雅游鼩、灰麝鼩、树鼩等。贵州厉螨常见于锡金小家鼠体表，常与贫毛厉螨寄生在同一宿主体。

【与疾病关系】与疾病传播的关系尚不清楚。

【地理分布】据有限的文献记载，贵州厉螨主要分布在我国的贵州、云南等南方地区。该螨在国外的分布情况尚不清楚。

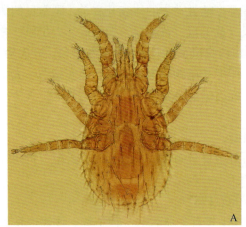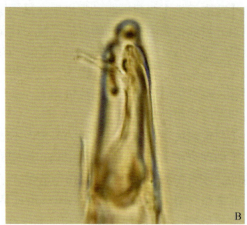

图3-12　贵州厉螨（*Laelaps guizhouensis* Gu et Wang，1981）
A. ♀；B.（♀）螯钳

9. 金氏厉螨 *Laelaps chini* Wang et Li, 1965

金氏厉螨是我国学者王敦清和李贵真在1965年命名的一种革螨，并以我国寄生虫分类学家金大雄教授的姓氏命名。该螨经常出现在各种鼠类等小型哺乳动物的体表及巢穴，是鼠类等动物宿主体表常见的体表寄生虫之一。

【种名】金氏厉螨（*Laelaps chini* Wang et Li，1965）。

【图序】图3-13。

【分类地位】皮刺螨总科（Dermanyssoidea）、厉螨科（Laelapidae）、厉螨亚科（Laelapinae）、厉螨属（*Laelaps*）。

【形态鉴别】金氏厉螨分类鉴定以雌螨形态特征为主要依据。雌螨体长690μm，宽487μm。螯肢较粗壮，螯钳具齿；钳齿毛细长。上咽呈矛头状，末端较尖。头盖呈膜状突起，无分支或须裂。背板未完全覆盖背部，大小为614μm×405μm，板上具39对中等长度的针状毛，S_8长（36μm）约为M_{11}长（104μm）的1/3。胸板长107μm，St_3处宽163μm，具3对胸毛和2对隙孔，St_1的末端可超过St_3的基部；胸板前缘中部界限不清楚。生殖腹板近花瓶形，长272μm，最宽处166μm，后缘略平直，板上具4对刚毛，Vl_1间距约为

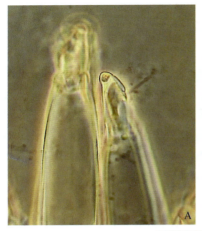
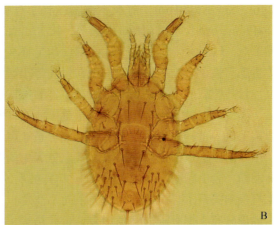
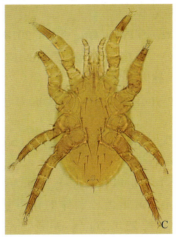

图3-13 金氏厉螨（*Laelaps chini* Wang et Li，1965）
A.（♀）螯钳；B. ♀；C. ♂

VI_4 间距的 1.8 倍。肛板长 × 宽为 110μm×98μm，Ad 位于肛门后缘水平，长度约为 PA 的 1/3。足后板呈麦粒形。气门沟延至足 II 基节前缘。腹表皮毛 16～18 对。足 I～III 基节各具 1 根粗刺状刚毛。雄螨体长 510μm，宽 300μm。颚体长 123μm，宽 82μm。螯肢粗壮，导精趾较粗，长 58μm，末端圆钝，具一小弯钩。背板几乎覆盖整个背部，仅两侧中部有少许裸露部分，背毛 39 对，M_{11} 长 70μm，S_8 长 16μm。全腹板长 403μm，St_2 间宽 148μm，足 IV 基节后膨大，其侧角尖突，宽 263μm，板上具网纹，除围肛毛外具 9 对针状刚毛及 3 对隙孔。Ad 位于肛门后缘水平，长 21μm，PA 长 74μm。气门沟延至足 I 基节后缘处。腹表皮毛 13～14 对。足 I～III 基节后毛较粗，但不呈棘状。足 II、IV、III 跗节分别具棘状毛 4、3、2 根。后若螨体长 485μm，宽 300μm。螯肢形同雌螨。背板覆盖整个背部，具 39 对针状刚毛，M_{11} 长 76μm，S_8 长 15μm。胸板长 193μm，St_2 处宽 103μm，板的前缘不清晰，具 4 对针状毛，3 对隙孔。肛板倒梨形，大小为 93μm×68μm，Ad 位于肛门后 1/4 水平，长 17μm，PA 长 36μm。气门沟前端达足 I 基节后缘。腹表皮毛 16 对。前若螨体长宽约为 386μm×259μm。背板整块，覆盖整个背部，仅在 D_4 与 D_5 间具一横纹，两端未达板侧缘，板上刚毛 29 对，M_{11} 长 35μm，S_8 长 9μm。胸板前区具网纹。胸板长 142μm，St_2 处宽 91μm，前缘不清晰，具 3 对胸毛及 2 对隙孔。肛板倒梨形，大小为 74μm×49μm，Ad 位于肛门后 1/4 水平，长 17μm，PA 长 23μm。肛板前具 3 对腹表皮毛；侧后方 1 对，较粗大。气门沟短，前端仅达足Ⅲ基节中部。

【生态习性】金氏厉螨经常出现在鼠类等小型哺乳动物的体表及窝巢，是常见的体表寄生虫，目前记载的宿主动物有大绒鼠、黑腹绒鼠、云南绒鼠、西南绒鼠、玉龙绒鼠、昭通绒鼠、黑线姬鼠、齐氏姬鼠、中华姬鼠、澜沧江姬鼠、大耳姬鼠、大林姬鼠、社鼠、针毛鼠、黄毛鼠、黄胸鼠、大足鼠、褐家鼠、东亚屋顶鼠、灰腹鼠、锡金小鼠、卡氏小鼠、巢鼠、东方田鼠、根田鼠、松田鼠、针毛鼠、中国鼩猬（中华新猬）、短尾鼩、印度长尾鼩、臭鼩鼱、高山鼩鼱、多齿鼩鼹、小纹背鼩鼱、树鼩、灰麝鼩等。

【与疾病关系】与疾病传播的关系尚不清楚。

【地理分布】据有限的文献记载，金氏厉螨主要分布在我国的云南、青海、四川、贵州等地。该螨在国外的分布情况尚不清楚。

10. 景哈厉螨 *Laelaps jinghaensis* Peng, Guo et Jin, 2018

景哈厉螨是我国学者彭培英、郭宪国和金道超在 2018 年命名的一种革螨，因首先采自云南省西双版纳州的景哈乡，故以采集地点命名。

【种名】景哈厉螨（*Laelaps jinghaensis* Peng, Guo et Jin, 2018）。

【图序】图 3-14。

【分类地位】皮刺螨总科（Dermanyssoidea）、厉螨科（Laelapidae）、厉螨亚科（Laelapinae）、厉螨属（*Laelaps*）。

【形态鉴别】景哈厉螨分类鉴定以雌螨形态特征为主要依据。雌螨体卵圆形，长 615～626μm，宽 284～303μm，黄褐色。颚体的口下板上具 3 对颚毛，须肢基节毛 18～21μm。颚角坚固，似角状，长 22～26μm。两颚角相互平行，其顶端达到须肢的股节水平。螯肢具齿，定趾具 1 齿，动趾具大小不同的 2 齿。定趾上的钳齿毛长，并在末端膨大弯曲，形似"烟管"。背板大小为（536～556）μm×（248～254）μm，几乎覆盖整个背部。整个背板都具网纹和较浅的刻点，部分区域的刻点密度较大，末体背板的网纹更加清晰。背板上具刚毛 39 对。刚毛长，几乎均呈针状，且大部分刚毛达到或超过下一刚毛的基部。胸叉发育完好，柱状，内叶有毛。无胸前板。胸板前缘明显深凹，深凹的两侧呈锯齿状，凹陷区有很多明显的横纹，这是该螨明显的特征之一。胸板后缘微凸，后侧突伸入足Ⅱ和足Ⅲ基节之间，胸板长 129～135μm，最窄处 90μm。胸板上具 2 对隙状器，有 3 对针状刚毛，St_3 最长。胸后板中等大小，梭形，板上具一根刚毛 St_4。生殖腹板花瓶状，长 117～120μm，宽 84～88μm，具 4 对刚毛，板两侧在 Vl_2 变膨大。肛板呈不规则倒梨形，长 114～116μm，宽 63～66μm，板上具一对肛侧毛（Ad）和一根肛后毛 PA，Ad 位于肛门后缘水平。气门沟向前延伸至足Ⅱ基节中部。雄螨全腹板长 326μm，宽 164μm，在足Ⅳ基节后明显膨大，板上有明显网纹，板上除 Ad 和 PA 外具 10 对刚毛，Ad 短小。气门沟延伸至足Ⅱ基节后缘。

【生态习性】据有限文献记载，景哈厉螨主要发现于云南省的红刺鼠。

【与疾病关系】与疾病传播的关系尚不清楚。

【地理分布】据有限文献记载，景哈厉螨主要分布在我国的云南省。该螨在国外的分布情况尚不清楚。

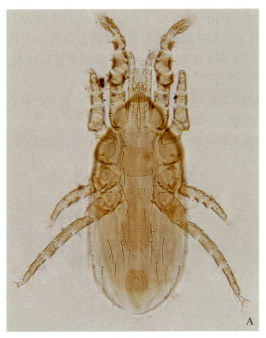 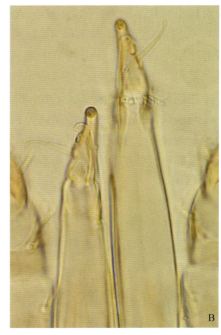

图 3-14 景哈厉螨（*Laelaps jinghaensis* Peng，Guo et Jin，2018）（♀）
A. 腹面；B. 螯钳

11. 柳氏厉螨 *Laelaps liui* Wang et Li, 1965

柳氏厉螨是我国学者王敦清和李贵真在 1965 年命名的一种革螨，并以我国寄生虫分类学家柳支英教授的姓氏命名。该螨是鼠类等小型哺乳动物的体表寄生虫之一。

【种名】柳氏厉螨（*Laelaps liui* Wang et Li，1965）。

【图序】图 3-15。

【分类地位】 皮刺螨总科（Dermanyssoidea）、厉螨科（Laelapidae）、厉螨亚科（Laelapinae）、厉螨属（*Laelaps*）。

【形态鉴别】柳氏厉螨分类鉴定以雌螨形态特征为主要依据。雌螨体长 837μm，宽 687μm。螯肢较细长，螯钳内缘具齿；钳齿毛窄长形，末端略似钩状。背板长宽约为 697μm×367μm，板上具 39 对针状刚毛，S_8 长度（22μm）仅为 M_{11}（75μm）的 1/3。胸板长 102μm，St_2 处宽 172μm，前缘中部不甚清晰，后缘内凹，但凹底未达 St_3 水平；具约等长刚毛 3 对及隙孔 2 对。生殖腹板短而窄（这是鉴别本种的重要特征之一），Vl_2 水平处略增宽，宽 117μm，后端截平；Vl_1 间距大于 Vl_4 间距；与肛板的距离几乎等于肛板的长度。肛板倒梨形，长（143μm）大于宽（97μm）；Ad 位于肛门后横线上，其末端未达 PA 毛基部，PA 较长（71μm）。足Ⅰ～Ⅲ基节腹面各具粗刺状刚毛 1 根，足Ⅱ跗节末端具棘状刚毛 2 根。雄螨体卵圆形，长 510μm，宽 305μm。颚体长 105μm，宽 79μm，颚沟具 6 列横齿，每列 2～3 齿，螯肢粗壮，导精趾长 77μm，末端尖，微弯。头盖膜状。背板几乎覆盖整个背部，背毛 39 对，M_{11} 长度（67μm）约为 S_8（21μm）的 3 倍。全腹板长 415μm，足Ⅳ基节后才膨大，最宽达 218μm，前面 3 个侧角尖突，足Ⅳ基节后膨大处顶端圆钝；板上具清晰网纹，除围肛毛外具 10 对刚毛及 4 对隙孔，前 3 对隙孔位置正常，第4对较小，在最膨大处的后内侧。Ad位于肛门中横线的后方，较细长，长度约为PA长的2/3。气门沟延至足Ⅰ基节前方。腹表皮毛8对，近体后方的较长。足Ⅲ基节腹后毛棘状；基节Ⅱ腹后毛也较粗。足Ⅱ跗节中部有一距，另有4根刺状毛；足Ⅲ跗节仅亚末端有一刺状毛；足Ⅳ跗节无刺状毛。

【生态习性】据有限文献记载，柳氏厉螨的主要宿主动物是青毛鼠、黄胸鼠、社鼠等。

【与疾病关系】与疾病传播的关系尚不清楚。

【地理分布】据有限文献记载，柳氏厉螨主要分布在我国的福建、广东、贵州和云南等地。该螨在国外的分布情况尚不清楚。

（郭宪国）

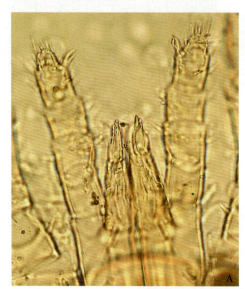
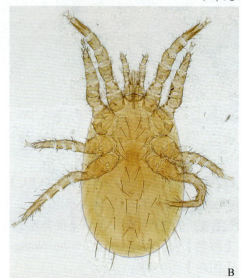
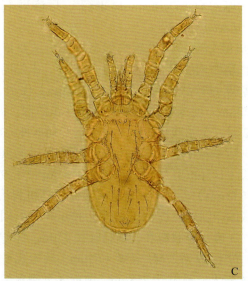

图3-15　柳氏厉螨（*Laelaps liui* Wang et Li，1965）
A.（♀）螯钳；B.♀；C.♂

12. 极厉螨 *Laelaps extremi* Zachvatkin, 1948

极厉螨是 Zachvatkin（1948）首先命名的一种革螨，曾在仓鼠体表采集到该螨。

【种名】极厉螨（*Laelaps extremi* Zachvatkin，1948）。

【图序】图 3-16。

【分类地位】皮刺螨总科（Dermanyssoidea）、厉螨科（Laelapidae）、厉螨亚科（Laelapinae）、厉螨属（*Laelaps*）。

【形态鉴别】雌螨体长 644μm，宽 485μm。螯钳内缘具齿；定趾长 31μm，动趾长 38μm。背板不完全覆盖整个背部，长宽约为 610μm×452μm；S_8 极细小，与 M_{11} 之比为 1∶5。胸板宽大，宽大于长，前缘外凸，后缘内凹，其凹底超过 St_3 水平。具刚毛 3 对，其中以 St_1 最短；具 2 对隙孔。生殖腹板于 Vl_2 处最宽，为 184μm；Vl_1 的间距较 Vl_4 的大。肛板长 129μm，宽 110μm；肛侧毛细短，其长度小于肛孔之长。腹部表皮约具 8 对刚毛。气门沟较短，前端伸至足Ⅱ基节中部。

雄螨体长 644μm，宽 485μm。背板几乎覆盖整个背面，长宽约为 610μm×463μm。全腹板除肛毛以外，还有 9 对刚毛。肛侧毛与雌螨相似，极为细小。足Ⅱ～Ⅳ跗节各具棘状刚毛：足Ⅱ跗节有 4 根刚毛，足Ⅲ跗节和足Ⅳ跗节都有 3 根刚毛。

【生态习性】曾发现寄生于仓鼠。

【与疾病关系】暂无相关研究报道。

【地理分布】乌鲁木齐、二连浩特。

（王赛寒）

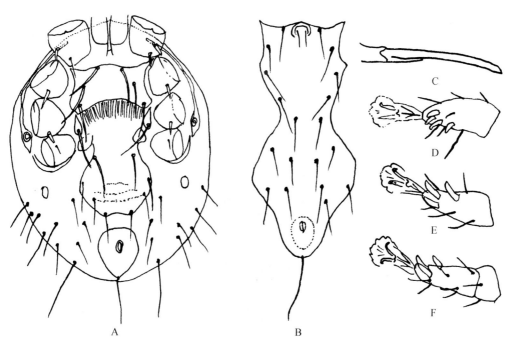

图 3-16　极厉螨（*Laelaps extremi* Zachvatkin，1948）

♀：A. 腹面；♂：B. 全腹板；C. 螯钳；D. 足Ⅱ跗节；E. 足Ⅲ跗节；F. 足Ⅳ跗节

13. 鼩厉螨 *Laelaps clethrionomydis* Lange, 1955

鼩厉螨是 Lange（1955）首先命名的一种革螨，经常出现在各种鼠类及小型哺乳动物的体表和巢穴，是鼠类等动物体表寄生的寄生虫之一。

【种名】鼩厉螨（*Laelaps clethrionomydis* Lange, 1955）。

【图序】图 3-17，图 3-18。

【分类地位】皮刺螨总科（Dermanyssoidea）、厉螨科（Laelapidae）、厉螨亚科（Laelapinae）、厉螨属（*Laelaps*）。

【形态鉴别】鼩厉螨分类鉴定以雌螨形态特征为主要依据。雌螨平均大小约为 587μm×474μm，螯钳上内缘具齿，钳齿毛明显且细直。背板并不完全覆盖整个背部，其

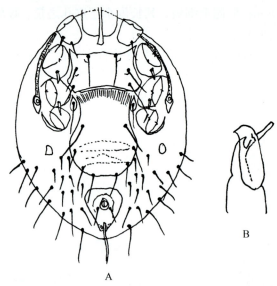

图 3-17　鼩厉螨（*Laelaps clethrionomydis* Lange, 1955）（♀）
A. 腹面；B. 螯钳

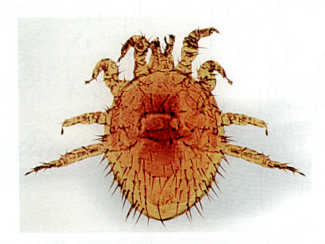

图 3-18　鼩厉螨（*Laelaps clethrionomydis* Lange, 1955）（♀）腹面

中 M_{11} 的长度约为 S_8 长度的 3 倍。胸板宽大于长，后缘凹入，前缘平直；前缘在 St_1 间分界明显；胸板具有 3 对等长胸毛，隙孔 2 对。胸后板呈梭形，具 1 根刚毛。生殖腹板在足Ⅳ基节后膨大，后端较平，具有 4 对刚毛，VI_4 间距明显小于 VI_1 间距。肛板呈倒梨形，前缘较平，肛侧毛位于肛孔后缘水平，其长约为肛后毛的 2/3。末端达到且超过肛后毛基部。气门沟前端延伸至足Ⅰ基节后部。腹表皮毛聚于末体及肛部，18～20 对，其中生殖腹板后端膨大部位的刚毛呈粗短针刺状，而近体后缘的刚毛则相对细长。足Ⅰ～Ⅲ基节腹面各具一根粗刺状毛。

【生态习性】眍厉螨经常出现在鼠类及小型哺乳动物的体表或巢穴。目前已经记载的宿主动物有东方田鼠、黑线姬鼠、莫氏田鼠、小家鼠、花鼠、巢鼠、红背䶄、棕背䶄、多齿鼩鼱、小纹背鼩鼱、高黎贡鼠兔等，在我国东北地区，尤其是在春夏季 5～6 月数量最多，呈现一种单峰型。尽管有对此螨的相关报道，但目前对该螨生态习性的了解尚有限。

【与疾病关系】该螨生活在鼠类及小型哺乳动物体表和巢穴，分布很广。国内外曾先后从眍厉螨体内分离出土拉弗朗西斯菌，认为该螨是其主要的传播媒介。

【地理分布】眍厉螨的分布比较广泛。国内主要分布于河北、云南、黑龙江、内蒙古、吉林、四川、台湾等地。在国外，日本、朝鲜、俄罗斯等有该螨分布。

14. 多刺厉螨 Laelaps multispinosus Banks, 1909

多刺厉螨是 Banks 在 1909 年发现并命名的一种革螨，此革螨主要寄生在麝鼠的体表及巢穴。

【种名】多刺厉螨 Laelaps multispinosus Banks，1909。

【图序】图 3-19，图 3-20。

【分类地位】皮刺螨总科（Dermanyssoidea）、厉螨科（Laelapidae）、厉螨亚科（Laelapinae）、厉螨属（Laelaps）。

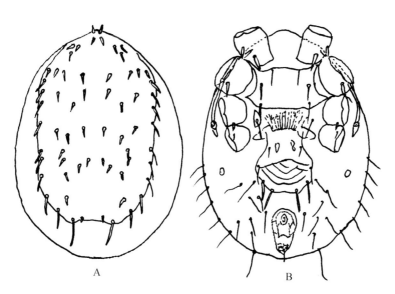

图 3-19 多刺厉螨（Laelaps multispinosus Banks，1909）（♀）
A. 背面；B. 腹面

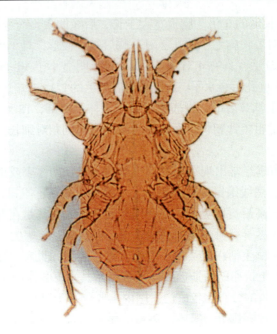

图 3-20　多刺厉螨（*Laelaps multispinosus* Banks，1909）（♀）腹面

【形态鉴别】多刺厉螨分类鉴别以雌虫（雌螨）的形态特征为主要依据。雌螨体长约 784μm，宽约 581μm。螯钳内缘有齿，钳齿毛细且长。背板并未完全覆盖整个背部，背板后缘平直，有些个体背板后缘略向内凹；大部分刚毛都较粗短，呈锥形，而 M_{11} 刚毛较细长；M_{11} 的长度约为 S_8 的 6 倍。胸板具有 3 对刚毛，其前缘略向内凹，后端平直，St_1 与 St_2 均短且粗，与背板上大多数刚毛相似，呈锥形。胸后板中等大小，板上具有一根刚毛。生殖腹板后部看似圆形，但后缘略微平直，具 4 对刚毛，后缘 Vl_4 间距略小于 Vl_1 间距。肛板呈细长椭圆形，其长度明显大于宽度；肛侧毛位于肛孔后缘水平，较细短，甚至短于肛孔宽度；肛后毛呈短粗刺状。气门沟从足Ⅳ基节前缘延伸至足Ⅰ基节中部。足Ⅱ跗节末端具有 3 根粗刺。

【生态习性】据有限的文献记载，多刺厉螨主要寄生于麝鼠体表及巢穴。

【与疾病关系】国内外曾先后从多刺厉螨体内分离出土拉弗朗西斯菌，认为该螨为土拉弗朗西斯菌病的传播媒介。

【地理分布】在国内主要分布于辽宁、新疆等地。在国外主要分布于加拿大、美国、德国等国。

15. 太原厉螨 *Laelaps taingueni* Grochovskaya et Nguyen-Xuan-Hoe, 1961

太原厉螨是 Grochovskaya 和 Nguyen-Xuan-Hoe（1961）首先命名的一种革螨。该螨经常出现在各类小鼠的体表及巢穴，是鼠类等动物宿主体表的常见寄生虫之一。

【种名】太原厉螨（*Laelaps taingueni* Grochovskaya et Nguyen-Xuan-Hoe，1961）。

【图序】图 3-21，图 3-22。

【分类地位】皮刺螨总科（Dermanyssoidea）、厉螨科（Laelapidae）、厉螨亚科（Laelapinae）、厉螨属（*Laelaps*）。

第三章 革螨 ·181·

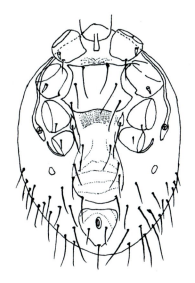

图 3-21 太原厉螨（*Laelaps taingueni* Grochovskaya et Nguyen-Xuan-Hoe，1961）（♀）腹面

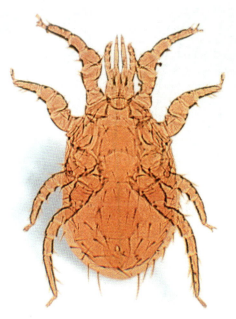

图 3-22 太原厉螨（*Laelaps taingueni* Grochovskaya et Nguyen-Xuan-Hoe，1961）（♀）腹面

【形态鉴别】太原厉螨分类鉴定以雌螨的形态特征为主要依据。雌螨大小约为 678μm×474μm，螯钳内缘具齿。背板完全覆盖背部，板上具有 39 对刚毛，其中 M_{11} 的长度约为 S_8 的 2.6 倍，且 S_8 仅为 S_7 的 3/4。胸板较宽大，前缘平直，后缘凹入，具有 3 对刚毛，隙孔 2 对。胸后板呈梭形，具 1 根刚毛。生殖腹板在足Ⅳ基节之后膨大，后端圆钝；具有 4 对刚毛，Vl_1 的间距略小于 Vl_4。肛板似倒梨形，肛侧毛几乎位于肛孔后缘水平线上，其末端刚好能达肛后毛的基部，肛后毛较粗长。气门沟前端延伸至足Ⅰ基节后缘，略呈"S"

形。腹部表皮具有 16 对刚毛。

【生态习性】太原厉螨与纳氏厉螨相似，属于兼性体表寄生虫，经常出现在鼠类体表或巢穴。据有关研究记载其宿主动物有小家鼠、黄毛鼠、黄胸鼠、褐家鼠等。

【与疾病关系】太原厉螨虽然常出现于各类小鼠的体表及巢穴，但其医学意义目前尚不清楚。

【地理分布】根据有限的文献记载，太原厉螨主要分布于我国的云南省、山东省、福建省、贵州省、广东省。国外主要分布于越南等地。

（李小宁）

16. 徐氏厉螨 *Laelaps hsui* Li, 1965

徐氏厉螨是于 1965 年被命名的一种革螨，经常出现在社鼠的体表和窝巢中。

【种名】徐氏厉螨（*Laelaps hsui* Li，1965）。

【图序】图 3-23。

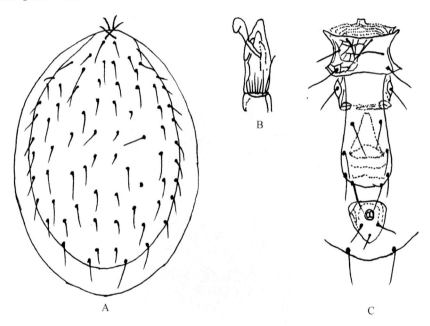

图 3-23　徐氏厉螨（*Laelaps hsui* Li，1965）（♀）
A. 背面；B. 螯钳；C. 腹面

【分类地位】　皮刺螨总科（Dermanyssoidea）、厉螨科（Laelapidae）、厉螨亚科（Laelapinae）、厉螨属（*Laelaps*）。

【形态鉴别】螨体呈椭圆形，长约 720μm，宽约 505μm。螯钳两趾各有 2 齿；动趾基部丛毛粗长；钳齿毛膨大，末端粗且弯曲。背板呈椭圆形，长约 683μm，宽约 398μm，其上布有板毛。背毛有 38 对，此可能为个体差异而并非种的特征。胸板似矩形，前后缘平直；长 103μm，宽 149μm；3 对胸毛长约等。生殖腹板末端圆，长 196μm，宽 135μm；Vl_1 间距与 Vl_4 的相等。肛板三角形，长 100μm，宽 107μm；肛孔位于板前部，长 36μm；

肛侧毛粗而长，53μm；肛后毛比侧毛细短，长36μm；足后板长椭圆形；气门沟达足Ⅰ基节中部。足Ⅰ～Ⅲ基节各具1个刺。腹表皮毛有4对。足Ⅰ股节外毛略长于内毛。

【生态习性】徐氏厉螨经常出现在社鼠的体表和窝巢中。

【与疾病关系】暂无相关研究报道。

【地理分布】我国广东曾发现该螨。

（王赛寒）

17. 茅舍血厉螨 *Haemolaelaps casalis* Berlese, 1887

茅舍血厉螨是 Berlese（1887）首先命名的一种革螨，开始命名时称作"*Iphis casalis* Berlese，1887"。该螨经常出现在各种鼠类等小型哺乳动物的体表及巢穴，是鼠类等动物宿主体表常见的体表寄生虫之一。

【种名】茅舍血厉螨（*Haemolaelaps casalis* Berlese，1887）。

【图序】图 3-24，图 3-25。

【同种异名】*Iphis casalis* Berlese，1887；*Hypoaspis freecmani* Hughes，1948；*Haemolaelaps magaventralis* Strandtmann，1949；*Haemolaelaps haemorrhagicus* Asanuma，1952。

【分类地位】皮刺螨总科（Dermanyssoidea）、厉螨科（Laelapidae）、厉螨亚科（Laelapinae）、血厉螨属（*Haemolaelaps*）。

【形态鉴别】茅舍血厉螨雌螨平均大小为 738μm×522μm，动趾与定趾各具 2 小齿，钳齿毛细长。头盖呈丘状，前缘光滑。背板具网纹，几乎覆盖整个背部，板上除 39 对主刚毛外，在 $D_6 \sim D_8$ 间尚有 2 根副刚毛。胸板前缘不甚清晰，较平直，后缘微内凹，具刚毛 3 对，隙孔 2 对，St_1 在板的前缘上。生殖腹板后部膨大，其宽度明显大于肛板的宽度，

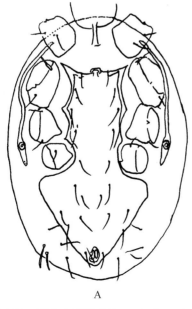
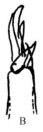

图 3-24 茅舍血厉螨（*Haemolaelaps casalis* Berlese，1887）（♂）
A. 腹面；B. 螯钳

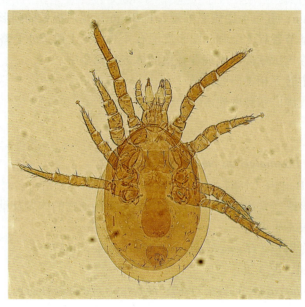

图 3-25　茅舍血厉螨（*Haemolaelaps casalis* Berlese，1887）（♀）

具刚毛 1 对。肛板近三角形，长宽几乎相等，Ad 位于肛门中横线上。气门沟前端达足 I 基节中部。足后板最大的一对呈长杆状，次大的一对呈"＜"形，这是鉴别本种的重要特征之一。雄螨导精趾具槽，较直。全腹板在足 IV 基节后膨大，板上除肛毛外，具 10 对刚毛。

【生态习性】茅舍血厉螨经常出现在鼠类等小型哺乳动物的体表及窝巢，是常见的体表寄生虫，宿主范围很广，宿主特异性较低。目前记载的宿主动物有黄毛鼠、褐家鼠、黄胸鼠、大足鼠、斯氏家鼠、社鼠、针毛鼠、小家鼠、板齿鼠、齐氏姬鼠、大绒鼠、黑线仓鼠、黑尾鼠、隐纹花松鼠、黑白林飞鼠、复齿鼯鼠、飞鼠、长尾大麝鼩，以及家燕等鸟类。此外，该螨还曾出现在鸡窝、草堆、稻谷、大麦、小麦、米糠、白糖等处。茅舍血厉螨是兼性吸血的"巢栖型"革螨。在 25～30℃条件下，整个生活史需时 15～27 天，其中卵期与幼螨期各为 1～2 天，前若螨期 4～7 天，后若螨期 7～14 天。该螨主要是卵胎生，雌螨以产前若螨为主，有时产幼螨，极少产卵。雌螨一生产子代 7～26 个，雌雄比约为 3∶1。雌螨可行孤雌生殖，所产子代皆为雄螨。该螨可以从成鸟、雏鸟和幼鼠的完整皮肤上吸血，喜食游离血和干血，一次吸血量可为体重的 40%～60%；也可取食其他节肢动物（蜱、螨、蚊、蚋、蚤）的卵、幼螨、若螨、粪便、皮蜕和尸体等。

【与疾病关系】茅舍血厉螨可叮人吸血引起革螨皮炎。该螨还可能与森林脑炎、鸟疫、Q 热和北亚蜱媒斑点热的传播有一定关系。

【地理分布】与格氏血厉螨相似，茅舍血厉螨也是世界性广布种，该螨在我国许多省份都有分布，在国外的分布也比较广泛。

18. 格氏血厉螨 *Haemolaelaps glasgowi* Ewing, 1925

格氏血厉螨是 Ewing（1925）首先命名的一种革螨，开始命名时叫作格氏厉螨（*Laelaps glasgowi* Ewing, 1925），经常出现在各种鼠类等小型哺乳动物的体表及巢穴，是鼠类等动物宿主体表常见的体表寄生虫之一。

【种名】 格氏血厉螨（*Haemolaelaps glasgowi* Ewing，1925）。

【图序】 图 3-26。

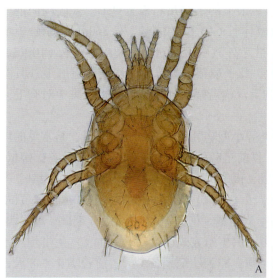
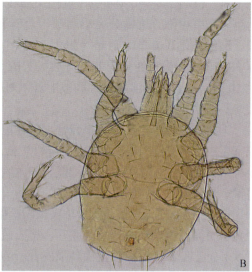
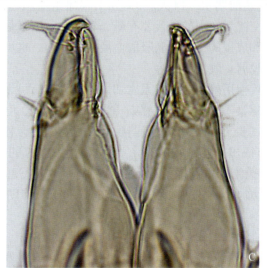

图 3-26 格氏血厉螨（*Haemolaelaps glasgowi* Ewing，1925）
A. ♀；B. 后若螨；C.（♀）钳齿毛

【同种异名】 *Laelaps glasgowi* Ewing，1925；*Haemolaelaps microti* Oudemans，1926；*Haemolaelaps morhrae* Oudemans，1928；*Haemolaelaps scalopi* Keegan，1946；*Androlaelaps glasgowi* Berlese，1911；*Androlaelaps fahrenholi* Berlese，1911。

【分类地位】 皮刺螨总科（Dermanyssoidea）、厉螨科（Laelapidae）、厉螨亚科（Laelapinae）、血厉螨属（*Haemolaelaps*）。

【形态鉴别】 格氏血厉螨分类鉴定以雌螨形态特征为主要依据。雌螨平均大小约为 687μm×452μm。螯钳具齿，钳齿毛基部膨大，端部细长并弯曲成钩状，这是鉴别本种的重要特征之一。头盖前缘光滑。背板几乎覆盖整个背部,背毛38对,T_2缺如。胸板前缘平直,后缘内凹,St_1位于板的前缘,具隙孔2对。生殖腹板较短,Vl_1后稍膨大,具刚毛1对。肛板倒梨形,Ad位于肛门中横线上。最大的一对足后板呈肾形。气门沟向前伸达足Ⅰ基节中部。雄螨分大小两型。大型雄螨体长640～740μm,宽360μm,全腹板窄长,胸侧在足Ⅳ基节之后略为膨大,板上除肛毛外具刚毛9对。小型雄螨体长610μm,宽384μm,全腹板在足Ⅳ基节之后极为膨大,几乎覆盖整个末体的腹面,除肛毛外具刚毛10对。后若螨具4对足,胸板上具4对胸毛。前若螨具4对足,胸板上具3对胸毛。幼螨具3对足。

【生态习性】格氏血厉螨经常出现在鼠类等小型哺乳动物的体表及窝巢,是常见的体表寄生虫,宿主范围很广,宿主特异性较低。目前记载的宿主动物有黑线姬鼠、齐氏姬鼠、小林姬鼠、社鼠、针毛鼠、大绒鼠、玉龙绒鼠、褐家鼠、黄胸鼠、斯氏家鼠、黄毛鼠、大足鼠、卡氏小鼠、小家鼠、黑线仓鼠、大仓鼠、子午沙鼠、长爪沙鼠、毛足鼠、达呼尔黄鼠、根田鼠、五趾跳鼠、三趾跳鼠、珀氏长吻松鼠、岩松鼠、花鼠、云南大鼯鼠、麝鼩、短尾鼩、鼠兔、黄鼬、香鼬、蝙蝠及鸟类等。格氏血厉螨的生殖方式以产幼螨为主,一生平均产子代9.4个。在25℃时生活史中各期发育所需时间:卵和幼螨期各1天;前若螨4～8天;后若螨3～5天;雌螨生殖前期8～14天。该螨可有孤雌生殖,但产出的都是小型雄螨(产雄孤雌生殖),只有经交配后产出的后代才有雌、雄两性。该螨是兼性吸血革螨,若螨和雌雄成螨都可通过乳鼠和成鼠的完好皮肤吸取血液或组织液,也可取食其他多种食物,如血干、动物或人的头皮脱屑、跳蚤粪便等。

【与疾病关系】格氏血厉螨与医学关系密切,叮咬人体后可以引起革螨性皮炎,偶尔可侵入体内引起呼吸道感染等。通过自然感染(病原体分离)、叮刺吸血试验、人工感染和传播试验、经卵传递试验、种群季节消长与疾病流行之间吻合程度调查等,现已证实该螨能够有效传播肾综合征出血热(HFRS),可以作为HFRS的传播媒介和储存宿主,在HFRS的传播和疫源地维持中发挥了重要作用。此外,格氏血厉螨还可以作为淋巴细胞脉络丛脑膜炎、森林脑炎、北亚蜱媒斑点热、Q热和土拉弗朗西斯菌病等多种疾病的潜在传播媒介。

【地理分布】格氏血厉螨是世界性广布种,广泛分布于亚洲、欧洲、美洲、非洲北部和大洋洲(澳大利亚)等,我国各地都有该螨分布。在国外,俄罗斯、日本、朝鲜和埃塞俄比亚等国有该螨分布报道。

(郭宪国)

19. 李氏血厉螨 Haemolaelaps liae Wang, 1963

李氏血厉螨是于1963年被命名的一种革螨,曾于针毛鼠、黄毛鼠的体表发现该螨。

【种名】李氏血厉螨(*Haemolaelaps liae* Wang, 1963)。

【图序】图3-27。

【分类地位】皮刺螨总科(Dermanyssoidea)、厉螨科(Laelapidae)、厉螨亚科(Laelapinae)、血厉螨属(*Haemolaelaps*)。

【形态鉴别】雌螨体长637～660μm,宽457～487μm。螯肢发达;钳齿毛狭长,

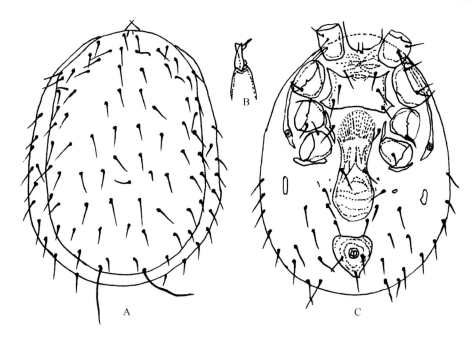

图 3-27 李氏血厉螨（*Haemolaelaps liae* Wang，1963）（♀）
A. 背面；B. 螯钳；C. 腹面

末端尖不卷曲。背板长 627～637μm，宽 350～450μm；板上除具 39 对主刚毛之外，在 D_6、D_7 之间和 D_8 之间具 2～3 根副刚毛；M_{11} 显著长，约 200μm。胸板前缘中部界线不清晰，后缘较平直，中部位置长 81～98μm，最窄处宽 116～130μm。板上具刚毛 2 对，St_1 位于板外；隙孔 2 对，第一对隙孔位于胸板前缘。生殖腹板两侧在后半部略膨大，后端圆钝；宽 102～104μm，具刚毛 1 对；其后缘与肛板间距显著大于肛孔之长。肛板近似三角形，前缘略凹；长宽约为 98μm×110μm；肛侧毛位于肛孔中部水平线上，肛后毛长于肛侧毛。足后板呈短棒状。气门沟前端达足Ⅰ基节中部位置。足Ⅰ、Ⅳ长于足Ⅱ、Ⅲ。足Ⅳ跗节具长刚毛一根。

【生态习性】寄生于针毛鼠、黄毛鼠。
【与疾病关系】暂无相关研究报道。
【地理分布】国内分布于福建、云南。

（王赛寒）

20. 三角血厉螨 *Haemolaelaps triangularis* Wang, 1963

三角血厉螨是我国学者王敦清在 1963 年首先命名的一种革螨，其经常出现于各种鼠类等小型哺乳动物的体表及巢穴，是鼠类等动物宿主体表的寄生虫之一。

【种名】三角血厉螨（*Haemolaelaps triangularis* Wang，1963）。
【图序】图 3-28，图 3-29。
【分类地位】皮刺螨总科（Dermanyssoidea）、厉螨科（Laelapidae）、厉螨亚科（Laelapinae）、血厉螨属（*Haemolaelaps*）。

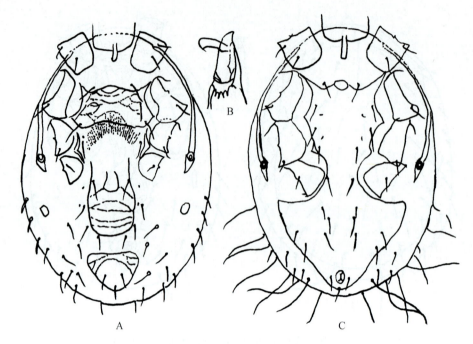

图 3-28 三角血厉螨（*Haemolaelaps triangularis* Wang，1963）
A.（♀）腹面；B.（♀）螯钳；C.（♂）腹面

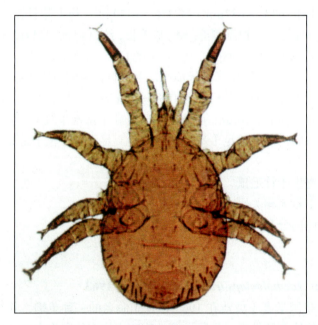

图 3-29 三角血厉螨（*Haemolaelaps triangularis* Wang，1963）（♀）腹面

【形态鉴别】三角血厉螨分类鉴定以雌螨形态特征为主要依据。雌螨平均大小约为 508μm×361μm。螯钳具齿，钳齿毛基部较窄，中部膨大，端部细长并弯曲呈钩状，这是鉴别本种的重要特征之一。背板几乎覆盖整个背部，背板上具有刚毛 39 对，大部分刚毛

细短，仅 M_{11} 呈粗长状。胸板前缘中部向前凸出，后端向内凹入；St_1 位于胸板的前缘，St_2、St_3 均位于板内；板上有隙孔 2 对。生殖腹板较短，呈舌形，Vl_1 后稍膨大，延伸至 Vl_2 水平处略微收缩，近后缘处又再次膨大；板上仅有 1 对刚毛。肛板呈倒三角形，肛板前端略微内凹，肛孔位于肛板后部；肛侧毛位于肛孔中横线上。气门沟前伸达足 I 基节中部。位于肛板两侧的腹部表皮刚毛比其余刚毛明显粗长。

雄螨体长约 437μm，宽约 300μm，体型椭圆。导精趾较窄长、弯曲。背板上具刚毛 39 对，刚毛中部短，边缘长；$S_6 \sim S_7$、$M_7 \sim M_{11}$ 更显细长。全腹板除肛毛外有 9 对刚毛，St_1 位于前缘外。足 II、足 IV 跗节远端各具粗刺状或粗棘状刚毛 1 根。

【生态习性】三角血厉螨常出现于鼠类等小型动物的体表及巢穴，目前记载的宿主有大仓鼠、黑线仓鼠、齐氏姬鼠、子午沙鼠、黑线姬鼠、四川短尾鼩等。

【与疾病关系】虽然三角血厉螨经常出现在各种鼠类等小型哺乳动物的体表及巢穴，但目前尚不清楚其医学意义。

【地理分布】三角血厉螨分布范围较广，在我国主要分布于天津市、河北省、山东省、江苏省、山西省、陕西省、吉林省、福建省、四川省、宁夏回族自治区等。

(李士根)

21. 徐氏阳厉螨 *Androlaelaps hsui* Wang et Li, 1965

徐氏阳厉螨是我国学者王敦清和李贵真在 1965 年命名的一种革螨。该螨是鼠类及小型哺乳动物的体表寄生虫之一，常出现于黄毛鼠的体表及巢穴。

【种名】徐氏阳厉螨（*Androlaelaps hsui* Wang et Li, 1965）。

【图序】图 3-30，图 3-31。

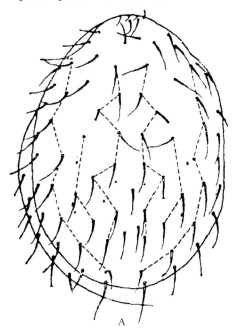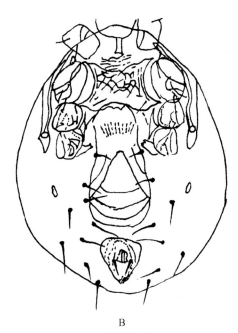

图 3-30　徐氏阳厉螨（*Androlaelaps hsui* Wang et Li，1965）（♀）
A. 背面；B. 腹面

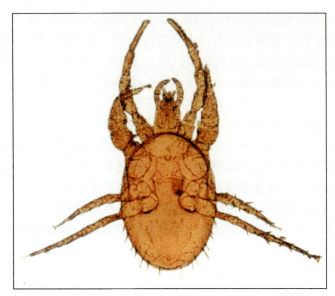

图 3-31　徐氏阳厉螨（*Androlaelaps hsui* Wang et Li，1965）

【分类地位】皮刺螨总科（Dermanyssoidea）、厉螨科（Laelapidae）、厉螨亚科（Laelapinae）、阳厉螨属（*Androlaelaps*）。

【形态鉴别】徐氏阳厉螨分类鉴定以雌螨形态特征为主要依据。雌螨平均大小约为 867μm×697μm，螯肢高度角质化，螯钳具齿，钳齿毛明显且较长，末端略弯曲。体呈卵圆形，背板不完全覆盖整个背部，背板上具刚毛 39 对，在 $D_6 \sim D_8$ 间具有副刚毛 3 根；背板毛均较长。胸板宽大于长，前缘较平，后端中部内凹，且胸板前缘在 St_1 之间界线不明显；胸板具 3 对刚毛，隙孔 2 对。胸后毛常存在。生殖腹板后端略微膨大，具 1 对刚毛，生殖腹板与肛板的间距约为肛孔的长度。肛板前端较平，肛侧毛（Ad）位于肛孔后端水平略上方。气门沟延伸达足 I 基节中部。腹部表皮具 10 对刚毛。足 II 通常比其他各足粗大，且股节腹面有一巨大的距，而膝节、胫节上的距则相对较小。

雄螨与雌螨相似，背板具 39 对刚毛，在 $D_7 \sim D_8$ 间尚存在一根副刚毛。全腹板延伸至足 IV 基节之后往两侧膨大，除肛毛外，全腹板具 10 对刚毛。气门沟也与雌螨相似，延伸达足 I 基节中部。

【生态习性】徐氏阳厉螨主要是出现于黄毛鼠的体表及巢穴，据有限的文献记载，除了黄毛鼠外，该螨目前的宿主还有黄胸鼠、齐氏姬鼠、卡氏小鼠、针毛鼠、锡金小鼠等。

【与疾病关系】徐氏阳厉螨主要出现在黄毛鼠的体表及巢穴，但其医学意义目前尚不清楚。

【地理分布】根据有限的文献记载，徐氏阳厉螨在我国主要分布于云南、福建、贵州、四川等地。该螨在国外的分布情况尚不清楚。

（李小宁）

22. 短尾鼩地厉螨 *Dipolaelaps anourosorecis* Gu et Wang, 1981

短尾鼩地厉螨是我国学者顾以铭和王菊生（1981）首先命名的一种革螨。该螨首先在短尾鼩上发现，故得名。

【种名】短尾鼩地厉螨（*Dipolaelaps anourosorecis* Gu et Wang，1981）。

【图序】图 3-32。

【同种异名】太白地厉螨（*Dipolaelaps taibaiensis* Huang，1985）；长尾鼩地厉螨（*Dipolaelaps soriculi* Huang，1985）。

【分类地位】皮刺螨总科（Dermanyssoidea）、厉螨科（Laelapidae）、厉螨亚科（Laelapinae）、地厉螨属（*Dipolaelaps*）。

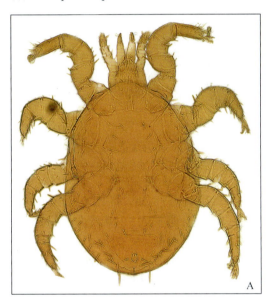
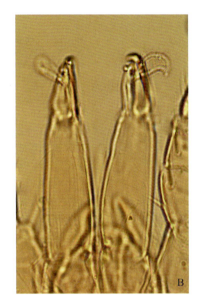
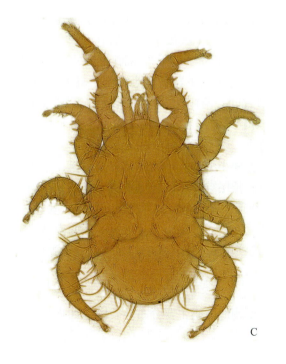
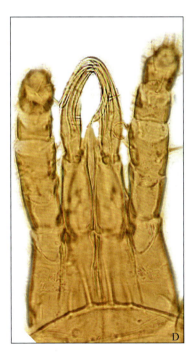

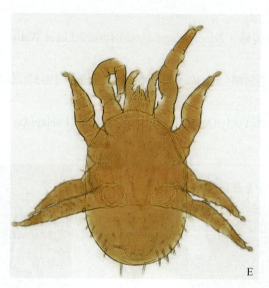

图 3-32　短尾鼩地厉螨（*Dipolaelaps anourosorecis* Gu et Wang，1981）
A. ♀；B.（♀）钳齿毛；C.♂；D.（♂）导精趾；E. 后若螨

【形态鉴别】短尾鼩地厉螨雌螨平均大小为 551μm×398μm，螯肢发达，动趾具 2 齿，定趾小齿不明显；钳齿毛大，约与定趾大小相近，基部细，渐扩大，末端弯曲，尖突，大刀状。背板几乎覆盖整个背部，背毛 39 对，M_{11} 最长，其余均细小，S_8 约为 M_{11} 的 1/3，板中部的毛极微细。胸板前缘峰状凸出，后缘弧形内凹，3 对胸毛近等长，St_1 在板外，隙孔 2 对。生殖腹板狭长，后部稍膨大，末端宽圆，板上仅 1 对刚毛。肛板宽显著大于长，肛门位于板中部偏后，Ad 位于肛门中横线之后，PA 较 Ad 稍长。足后板很小，米粒状。腹表皮刚毛约 19 对。气门沟达足 I 基节前部。雄螨导精趾细长，弯曲。背板几乎覆盖整个背部，背毛 39 对，位于边缘的较长，板中部的毛则短小。全腹板于足 IV 基节后膨大，环绕足 IV 基节后缘，向后渐缩窄，在肛门侧方略内凹，板上除了肛毛外具刚毛 9 对，St_1 在板外，隙孔 3 对。后若螨螯钳和钳齿毛与雌螨相似。背板几乎覆盖整个背部，具刚毛 39 对。胸板前缘弧形凸出，前侧角伸至足 I、II 基节之间，两侧在 St_3 后渐收窄，后端圆钝，板上具 3 对刚毛，St_1 位于板的前方；具隙孔 2 对，第一对在前缘上。肛板形状与雌螨相似，后侧缘较圆钝。气门沟延至足 I 基节中部稍前。

【生态习性】短尾鼩地厉螨经常出现在各种小型哺乳动物的体表及窝巢，宿主范围很广。目前记载的宿主动物有四川短尾鼩、川西长尾鼩、印度长尾鼩、大臭鼩、灰麝鼩、褐鼩鼱、高山鼩鼱、黑齿鼩鼱、白尾鼹、中华新猬、长吻鼩鼹、青毛鼠、社鼠、安氏白腹鼠、黄胸鼠、褐家鼠、大足鼠、斯氏家鼠、大绒鼠、昭通绒鼠（黑耳绒鼠）、西南绒鼠、锡金小鼠、齐氏姬鼠、中华姬鼠、小林姬鼠、澜沧江姬鼠、珀氏长吻松鼠、麻背大鼯鼠、树鼩、灰鼠兔、黄腹鼬等。

【与疾病关系】与疾病的关系尚不清楚。

【地理分布】根据有限的文献记载，短尾鼩地厉螨主要分布在我国，如贵州、云南、四川和陕西等地。该螨在国外的分布情况尚不清楚。

（郭宪国）

23. 何氏地厉螨 *Dipolaelaps hoi* Chang et Hsu, 1965

何氏地厉螨是于1965年被命名的一种革螨，曾于田鼠体表分离到该螨。

【种名】何氏地厉螨（*Dipolaelaps hoi* Chang et Hsu，1965）。

【图序】图3-33。

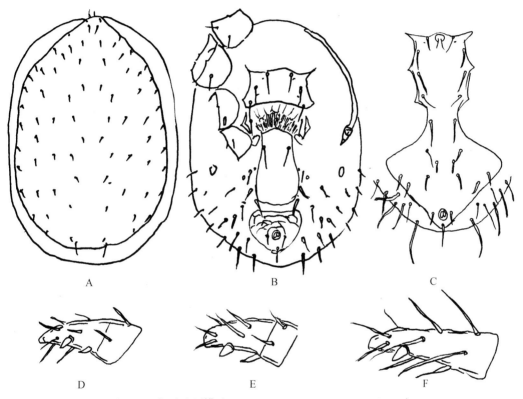

图3-33 何氏地厉螨（*Dipolaelaps hoi* Chang et Hsu，1965）
A.（♀）背面；B.（♀）腹面；C.（♂）全腹板；D～F.（♂）足Ⅱ、Ⅲ、Ⅳ跗节

【分类地位】皮刺螨总科（Dermanyssoidea）、厉螨科（Laelapidae）、厉螨亚科（Laelapinae）、地厉螨属（*Dipolaelaps*）。

【形态鉴别】雌螨：体长543～624μm，宽354～422μm。螯钳具齿；动趾长27.9μm，动趾比定趾宽，具齿2～3枚；定趾端部较窄，呈指状。钳齿毛呈棒状，顶端较圆，向下渐渐变窄，继又向外侧膨大。颚沟具6排齿，每排具1～3枚齿。背板几乎覆盖整个背部，长543～584μm，宽354～412μm；具刚毛39对，大部分均细短。胸板前缘凸，后缘凹；长72～86μm，宽128～154μm；具3对大致等长的刚毛及2对隙孔。生殖腹板后部膨大，宽123～169μm，具1对刚毛。肛板三角形，前缘微凹，长宽为（91～95）μm×（78～82）μm；肛孔位于肛板中部略偏后；肛侧毛位于孔中部水平线稍后，较肛后毛略短小。

足后板椭圆形。气门沟前端达足Ⅰ基节前缘。腹表皮具刚毛13～15对。足Ⅲ基节腹后缘具粗短刺状刚毛一根。足Ⅰ股节背面前缘具一对刚毛,内侧的(ad_1)较外侧的(pd_1)显著粗长。

雄螨:体长552～576μm,宽344～378μm。背板刚毛39对,M_2～M_{11}最长,S_1～S_7次之,其余均较细短。全腹板在足Ⅳ基节之后膨大,长451μm;板上具刚毛10对(肛毛除外);足粗壮。足Ⅱ～Ⅳ跗节各具一个亚末端刺,足Ⅱ及足Ⅲ跗节各具一粗短刺。

【生态习性】寄生于田鼠。

【与疾病关系】暂无相关研究报道。

【地理分布】国内分布于四川、成都、云南。

(王赛寒)

24. 田鼠上厉螨 *Hyperlaelaps microti* Ewing, 1933

田鼠上厉螨是Ewing(1933)首先命名的一种革螨。该螨常出现在各种鼠类等小型哺乳动物的体表及巢穴,是鼠类等动物体表的寄生虫之一。

【种名】田鼠上厉螨(*Hyperlaelaps microti* Ewing, 1933)。

【图序】图3-34,图3-35。

【同种异名】*Hyperlaelaps aravalis* Zachvatkin, 1948。

【分类地位】皮刺螨总科(Dermanyssoidea)、厉螨科(Laelapidae)、厉螨亚科(Laelapinae)、上厉螨属(*Hyperlaelaps*)。

【形态鉴别】田鼠上厉螨分类鉴定以雌螨形态特征为主要依据。雌螨大小约为678μm×497μm。螯钳动趾具2齿,比定趾长,钳齿毛细长,端部形似钩状。颚沟具6或

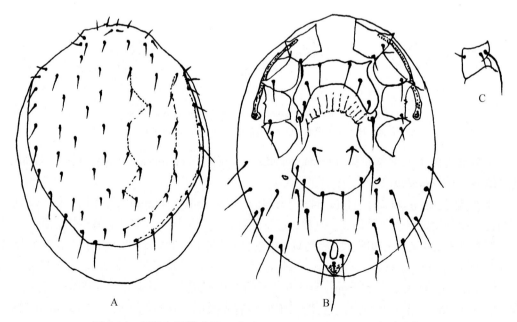

图3-34 田鼠上厉螨(*Hyperlaelaps microti* Ewing, 1933)(♀)
A.背面;B.腹面;C.足Ⅰ股节

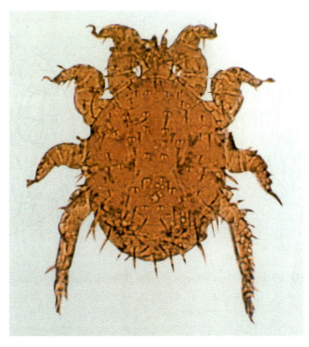

图 3-35　田鼠上厉螨（*Hyperlaelaps microti* Ewing，1933）

7 横列小齿，每列具 1 或 2 枚齿。颚盖前缘呈圆弧形。背板不完全覆盖背部，背毛大小不一，多数粗短，近似刺状；但 $M_6 \sim M_{11}$ 较长。胸板后缘深凹，凹入程度几乎达 St_2 基部水平；前端微凸，胸板具刚毛 3 对和隙孔 2 对，其中 St_1 较 St_2、St_3 细长。生殖腹板后部膨大，具 4 对刚毛；Vl_1 明显较其他刚毛粗短。肛板前缘平钝，肛板具肛毛 3 根，肛侧毛位于肛孔后端两侧。气门沟前端延伸达足Ⅰ基节。足Ⅲ膝节具刚毛 8 根，足Ⅰ股节背面的刚毛内侧的一根（ad_1）明显较外侧（pd_1）的粗长，且 ad_1 约为 pd_1 的 3 倍。

雄螨整体大小约为 576μm×418μm。胸生殖腹板与肛板分离，具有刚毛 10 对，气门沟前端达足Ⅱ基节的前缘。

【生态习性】田鼠上厉螨主要出现在鼠类等小型哺乳动物的体表及巢穴。目前记录的宿主主要有黑线姬鼠、莫氏田鼠、沼泽田鼠、东方田鼠、黑腹绒鼠、中华姬鼠、克氏田鼠、大绒鼠，以及高黎贡鼠兔、多齿鼩鼱、印度长尾鼩等。

【与疾病关系】田鼠上厉螨主要出现在鼠类等小型哺乳动物的体表及巢穴，但其医学意义目前尚不清楚。

【地理分布】根据有限的文献记载，田鼠上厉螨在我国主要分布于云南、辽宁、黑龙江、新疆、内蒙古、吉林。该螨在国外主要分布于俄罗斯、英国等。

25. 鼠颚毛厉螨 *Tricholaelaps myonysognathus* Grochovskaya et Nguen-Xuan-Hoe, 1961

鼠颚毛厉螨是 Grochovskaya 和 Nguen-Xuan-Hoe 在 1961 年首先命名的一种革螨，此螨在自然界中绝大部分生活在黄毛鼠的洞穴内，属于巢栖型革螨。

【种名】鼠颚毛厉螨（*Tricholaelaps myonysognathus* Grochovskaya et Nguen-Xuan-Hoe，1961）。

【图序】图 3-36，图 3-37。

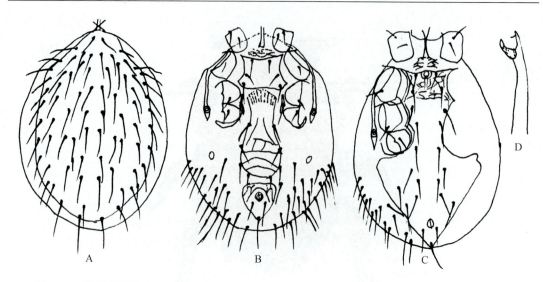

图 3-36 鼠颚毛厉螨（*Tricholaelaps myonysognathus* Grochovskaya et Nguen-Xuan-Hoe, 1961）
A.（♀）背面；B.（♀）腹面；C.（♂）腹面；D.（♀）螯钳

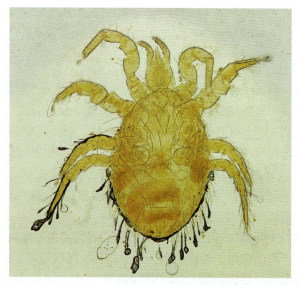

图 3-37 鼠颚毛厉螨（*Tricholaelaps myonysognathus* Grochovskaya et Nguen-Xuan-Hoe, 1961）（♀）背面

【**分类地位**】皮刺螨总科（Dermanyssoidea）、厉螨科（Laelapidae）、厉螨亚科（Laelapinae）、毛厉螨属（*Tricholaelaps*）。

【**形态鉴别**】鼠颚毛厉螨分类鉴定以雌螨的形态特征为主要依据。雌螨整体平均大小约为849μm×563μm。骨化较弱，螯肢较长，螯钳具齿，钳齿毛较短，呈针刺状。叉毛2叉。背板一整块，完全覆盖整个背部，板上具有刚毛39对，各刚毛均较细长（除 F_1、F_2 之外），末端几乎都超过下一刚毛基部。背板缘毛（$M_1 \sim M_{11}$）和边毛（$S_1 \sim S_8$）呈轻羽状。胸板前端较平，后端微微内凹；有刚毛3对，隙孔2对。生殖腹板较长，呈舌状，后半部稍膨大且后缘圆钝；板上有刚毛2对，其中 Vl_3、Vl_4 位于生殖腹板后半部的外侧。肛板近三角形，前端较平，两角圆钝，后端尖窄；肛侧毛位于肛孔水平后方，其末端达肛后毛基部，肛后毛明显比肛侧毛细长。气门沟前端可达足Ⅰ基节中部，气门板后端游离。足后板呈圆形。腹部表皮有25对刚毛。足Ⅰ股节背侧无突出的长刚毛，各足基节无刺状刚毛。

【生态习性】鼠颚毛厉螨在自然界中绝大部分生活在黄毛鼠的洞穴内，属于巢栖型革螨。当然，有些也会存在于各种鼠类及小型哺乳动物的体表。目前有记载的宿主有黄毛鼠、针毛鼠、大足鼠、社鼠、黄胸鼠、黑线姬鼠、白腹巨鼠、黑尾鼠、齐氏姬鼠、卡氏小鼠、巢鼠、褐家鼠、绒鼠、臭鼩、白尾梢麝鼩。鼠颚毛厉螨在实验室条件下绝大部分直接产幼虫，仅个别产卵，也有行孤雌生殖的，产下的后代均为雄性。

【与疾病关系】根据有限的文献记载，曾经从鼠颚毛厉螨体内分离出汉坦病毒（肾综合征出血热病原体），认为该螨是肾综合征出血热的传播媒介。

【地理分布】在我国主要分布于云南、湖南、湖北、福建、贵州、广东、四川、台湾。在国外该螨主要分布于越南。

（李小宁）

26. 卵形下盾螨 *Hypoaspis ovatus* Ma, Ning et Wei, 2003

卵形下盾螨是我国学者马英、宁刚和魏有文在2003年首先命名的一种革螨，首先在我国青海的灰仓鼠体上发现，因肛板呈卵形而得名。

【种名】卵形下盾螨（*Hypoaspis ovatus* Ma，Ning et Wei，2003）。

【图序】图3-38。

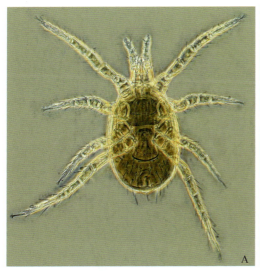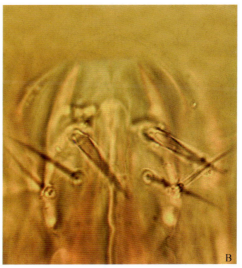

图3-38　卵形下盾螨（*Hypoaspis ovatus* Ma，Ning et Wei，2003）
A. ♀；B.（♀）颚体

【分类地位】皮刺螨总科（Dermanyssoidea）、厉螨科（Laelapidae）、下盾螨亚科（Hypoaspidinae）、下盾螨属（*Hypoaspis*）。

【形态鉴别】雌螨活体乳白色，卵圆形，体长430μm（418～439μm），宽289μm

（255～316μm），背板覆盖整个背面，背毛41对。颚沟狭窄、横齿列不明显，两侧各有两排小齿列。前颚毛粗刺形，宽度约为其他颚毛的2倍，螯肢发达。动趾2齿，钳齿毛不明显，定趾具1列齿（6～7枚），须肢跗节叉毛2叉。胸板长大于宽，后侧角处最宽，板后缘微内凹，但凹底不达St_3水平，前侧角稍向前延伸至足Ⅱ基节的前缘中部，后侧角明显且向足Ⅱ、Ⅲ基节延伸，板面网纹稀疏，具2对隙状器，3对胸毛均光滑。足后板1对，较小，呈梭形。生殖腹板呈斧形，两侧缘内凹，后缘略呈弧外凸，VI_1位于板中部侧缘上。气门板较宽，最前端明显膨大，气门沟向前延伸至足Ⅱ基节前缘，后端位于气门处延伸一游离的小板，板上有一条骨嵴和一对较小的隙孔。肛板卵形，具网纹，前缘钝圆，侧缘中部向外膨大，后缘呈半圆形。Ad低于肛孔中横线。

【生态习性】根据目前有限的文献记载，卵形下盾螨的宿主动物主要是灰仓鼠、黄胸鼠、褐家鼠、大足鼠、东亚屋顶鼠、中华姬鼠、锡金小鼠、针毛鼠、社鼠、大臭鼩、短尾鼩等。

【与疾病关系】与医学的关系尚不清楚。

【地理分布】根据有限的文献记载，卵形下盾螨在我国的青海和云南等地有分布。该螨在国外的分布情况尚不清楚。

27. 秀越下盾螨 *Hypoaspis* (*Geolaelaps*) *concinna* Teng, 1982

秀越下盾螨是我国学者邓国藩在1982年首先命名的一种革螨，首先在我国北京大仓鼠的窝巢内发现。

【种名】秀越下盾螨［*Hypoaspis*（*Geolaelaps*）*concinna* Teng，1982］。

【图序】图3-39，图3-40。

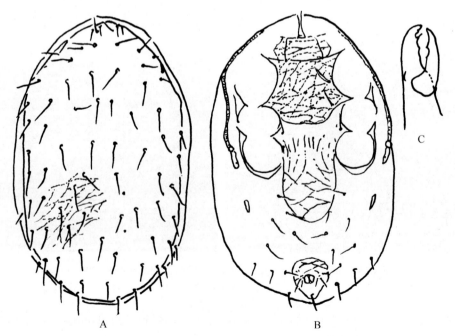

图3-39 秀越下盾螨（*Hypoaspis concinna* Teng，1982）（♀）
A.背面；B.腹面；C.螯钳

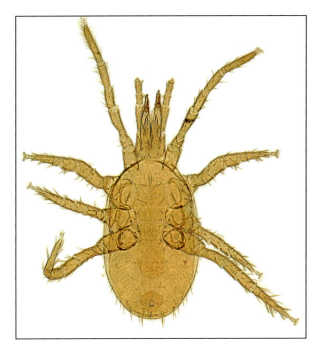

图 3-40 秀越下盾螨（*Hypoaspis concinna* Teng，1982）（♀）

【同种异名】*Geolaelaps concinna* Teng，1982。

【分类地位】皮刺螨总科（Dermanyssoidea）、厉螨科（Laelapidae）、下盾螨亚科（Hypoaspidinae）、下盾螨属（*Hypoaspis*）。

【形态鉴别】秀越下盾螨雌螨大小为（545～588）μm×（311～407）μm。螯肢动趾具2齿，定趾具短齿4枚。钳齿毛细小，针状；钳基毛短小。头盖边缘具齿裂。须肢跗节叉毛2叉。背板几乎完全覆盖背面，板上有网状纹；除39对主刚毛外，在D_7与D_8之间尚具副刚毛1根，背毛均呈针状。胸板前区网纹呈六边形。胸板前缘近于平直，后缘弧形凸出，约达足Ⅲ基节一半的水平线。胸板上布有网纹，具胸毛3对和隙孔2对，3对胸毛约等长，St_1位于前缘。生殖腹板较短，呈舌状，中部略为膨大，后端收窄，表面布有网纹，具刚毛1对。肛板倒梨形，表面有网纹，肛侧毛位于肛门中部的水平线，肛后毛较肛侧毛稍长。足后板长形，略似棒状。气门沟长，前端约达足Ⅰ基节中部。腹面表皮具刚毛约9对。足Ⅱ跗节腹面具刺状刚毛5根，股节腹面具刺状刚毛1根。足Ⅲ、Ⅳ跗节腹面具刺状刚毛多根，足Ⅳ胫节和膝节腹面分别具刺状刚毛2根和1根。

【生态习性】秀越下盾螨可见于多种鼠类等小型哺乳动物的体表及窝巢。目前记载的宿主动物有大仓鼠、大绒鼠、黄胸鼠、大足鼠、斯氏家鼠、锡金小鼠、针毛鼠、大泡硕鼠等。

【与疾病关系】与疾病的关系尚不清楚。

【地理分布】根据有限的文献记载，秀越下盾螨在我国的北京和云南等地有分布。该螨在国外的分布情况尚不清楚。

（郭宪国）

28. 兵下盾螨 *Hypoaspis (Cosmolaelaps) miles* Berlese, 1892

兵下盾螨是 Berlese（1892）首先发现并命名的一种革螨。该螨广泛分布于各类小鼠及多种小型哺乳动物的体表及窝巢，是鼠类等小型哺乳动物中常见的体表寄生性革螨。

【种名】兵下盾螨 [*Hypoaspis（Cosmolaelaps）miles* Berlese，1892]。

【图序】图 3-41，图 3-42。

【同种异名】*Cosmolaelaps gurabensis* Fox，1946。

【分类地位】皮刺螨总科（Dermanyssoidea）、厉螨科（Laelapidae）、下盾螨亚科（Hypoaspidinae）、下盾螨属（*Hypoaspis*）。

【形态鉴别】兵下盾螨分类鉴定以雌螨形态特征为主要依据。雌螨体长约为 650μm，螯肢特别长，其中动趾约 124μm，内缘具 2 齿；定趾具 3 齿。钳齿毛细短，呈针刺状。颚沟一般具 6 横列小齿，颚盖前缘锯齿状，但是中部呈尖峰突。背板一整块，几乎覆盖背部，背板主刚毛 37 对，窄叶状，且末端刺状尖细。胸板后缘凸出，板上有刚毛 3 对，隙孔 2 对。生殖腹板长颈瓶状，在足Ⅳ基节之后膨大，末端圆钝；具 1 对刚毛。肛板呈倒梨形，前圆后尖；有 3 对围刚毛。气门沟较长，前端可延伸至足Ⅰ基节的前部。腹部表皮刚毛中部为叶状，后部为宽叶状。

雄螨与雌螨有细微不同，其中雄螨定趾内缘 2 齿突之间尚有 6～7 个微齿突。全腹板在足Ⅳ基节之后膨大，但是后部延伸变窄；板上具刚毛 10 对。

【生态习性】兵下盾螨经常出现在各类小鼠及多种小型哺乳动物的体表及窝巢，该螨宿主范围广，特异性低。目前已经有记载的宿主有达乌尔黄鼠、草原鼢鼠、小家鼠、黑家鼠、五趾跳鼠、大仓鼠、黄胸鼠、褐家鼠、卡氏小鼠、锡金小鼠、黑线姬鼠、齐氏姬鼠、北社鼠、大绒鼠、青毛鼠、白腹巨鼠、针毛鼠，以及大麝鼩、灰麝鼩、无鳞

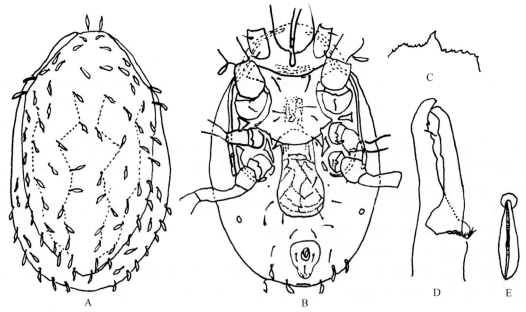

图 3-41　兵下盾螨 [*Hypoaspis（Cosmolaelaps）miles* Berlese，1892]（♀）
A. 背面；B. 腹面；C. 头盖；D. 螯钳；E. 背板刚毛

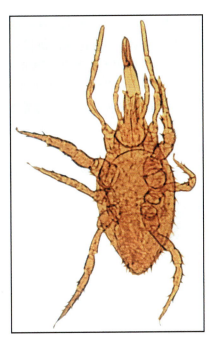

图 3-42 兵下盾螨 [*Hypoaspis* (*Cosmolaelaps*) *miles* Berlese, 1892]

短尾鼩、臭鼩等。

【与疾病关系】虽然兵下盾螨常出现在各类小鼠及小型哺乳动物体表及巢穴,但是目前尚不清楚其医学意义。

【地理分布】兵下盾螨在世界各地均有布种,为世界性广布种。该螨在我国主要分布于云南、辽宁、黑龙江、江苏、浙江、湖北、陕西、吉林、四川等地。在国外主要分布于俄罗斯及美国、欧洲的一些国家。

(李小宁)

29. 巴氏下盾螨 *Hypoaspis* (*Laelaspis*) *pavlovskii* Bregetova, 1956

巴氏下盾螨是 Bregetova(1956)首先命名的一种革螨,最开始命名时被称为巴氏阳厉螨,后移入下盾螨属(*Hypoaspis*)。该螨广泛分布于各类小鼠及多种小型哺乳动物的体表及窝巢,是鼠类等小型哺乳动物中常见的体表寄生性革螨。

【种名】巴氏下盾螨 [*Hypoaspis* (*Laelaspis*) *pavlovskii* Bregetova, 1956]。

【图序】图 3-43,图 3-44。

【同种异名】巴氏阳厉螨(*Androlaelaps pavlovskii* Bregetova, 1956)。

【分类地位】皮刺螨总科(Dermanyssoidea)、厉螨科(Laelapidae)、下盾螨亚科(Hypoaspidinae)、下盾螨属(*Hypoaspis*)。

【形态鉴别】巴氏下盾螨分类鉴定以雌螨形态特征为主要依据。雌螨平均大小约为 $821\mu m \times 576\mu m$。螯肢几丁质化较强,粗壮;动趾具 2 齿,定趾具 2 个大齿突和一列(7~8 个)呈锯状的小齿突;钳齿毛细短,不明显;须肢叉毛 3 叉。背板一整块,几乎覆盖整个背面；板上具刚毛38对，缺I_3。胸板长略微大于宽，前缘呈双峰状突起，后端有一缺刻；具等长刚毛3对，隙孔2对，第一对位于St_1后方，狭长；第二对位于St_2后外侧方，呈圆形。生殖腹板中部明显膨大，具2对刚毛；其与肛板的距离小于肛孔的长度。肛板呈倒梨形，前缘圆钝，后端尖窄；肛侧毛接近肛孔后缘水平。足后板细小，呈圆形。气门沟前端延伸至足Ⅱ基节前半部。足Ⅱ与其他足不同，较粗壮，且股、膝、胫节均有一距，股节的距最大。

【生态习性】巴氏下盾螨广泛分布于各类小鼠及多种小型哺乳动物的体表及窝巢，甚至出现在腐烂的树叶下，是鼠类等小型哺乳动物中常见的体表寄生性革螨。该螨宿主范围广，特异性低。目前已经有记载的宿主有黑线仓鼠、大仓鼠、大足鼠、北社鼠、褐家鼠、大林姬鼠、小林姬鼠、齐氏姬鼠、大耳姬鼠、长尾仓鼠、背纹毛蹠鼠、达乌尔黄鼠、黄胸鼠、大绒鼠、黑腹绒鼠、针毛鼠、珀氏长吻松鼠、锡金小鼠、青毛鼠，以及灰麝鼩、短尾鼩、臭鼩、高山鼩鼱、树鼩。

【与疾病关系】虽然巴氏下盾螨常出现在各类小鼠及小型哺乳动物体表及巢穴，但是其医学意义目前尚不清楚。

【地理分布】在我国主要分布于河北省、云南省、辽宁省、黑龙江省、新疆维吾尔自治区、江苏省、山东省、内蒙古自治区、吉林省、福建省、贵州省、青海省、山西省、四川省等地区。国外主要分布在俄罗斯。

（王 爽）

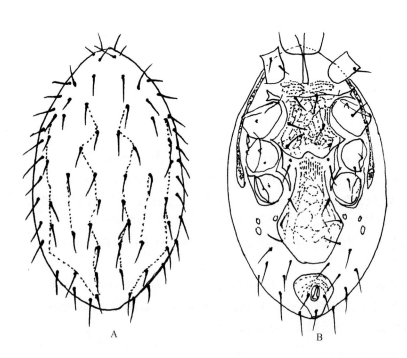

图3-43 巴氏下盾螨［*Hypoaspis* (*Laelaspis*) *pavlovskii* Bregetova, 1956］（♀）
A. 背板；B. 腹面

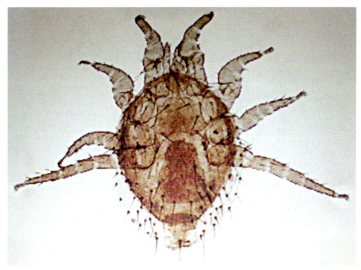

图 3-44 巴氏下盾螨［*Hypoaspis*（*Laelaspis*）*pavlovskii* Bregetova，1956］（♀）腹面

30. 溜下盾螨 *Hypoaspis* (*Geolaelaps*) *lubrica* Voigts et Oudemans, 1904

溜下盾螨是 Voigts et Oudemans（1904）首先命名的一种革螨，为鼠类体表寄生虫之一。

【种名】溜下盾螨［*Hypoaspis*（*Geolaelaps*）*lubrica* Voigts et Oudemans，1904］。

【图序】图 3-45，图 3-46。

【同种异名】*Hypoaspis murinus*（Strandtmann et Menzies，1948）；*Hypoaspis smithii*（Hughes，1948）。

【分类地位】皮刺螨总科（Dermanyssoidea）、厉螨科（Laelapidae）、下盾螨亚科（Hypoaspidinae）、下盾螨属（*Hypoaspis*）。

【形态鉴别】雌螨体长 576μm，宽 361μm。螯肢粗壮，动趾具 2 个齿突，定趾具 3 个齿突，钳齿毛刺状，细小。须肢叉毛 2 叉。背板覆盖整个背面，板上的网纹明显，除具 39 对刚毛外，尚有若干根副刚毛。胸板前区具 2 块骨板。胸板长大于宽，前缘较平直，后缘宽圆，达足Ⅲ基节后半部水平，具刚毛 3 对和隙状器 2 对。生殖腹板在足Ⅳ基节之后膨大，后端圆钝，具刚毛 1 对。肛侧毛与肛后毛约等长。足后板略呈肾形。气门沟前端达足Ⅰ基节中部。腹部表皮具刚毛约 25 对。足Ⅱ跗节腹面具粗刺状刚毛 5 根，足Ⅱ胫节腹面具粗刺状刚毛 2 根。足Ⅲ、Ⅳ的膝节、胫节、跗节腹面具许多根粗刺状刚毛。

【生态习性】目前记载的宿主有黑线仓鼠、黑线姬鼠、东方田鼠、子午沙鼠、达乌尔黄鼠、黄胸鼠、齐氏姬鼠、卡氏小鼠、锡金小鼠、褐家鼠、北社鼠、针毛鼠、珀氏长吻松鼠、麝鼩、臭鼩、树鼩。在鸡粪、鸭粪、米、蘑菇床上也有发现。

【与疾病关系】缺乏相关研究。

【地理分布】国内主要分布于辽宁省、黑龙江省、江苏省、内蒙古自治区、湖南省、四川省、贵州省、云南省等地区。国外主要分布于苏联、英国、美国和捷克斯洛伐克。

（李士根）

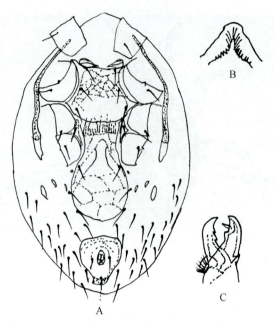

图 3-45　溜下盾螨 [*Hypoaspis*（*Geolaelaps*）*lubrica* Voigts et Oudemans，1904]（♀）
A.腹面；B.头盖；C.螯钳

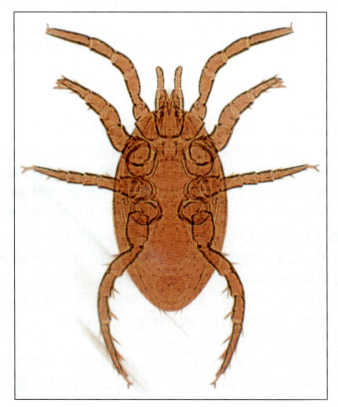

图 3-46　溜下盾螨 [*Hypoaspis*（*Geolaelaps*）*lubrica* Voigts et Oudemans，1904]（♀）腹面

31. 橄形血革螨 *Haemogamasus oliviformis* Teng et Pan, 1964

橄形血革螨是我国学者邓国藩和潘锡文（1964）首先命名的一种革螨，广泛分布于鼠类等多种小型哺乳动物的体表及窝巢，是鼠类等小型哺乳动物中常见的体表寄生性革螨。

【种名】橄形血革螨（*Haemogamasus oliviformis* Teng et Pan, 1964）。

【图序】图3-47。

【分类地位】皮刺螨总科（Dermanyssoidea）、厉螨科（Laelapidae）、血革螨亚科（Haemogamasinae）、血革螨属（*Haemogamasus*）。

【形态鉴别】橄形血革螨雌螨略似橄榄形，大小为（810～960）μm×（460～640）μm。螯肢粗壮，螯钳具齿，钳齿毛膨大略似叶状，钳基毛约为螯钳长度的2/3。头盖略似三角形。背板橄榄形，未完全覆盖背部，背上密被光滑刚毛，F_1粗短，羽状，后端有2对刚毛较长，略为分叉。背表皮密被微羽状刚毛，近后缘的较长。胸板前缘中部及后缘浅凹，St_1羽状，位置近前缘，St_2、St_3光滑，较St_1稍长，副刚毛缺如；隙孔3对。生殖腹板在足Ⅳ基节后稍膨大，靠近后部最宽，后缘不整齐，具38～45根刚毛，前半部仅两侧有3～4对，后部则完全密布，毛较前面的稍短。肛板倒梨形，Ad光滑，位于肛门中部水平，PA较长，略分叉，副刚毛5～6根，较主刚毛短。气门沟前端延至足Ⅰ基节。足后板粗短，略似棒状。腹表皮密被微羽状刚毛，在肛板后端两侧的一对较长，与PA约等长。各足上刚毛多为羽状。雄螨螯钳定趾上的钳齿毛很短，导精趾较粗长。头盖同雌螨。背板几乎覆盖整个背部，板上刚毛浓密，仅后缘的少数刚毛具1～2个小分支，其余均呈针状。全腹板在足Ⅳ基节后膨大，板上网纹明显。胸区具3对隙孔，St_1针状。板上除St_1～St_3、Ad和PA外，尚有约41根刚毛，副刚毛始于足Ⅳ基节后缘水平以后。腹表皮刚毛仅近后缘的少数有稀疏的细分支。气门沟前端延伸至足Ⅰ基节处，气门板后端较膨大，有一隙孔。足Ⅰ基节下内侧处有1距，但各足基节上均无刺状毛。后若螨螯钳形同雌螨。背板几乎覆盖整个背部。胸板4对胸毛，仅St_1具细分支。肛板近圆形，Ad位于肛门中横线上。腹表皮刚毛近体侧、后缘的均具细分支。足Ⅰ基节下内侧具1个小距。

【生态习性】橄形血革螨经常出现在鼠类等小型哺乳动物的体表及窝巢，宿主范围很广。目前记载的宿主动物有黑线姬鼠、齐氏姬鼠、大耳姬鼠、中华姬鼠、大林姬鼠、小林姬鼠、澜沧江姬鼠、大绒鼠、滇绒鼠（云南绒鼠）、昭通绒鼠、西南绒鼠、褐家鼠、黄胸鼠、大足鼠、斯氏家鼠、锡金小鼠、社鼠、针毛鼠、白腹巨鼠、根田鼠、青毛鼠、巢鼠、珀氏长吻松鼠、五纹花松鼠、赤腹松鼠、大臭鼩、白尾梢麝鼩、高山鼩鼱、印度长尾鼩、四川短尾鼩、坚实猪獾、鼩猬、藏鼠兔等。

【与疾病关系】橄形血革螨是兼性吸血的革螨，可侵袭和叮刺人体，但是否可以作为肾综合征出血热（HFRS）等人畜共患病的传播媒介还有待进一步证实。

【地理分布】根据目前有限的文献记载，橄形血革螨主要分布在我国的四川、青海、贵州和云南等地。该螨在国外的分布情况尚不清楚。

（郭宪国）

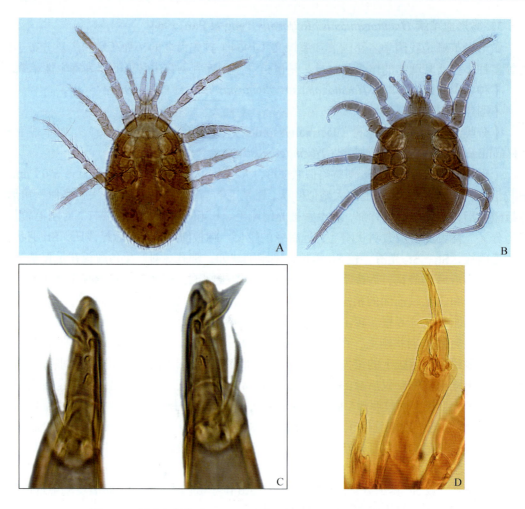

图 3-47　橄形血革螨（*Haemogamasus oliviformis* Teng et Pan，1964）
A.♀；B.♂；C.（♀）钳齿毛；D.（♂）导精趾

32. 背颖血革螨 *Haemogamasus dorsalis* Teng et Pan, 1964

背颖血革螨是于1964年被首次命名的一种革螨，寄生于白腹巨鼠、林姬鼠、西南绒鼠等鼠类体表。

【种名】背颖血革螨（*Haemogamasus dorsalis* Teng et Pan，1964）。

【图序】图 3-48。

【分类地位】皮刺螨总科（Dermanyssoidea）、厉螨科（Laelapidae）、血革螨亚科（Haemogamasinae）、血革螨属（*Haemogamasus*）。

【形态鉴别】雌螨体长 750～840μm，宽 520～580μm。螯肢粗短，螯钳具2小齿，动趾长 36μm。钳齿毛呈叶状，末端细窄、略弯。钳基毛长，超过螯钳顶端，末端弯曲，基部外侧显著膨大，略似蝶翅或半圆形。头盖顶端钝圆，边缘齿裂不深，多数不分叉。颚沟约具10排刺，每排 2～5 个刺。叉毛 2 叉。背板略似长六边形，覆盖约 2/3 背面；长宽约为 690μm×340μm；密布羽状细短的刚毛，F_1 粗大，背板表皮刚毛较稀，长度与背毛接近等长，也呈羽状。胸板前区横纹具小刺。胸板前、后缘内凹；中部位置长 89.7μm，最窄处宽 156μm；St_1、St_3 羽状，St_2 光滑；具副刚毛 34～40 根，其中有 2～4 根在前缘上；具 3 对隙孔，第 3 对最小，在后缘上。生殖腹板呈瓶状，在足Ⅳ基节之后显著膨胀，宽 220.9μm，后缘平直；板上遍布刚毛。肛板宽阔，长宽约为 122μm×96.6μm；肛孔宽大，近圆形；肛侧毛羽状，位于肛孔中部两侧；肛后毛羽状，长度与肛侧毛大致相等；副刚毛 5～7 根。气门沟前端达足Ⅱ基节后部。气门板后端与足Ⅳ基节的侧足板相连。腹表皮刚毛较短小，微羽状，分布稀疏。

【生态习性】寄生于白腹巨鼠、林姬鼠、西南绒鼠。

【与疾病关系】暂无相关研究报道。

【地理分布】国内主要分布于成都、四川、云南。

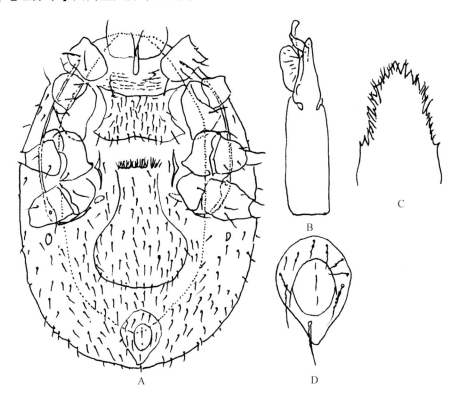

图 3-48 背颖血革螨（*Haemogamasus dorsalis* Teng et Pan，1964）（♀）
A. 腹面；B. 螯钳；C. 头盖；D. 肛板

33. 四川血革螨 *Haemogamasus szechwanensis* Zhang, 1964

四川血革螨是于 1964 年被命名的一种革螨，寄生于田鼠、针毛鼠等鼠类体表。

【种名】四川血革螨（*Haemogamasus szechwanensis* Zhang，1964）。

【图序】图 3-49。

【分类地位】皮刺螨总科（Dermanyssoidea）、厉螨科（Laelapidae）、血革螨亚科（Haemogamasinae）、血革螨属（*Haemogamasus*）。

【形态鉴别】雌螨体型呈卵圆形，体长 870～900μm，宽 510～550μm。螯钳内缘具齿，动趾长43μm。钳齿毛基部膨大，前端尖，向下弯曲。钳基毛长，但不达螯钳顶端。颚基具4对羽状刚毛。颚沟具13排横齿，头盖呈火舌状。叉毛2叉。背板呈椭圆形，长宽为（750～760）μm×（450～460）μm。板上密布光滑刚毛，F_1粗大，呈羽状。胸板前缘浅凹，后缘深凹，凹底达St_3水平；胸板长81～89.6μm，宽135～143μm；St_1较短，羽状，St_2、St_3等长，光滑；具3对隙孔。生殖腹板在足Ⅳ基节之后膨大，后半部刚毛密；宽187～190μm。肛板倒梨形，前端钝圆，长宽约为142.7μm×85.8μm；肛侧毛光滑，位于肛孔中部水平，肛后毛羽状，较肛侧毛长；副刚毛5根，光滑。足后板长卵形。气门沟前端达足Ⅱ基节后缘。气门板后端与足Ⅳ基节的侧足板相连。足Ⅳ跗节前缘近基部具长刚毛1根，长达160μm。腹表皮上密布两种刚毛，分别为丝滑状、羽状。

【生态习性】寄生于田鼠、针毛鼠。

【与疾病关系】暂无相关研究报道。

【地理分布】国内主要分布于四川、贵州。

（王赛寒）

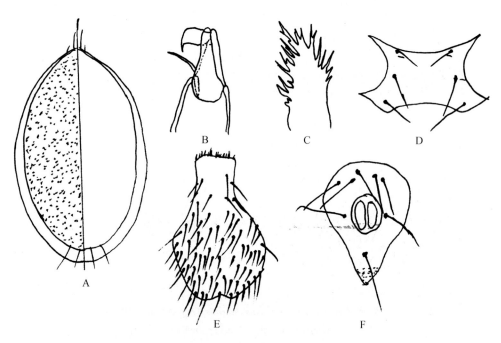

图3-49 四川血革螨（*Haemogamasus szechwanensis* Zhang, 1964）（♀）
A.背板；B.螯钳；C.头盖；D.胸板；E.生殖腹板；F.肛板

34. 赛血革螨 *Haemogamasus serdjukovae* Bregetova, 1949

赛血革螨是Bregetova（1949）首先命名的一种革螨。该螨广泛分布于各类小鼠及多种小型哺乳动物的体表及窝巢，是可在鼠类等小型哺乳动物体表寄生的寄生虫之一。

【种名】赛血革螨（*Haemogamasus serdjukovae* Bregetova, 1949）。

【图序】图3-50，图3-51。

【分类地位】皮刺螨总科（Dermanyssoidea）、厉螨科（Laelapidae）、血革螨亚科（Haemogamasinae）、血革螨属（*Haemogamasus*）。

【形态鉴别】赛血革螨分类鉴定以雌螨形态特征为主要依据。雌螨平均大小约为 1084μm×712μm。螯钳具齿，钳齿毛分支呈丛枝状，此为鉴别赛血革螨的重要特征之一。颚盖边缘锯齿状。颚沟具12排刺，每排2～6个刺。须肢叉毛2叉。背板一整块，呈长椭圆形，但并不完全覆盖整个背面。胸板前区的横纹布有小刺。胸板前缘较平，后端内凹，板上有刚毛3对，St_1呈羽状，St_2、St_3均光滑；隙孔3对，第3对最小，在胸板后缘上。生殖腹板膨大不显著，一般在足Ⅳ基节后逐渐膨大，后缘圆钝，板上密布刚毛。肛板倒梨形，前圆钝，后尖窄；其上有5根副刚毛，肛侧毛平肛孔中部，较光滑；肛后毛微羽状。气门沟延伸至足Ⅱ基节后部。足后板较小，呈卵圆形。足Ⅳ跗节背面前端有1根羽状长刚毛。

【生态习性】赛血革螨常生活在各类小鼠及多种小型哺乳动物的体表及窝巢，可在取食时爬到寄主体上，是一种可在鼠类等小型哺乳动物中寄生的血革螨。该螨宿主较为广泛，目前已经记载的宿主有大耳姬鼠、东方田鼠、社鼠、黑线仓鼠、黑线姬鼠、大林姬鼠、花鼠、林跳鼠、根田鼠、褐家鼠、洮州绒鼠、东北䶄鼠、草原䶄鼠，以及棕背䶄、红背䶄、乌鸦等。

【与疾病关系】虽然赛血革螨常生活在各类小鼠及多种小型哺乳动物的体表及窝巢，但是目前其医学意义尚不清楚。

【地理分布】赛血革螨在我国分布较为广泛，主要有河北、辽宁、黑龙江、山东、江苏、山西、吉林、青海、四川等地。在国外，该螨主要分布于俄罗斯等地。

（李小宁）

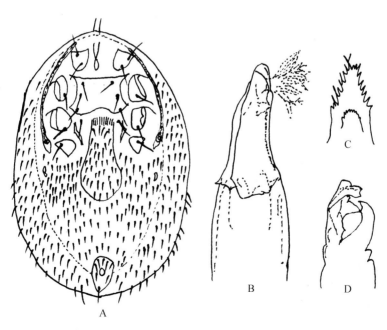

图3-50 赛血革螨（*Haemogamasus serdjukovae* Bregetova，1949）
A.（♀）腹面；B.（♀）螯钳；C.（♀）头盖；D.（♂）螯钳

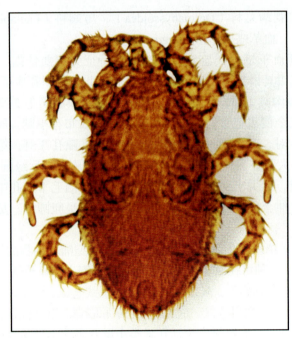

图 3-51　赛血革螨（*Haemogamasus serdjukovae* Bregetova，1949）

35. 按步血革螨 *Haemogamasus ambulans* Thorell, 1872

按步血革螨是 Thorell（1872）首先命名的一种革螨，为鼠类体表寄生虫之一。

【种名】按步血革螨（*Haemogamasus ambulans* Thorell，1872）。

【图序】图 3-52，图 3-53。

【分类地位】皮刺螨总科（Dermanyssoidea）、厉螨科（Laelapidae）、血革螨亚科（Haemogamasinae）、血革螨属（*Haemogamasus*）。

【形态鉴别】为大型螨，体宽卵形，全体密覆刚毛，几乎无毛序可循。雌螨螯钳具齿，钳齿毛呈窄柳叶状，末端微弯，钳基毛顶端达螯钳的 1/2。须肢叉毛 2 叉。颚沟约具 9 排刺，头盖突狭长火焰状。背板呈长椭圆形，不完全覆盖背部。胸板前区横纹具刺，胸板前、后缘内凹，St_1 羽状，St_2、St_3 光滑，具副刚毛 27 根，其中 2 根位于或靠近前缘，具隙状器 3 对。生殖腹板在足Ⅳ基节水平略膨大，板的后半部刚毛密布。肛板呈倒梨形，前端宽圆，后端尖窄，肛侧毛位于肛孔中部水平，具副刚毛 5 根。气门沟前端达足Ⅳ基节后部。气门板后端与足Ⅳ基节的侧足板相连。足后板呈椭圆形。雄性定趾长而无锯齿，导精趾倒钩状。

【生态习性】目前记载的宿主有棕背鮃、红背鮃、莫氏田鼠、黑线姬鼠、长尾仓鼠、黑线仓鼠、沼泽田鼠、草原鼢鼠、东北鼢鼠。

【与疾病关系】疑为森林脑炎的媒介。

【地理分布】国内分布于黑龙江省、山东省、内蒙古自治区、吉林省、青海省。国外分布于日本、朝鲜、俄罗斯，以及欧洲、北美等。

（李士根）

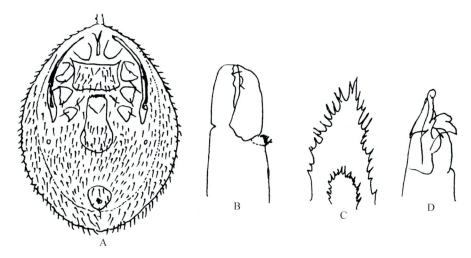

图 3-52 按步血革螨（*Haemogamasus ambulans* Thorell，1872）
A.（♀）腹面；B.（♀）螯钳；C.（♀）头盖；D.（♂）螯钳

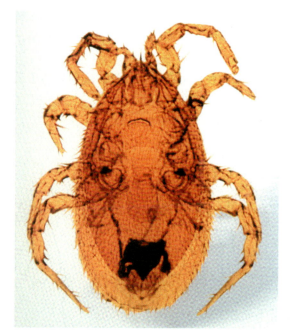

图 3-53 按步血革螨（*Haemogamasus ambulans* Thorell，1872）（♀）腹面

36. 达呼尔血革螨 *Haemogamasus dauricus* Bregetova, 1950

达呼尔血革螨是 Bregetova（1950）首先命名的一种革螨。该螨广泛分布于各类小鼠及多种小型哺乳动物的体表及窝巢，是可在鼠类等小型哺乳动物中寄生的巢栖型吸血螨。

【种名】达呼尔血革螨（*Haemogamasus dauricus* Bregetova，1950）。

【图序】图 3-54，图 3-55。

【分类地位】皮刺螨总科（Dermanyssoidea）、厉螨科（Laelapidae）、血革螨亚科（Haemogamasinae）、血革螨属（*Haemogamasus*）。

【形态鉴别】达呼尔血革螨分类鉴定以雌螨形态特征为主要依据。雌螨平均大小约为1098μm×756μm。螯钳具齿，钳齿毛呈叶状，中部大，末端细，无纵轴；钳基毛较短，末端约达钳齿毛基部。颚沟有11排刺，每排2～4根。颚盖长，火舌状，边缘具齿。须肢叉毛2叉。背板1块，并不完全覆盖整个背部，前宽后窄，两侧在足Ⅳ基节之后往内逐渐变窄；背板上密布刚毛，毛序不可辨认。胸板前缘中部和后缘均往内凹，胸板前区横纹具刺；St_1呈羽状，其余两对刚毛光滑；除此之外，板上尚有副刚毛1～4根，隙孔2对。生殖腹板膨大不显著，在足Ⅳ基节后略微膨大，板后端圆钝，其上有很多刚毛。肛板倒梨形，具有5根副刚毛；肛侧毛位于肛孔中部水平；气门沟较长，可延伸至足Ⅰ基节中部；气门板狭窄，后端游离。足后板较小，卵圆形。

【生态习性】达呼尔血革螨广泛分布于各类小鼠及多种小型哺乳动物的体表及窝巢，其常在取食时爬到寄主体上，是可在鼠类等小型哺乳动物中寄生或者生活在寄主巢穴内的巢栖型吸血螨。据有关文献记载，目前该螨的宿主有褐家鼠、大绒鼠、东北鼢鼠、草原鼢鼠、齐氏姬鼠、中华姬鼠、克氏田鼠，以及红背鼯、多齿鼩鼱、高黎贡鼠兔等。

【与疾病关系】虽然有关血革螨与疾病的关系已经有不少报道，但是达呼尔血革螨的医学意义尚不清楚。

【地理分布】达呼尔血革螨在我国分布较为广泛，主要分布于云南、吉林、贵州、青海、四川等地。在国外，该螨主要分布在俄罗斯。

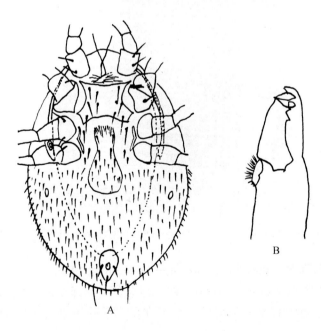

图3-54 达呼尔血革螨（*Haemogamasus dauricus* Bregetova，1950）（♀）
A. 腹面；B. 螯钳

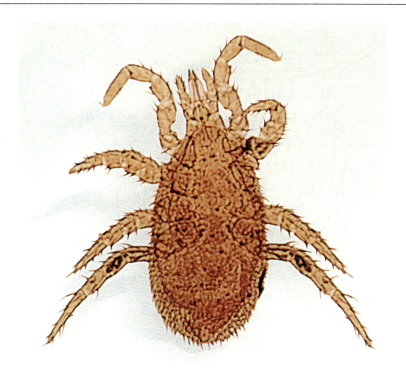

图 3-55　达呼尔血革螨（*Haemogamasus dauricus* Bregetova，1950）

37. 北野血革螨 *Haemogamasus kitanoi* Asanuma, 1948

北野血革螨是 Asanuma（1948）首先命名的一种革螨，该螨广泛分布于各类小鼠及多种小型哺乳动物的体表及窝巢，是可在鼠类等小型哺乳动物中寄生的巢栖型吸血螨。

【种名】北野血革螨（*Haemogamasus kitanoi* Asanuma，1948）。

【图序】图 3-56，图 3-57。

【分类地位】皮刺螨总科（Dermanyssoidea）、厉螨科（Laelapidae）、血革螨亚科（Haemogamasinae）、血革螨属（*Haemogamasus*）。

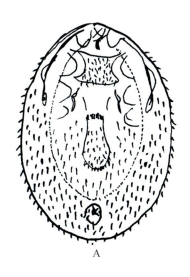
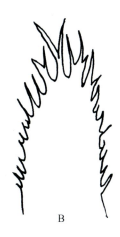

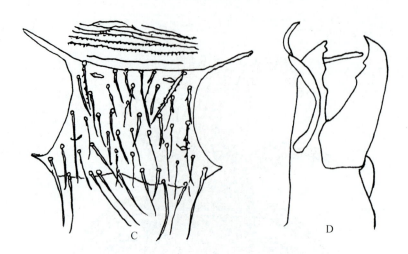

图 3-56　北野血革螨（*Haemogamasus kitanoi* Asanuma，1948）（♀）
A. 腹面；B. 头盖；C. 胸板；D. 螯钳

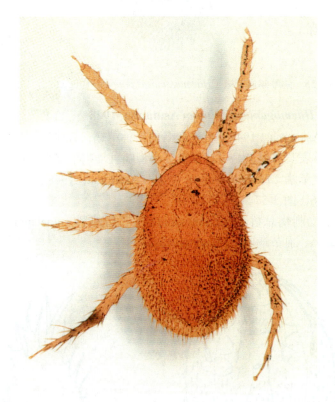

图 3-57　北野血革螨（*Haemogamasus kitanoi* Asanuma，1948）

【形态鉴别】北野血革螨分类鉴定以雌螨形态特征为主要依据。雌螨整体平均大小约为 870μm×519μm。螯钳具齿，钳齿毛中部大，末端细，呈钩状；钳基毛细长，顶端超过螯钳。颚沟具 14 排刺，每排 2～6 个。须肢叉毛 2 叉。背板一整块，但背板并不完全覆盖整个背部，板上密布刚毛，毛序不可辨认。胸板前缘中部和后缘均往内凹，胸板前区横纹具刺；

St_1 羽状，St_2 呈微羽状，St_3 光滑；胸板上有约 40 根副刚毛，其中前端有 3 根；从前向后，刚毛逐渐变得粗长；隙孔 2 对。生殖腹板膨大不显著，后端密布刚毛，前端较少，此为鉴别本种的特征之一。肛板倒梨形，具有 5 根副刚毛。气门沟可达足 II 基节中部，气门板狭窄。足 IV 跗节背部有 1 根羽状刚毛。

【生态习性】北野血革螨广泛分布于各类小鼠及多种小型哺乳动物的体表及窝巢，是可在鼠类等小型哺乳动物中寄生的巢栖型吸血螨，其宿主范围较广，特异性低。目前已经记载的宿主有子午沙鼠、长爪沙鼠、黑线毛足鼠、布氏田鼠、三趾跳鼠、根田鼠、松田鼠、长尾仓鼠、黑线仓鼠、达乌尔黄鼠、阿拉善黄鼠、小家鼠、林跳鼠、飞鼠、东北䶄鼠、中华䶄鼠、高原䶄鼠，以及喜马拉雅旱獭、蒙古旱獭、香鼬、刺猬等。

【与疾病关系】虽然有关血革螨与疾病的关系已有不少报道，但是北野血革螨的医学意义尚不清楚。

【地理分布】北野血革螨在我国分布范围较广，在河北、辽宁、黑龙江、新疆、山西、内蒙古、吉林、青海、四川、宁夏等地均有分布。该螨在国外主要分布于俄罗斯。

38. 楠木血革螨 *Haemogamasus kusumotoi* Asanuma, 1951

楠木血革螨是 Asanuma（1951）首先命名的一种革螨。该螨常生活在各类小鼠及多种小型哺乳动物的体表及窝巢，很多时候是因为取食才爬到寄主体上，是可在鼠类等小型哺乳动物中寄生的巢栖型吸血螨。

【种名】楠木血革螨（*Haemogamasus kusumotoi* Asanuma，1951）。

【图序】图 3-58，图 3-59。

【分类地位】皮刺螨总科（Dermanyssoidea）、厉螨科（Laelapidae）、血革螨亚科（Haemogamasinae）、血革螨属（*Haemogamasus*）。

【形态鉴别】楠木血革螨分类鉴定以雌螨形态特征为主要依据。雌螨平均大小约为 1005μm×587μm。螯钳内缘具齿，钳齿毛常分支。颚盖多呈锯齿状，较长；颚盖沟具 14 排刺，每排 2～3 个。须肢叉毛 2 叉。背板一整块，但背板完全覆盖整个背部，板上密布刚毛，毛序通常不可辨认。胸板前缘中部和后缘均往内凹，后缘凹陷深度超过 St_3 水平；St_1 呈羽状，其余两对刚毛光滑，且均长于 St_1；除此之外，板上尚有副刚毛 2～4 根，隙孔 3 对，其中第 3 对隙孔位于胸板的后端。生殖腹板全板刚毛密布，后半部轻微膨大，后端圆钝。肛板倒梨形，常具 4～6 根副刚毛，前圆后尖；肛侧毛平肛孔中部，较肛后毛短。气门沟前端可延伸至足 II 基节后部。气门板狭窄，后端游离。

【生态习性】楠木血革螨常生活在各类小鼠及多种小型哺乳动物的体表及窝巢，由于吸血，取食时爬到寄主体上。该螨具有多种宿主，是可在鼠类等小型哺乳动物中寄生的巢栖型吸血螨。目前已经有记载的宿主有黑线姬鼠、大林姬鼠、黑线仓鼠、褐家鼠、小家鼠、草原䶄鼠、达乌尔黄鼠、长爪沙鼠、莫氏田鼠、东方田鼠等。

【与疾病关系】虽然很多楠木血革螨分布比较广且宿主种类较广，但是楠木血革螨的医学意义尚不清楚。

【地理分布】楠木血革螨布种范围较广，为世界性广布种。在我国，其主要分布于河北、辽宁、黑龙江、内蒙古、吉林及青海等地。在国外，该螨主要分布于朝鲜、日本、俄罗斯及欧洲、北美等地。

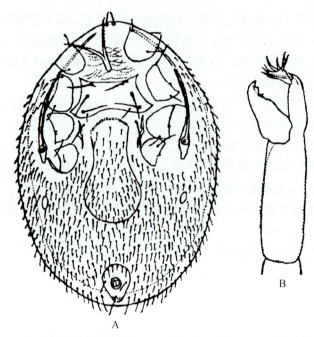

图 3-58 楠木血革螨（*Haemogamasus kusumotoi* Asanuma，1951）（♀）
A.腹面；B.螯钳

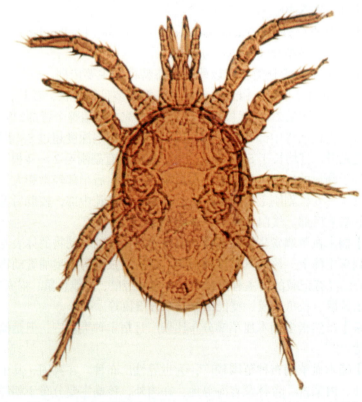

图 3-59 楠木血革螨（*Haemogamasus kusumotoi* Asanuma，1951）

39. 脂刺血革螨 *Haemogamasus liponyssoides* Ewing, 1925

脂刺血革螨是 Ewing（1925）首先命名的一种革螨。该螨广泛分布于各类小鼠及多种小型哺乳动物的体表及窝巢，是可在鼠类等小型哺乳动物中寄生的巢栖型吸血螨。

【种名】脂刺血革螨（*Haemogamasus liponyssoides* Ewing，1925）。

【图序】图 3-60，图 3-61。

【分类地位】皮刺螨总科（Dermanyssoidea）、厉螨科（Laelapidae）、血革螨亚科（Haemogamasinae）、血革螨属（*Haemogamasus*）。

【形态鉴别】脂刺血革螨分类鉴定以雌螨形态特征为主要依据。雌螨平均大小约为 1096μm×723μm。螯钳内缘无齿突，这是鉴别本种的重要特征之一。颚盖多呈火舌状，较长；颚盖沟具 12 排刺。须肢转节腹面内侧有一粗刺状刚毛；须肢叉毛 2 叉。背板为完整的一块，呈椭圆形，但不完全覆盖整个背部，板上密布刚毛。胸板前区的横纹布有小刺。胸板前缘中部和后缘均往内凹，St_1 与 St_2、St_3 均光滑，且 St_1 短于其他两对；胸板上横纹明显，具隙孔 2 对。生殖腹板膨大不显著，后缘圆钝，后半部刚毛较多，前端较少。肛板倒梨形，常有副刚毛 6～7 根，前宽圆，后尖窄；肛侧毛平肛孔中部，并且肛侧毛较肛后毛略短。足后板较小，呈椭圆形。气门沟前端延伸至足 II 基节后部；气门板狭窄，气门板后端游离。

【生态习性】脂刺血革螨常生活在各类小鼠及多种小型哺乳动物的体表及窝巢，该螨宿主范围较广，特异性较低，是可在鼠类等小型哺乳动物中寄生的巢栖型吸血螨。在东北地区，目前已经有记载的宿主有东方田鼠、莫氏田鼠、黑线姬鼠、黑线仓鼠、大林姬鼠、

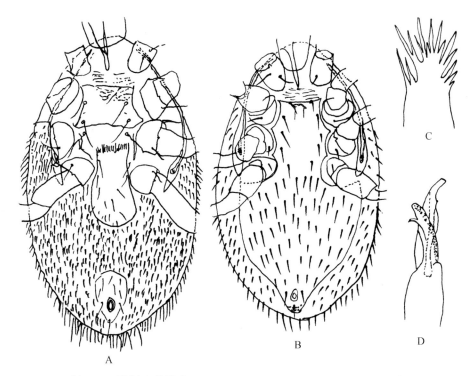

图 3-60　脂刺血革螨（*Haemogamasus liponyssoides* Ewing，1925）
A.（♀）腹面；B.（♂）腹面；C.（♀）头盖；D.（♂）螯钳

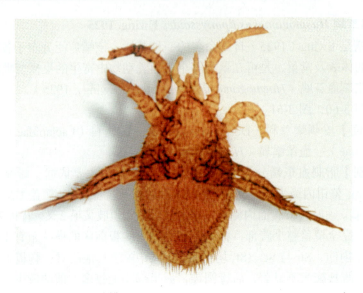

图 3-61　脂刺血革螨（*Haemogamasus liponyssoides* Ewing，1925）

东北鼩鼱、草原鼩鼱、花鼠、褐家鼠，以及棕背䶄、红背䶄等。东北地区的脂刺血革螨一年中在 6～7 月份数量最多，呈单峰型。

【与疾病关系】据有限的文献记载，脂刺血革螨常生活在各类小鼠及多种小型哺乳动物的体表及窝巢，在取食时常会爬上动物体表，因而国内外曾先后有人从脂刺血革螨体内分离出鼠疫耶尔森菌和钩端螺旋体，被认为是鼠疫、钩端螺旋体病的传播媒介。

【地理分布】脂刺血革螨布种范围较广，在我国主要分布于辽宁省、内蒙古自治区、吉林省、黑龙江省等地区。在国外，朝鲜、加拿大、美国、俄罗斯均有该螨分布。

40. 东北血革螨 *Haemogamasus mandschuricus* Vitzthum, 1930

东北血革螨是 Vitzthum（1930）首先命名的一种革螨。该螨广泛分布于各类小鼠及多种小型哺乳动物的体表及窝巢，是可在鼠类等小型哺乳动物体表寄生的寄生虫之一。

【种名】东北血革螨（*Haemogamasus mandschuricus* Vitzthum，1930）。

【图序】图 3-62，图 3-63。

【分类地位】皮刺螨总科（Dermanyssoidea）、厉螨科（Laelapidae）、血革螨亚科（Haemogamasinae）、血革螨属（*Haemogamasus*）。

【形态鉴别】东北血革螨分类鉴定以雌螨形态特征为主要依据。雌螨平均大小约为 978μm×618μm，其体长往往小于 1mm。螯钳具齿。钳齿毛呈叶状，基部较宽，末端尖细，这是东北血革螨区别于其他种的特征之一。钳基毛长度可达螯钳长度的 1/2。颚盖略呈三角形，较长，边缘齿裂有分叉。颚盖沟具 12 排刺。须肢叉毛 2 叉。背板为完整的一块，但不完全覆盖整个背部，其两侧在足Ⅱ基节之后逐渐变窄，背板后端密布若干粗长的羽状刚毛。胸板前缘中部和后缘均往内凹，St_1 呈羽状，St_2、St_3 均光滑，板上尚有副刚毛 8～18 根；胸板上横纹明显，有小刺。胸板具隙孔 3 对，第 3 对最小，在胸板后缘上；副刚毛往往位于第 1 对隙孔之后。生殖腹板膨大不显著，后缘圆钝，后半部刚毛较多，前端只有 2 对刚毛。肛板呈倒梨形，有 5 根副刚毛；肛侧毛平肛孔中部水平，肛后毛较肛侧毛长，呈羽状；足后板不大，较粗短。气门沟前端延伸至足Ⅰ基节后部。气门板狭窄，后端往往与足Ⅳ基节的侧足板相连。体后端腹表皮刚毛短于肛后毛。足Ⅳ跗节背面有1根羽状长刚毛。

【生态习性】东北血革螨常生活在各类小鼠及多种小型哺乳动物的体表及窝巢，该螨宿主范围较广，特异性较低，是一种可在鼠类等小型哺乳动物中寄生的血革螨。目前已经记载的宿主有黑线仓鼠、长尾仓鼠、大仓鼠、长爪沙鼠、五趾跳鼠、三趾跳鼠、东方田鼠、布氏田鼠、松田鼠、阿拉善黄鼠、达乌尔黄鼠、黑线姬鼠、大林姬鼠、小毛足鼠、中华鼢鼠、东北鼢鼠、草原鼢鼠、子午沙鼠、黄兔尾鼠，以及间颅鼠兔、藏鼠兔、高原鼠兔、喜马拉雅旱獭等。

【与疾病关系】东北血革螨生活在各类小鼠及多种小型哺乳动物的体表及窝巢，经常在取食时爬上寄主体表，因此，国内外先后有人从东北血革螨体内分离出Q热立克次体，

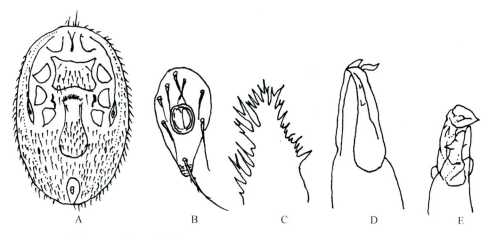

图 3-62　东北血革螨（*Haemogamasus mandschuricus* Vitzthum，1930）
A.（♀）腹面；B.（♀）肛板；C.（♀）头盖；D.（♀）螯钳；E.（♂）螯钳

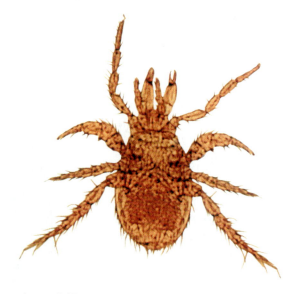

图 3-63　东北血革螨（*Haemogamasus mandschuricus* Vitzthum，1930）

其为 Q 热的传播媒介。

【地理分布】东北血革螨分布范围较广，在我国主要分布于河北、云南、辽宁、黑龙江、新疆、甘肃、山西、内蒙古、吉林、四川、青海、宁夏等地。在国外，该螨主要分布于日本、俄罗斯等国。

41. 巢仿血革螨 *Haemogamasus nidiformis* Bregetova, 1956

巢仿血革螨是 Bregetova（1956）首先命名的一种革螨。该螨广泛分布于各类小鼠及多种小型哺乳动物的体表及窝巢，是可在鼠类等小型哺乳动物体表寄生的寄生虫之一。

【种名】巢仿血革螨（*Haemogamasus nidiformis* Bregetova，1956）。

【图序】图 3-64，图 3-65。

【分类地位】皮刺螨总科（Dermanyssoidea）、厉螨科（Laelapidae）、血革螨亚科（Haemogamasinae）、血革螨属（*Haemogamasus*）。

【形态鉴别】巢仿血革螨分类鉴定以雌螨形态特征为主要依据。雌螨平均大小约为 881μm×565μm。螯钳具齿，钳齿毛较窄或呈带状，纵轴有一浅纹；钳基毛末端达钳齿毛基部水平，此为鉴别巢仿血革螨的重要特征之一。颚盖火舌状。颚沟具9排刺，每排刺2～4个。须肢叉毛2叉。背板一整块，呈长椭圆形，完全覆盖整个背面。胸板前区的横纹布有小刺。胸板前缘中部和后缘均往内凹，St_1 呈羽状，St_2、St_3 均光滑；具隙孔3对。生殖腹板膨大不显著，后缘圆钝，后 2/3 刚毛较多。肛板倒梨形，前圆钝，后尖窄；板上有 4～5 根副刚毛，肛侧毛平肛孔中部，其长度略等于肛后毛长度。气门沟延伸至足Ⅱ基节后部。

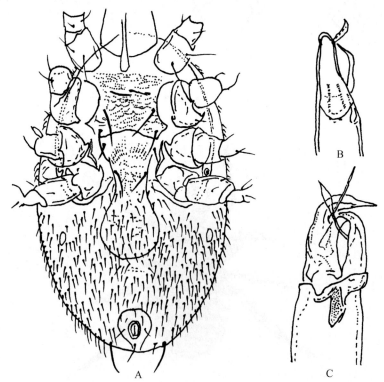

图 3-64　巢仿血革螨（*Haemogamasus nidiformis* Bregetova，1956）
A.（♀）腹面；B.（♀）螯钳；C.（♂）螯钳

气门板狭窄，后端往往与足Ⅳ基节的侧足板相连。足后板较小，呈椭圆形。足Ⅳ跗节背面有1根羽状长刚毛。

【生态习性】巢仿血革螨常生活在各类小鼠及多种小型哺乳动物的体表及窝巢，可在取食时爬到寄主体上，是一种可在鼠类等小型哺乳动物中寄生的血革螨。该螨宿主较为广泛，目前已经记载的宿主有根田鼠、松田鼠、黄胸鼠、齐氏姬鼠、高原鼢鼠，以及棕背䶄、间颅鼠兔、香鼬等。

【与疾病关系】虽然巢仿血革螨常生活在各类小鼠及多种小型哺乳动物的体表及窝巢，但是目前其医学意义尚不清楚。

【地理分布】在我国主要分布于云南、新疆、吉林、贵州、青海等地。在国外，主要分布于俄罗斯、斯洛伐克等国。

（李小宁）

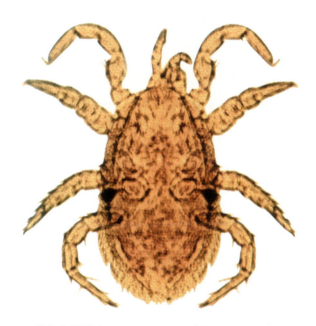

图3-65　巢仿血革螨（*Haemogamasus nidiformis* Bregetova，1956）

42. 上海真厉螨 *Eulaelaps shanghaiensis* Wen, 1976

上海真厉螨是我国学者温廷桓在1976年首先命名的一种革螨，首先在我国上海发现，故得名。该螨在形态上与厩真厉螨等真厉螨属的许多种比较相似，在实际分类鉴定中要注意加以区别。

【种名】上海真厉螨（*Eulaelaps shanghaiensis* Wen，1976）。

【图序】图3-66。

【分类地位】皮刺螨总科（Dermanyssoidea）、厉螨科（Laelapidae）、血革螨亚科（Haemogamasinae）、真厉螨属（*Eulaelaps*）。

【形态鉴别】上海真厉螨雌螨体型较大，平均大小约为 1050μm×760μm，淡棕色。头盖前缘刺突长而密，且有二、三级分支，两侧刺突较短呈锯齿状。螯钳大。背板覆盖整个背面，背毛密，约 400 根，后端的背毛有 2～3 个小棘。胸前板明显有鳞纹。胸叉较大。胸板前后缘都凹陷。生殖腹板很宽，两侧生殖板与腹板愈合处有缺刻，但不明显内陷呈沟状；生殖毛 1 对，腹毛 65 根左右。气门板后端平截，且略膨大，外侧角圆钝，内侧角较尖；气门后方有 4 条纵纹通至后缘，隙孔略靠中央，其外圈甚大，膜质，形似花瓣，内孔居中；气门板外侧有 10 条曲折的横纹，中段有两处膨大，前方为"三联珠孔"，后方为"二联珠孔"。腹表皮毛每侧 35～40 根。雄螨淡棕色。头盖较雌螨平坦，刺突也短，少数有二级分支。背板多毛，覆盖全背。全腹板前缘凹陷，腹板区约有腹毛 50 根。气门板形状同雌螨，但略窄。足Ⅱ股节和跗节腹面各有 2 根略粗的刺状刚毛，膝节和胫节各有 1 根。后若螨乳黄色，螯肢如雌螨。背板几乎覆盖整个背面，背毛约 130 根，两侧缘中段有一小缺刻，后方较前方毛多。胸前板有鳞纹，与胸板界限不清。肛板钝三角形。足后板横椭圆形。胸肛间区有刚毛约 50 根。气门沟细长，前端达足Ⅰ基节中段；气门板狭，在足Ⅱ、Ⅲ基节间膨大；离气门后方略远处有一隙孔。躯体背腹表皮密生刚毛。前若螨乳白色，前背板较长大，有毛 11 对；后背板较短，有毛 9 对。前后背板之间有小型间片 5 对，刚毛 6 对。胸前板有鳞纹，与胸板分界不清。肛板接近等边三角形。胸板与肛板间有刚毛 5 对。气门沟仅达足Ⅲ基节中部水平。背腹表皮有刚毛 11 对。

【生态习性】上海真厉螨可见于多种鼠类等小型哺乳动物的体表及窝巢，宿主范围广泛，目前记载的宿主动物有黑线姬鼠、齐氏姬鼠、中华姬鼠、大林姬鼠、大耳姬鼠、背纹仓鼠、东方田鼠、大绒鼠、花鼠、褐家鼠、斯氏家鼠、社鼠、巢鼠等。

【与疾病关系】国内学者曾从上海真厉螨体内分离出汉坦病毒，并可以通过人工传播试验完成病毒的传播过程，可能与肾综合征出血热的传播和病原体保存有一定关系。

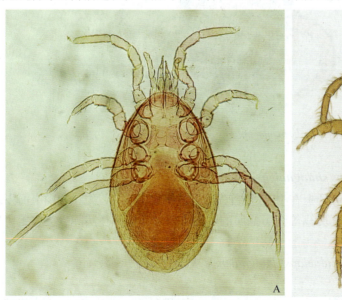
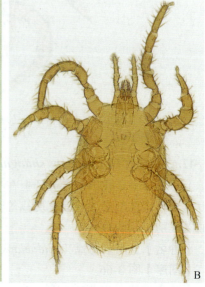

图 3-66　上海真厉螨（*Eulaelaps shanghaiensis* Wen，1976）
A. ♀；B. ♂

【地理分布】根据有限的文献记载，上海真厉螨在我国的上海、江苏、浙江、云南和贵州等地有分布。该螨在国外的分布情况尚不清楚。

43. 厩真厉螨 *Eulaelaps stabularis* Koch, 1836

厩真厉螨是 Koch 在 1836 年首先命名的一种革螨，在开始命名时被称作厩真革螨（*Gamasus stabularis* Koch，1836），后又出现了较多的同物异名。厩真厉螨广泛分布于鼠类等多种小型哺乳动物的体表及窝巢，是鼠类等小型哺乳动物中常见的体表寄生性革螨。

【种名】厩真厉螨（*Eulaelaps stabularis* Koch，1836）。

【图序】图 3-67，图 3-68。

【同种异名】*Gamasus stabularis* Koch，1836；*Laelaps oribatoides* Michael，1892；*Laelaps pedalis* Banks，1909；*Laelaps propheticus* Banks，1909；*Eulaelaps arcualis* Trägårdh，1912；*Hypoaspis stabularis* Oudemans，1913；*Eulaelaps stabularis* Hirst，1914；*Laelaps stabularis* Hull，1918；*Eulaelaps oudemansi* Turk，1945；*Eulaelaps oribatoides* Strandtmann & Wharton，1958；*Eulaelaps oudemansi* Uchikawa & Rack，1979。

【分类地位】皮刺螨总科（Dermanyssoidea）、厉螨科（Laelapidae）、血革螨亚科（Haemogamasinae）、真厉螨属（*Eulaelaps*）。

【形态鉴别】厩真厉螨雌螨平均大小为 904μm×610μm。螯钳较短小，动趾与定趾各具 2 个齿突。钳齿毛短刺状。头盖较狭长，侧缘伸长而无锯齿，前缘刺突短而少，简单而无二级分支。背板覆盖整个背面，背毛约 300 根，中央区较其他部分稀疏。胸板前缘平直，后缘内凹，凹底未达 St_3 基部水平，具刚毛 3 对及隙孔 2 对。胸后毛着生于表皮并与隙孔相连。生殖腹板两侧缘在 Vl_1 后有明显而不同程度的内陷（呈沟状），腹毛数 50 根左右，其中央区无毛。生殖腹板与肛板的距离小于肛门的长度。肛板略呈三角形，前缘平直，PA 较 Ad 稍长。足后板非常发达，略呈三角形。气门板在气门水平最宽，往后略狭，后端略带平截状，隙孔小而偏于内侧，外圈坚实、卵形，内孔偏于前缘，气门后方有 2 条纵纹通达后缘，气门外侧前方有 4 条横纹近似直线。气门沟前端达足 I 基节后部。雄螨动趾内缘亚末端具一巨齿突，定趾内缘无齿。钳齿毛呈短刺状。全腹板在足 IV 基节之后具刚毛约 40 根（肛毛除外）。气门沟前端达足 II 基节后部。

【生态习性】厩真厉螨经常出现在鼠类等小型哺乳动物的体表及窝巢，其宿主范围很广，目前记载的宿主动物有黄毛鼠、褐家鼠、黄胸鼠、大足鼠、斯氏家鼠、针毛鼠、社鼠、小家鼠、卡氏小鼠、黑线姬鼠、齐氏姬鼠、中华姬鼠、大林姬鼠、小林姬鼠、澜沧江姬鼠、大绒鼠、玉龙绒鼠、黑线仓鼠、长尾仓鼠、背纹仓鼠、大仓鼠、东方田鼠、棕背䶄、花鼠等。此外，在仓库储藏物、大米、小麦、米糠中也曾发现过该螨。该螨直接产卵很少见，多数情况下是直接产幼螨或第一若螨，属于卵胎生的革螨。该螨发育的最适温度是 20～25℃，相对湿度在 90% 以上。该螨的耐饥力较强，在 3～4℃ 的环境下，最长可以存活 340 天。厩真厉螨生活史各期均可吸血，在 20～25℃ 时，雌螨每吸一次血即产 1 次卵，称为生殖营养协调（gonotrophic coordination）。幼螨不摄食也可以发育成第一若螨，第一若螨吸血 1～2 次即可经第二若螨（不食）发育到成螨，从卵期到成螨产卵一般需 9～14 天。雌螨可直接产幼螨，一生平均产 15.2 只幼螨，最多 27 只。厩真厉螨有

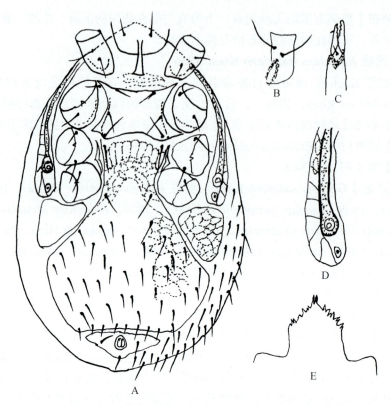

图 3-67 厩真厉螨（*Eulaelaps stabularis* Koch，1836）（♀）
A.腹面；B.须转节；C.螯钳；D.气门沟；E.头盖

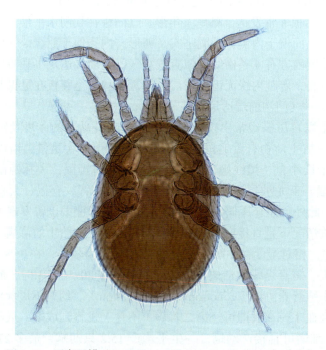

图 3-68 厩真厉螨（*Eulaelaps stabularis* Koch，1836）（♀）

孤雌生殖现象，孤雌生殖所产的子代有雌雄两性。该螨兼性吸血，可生活在宿主体表和宿主巢穴，兼有"毛栖型"和"巢栖型"革螨特征，可刺吸宿主动物血液，也可以取食其他食物。在人工饲养条件下，该螨喜食游离血和血干，也嗜食昆虫组织和活粉螨。

【与疾病关系】厩真厉螨已被证实是肾综合征出血热（HFRS）的潜在传播媒介和储存宿主，在 HFRS 传播和疫地维持方面具有重要作用。此外，厩真厉螨还可能与森林脑炎、淋巴细胞脉络丛脑膜炎、斑点热、莱姆病和土拉弗朗西斯菌病等传播和病原体保存有关。

【地理分布】厩真厉螨是一种世界性广布种，地域分布很广，亚洲、欧洲、北美洲和非洲北部等地均有分布。该螨在我国分布广泛，多数省份均有分布。在国外，日本、朝鲜、韩国、蒙古国、俄罗斯、英国、德国、瑞士、挪威、美国、加拿大和埃及等国有该螨分布的报道。

44. 拟厩真厉螨 *Eulaelaps substabularis* Yang et Gu, 1986

拟厩真厉螨是我国学者杨锡正和顾以铭在 1986 年首先命名的一种革螨。该螨在形态上与厩真厉螨极为相似，故得名。

【种名】拟厩真厉螨（*Eulaelaps substabularis* Yang et Gu，1986）。

【图序】图 3-69，图 3-70。

【分类地位】皮刺螨总科（Dermanyssoidea）、厉螨科（Laelapidae）、血革螨亚科（Haemogamasinae）、真厉螨属（*Eulaelaps*）。

【形态鉴别】拟厩真厉螨雌螨卵圆形，体型较大，平均大小约为 1050μm×775μm，深棕色。头盖呈火舌状，两侧基部的刺突短小，其他均细长。螯钳粗大，钳齿毛较长，刺状。胸板前区具网纹，密布小齿。胸板宽大于长，前缘略凹陷，后缘凹入未达 St_3 水平，板上布满网纹，具胸毛 3 对及隙孔 2 对，另一对隙孔位于胸后毛基的内侧。胸后毛着生在表皮上。生殖腹板在足Ⅳ基节后膨大，生殖毛后两侧生殖板与腹板愈合处有很深的缺刻，内陷明显，呈宽沟状。肛板宽三角形，前缘中央隆起，Ad 位于肛门中横线之后。生殖腹板与肛板间距离小于肛门长度。足后板大，三角形。气门板宽阔，后缘平截，后外侧钝圆，内侧角较尖，气门后有 2 条纵纹通至板的后缘，隙孔外圈膜质甚大，内孔居中，气门外侧前方有 4 条弯曲横线，气门板自中段向前逐渐变细，气门沟前端达足Ⅰ基节后缘。腹表皮毛约 16 根，有 2～3 个小刺。足Ⅱ较其他足粗短，以足Ⅳ为最长。

【生态习性】拟厩真厉螨可见于多种小型哺乳动物的体表及窝巢，宿主范围广泛，目前记载的宿主动物有间颅鼠兔、松田鼠、黑线姬鼠、齐氏姬鼠、大林姬鼠、中华姬鼠、大耳姬鼠、小林姬鼠、澜沧江姬鼠、大绒鼠、西南绒鼠、滇绒鼠、褐家鼠、黄胸鼠、大足鼠、斯氏家鼠、锡金小鼠、社鼠、针毛鼠、长吻松鼠、复齿鼯鼠、黑白林飞鼠、短尾鼩、长吻鼩鼱、藏鼠兔等。

【与疾病关系】与医学的关系尚不清楚。

【地理分布】根据目前有限的文献记载，拟厩真厉螨主要分布在我国的青海和云南等地。该螨在国外的分布情况尚不清楚。

（郭宪国）

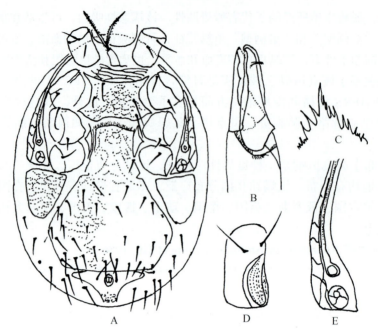

图 3-69 拟厩真厉螨（*Eulaelaps substabularis* Yang et Gu，1986）（♀）
A.腹面；B.螯钳；C.头盖；D.须转节；E.气门沟

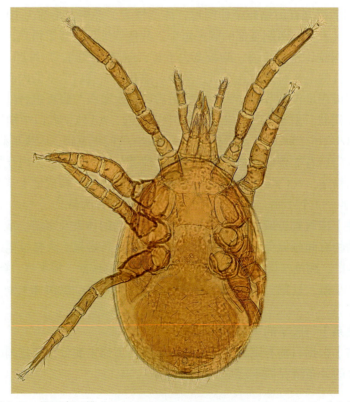

图 3-70 拟厩真厉螨（*Eulaelaps substabularis* Yang et Gu，1986）（♀）

45. 新真厉螨 *Eulaelaps novus* Vitzthum, 1925

新真厉螨是在 1925 年被 Vitzthum 首次命名的一种革螨，寄生于布氏田鼠、背纹仓鼠、长尾仓鼠、达乌尔黄鼠、沙鼠等鼠类体表。

【种名】新真厉螨（*Eulaelaps novus* Vitzthum，1925）。

【图序】图 3-71。

【同种异名】*Eulaelaps Rolpakovae* Bregetova，1950。

【分类地位】皮刺螨总科（Dermanyssoidea）、厉螨科（Laelapidae）、血革螨亚科（Haemogamasinae）、真厉螨属（*Eulaelaps*）。

【形态鉴别】雌螨体长约 926μm，宽约 553μm。背部完全被背板覆盖，后端刚毛较长。胸板长 129μm（中部），宽 133μm（最窄处），网纹密布，前缘略平，后缘中部内凹；具刚毛 3 对，隙状器 2 对。螯肢强壮。动趾及定趾各具 2 个齿突。钳齿具短刺状毛。头盖前缘、侧缘呈深锯齿状。颚沟 11 排刺列。足后板近似圆三角形。气门沟前端伸至足Ⅱ基节；气门板宽阔。足Ⅱ最粗壮。足Ⅱ跗节具粗刺状刚毛 6 根，这是鉴别该种的重要特征之一。生殖腹板宽 271μm，后部膨大，后端略平直；具刚毛约 27 对。肛板近似三角形，长宽约为 101μm×142μm；肛侧毛较肛后毛略长。

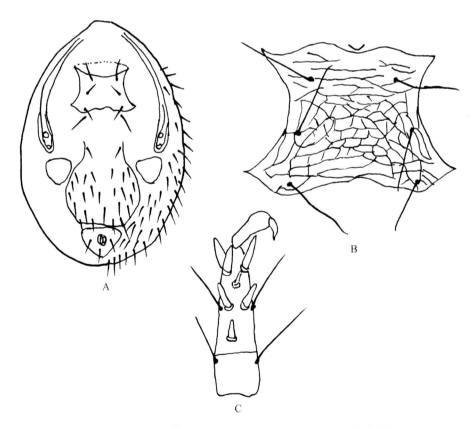

图 3-71　新真厉螨（*Eulaelaps novus* Vitzthum，1925）（♀）
A. 腹面；B. 胸板；C. 足Ⅱ跗节

【生态习性】寄生于布氏田鼠、背纹仓鼠、长尾仓鼠、五趾跳鼠、达乌尔黄鼠、沙鼠等。

【与疾病关系】暂无相关研究报道。

【地理分布】国内主要分布于黑龙江、辽宁、内蒙古、河北、青海、新疆等。国外主要分布于苏联、英国、德国等。

（蒋　峰）

46. 仓鼠真厉螨 Eulaelaps cricetuli Vitzthum, 1930

仓鼠真厉螨是 Vitzthum（1930）首先命名的一种革螨。该螨广泛分布于各类小鼠及多种小型哺乳动物的体表，也常在寄主的窝巢内生活，为寄生性兼杂食性革螨。

【种名】仓鼠真厉螨（Eulaelaps cricetuli Vitzthum，1930）。

【图序】图3-72，图3-73。

【分类地位】皮刺螨总科（Dermanyssoidea）、厉螨科（Laelapidae）、血革螨亚科（Haemogamasinae）、真厉螨属（Eulaelaps）。

【形态鉴别】仓鼠真厉螨分类鉴定以雌螨形态特征为主要依据。雌螨平均大小约为 $1050\mu m \times 757\mu m$。螯肢强壮，螯钳具齿，动趾和定趾各2个齿突；钳齿毛针刺状。颚盖具锯齿状边缘。颚沟具12排刺。背板一整块，完全覆盖整个背面，布满了刚毛。胸板布有横纹，前缘中部和后缘均往内凹；板上有刚毛3对，隙孔2对，胸后毛内侧为第2对隙孔。生殖腹板在足Ⅳ基节之后膨大，后端宽圆；板上前半部只有1对刚毛，后半部密布刚毛，约34根。肛板呈倒梨形，前端圆钝，后端尖窄；肛板距生殖腹板的间距约为肛孔长度的3倍，此为鉴别仓鼠真厉螨的重要特征之一。肛侧毛长于肛后毛。足后板较大，呈半圆形。气门沟前端延伸至足Ⅰ基节中部。气门板较宽阔。足Ⅱ粗壮，足Ⅱ跗节腹面有5根粗刺状的刚毛。

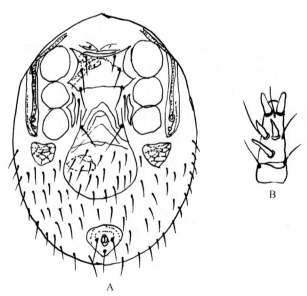

图3-72　仓鼠真厉螨（Eulaelaps cricetuli Vitzthum，1930）（♀）
A. 腹面；B. 足Ⅱ跗节

第三章 革 螨 ·229·

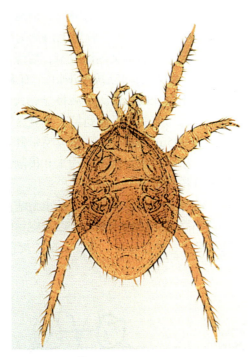

图 3-73 仓鼠真厉螨（*Eulaelaps cricetuli* Vitzthum, 1930）

【生态习性】仓鼠真厉螨广泛分布于各类小鼠及多种小型哺乳动物的体表，也常在寄主的窝巢内生活，是可在鼠类及小型哺乳动物体表寄生以及在巢穴中生活的寄生兼杂食性革螨。该螨宿主范围较广，有记载的宿主有大仓鼠、长尾仓鼠、黑线仓鼠、五趾跳鼠、羽尾跳鼠、黑线姬鼠、大林姬鼠、长爪沙鼠、子午沙鼠、小毛足鼠、黑线毛足鼠、阿拉善黄鼠、达乌尔黄鼠、小家鼠、褐家鼠，以及蝙蝠等。

【与疾病关系】虽然仓鼠真厉螨常生活在各类小鼠及多种小型哺乳动物的体表及窝巢，但是其医学意义目前尚不清楚。

【地理分布】仓鼠真厉螨地理分布较广，在我国主要分布于河北、辽宁、黑龙江、山东、新疆、山西、内蒙古、吉林、青海、宁夏等地。该螨在国外的分布情况尚不清楚。

47. 东方真厉螨 *Eulaelaps dongfangis* Wen, 1976

东方真厉螨是我国学者温廷桓在 1976 年首先命名的一种革螨。该螨的模式产地在安徽，且其在形态上与上海真厉螨、厩真厉螨等真厉螨属内许多种类比较相似，在实际分类鉴别中应当多注意加以区别。

【种名】东方真厉螨（*Eulaelaps dongfangis* Wen, 1976）。

【图序】图 3-74，图 3-75。

【分类地位】皮刺螨总科（Dermanyssoidea）、厉螨科（Laelapidae）、血革螨亚科（Haemogamasinae）、真厉螨属（*Eulaelaps*）。

【形态鉴别】东方真厉螨分类鉴定以雌螨形态特征为主要依据。雌螨平均大小约为 1028μm×745μm。螯肢粗壮，螯钳具齿，动趾和定趾各 2 个齿突；钳齿毛较短，针刺状。颚盖具锯齿状边缘，中间少数齿裂略大。颚沟具 10 排刺。背板一整块，完全覆盖整个背面,其上布满了刚毛,刚毛端部呈羽毛状。胸板布有横纹,前缘中部和后缘均往内凹,后端凹陷平 St_3 基部,板上有刚毛3对,隙孔2对,胸后毛内侧为第2对隙孔。生殖腹板在足Ⅳ基节之后逐渐向后外扩大,到足后板后端又逐渐收窄,后缘较平,侧缘在 $V1_1$ 后有一较深的缺刻;生殖腹板前1/3仅有1对刚毛,其后密布刚毛,有80~110根。肛板宽短,呈倒三角形,与生殖腹板的距离小于肛孔的长度。足后板显著大,呈三角形;生殖腹板与足后板之间尚有2~6根刚毛。气门沟前端可延伸到足Ⅰ基节。气门板宽阔,后端膨大。

雄螨体型略小,平均大小约为925μm×660μm,钳齿毛呈针状。颚沟与雌螨相似。雄螨全腹板在足Ⅳ基节后极度膨大,呈一折角,密布有约150根刚毛。足Ⅱ股节、跗节均有粗刺状刚毛2根,足Ⅱ膝节和胫节各有1根。

【生态习性】 东方真厉螨广泛分布于各类小鼠及多种小型哺乳动物的体表,也常在寄主的窝巢内生活,是可在鼠类及小型哺乳动物体表寄生以及在巢穴中生活的寄生兼杂食性革螨。目前有记载的宿主有黑线姬鼠、黑线仓鼠、背纹仓鼠、灰仓鼠、大仓鼠、东北鼢鼠、褐家鼠、田鼠、花鼠等。

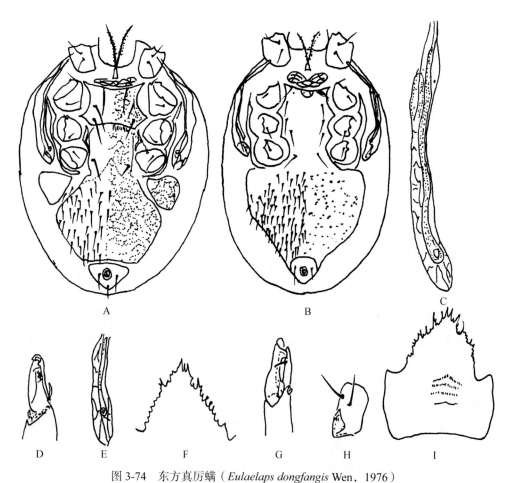

图3-74 东方真厉螨(*Eulaelaps dongfangis* Wen,1976)
A.(♀)腹面;B.(♂)腹面;C.(♀)气门板;D.(♀)螯钳;E.(♂)气门板后部;F.(♀)头盖;
G.(♂)螯钳;H.(♀)须转节;I.(♂)头盖

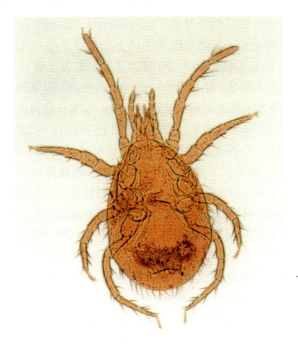

图 3-75　东方真厉螨（*Eulaelaps dongfangis* Wen，1976）

【与疾病关系】虽然东方真厉螨常生活在各类小鼠及多种小型哺乳动物的体表及窝巢，但是其医学意义目前尚不清楚。

【地理分布】东方真厉螨地理分布较广，在我国主要分布于天津、河北、河南、云南、辽宁、黑龙江、安徽、山东、浙江、山西、内蒙古、贵州等地。该螨在国外的分布情况尚不清楚。

（李小宁）

48. 鼩鼱赫刺螨 *Hirstionyssus sunci* Wang, 1962

鼩鼱赫刺螨是我国学者王敦清（1962）首先命名的一种革螨，该螨广泛分布于多种小型哺乳动物中的体表及窝巢，是小型哺乳动物中常见的体表寄生性革螨。

【种名】鼩鼱赫刺螨（*Hirstionyssus sunci* Wang，1962）。

【图序】图 3-76，图 3-77。

【同种异名】*Hirstionyssus sinicus* Teng et Pan，1962；*Histionyssus apodemi* Zuevsky，1970。

【分类地位】皮刺螨总科（Dermanyssoidea）、厉螨科（Laelapidae）、赫刺螨亚科（Hirstionyssinae）、赫刺螨属（*Hirstionyssus*）。

【形态鉴别】雌螨椭圆形，平均大小为（562～570）μm×（340～382）μm，两侧缘几乎平行，末端圆钝。螯钳呈剪状，内缘无齿。背板几乎覆盖全部背面，形状与体型相似，背板刚毛共 24 对，前方及边缘的刚毛长而大（F_1 除外），中部的较为细短；在前端 F_3 外侧有一对隙状器。背部表皮具刚毛 5～7 对。胸板前缘略微凸出，前侧角刺状突出，后缘呈弧形内凹，其中部凹底将近达到第 2 对胸板刚毛的水平线。胸板刚毛 3 对，长度约等，第 1 对位于胸板前缘；隙孔 2 对，明显。胸板与胸叉之间有网纹。生殖腹板舌形，两侧缘在足Ⅳ基节之后略微凸出，后缘宽圆。肛板卵圆形，后端较为平钝；肛侧毛位于肛门中部两侧，肛后毛较肛侧毛长。气门沟前端达足Ⅰ基节前半部；气门板后端沿足Ⅳ基节后缘而达内缘中部。腹面表皮具刚毛26～30对。足Ⅰ、Ⅱ较足Ⅲ、Ⅳ稍粗长。基节刺式为0-2-2-1。足Ⅱ基节两刺大小约等，足Ⅲ基节内侧的刺较外侧的显著粗大，足Ⅳ基节的刺较其他基节的刺小。足Ⅱ跗节近末端腹面具爪状刚毛1对。雄螨全腹板狭长，两侧在足Ⅳ基节之后膨大；板内除3根肛毛外具8对刚毛。腹部表皮具长刚毛16～20对。气门沟前端达足Ⅰ基节中部。基节刺式为0-2-2-1，各刺形状和位置与雌螨相似。后若螨背板肩部最宽，向后渐窄；板上刚毛22对，末端的一对最长，其余均较细短。胸殖腹板前宽后窄，末端约达足Ⅳ基节后缘水平，其上具刚毛4对，前3对长度约等，末一对较短小。肛板近于圆形，肛侧毛位于肛门前部两侧，肛后毛较肛侧毛短。足Ⅲ基节后缘外侧不具刺，基节刺式为0-2-1-0。

【生态习性】鼩鼱赫刺螨经常出现在各种小型哺乳动物的体表及窝巢，在幼鼠体上及窝巢内数量较多，宿主范围很广，目前记载的宿主动物有大臭鼩、灰麝鼩、白尾梢麝鼩、短尾鼩、鼩猬、针尾鼹、长吻鼩鼹、褐家鼠、黄胸鼠、大足鼠、小家鼠、锡金小家鼠、卡氏小鼠、东亚屋顶鼠、黑线姬鼠、齐氏姬鼠、中华姬鼠、大林姬鼠、小林姬鼠、大耳姬鼠、社鼠、针毛鼠、大绒鼠、黑腹绒鼠、昭通绒鼠、西南绒鼠、黑线仓鼠、大仓鼠、白腹巨鼠、珀氏长吻松鼠、赤颊长吻松鼠、青毛鼠、巢鼠、树鼩、黄腹鼬等。

【与疾病关系】鼩鼱赫刺螨是专性吸血的革螨，可侵袭和叮刺人体引起革螨性皮炎，但是否可以作为肾综合征出血热（HFRS）等人畜共患病的传播媒介还有待进一步证实。

【地理分布】鼩鼱赫刺螨为全球性广布种，该螨在我国的分布很广，福建、黑龙江、辽宁、河北、浙江、四川、广东、海南、广西、贵州、云南和台湾等地有分布报道。在国外，日本、朝鲜、俄罗斯和尼泊尔等国有分布报道。

（郭宪国）

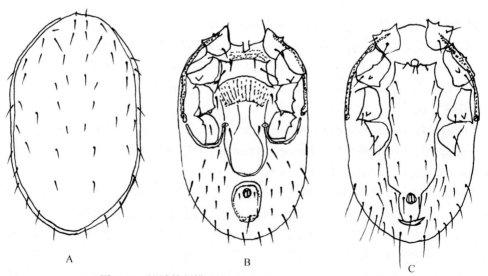

图3-76　鼩鼱赫刺螨（*Hirstionyssus sunci* Wang，1962）
A.（♀）背面；B.（♀）腹面；C.（♂）腹面

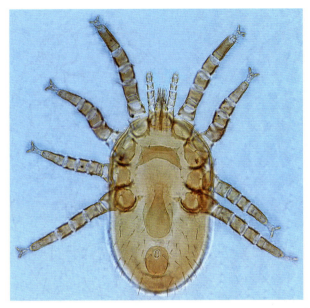

图 3-77　鼩鼱赫刺螨（*Hirstionyssus sunci* Wang，1962）（♀）

49. 淡黄赫刺螨 *Hirstionyssus isabellinus* Oudemans, 1913

淡黄赫刺螨是 Oudemans（1913）首先命名的一种革螨。该螨广泛分布于各类小鼠及多种小型哺乳动物的体表，也常在寄主的窝巢内生活，是可在啮齿类动物体表生活的革螨之一。其在形态上与仓鼠赫刺螨、鼩鼱赫刺螨等赫刺螨属内许多种类相似，在实际分类鉴别中应注意加以区别。

【种名】淡黄赫刺螨（*Hirstionyssus isabellinus* Oudemans，1913）。

【图序】图 3-78，图 3-79。

【分类地位】皮刺螨总科（Dermanyssoidea）、厉螨科（Laelapidae）、赫刺螨亚科（Hirstionyssinae）、赫刺螨属（*Hirstionyssus*）。

【形态鉴别】雌螨体长约 520μm，宽约 305μm。螯钳内缘无齿，颚沟具刺 14 排，每排具 1～2 个刺。背板前端呈宽圆形，两侧缘自 S_4 之后渐窄；板上着生 26 对刚毛，其中靠前部的刚毛一般较其他部位的略长。胸板前缘略凸，后缘略凹，凹底可达 St_2（即胸板第 2 对刚毛）水平；着生 3 对刚毛和 2 对隙孔。生殖腹板呈舌形，着生 1 对刚毛。肛板近似倒梨形，肛侧毛着生于肛孔中部的水平位置，其长度略小于肛后毛。气门沟延伸至足 I 基节的前部。末体腹部表皮着生约 17 对刚毛。足 I、II 比足 III、IV 粗壮。基节刺式为 0-2-2-0。足 II 跗节腹面近末端无爪状刚毛。

【生态习性】据相关文献记载，在我国东北地区，每年 5～6 月为该螨的活动高峰期，季节消长呈单峰型。其主要宿主为黑线姬鼠、大林姬鼠、莫氏田鼠、东方田鼠、根田鼠、大仓鼠等啮齿动物。

【与疾病关系】为森林脑炎、兔热病、淋巴细胞脉络丛脑膜炎、蜱传斑点热的传播媒介。

【地理分布】国内分布于黑龙江、新疆、内蒙古、吉林、四川；国外分布于朝鲜、日本、俄罗斯、英国、德国、荷兰、加拿大、美国。

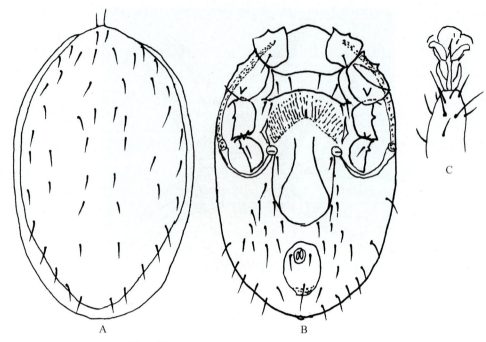

图 3-78 淡黄赫刺螨（*Hirstionyssus isabellinus* Oudemans，1913）（♀）
A. 背面；B. 腹面；C. 足Ⅱ跗节腹面

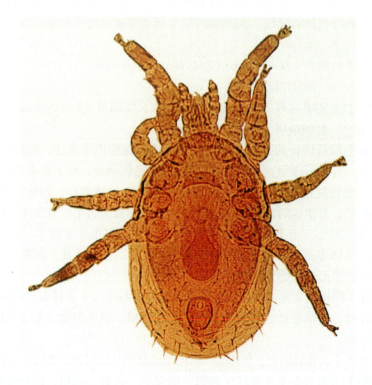

图 3-79 淡黄赫刺螨（*Hirstionyssus isabellinus* Oudemans，1913）（♀）腹面

50. 巨腹赫刺螨 *Hirstionyssus ventricosus* Wang, Cheng et Yin, 1965

巨腹赫刺螨是赫刺螨中体型较为庞大的一种革螨。该螨广泛分布于各类小鼠及多种小型哺乳动物的体表，也常在寄主的窝巢内生活，是可在啮齿类动物体表生活的革螨之一。

【种名】巨腹赫刺螨（*Hirstionyssus ventricosus* Wang, Cheng et Yin, 1965）。

【图序】图 3-80，图 3-81。

【分类地位】皮刺螨总科（Dermanyssoidea）、厉螨科（Laelapidae）、赫刺螨亚科（Hirstionyssinae）、赫刺螨属（*Hirstionyssus*）。

【形态鉴别】雌螨：体长约 1740μm，宽约 1118μm。螯钳呈剪刀状，内缘无齿，颚沟约具 19 排刺，每排 1～2 个刺。背板前端较宽圆，两侧缘自 S_2 之后渐窄，后端尖窄，呈尾状突；背板前缘及边缘的刚毛较粗长，中部的刚毛细小。胸板前缘略凸，后缘略凹；着生 3 对长度约等长的刚毛。生殖腹板较小，前端两侧缘相互平行，后端渐窄，末端窄；着生 1 对刚毛。肛板近似倒梨形，肛侧毛短于肛后毛，肛侧毛着生于肛孔中部的水平位置。气门沟前端可延伸至足Ⅰ基节的中部位置。气门板后端可绕足Ⅳ基节的后缘。足Ⅰ、Ⅱ比足Ⅲ、Ⅳ粗长。基节刺式为 0-1-2-0。足Ⅱ跗节腹面的近末端具 1 对刚毛，呈爪状。足Ⅰ跗节的刚毛较细，足Ⅲ、Ⅳ跗节的刚毛较粗壮。

雄螨：体长约 1254μm，宽约 791μm。背板几乎覆盖整个背部，末端不呈尾突状；板中部的刚毛较其他部位的短小。全腹板在肛板区之前骤然收窄；板上着生 8 对刚毛（肛毛除外）；肛侧毛较细短，位于肛孔前缘的水平位置。气门沟较短，前端仅达足Ⅱ基节的后缘。足粗壮。基节刺式为 0-1-2-1。足Ⅱ跗节腹面的近末端具 1 对刚毛，呈爪状。足Ⅲ、Ⅳ跗节的腹面近末端各具 2 对粗短的刚毛，呈爪状。

【生态习性】巨腹赫刺螨常生活在各类小鼠及多种小型哺乳动物的体表及窝巢，主要宿主为草原鼢鼠、东北鼢鼠等啮齿动物。

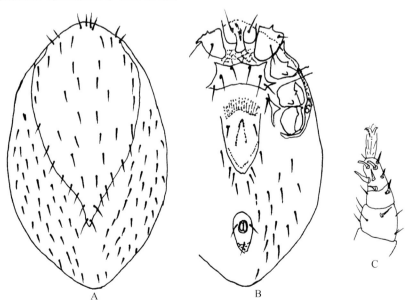

图 3-80　巨腹赫刺螨（*Hirstionyssus ventricosus* Wang, Cheng et Yin, 1965）（♀）
A. 背面；B. 腹面；C. 足Ⅱ末段

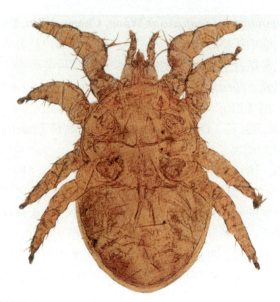

图 3-81 巨腹赫刺螨（*Hirstionyssus ventricosus* Wang，Cheng et Yin，1965）（♀）腹面

【与疾病关系】推测该螨的致病性与淡黄赫刺螨相似，尚需进一步研究证实。

【地理分布】国内分布于黑龙江、内蒙古、吉林。该螨在国外的分布情况尚不清楚。

51. 仓鼠赫刺螨 *Hirstionyssus criceti* Sulzer, 1774

仓鼠赫刺螨是 Sulzer（1774）首先命名的一种革螨。该螨广泛分布于各类小鼠及多种小型哺乳动物的体表，也常在寄主的窝巢内生活，是可在啮齿类动物体表生活的革螨之一。

【种名】仓鼠赫刺螨（*Hirstionyssus criceti* Sulzer，1774）。

【图序】图 3-82，图 3-83。

【分类地位】皮刺螨总科（Dermanyssoidea）、厉螨科（Laelapidae）、赫刺螨亚科（Hirstionyssinae）、赫刺螨属（*Hirstionyssus*）。

【形态鉴别】雌螨：体长约 700μm，宽约 497μm，呈卵圆形，后端呈膨大状。螯钳呈剪刀状，内缘无齿。颚沟共具 15 排刺，每排 1～2 个刺。背板较为狭长，不完全覆盖背部；板前端呈宽圆形，两侧缘自 S_4（即背板第 4 对边毛）之后渐窄；板上着生 26 对刚毛，其中靠近边缘的刚毛长于中部的刚毛。胸板前缘略凸，后缘略凹，凹底可达 St_2（即胸板第 2 对刚毛）水平；着生 3 对刚毛和 2 对隙状器。生殖腹板呈舌形，两侧缘的中部位置呈外凸状，着生 1 对刚毛。肛板近似倒梨形，前端宽圆，后端尖；肛侧毛着生于肛孔中部的水平位置。气门沟延伸至足 I 基节的中部。气门板后端沿足 IV 基节的后缘达内缘的中部。腹部表皮着生约 22 对刚毛。足 I、II 比足 III、IV 粗壮。基节刺式为 0-2-2-1。足 II 跗节近末端具 1 对刚毛，呈爪状。

【生态习性】仓鼠赫刺螨广泛分布于各类小鼠及多种小型哺乳动物的体表，也常在寄主的窝巢内生活。主要宿主为大仓鼠、达乌尔黄鼠、棕背䶄、红背䶄等啮齿动物。

【与疾病关系】为 Q 热、土拉弗朗西斯菌病、蜱传斑点热的传播媒介。

【地理分布】国内分布河北、辽宁、黑龙江、山东、新疆、山西、内蒙古、吉林。国外分布于俄罗斯、德国。

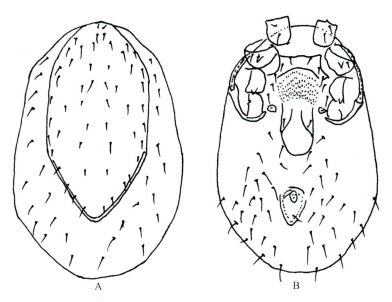

图 3-82　仓鼠赫刺螨（*Hirstionyssus criceti* Sulzer，1774）（♀）
A. 背面；B. 腹面

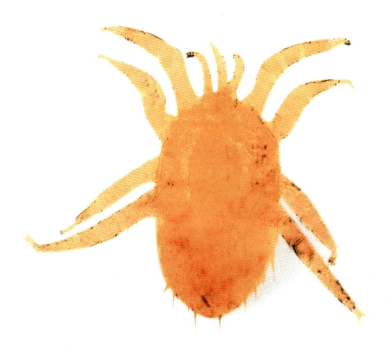

图 3-83　仓鼠赫刺螨（*Hirstionyssus criceti* Sulzer，1774）（♀）腹面

52. 鼷鼠赫刺螨 *Hirstionyssus musculi* Johnston, 1849

鼷鼠赫刺螨是 Johnston（1849）首先命名的一种革螨。该螨广泛分布于各类小鼠及多种小型哺乳动物的体表，也常在寄主的窝巢内生活，是可在啮齿类动物体表生活的革螨之

一。其在形态结构和医学意义上与淡黄赫刺螨等赫刺螨属内许多种类比较相似,在实际分类鉴别中应当多注意加以区别。

【种名】鼷鼠赫刺螨(*Hirstionyssus musculi* Johnston,1849)。

【图序】图3-84,图3-85。

【分类地位】皮刺螨总科(Dermanyssoidea)、厉螨科(Laelapidae)、赫刺螨亚科(Hirstionyssinae)、赫刺螨属(*Hirstionyssus*)。

【形态鉴别】雌螨:体长约531μm,宽约328μm。螯钳呈剪刀状,内缘齿缺如。颚沟具14排刺,每排1～2个刺。背板前端较宽圆,两侧缘自S_5后渐窄,后端尖窄;板上着生26对刚毛。胸板前缘略平直,后缘略凹,凹底可达St_2水平;着生3对刚毛和2对隙状器。生殖腹板呈舌形,着生1对刚毛。肛板近似倒梨形,肛侧毛着生于肛孔中部的水平位置。气门沟延伸至足Ⅰ基节的前部。气门板后端沿足Ⅳ基节的后缘达内缘的中部。腹部表皮着生20～24对刚毛。足Ⅰ、Ⅱ比足Ⅲ、Ⅳ粗壮。基节刺式为0-2-2-1。足Ⅱ跗节近末端具1对刚毛,呈爪状。

【生态习性】鼷鼠赫刺螨常分布于各类小型的鼠及哺乳动物的体表,也常在寄主的窝巢内发现。宿主为黑家鼠、小家鼠、褐家鼠、东方田鼠、大仓鼠、黑线仓鼠、长尾仓鼠、黑线姬鼠等啮齿动物。

【与疾病关系】为森林脑炎、淋巴细胞脉络丛脑膜炎、Q热、土拉弗朗西斯菌病的传播媒介。

【地理分布】国内分布于河北、辽宁、黑龙江、新疆、山西、吉林、青海;国外分布于俄罗斯。

(王赛寒)

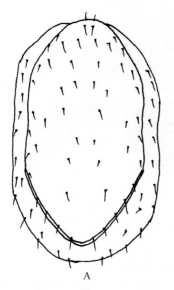 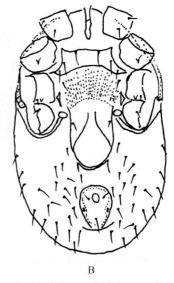

图3-84 鼷鼠赫刺螨(*Hirstionyssus musculi* Johnston,1849)(♀)
A.背面;B.腹面

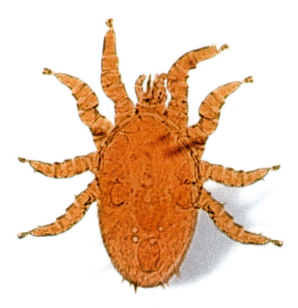

图 3-85 鼷鼠赫刺螨（*Hirstionyssus musculi* Johnston，1849）（♀）腹面

53. 内蒙伊赫刺螨 *Hirstionyssus transiliensis neimongkuensis* Yao, 1966

内蒙伊赫刺螨是 Yao（1966）首先命名的一种革螨，为鼠类体表寄生虫之一。

【种名】内蒙伊赫刺螨（*Hirstionyssus transiliensis neimongkuensis* Yao，1966）。

【图序】图 3-86，图 3-87。

【分类地位】皮刺螨总科（Dermanyssoidea）、厉螨科（Laelapidae）、赫刺螨亚科（Hirstionyssinae）、赫刺螨属（*Hirstionyssus*）。

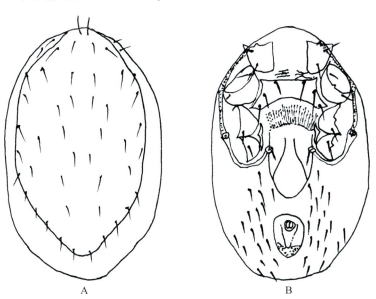

图 3-86 内蒙伊赫刺螨（*Hirstionyssus transiliensis neimongkuensis* Yao，1966）（♀）
A. 背面；B. 腹面

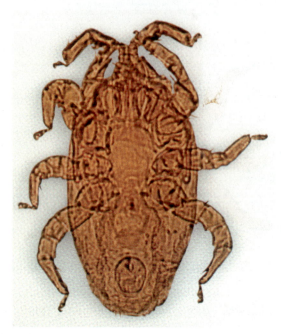

图 3-87 内蒙伊赫刺螨（*Hirstionyssus transiliensis neimongkuensis* Yao，1966）（♀）腹面

【形态鉴别】雌螨螯肢呈剪状，内缘无齿。颚沟具刺约 15 排。背板前端宽阔，两侧自 S_5 之后逐渐变窄，后端窄圆，板上具刚毛 23 对。胸板前缘中部略凸，后缘内凹，其凹底不超过 St_2 水平线，板上具略等长刚毛 3 对及隙状器 2 对。生殖腹板舌状，具刚毛 1 对。肛板呈倒梨形，前端宽圆，后端较窄，肛侧毛位于肛孔中部水平线的前方，其长度与肛后毛约等。气门沟前端达足Ⅰ基节的中部。气门板后缘沿足Ⅳ基节后缘达内缘中部。腹部表皮具刚毛约 20 对。足Ⅰ、Ⅱ较其他对足粗壮。足Ⅱ跗节近末端具爪状刚毛 1 对。

【生态习性】目前记载的宿主有黑线仓鼠、长尾仓鼠、布氏田鼠、达乌尔黄鼠、长爪沙鼠。

【与疾病关系】缺乏相关研究。

【地理分布】分布于黑龙江省、内蒙古自治区、青海省、西藏自治区等。

（李士根）

54. 田鼠赫刺螨 *Hirstionyssus microti* Hsu et Ma, 1964

田鼠赫刺螨是 Hsu 和 Ma（1964）首先命名的一种革螨。该螨常生活在啮齿类动物的体表及其窝巢内，曾在云南省内深林中大绒鼠（1 宿主新纪录）的体表发现。

【种名】田鼠赫刺螨（*Hirstionyssus microti* Hsu et Ma，1964）。

【图序】图 3-88，图 3-89。

【分类地位】皮刺螨总科（Dermanyssoidea）、厉螨科（Laelapidae）、赫刺螨亚科（Hirstionyssinae）、赫刺螨属（*Hirstionyssus*）。

【形态鉴别】田鼠赫刺螨的分类鉴定以雌螨形态特征为主要依据。雌螨体卵圆形，后部略较膨大，长 680μm，宽 430μm。螯肢呈剪状，内缘不具齿；动趾长 39.9μm。背板不完全覆盖背面，卵圆形，前端钝圆，后端略较窄，长553.7μm，宽293.8μm，板上布有网纹，背板刚毛21对，一般都较细小，背板亚缘毛只有5对。背板表皮具刚毛14对，一般比背板刚毛较长大。胸板前区有网纹。胸板拱形，前缘略为凸起，后缘内凹，其凹底达St_2水平线；长41μm（中部），宽115μm（最窄处）；板上具刚毛3对和隙孔2对。生殖腹板舌形，在足Ⅳ基节之后略为膨大，末端圆钝；板上具生殖毛1对。肛板卵圆形，长115μm，宽78μm，前部宽阔，后部收窄；肛侧毛位于肛门中部水平线上，肛后毛较肛侧毛略长。气

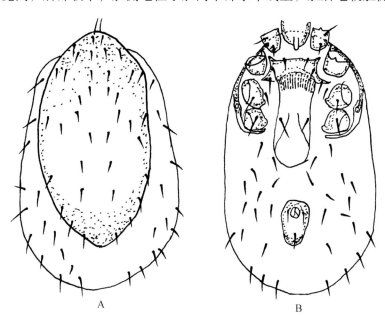

图3-88 田鼠赫刺螨（*Hirstionyssus microti* Hsu et Ma, 1964）（♀）
A. 背面；B. 腹面

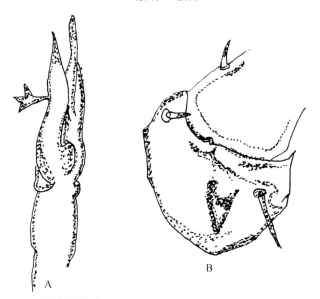

图3-89 田鼠赫刺螨（*Hirstionyssus microti* Hsu et Ma, 1964）（♀）
A. 螯钳；B. 足Ⅱ基节

门沟前端达足Ⅰ基节前部，气门板后部沿足Ⅳ基节后缘达到内缘。腹部表皮具刚毛15对，最后一对较长。足Ⅰ、Ⅱ较足Ⅲ、Ⅳ粗壮。基节刺式为0-2-2-1。足Ⅱ基节的背刺略大于腹刺；足Ⅲ基节的2刺大小约相等；足Ⅳ基节的刺略较小。足Ⅱ跗节近末端具爪状刚毛1对。

【生态习性】田鼠赫刺螨的宿主为沼泽田鼠、大绒鼠等。

【与疾病关系】未见相关研究报道。

【地理分布】在我国主要分布于湖北（模式产地）、云南（维西傈僳族自治县）等地。

（王 爽）

二、皮刺螨科（Dermanyssidae Kolenati, 1859）

皮刺螨科螨类体型中等大小，但若虫和雌虫吸食后身体可膨胀到很大。头盖常狭长而尖。雌螨螯肢第2节窄长，远超过第1节之长，呈刺针状，其端部具细小的螯钳，颚角膜质化不明显。躯体后缘宽圆。背板一整块或分为2块，具胸叉，边缘常有透明细齿。胸后板退化。肛板上具3根围肛毛，气门沟细长。各足具前跗节、爪垫及爪。

寄生于哺乳动物及鸟类。

鸡皮刺螨 *Dermanyssus gallinae* De Geer, 1778

鸡皮刺螨是De Geer在1778年首先命名的一种革螨，开始命名时称为"*Acarus gallinae* De Geer，1778"。该螨主要见于家禽（鸡）及其他鸟类的体表和窝巢。

【种名】鸡皮刺螨（*Dermanyssus gallinae* De Geer，1778）。

【图序】图3-90，图3-91。

【同种异名】*Acarus gallinae* De Geer，1778；*Pulex gallinae* Redi，1674。

【分类地位】皮刺螨总科（Dermanyssoidea）、皮刺螨科（Dermanyssidae）、皮刺螨属（*Dermanyssus*）。

【形态鉴别】鸡皮刺螨雌螨卵圆形，大小为（824～870）μm×（380～553）μm。背板整块，前半部略宽，后半部略窄，后缘平直，板上具15对刚毛。背部体壁上具24对刚毛。胸板宽明显大于长，前缘中部外突，后缘向上方内凹，板上具2对约等长的胸毛St_1和St_2，而St_3位于板外。生殖腹板宽，呈舌状，末端钝圆，具1对生殖毛。肛板圆盾形，肛门位于板的后半部近后缘处，肛侧毛位于肛门中部横线上，长度与肛后毛略等，腹面体壁上具13～14对刚毛。雄螨较雌螨小，螯肢长，不动趾短小，动趾长约为不动趾的2倍。背板整块，不能覆盖体背面的全部，两侧缘及后部裸露，板上具18对刚毛，板的前缘较雌螨宽，后缘钝圆。体背部体壁上具16～20对刚毛。全腹板在足Ⅳ基节之后有一横线将板分为两部分。胸生殖板上具5对刚毛，腹肛板上除肛侧毛和肛后毛之外尚具2对刚毛。肛侧毛位于近肛门中部横线上。腹面体壁上具10对刚毛。

【生态习性】鸡皮刺螨属于专性吸血的革螨，生活史包括5个完整时期（卵、幼螨、前若螨、后若螨和雌雄成螨），从卵发育至成虫一般需要7～9天。若螨和雌雄成螨都吸血，多在夜间吸血，主要见于家禽（鸡、鸽等）和其他鸟类（麻雀、白玉鸟等）的体表及窝巢。

【与疾病关系】鸡皮刺螨在家禽养殖场（养鸡场）很常见，经常侵袭和叮刺家禽及其他鸟类，对家禽危害很大。该螨也经常侵袭和叮刺人体引起革螨性皮炎。此外，鸡皮刺螨还可能与森林脑炎、圣路易脑炎、西方马脑炎、东方马脑炎、乙型脑炎、地方性斑疹伤寒（鼠源性斑疹伤寒）、Q热、北亚蜱媒斑点热、鸟锥虫病和鸡螺旋体病等的传播和病原体保存有一定关系。

【地理分布】鸡皮刺螨是世界性广布种，世界各大洲都有分布。该螨在我国大多数省份都有分布。在国外，日本、韩国、英国、法国和瑞典等国均有该螨分布报道。

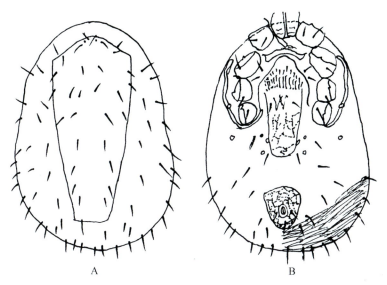

图 3-90　鸡皮刺螨（*Dermanyssus gallinae* De Geer，1778）（♀）
A. 背面；B. 腹面

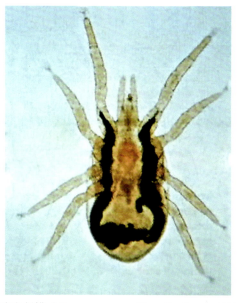

图 3-91　鸡皮刺螨（*Dermanyssus gallinae* De Geer，1778）（♀）

三、巨刺螨科（Macronyssidae Oudemans, 1936）

巨刺螨科螨类体型中等大小。雌螨螯肢狭长，无角质化齿，无钳齿毛。颚角膜质，通常裂成叶突。须肢转节通常具脊状或片状的腹突。叉毛分2叉。颚沟通常具单列齿。背板一整块或分为前后2块，后部逐渐收窄。胸后板退化，通常在表皮上具1对胸后毛。肛板上具1对肛侧毛和1根肛后毛。气门沟细长。足Ⅱ基节前部有1大的距突，其他基节无距突，但有时有小丘突。每条足具有前跗节、爪及爪垫。寄生于哺乳动物及鸟类。

1. 囊禽刺螨 *Ornithonyssus bursa* Berlese, 1888

囊禽刺螨是Berlese在1888年首先命名的一种革螨，开始命名时称为"*Leiognathus bursa* Berlse，1888"。该螨主要见于家禽和鸟类的体表及窝巢。

【种名】囊禽刺螨（*Ornithonyssus bursa* Berlese，1888）。

【图序】图3-92，图3-93。

【同种异名】*Leiognathus bursa* Berlese，1888。

【分类地位】皮刺螨总科（Dermanyssoidea）、巨刺螨科（Macronyssidae）、禽刺螨属（*Ornithonyssus*）。

【形态鉴别】雌螨卵圆形，大小为（660～707）μm×（405～468）μm。螯肢上的螯钳无齿。叉毛分2叉。背板整块，狭长，盖住前背面一半以上，后缘比柏氏禽刺螨略宽，板上具18对刚毛，板中部毛较短，其余刚毛末端达不到下一刚毛的基部，背面体壁上刚毛比背毛略长。胸板近长方形，前缘平直而宽于后缘，板上具3对胸毛和2对隙孔。胸后毛生于表皮上。生殖腹板狭长，具1对生殖腹毛，两侧缘在后1/3处略外突。肛板呈水滴状，肛门位于板的前半部，肛侧毛位于肛门中部与后缘之间的横线上，肛后毛比肛侧毛稍长。

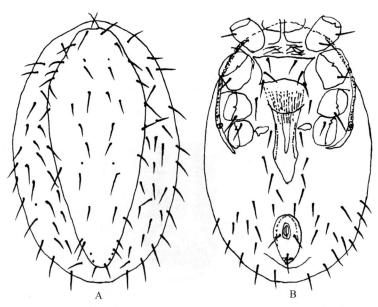

图3-92 囊禽刺螨（*Ornithonyssus bursa* Berlese，1888）（♀）
A.背面；B.腹面

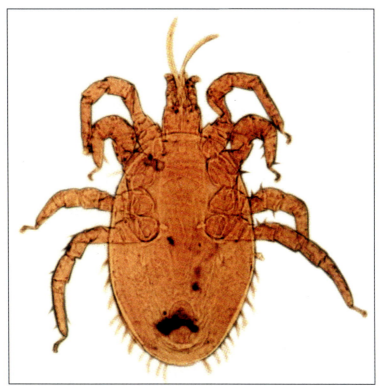

图 3-93 囊禽刺螨（*Ornithonyssus bursa* Berlese, 1888）（♀）

气门沟前端可达足Ⅰ基节的后缘处，气门板后端向后延伸至足Ⅳ基节后缘。雄螨全腹板狭长，在近肛板处两侧向中部凹进，板的两侧不甚对称。

【生态习性】囊禽刺螨与鸡皮刺螨的生态习性相似，也属于专性吸血的革螨。若螨和雌雄成螨都吸血，主要见于家禽（家鸽、家鸡等）和鸟类的体表及窝巢，在家兔体表也曾有发现。

【与疾病关系】囊禽刺螨主要是鸟类的体表寄生虫，但也可侵袭和叮刺人体引起皮炎。此外，从囊禽刺螨体内还曾分离到西方马脑炎病毒，是否与西方马脑炎等疾病的传播和病原体保存有关尚待进一步证实。

【地理分布】囊禽刺螨属于世界性广布种，在温带和热带地区常见。我国多数省区有该螨分布。在国外，意大利、美国、阿根廷和巴西等国有该螨的分布报道。

2. 柏氏禽刺螨 *Ornithonyssus bacoti* Hirst, 1913

柏氏禽刺螨是 Hirst 在 1913 年首先命名的一种革螨，开始命名时称为"*Leiognathus bacoti* Hirst, 1913"。该螨主要见于鼠类等小型哺乳动物的体表及窝巢，是鼠类等动物中常见的体表寄生性革螨。

【种名】柏氏禽刺螨（*Ornithonyssus bacoti* Hirst, 1913）。

【图序】图 3-94。

【同种异名】*Leiognathus bacoti* Hirst, 1913。

【分类地位】皮刺螨总科（Dermanyssoidea）、巨刺螨科（Macronyssidae）、禽刺螨属（*Ornithonyssus*）。

【形态鉴别】柏氏禽刺螨雌螨卵圆形，大小为（681～969）μm×（437～777）μm。螯肢较细长，钳爪呈剪状，其内侧无齿和钳齿毛，定趾较动趾细。叉毛2分叉。背板一整块，狭长，仅盖住体前多半部，前端宽圆，两侧自足Ⅱ基节水平向后收窄，具18对刚毛，中部的刚毛较长，其末端达到或超过下一刚毛的基部，毛的端部一半处有1～2个小分支。背部体壁上密布长刚毛，其长度与背板上刚毛约等长。胸板近长方形，板的前缘较平直，St_3处向后突出呈角状，后缘中部向上方内凹，3对胸毛近等长，2对隙孔不甚明显。胸后毛位于表皮上。生殖腹板狭长，后端狭窄，末端尖细，具1对生殖毛。肛板呈水滴状，肛门位于板的前半部，肛侧毛位于肛孔后缘水平线上或略下方，肛后毛比肛侧毛略长。雄螨较雌螨略小，螯肢发达，呈剪状，无内齿，导精趾长于动趾。背板整块。全腹板狭长，板上除肛侧毛和肛后毛之外尚具7～8对刚毛。前若螨足4对，胸板具3对胸毛，气门沟及气门板很短。

【生态习性】柏氏禽刺螨属于专性吸血的革螨，生活史包括5个完整时期（卵、幼螨、前若螨、后若螨和雌雄成螨）。雌螨每次吸血后2～3天产卵，卵经1～2天孵出幼螨，幼螨（不取食）24小时内蜕皮发育为前若螨，前若螨吸血蜕皮后发育为后若螨，后若螨（可不吸血）24～36小时内蜕皮发育为成螨。雌雄成螨在24～48小时内完成交配。柏氏禽刺螨存在孤雌生殖现象，所产的未受精卵（单倍体染色体卵）全部发育为雄螨，属于产雄孤雌生殖类型。柏氏禽刺螨主要见于鼠类等小型哺乳动物的体表及窝巢，目前记载的宿主动物有褐家鼠、黄胸鼠、大足鼠、斯氏家鼠、小家鼠、卡氏小鼠、灰麝鼩、大臭鼩、树鼩、中华姬鼠、齐氏姬鼠、大林姬鼠、安氏白腹鼠、大绒鼠、社鼠等。

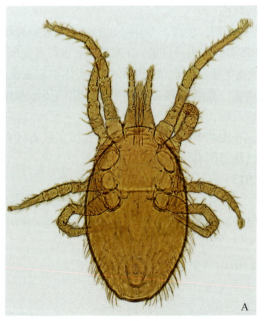

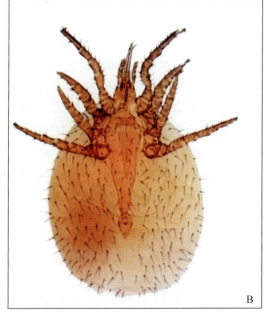

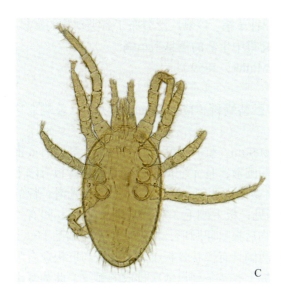
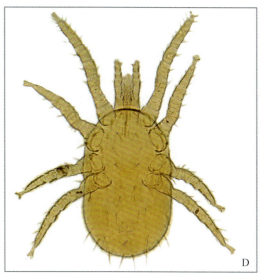

图 3-94 柏氏禽刺螨（*Ornithonyssus bacoti* Hirst，1913）
A.（♀）腹面；B.（♀）背板；C.♂；D. 前若螨

【与疾病关系】 柏氏禽刺螨与医学关系密切，经常侵袭和叮刺人体引起革螨性皮炎，是引起人体革螨性皮炎最常见的革螨种类。大量研究证实，柏氏禽刺螨是立克次体痘和肾综合征出血热（HFRS）的有效传播媒介和储存宿主，在立克次体痘和 HFRS 的传播和病原体保存方面具有重要作用。此外，柏氏禽刺螨还可能传播或保存其他多种疾病的病原体，如森林脑炎、淋巴细胞脉络丛脑膜炎、地方性斑疹伤寒（鼠源性斑疹伤寒）、Q 热、北亚蜱媒斑点热、钩端螺旋体病、蜱媒回归热、鼠疫、土拉弗朗西斯菌病和动物丝虫病（拟棉鼠丝虫 *Litomosoides carinii* 和 *L. galizai*）等。

【地理分布】 柏氏禽刺螨是世界性广布种，世界各大洲都有分布。我国大多数省份都有柏氏禽刺螨分布。在国外，日本、韩国、印度、以色列、德国、英国、法国、意大利和美国等国均有该螨分布报道。

（郭宪国）

四、巨螯螨科（Macrochelidae Vitzthum, 1930）

巨螯螨科成虫背板 1 块，背毛不少于 28 对。螯钳具强壮的齿，须肢跗节叉毛 3 叉，头盖 3 叉。雌虫胸板具刚毛 3 对，胸后板、生殖板各具刚毛 1 对，生殖板两侧各具骨板 1 块。腹板与肛板愈合为腹肛板，板上具腹肛毛 2～5 对。足Ⅰ无前跗节和爪。

巨螯螨科的许多种类属于捕食螨类，常见于土壤、粪便、垃圾、仓库、动物巢穴等。

1. 光滑巨螯螨 *Macrocheles glaber* Müller, 1859

光滑巨螯螨是 Müller（1859）首先命名的一种革螨。该螨广泛分布于各类动物的窝巢、体表，甚至污水沟旁的砖块下，是可在动物的窝巢中生活的栖息型革螨。

【种名】光滑巨螯螨（*Macrocheles glaber* Müller，1859）。

【图序】图 3-95，图 3-96。

【分类地位】寄螨总科（Parasitoidea）、巨螯螨科（Macrochelidae）、巨螯螨亚科（Macrochelinae）、巨螯螨属（*Macrocheles*）。

【形态鉴别】雌螨平均大小约为 858μm×600μm。螯肢粗壮，螯钳具齿。颚沟有 6 横列的小刺。须肢叉毛分 3 叉。背板一整块，呈椭圆形，且完全覆盖整个背面；背板有刚毛 26 对，其中 F_1 呈羽状，基部相互紧靠；M_{11} 略微向内弯斜，其余大部分刚毛光滑；板的中部有 1 条浅纹横贯。胸板上有刻点，明显可见；板上刚毛 3 对，隙孔 2 对；St_2 间有一横纹贯穿，横纹后方清晰可见其大的刻点区；胸后板呈卵圆形，形态较小，有刚毛 1 对。生殖板前圆后平，有明显可见的刻点；生殖板两侧具有棒状骨板 1 块。腹板与肛板愈合为腹肛板，腹肛板前缘平直，具 3 对肛前毛，且板上有 7 条刻点依次排成的弧纹，此为鉴别光滑巨螯螨的重要形态特征之一。气门沟前端可延伸至体前端的中部。足Ⅰ、足Ⅱ的股节和膝节背面均有羽毛状的刚毛，足Ⅲ、足Ⅳ些许不同，除了基节、转节外，其余背面均有羽毛状刚毛。

【生态习性】光滑巨螯螨广泛分布于各类动物的窝巢、体表，甚至污水沟旁的砖块下，是可在动物的窝巢中生活的栖息型革螨。据已有的相关文献记载，此螨常栖息及生活的场所有鸡窝、羊圈、污水沟旁的砖块下等。

【与疾病关系】光滑巨螯螨常生活在各类动物的窝巢、体表，分布较广，但是其医学意义目前尚不清楚。

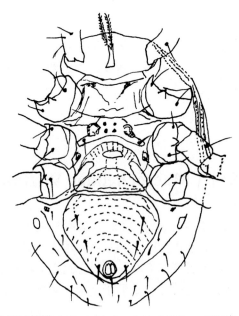

图 3-95　光滑巨螯螨（*Macrocheles glaber* Müller，1859）（♀）腹面

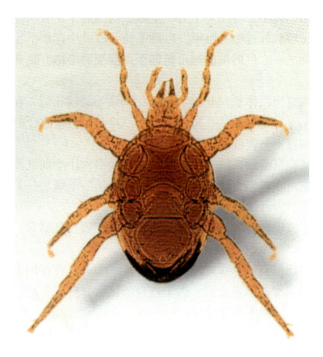

图 3-96　光滑巨螯螨（*Macrocheles glaber* Müller，1859）

【**地理分布**】光滑巨螯螨为世界性广布种。在我国，此螨主要分布于河北省、辽宁省、黑龙江省、山东省、浙江省、江西省、内蒙古自治区、青海省等地。在国外，光滑巨螯螨主要分布在俄罗斯及欧洲的一些国家。

（李小宁）

2. 宫卵巨螯螨 *Macrocheles matrius* Hull, 1925

宫卵巨螯螨是 Hull（1925）首先命名的一种革螨，该螨广泛分布于各类小鼠及多种小型哺乳动物的体表，也常在寄主的窝巢内生活，是可在啮齿类动物体表及其巢穴生活的革螨之一。

【**种名**】宫卵巨螯螨（*Macrocheles matrius* Hull，1925）。

【**图序**】图 3-97，图 3-98。

【**分类地位**】寄螨总科（Parasitoidea）、巨螯螨科（Macrochelidae）、巨螯螨亚科（Macrochelinae）、巨螯螨属（*Macrocheles*）。

【**形态鉴别**】宫卵巨螯螨的形态鉴别以雌虫（雌螨）形态特征为主要依据。雌螨整体体长为 890～960μm。螯肢粗壮，螯钳具齿。颚沟有 5 横列的小刺。须肢叉毛分 3 叉。背板一整块，且完全覆盖整个背面；背板有羽状刚毛 28 对，其中 F_1 基部相互远离；M_{10}、M_{11} 略微向内弯斜，约等长。胸板前缘略微平直，后端内凹，板上有刻点，明显可见；板上有光滑刚毛3对，隙孔2对；St_2间有一横纹贯穿，横纹后方清晰可见2个明显的刻点区。胸后板呈卵圆形，形态较小，有刚毛1对。生殖板前圆后平，有明显可见的刻点。腹板与肛板愈合为腹肛板，腹肛板近似心脏形，肛侧毛位于肛孔中部水平偏前，此为鉴别宫卵巨螯螨的重要形态特征之一。气门沟前端可延伸至体前端的中部。足Ⅱ～足Ⅳ跗节刚毛呈粗刺状。

雄螨体型比雌螨略短，体长680～720μm；其余与雌螨相似，在实际鉴别中应当加以区别。雄螨体型在第2对足区较宽。整体腹面有一块与足内板愈合的腹板，其在足Ⅳ基节处形成一处可作为胸殖板与腹肛板分界标记的切口。

【生态习性】宫卵巨螯螨广泛分布于各类小鼠及多种小型哺乳动物的体表，也常在寄主的窝巢内生活，是可在啮齿类动物体表及其巢穴生活的革螨之一。目前有记载的宿主有布氏田鼠、长爪沙鼠、大林姬鼠、达乌尔黄鼠。

【与疾病关系】宫卵巨螯螨可广泛分布于动物的体表及其巢穴，但是其医学意义目前尚不了解。

【地理分布】宫卵巨螯螨分布广泛，为世界性广布种。在我国主要分布于辽宁省、黑龙江省、山东省、新疆维吾尔自治区、内蒙古自治区、吉林省等地。在国外，主要分布于俄罗斯、意大利、英国、澳大利亚等国。

（李士根）

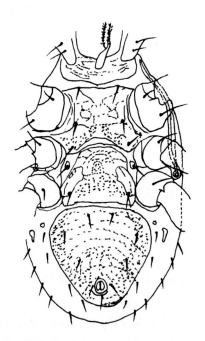

图3-97　宫卵巨螯螨（*Macrocheles matrius* Hull，1925）（♀）腹面

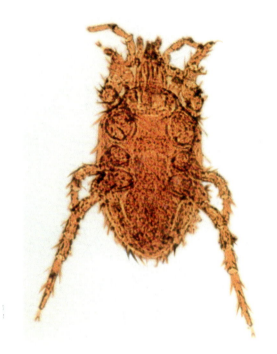

图 3-98　宫卵巨螯螨（*Macrocheles matrius* Hull，1925）（♀）腹面

3. 粪巨螯螨 *Macrocheles merdarius* Berlese, 1889

粪巨螯螨是在 1889 年被 Berlese 首次命名的一种革螨，曾于黄胸鼠的体表发现该螨。

【种名】粪巨螯螨（*Macrocheles merdarius* Berlese，1889）。

【图序】图 3-99。

【分类地位】寄螨总科（Parasitoidea）、巨螯螨科（Macrochelidae）、巨螯螨亚科（Macrochelinae）、巨螯螨属（*Macrocheles*）。

【形态鉴别】雌螨长 × 宽约为 489μm×304.5μm，小型螨。螯肢发达，螯钳有齿；动趾长 40.9μm，颚沟具 5 排刺。叉毛 3 叉。背板不完全覆盖背面；板上网纹明显，长 470.7μm，宽 258μm，具 28 对刚毛，均光滑；F_1 短小，刺状，基部互相远离。胸板前缘和后缘内凹，两前侧角延伸至足Ⅰ基节与足Ⅱ基节之间，中部长 106.7μm，最窄处宽 92.8μm。St_2 之间有一明显的弧纹，此外板内有若干横纹，3 对胸毛全部光滑，有 2 对隙状器。胸后板小，其上具一根刚毛。生殖腹板后缘平直，具一对刚毛，两侧有块细棒状骨板。腹肛板倒梨形，前缘平直。两侧在第二对肛前毛处最宽，长 143.8μm，宽 120.6μm，具 3 对肛前毛，均光滑，肛侧毛位于肛孔中部水平，板上有 5 条横纹。气门沟前端伸至体前缘中部。足Ⅱ～Ⅳ跗节腹面具若干粗刺状刚毛。

【生态习性】寄生于黄胸鼠等，也曾在羊粪中发现该螨。

【与疾病关系】暂无相关研究报道。

【地理分布】国内分布于秦皇岛、西安、连云港、烟台，国外分布于苏联及欧洲一些国家。

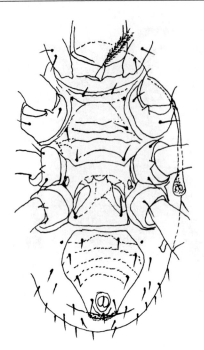

图 3-99　粪巨螯螨（*Macrocheles merdarius* Berlese，1889）（♀）腹面

4. 褪色巨螯螨 *Macrocheles decoloratus* C. L. Koch, 1839

褪色巨螯螨是于 1839 年被首次命名的一种革螨，寄生于黑线姬鼠、狭颅田鼠、达乌尔黄鼠、黑线仓鼠等鼠类体表。

【种名】褪色巨螯螨（*Macrocheles decoloratus* C. L. Koch，1839）。

【图序】图 3-100。

【分类地位】寄螨总科（Parasitoidea）、巨螯螨科（Macrochelidae）、巨螯螨亚科（Macrochelinae）、巨螯螨属（*Macrocheles*）。

【形态鉴别】雌螨长宽约为 775μm×489μm。螯肢发达，螯钳有齿；动趾长 88μm，颚沟具 5 排刺。叉毛 3 叉。背板几乎覆盖背面；长宽约为 756.8μm×461μm；具羽状和微羽状刚毛 28 对；F_1 基部互相远离；M_{11} 之长为 M_{10} 的 1/2，这是鉴定本种的重要特征之一。胸板前缘及后缘内凹；长 148μm（中部），宽 143.6μm（最窄处）；板上刻点明显，St_2 之后具 2 个大刻点区；具光滑的刚毛 3 对。胸后板小，卵圆形，各具普通刚毛一根。生殖板后缘平直；具刚毛 1 对。腹肛板倒梨形，前端圆钝，两侧向后逐渐变窄；长大于宽（约 273.7μm×218μm）；具肛前毛 3 对，均光滑，但末端稍钝；肛侧毛位于肛孔中部水平之前；板上具横纹 7 条。气门沟前端达体前缘中部。足 Ⅱ～Ⅳ 跗节腹面具粗刺状刚毛。

【生态习性】寄生于黑线姬鼠、狭颅田鼠、达乌尔黄鼠、黑线仓鼠等。

【与疾病关系】暂无相关研究报道。

【地理分布】国内分布于黑龙江、内蒙古等地；国外分布于苏联及欧洲一些国家。

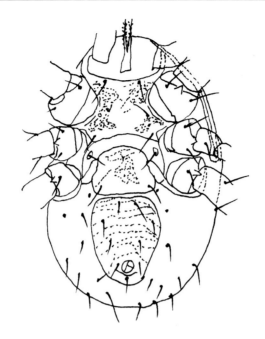

图 3-100　褪色巨螯螨（*Macrocheles decoloratus* C. L. Koch，1839）（♀）腹面

五、寄螨科（Parasitidae Oudemans, 1901）

寄螨科成螨背板 1 块或分为 2 块。须肢跗节叉毛 3 叉，头盖 3 叉。雌螨的胸后板异常发达，并斜盖在生殖板的前缘，板上具刚毛 1 对。生殖板呈三角形，顶端尖细并伸入胸后板之间。雄螨的足 II 具格外强大的表皮突。

寄螨科的多数种类属于自由生活革螨，种类繁多，分布广泛，常见于土壤、腐殖质、垃圾、粪便、动物巢穴等。

1. 地下异肢螨 *Poecilochirus subterraneus* Müller, 1860

地下异肢螨是在 1860 年被 Müller 首次命名的一种革螨，寄生于布氏田鼠、鼠兔中。

【种名】地下异肢螨（*Poecilochirus subterraneus* Müller，1860）。

【图序】图 3-101。

【分类地位】寄螨科（Parasitidae）、异肢螨属（*Poecilochirus*）。

【形态鉴别】第二若螨体长 673.7μm，宽 452μm。螯肢发达；螯钳具齿；动趾长 45μm。叉毛 3 叉。背板分 2 块，前背板前端圆钝，两侧于足 II 基节水平最宽，后缘平直；长宽约为 359.9μm×433μm，板上具 20 对刚毛，其中边缘的一对特长，达 167μm。后背板前缘平直，后端圆钝；长宽约为 193.8μm×341.5μm；具刚毛 11 对。胸板前区具两块小骨板。胸板盾形，前缘微凸，两侧于第 3 对胸毛处外凸，后端尖窄；板的前部具一深色横带，此外，两侧缘及后缘几丁质加厚，深色；长 230.7μm（中部），宽 156.9μm（第 3 对胸毛水平）；具刚毛 4 对。肛板梨形；前端狭窄，中部微凹，后端圆钝；具刚毛 3 根。气门沟达足 I 基节中部。足Ⅳ股节背面前缘具一毛刚毛，长 138μm。

【生态习性】寄生于布氏田鼠、鼠兔。

【与疾病关系】暂无相关研究报道。

【地理分布】在我国主要分布于黑龙江、吉林、内蒙古、青海等；国外主要分布于苏联及欧洲一些国家。

（赵亚男）

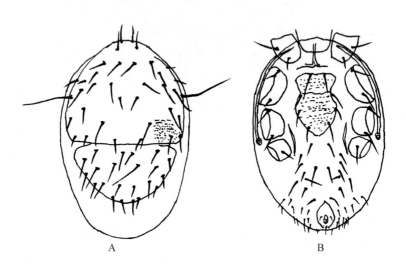

图 3-101　地下异肢螨（*Poecilochirus subterraneus* Müller，1860）
A.第二若螨背面；B.第二若螨腹面

2. 埋蜱异肢螨 *Poecilochirus necrophori* Vitzthum, 1930

埋蜱异肢螨是 Vitzthum（1930）首先命名的一种革螨，是鼠类等宿主动物体表常见的寄生虫之一。

【种名】埋蜱异肢螨（*Poecilochirus necrophori* Vitzthum，1930）。

【图序】图 3-102，图 3-103。

【分类地位】寄螨科（Parasitidae）、异肢螨属（*Poecilochirus*）。

【形态鉴别】第二若螨体长约 1181μm，宽约 839μm。螯肢发达；螯钳具齿；颚盖前端分 3 叉，中叉较两侧叉大；须肢叉毛 3 叉。背板分 2 块，前背板前端宽圆，后缘平直，板上具刚毛 20 余对，其中边缘中部 1 对很长，微羽状；后背板前缘略平直，后端圆钝；具刚毛约 13 对。胸板前区具 2 块骨板，具刚毛 4 对、隙状器 3 对，第 1 与第 2 对刚毛之间具一深色横带。肛板倒梨形，前端圆钝，后端尖窄，肛侧毛位于肛孔中部水平之后，肛后毛与肛侧毛略等长。气门沟延伸至足 I 基节后部。足后板小，呈不规则形。足Ⅱ较其他对足粗壮，足Ⅳ股节背面前缘具微羽状长刚毛 1 根。

【生态习性】目前有限记载的宿主有莫氏田鼠、布氏田鼠、狭颅田鼠、黑线毛足鼠、五趾跳鼠、中华鼢鼠、达乌尔黄鼠、黑线仓鼠、黑线姬鼠、大林姬鼠、长爪沙鼠、棕背䶄、鼠兔等。

【与疾病关系】未见相关研究报道。

【地理分布】在我国主要分布于河北、内蒙古、吉林、黑龙江、青海、新疆、宁夏等地。在国外主要分布于俄罗斯及欧洲一些国家。

(王 爽)

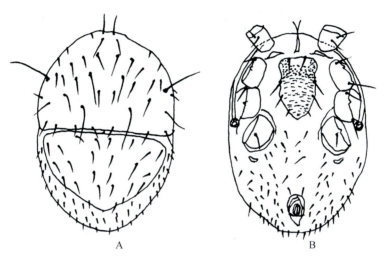

图 3-102　埋䗩异肢螨（*Poecilochirus necrophori* Vitzthum，1930）
A. 第二若螨背面；B. 第二若螨腹面

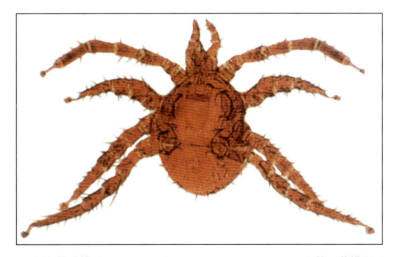

图 3-103　埋䗩异肢螨（*Poecilochirus necrophori* Vitzthum，1930）第二若螨腹面

六、双革螨科（Digamasellidae Evans, 1957）

双革螨科螨类躯体中部不收窄。螯肢发达，通常具若干明显的突。口上板分3叉，背板完全分割为几乎相等的2块。胸后毛着生于胸板后侧角。胸板上刚毛4对，有时为3对。

雄螨足Ⅱ具一巨刺。

1. 洮江宽寄螨 *Euryparasitus taojiangensis* Ma, 1982

洮江宽寄螨是于1982年被首次命名的一种革螨，寄生于啮齿类动物中。

【种名】洮江宽寄螨（*Euryparasitus taojiangensis* Ma，1982）。

【图序】图3-104。

【分类地位】双革螨科（Digamasellidae）、宽寄螨属（*Euryparasitus*）。

【形态鉴别】雌螨体长1020～1360μm，宽620～940μm。体型较大。背板2块，覆盖背面绝大部分。胸板后缘凹陷，凹底达St_3和MSt之间的水平。胸毛4对，MSt细而光滑。前胸板1对，生殖板方形，刚毛1对，光滑。腹肛板心形，Ad长于肛孔，PA较Ad稍短，光滑。侧腹板呈长条形。螯钳动趾、定趾分别有3齿和6齿，钳齿毛呈长三角形。1个三角形刺位于足Ⅱ基节前缘，刺内缘有一毛状分枝。足Ⅱ跗节刚毛多粗短，光滑。各足有羽状刚毛。

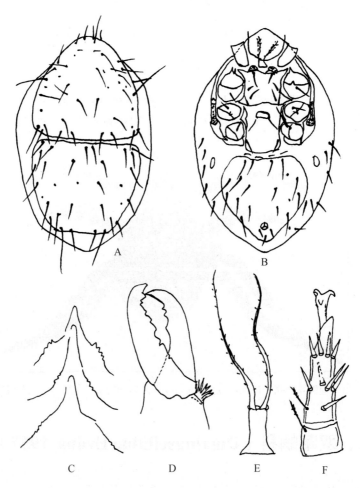

图3-104 洮江宽寄螨（*Euryparasitus taojiangensis* Ma，1982）（♀）
A.背面；B.腹面；C.头盖；D.螯钳；E.第三胸板；F.足Ⅱ跗节

雄螨体长 940～1280μm，宽 600～840μm。背板及背毛与雌螨相似，胸生殖板后部两端有窄长形的斜裂，后缘略凸，板上有 5 对刚毛，均较细。气门板与腹肛板相连。螯钳定趾有 2 齿，钳齿毛细小。导精趾宽而长。头盖为三角形，边缘平齐。颚角顶端圆形，有小凹。足Ⅰ转节有 1 距。足Ⅱ腿、膝、胫、跗节各有 1 距。

【生态习性】寄生于啮齿类。

【与疾病关系】暂无相关研究报道。

【地理分布】在我国主要分布于甘肃等地区。

（蒋　峰）

2. 凹缘宽寄螨 *Euryparasitus emarginatus* Koch, 1839

凹缘宽寄螨是于 1839 年被 Koch 首先命名的一种革螨，是鼠类等宿主动物体表常见的寄生虫之一。

【种名】凹缘宽寄螨（*Euryparasitus emarginatus* Koch，1839）。

【图序】图 3-105，图 3-106。

【分类地位】双革螨科（Digamasellidae）、宽寄螨属（*Euryparasitus*）。

【形态鉴别】雌螨体长约 1089μm，宽约 683μm。螯肢发达，螯钳内缘具齿。颚盖略似等腰三角形。须肢叉毛 3 叉。背板分为 2 块，略等大，前背板具刚毛 20 对，其中在侧缘的 1 对较粗长；后背板具刚毛 16 对，靠近末端 1 对较长，板上遍布网纹。胸板前区具 2 块小骨板。胸板前缘具 2 突起，后缘略内凹；板上具刚毛 4 对、隙状器 3 对。生殖板在足Ⅳ基之后稍膨大，后缘略平直，具刚毛 1 对。生殖板与腹肛板之间具棒状骨板 4 块。腹肛板宽阔，具刚毛 18 根（肛毛除外）；肛侧毛位于肛孔后缘水平；肛后毛与肛侧毛略等长；气门沟前端达足Ⅱ基节后部的水平。足Ⅱ～Ⅳ末端各具粗短刺 1 根。

雄螨体长约 1052μm，宽约 692μm。背板形状及板上的刚毛与雌螨相似。全腹板后部膨大，覆盖整个背面，板上具刚毛约 16 对（肛毛除外）；气门沟延伸至足Ⅱ基节后部的水平。足Ⅱ粗壮，足Ⅰ、Ⅲ、Ⅳ细长。足Ⅱ股节腹面具 1 巨刺，其前缘锯齿状，紧靠巨刺尚具 2 根小刺；膝节、胫节、跗节各具 1 粗短刺，足Ⅲ、Ⅳ跗节末端具 1 粗短刺。

【生态习性】目前记载的宿主有长尾仓鼠、大仓鼠、北社鼠、棕背䶄、红背䶄、喜马拉雅旱獭、根田鼠、达乌尔鼠兔。栖息场所为鼠穴。

【与疾病关系】未见相关研究报道。

【地理分布】在我国主要分布于辽宁、吉林、黑龙江、山东、江苏、浙江、甘肃、宁夏等地。在国外主要分布于俄罗斯及欧洲一些国家。

（王　爽）

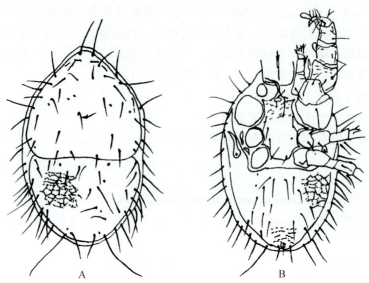

图 3-105 凹缘宽寄螨（*Euryparasitus emarginatus* Koch，1839）（♂）
A. 背面；B. 腹面

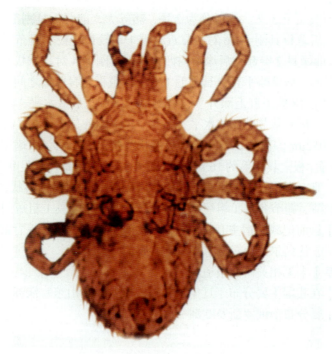

图 3-106 凹缘宽寄螨（*Euryparasitus emarginatus* Koch，1839）成螨腹面

七、厚厉螨科（Pachylaelapidae Berlese, 1913）

厚厉螨科成虫背板 1 块，背板具光滑刚毛 30 对左右。须肢跗节叉毛 3 分叉。螯肢发达，

具齿，头盖形态多样。雌螨的胸板具刚毛4对，胸后板具刚毛1对，胸后板可与胸板愈合，具刚毛4对。生殖板具1对刚毛，腹板具1对刚毛，生殖板可与腹板愈合具刚毛2对。肛板游离，具3根围肛毛，或与腹板和生殖板愈合。雄螨腹面具全腹板，或具胸殖板和腹肛板，导精趾形态不一。各足均具爪和爪垫。

厚厉螨科的许多种类营自由生活，种类较多，常见于土壤、腐殖质、粪便、垃圾、动物巢穴等。

小梳厚厉螨 *Pachylaelaps xenillitus* Ma, 1985

小梳厚厉螨是于1985年被首次命名的一种革螨，寄生于花鼠、田鼠等鼠类体表。

【种名】小梳厚厉螨（*Pachylaelaps xenillitus* Ma，1985）。

【图序】图3-107，图3-108。

【分类地位】厚厉螨科（Pachylaelaptidae）、厚厉螨属（*Pachylaelaps*）。

【形态鉴别】雌螨躯体黄褐色，长椭圆形，长680～880μm，宽400～600μm。背板几乎覆盖整个背面，背板刚毛较短，上位毛端达不到下位毛基部，最近一对刚毛极小。胸后胸毛4对，第1对稍长。腹侧毛约9对。螯钳具齿，头盖狭长，前缘仅有齿数个。气门沟前端达到足Ⅰ基节中部。足Ⅱ腿节后缘有一小突起，并有1根长刚毛。足Ⅱ跗节末端分成3个短粗而钝的刺，端部一个较长，一个较短，长刺后方还有1个较短的钝刺。生殖板前端圆形，外侧角明显，后侧角圆钝，后缘较平直，生殖毛2对，后一对在外侧角附近。肛板呈三角形；长与宽之比为1:（1～1.44），前缘较直，与生殖板靠近，相距0.01～0.02mm。后侧缘稍微凸出。Ad长于肛孔，Pa与Ad约等长。

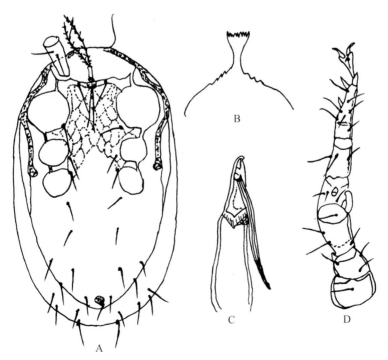

图3-107 小梳厚厉螨（*Pachylaelaps xenillitus* Ma，1985）（♂）
A.腹面；B.头盖；C.螯钳；D.足Ⅱ跗节

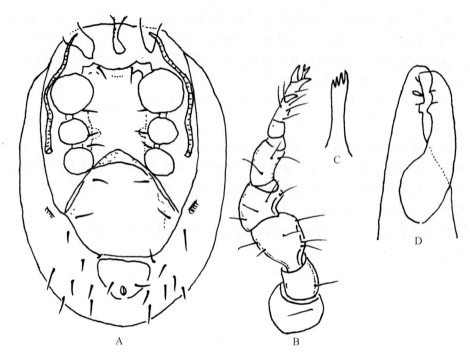

图 3-108 小梳厚厉螨（*Pachylaelaps xenillitus* Ma, 1985）（♀）
A.腹面；B.足Ⅱ跗节；C.头盖；D.螯钳

雄螨躯体也为黄褐色椭圆形，长 752～766μm，宽 426～451μm。背板几乎覆盖背面，长约 719μm，宽约 394μm。背毛有 29 对，较短，上位毛端达不到下位毛基部。背表皮具毛 7～9 对。板上具网状纹与大小形态不同的隙孔 10 余对。螯钳定趾具齿，导精趾细长，为 112～117μm，呈线虫状。头盖末端分 9 个齿突，侧缘具小齿。叉毛 3 分叉。全腹板长 608～622μm，足Ⅳ基节之后水平处宽 351～365μm，板上除围肛毛外，另具 5～8 对长刚毛。背表皮具毛 5 对。气门沟前端达颚体外侧。

【生态习性】曾于玉米秆腐殖层采集到小梳厚厉螨，寄生于花鼠、田鼠等。

【与疾病关系】暂无相关研究报道。

【地理分布】在我国主要分布于吉林省、甘肃省、宁夏等地。

（蒋　峰）

参 考 文 献

白学礼，闫立民，吴向林，等.2009.宁夏革螨组成、分布与危害.医学动物防制，25（7）：487-493.

柴强，陶宁，李朝品.2017.芜湖地区黑线姬鼠体表发现毒厉螨.中国血吸虫病防治杂志，29（3）：340-341.

邓国藩，王敦清，顾以铭，等.1993.中国经济昆虫志（第 40 册）·蜱螨亚纲·皮刺螨总科.北京：科学出版社.

段绩辉，王军建，张湘君，等.2007.一起由格氏血厉螨袭人引起全家 4 人革螨皮炎的调查.中国媒介生物学及控制杂志，18（5）：401.

菅复春，扬帆，张龙现，等. 2008. 鸡囊禽刺螨病的诊断与治疗. 畜牧与兽医, 40 (9): 86-88.

蒋峰，李朝品. 2019. 柏氏禽刺螨在中药材薏苡仁中耐受力的研究. 中华疾病控制杂志, 23 (9): 1155-1157.

李朝品. 2006. 医学蜱螨学. 北京: 人民军医出版社: 116-186.

李朝品. 2009. 医学节肢动物学. 北京: 人民卫生出版社.

李贵昌，程琰蕾，吴海霞，等. 2017. 鸡皮刺螨皮炎病例调查报告. 中国媒介生物学及控制杂志, 28 (4): 373-375.

马立名. 1987. 格氏血厉螨的生态学研究. 昆虫学报, 30 (1): 61-67.

马立名. 1993. 格氏血厉螨对人体的感染. 昆虫知识, 30 (2): 106-107.

马立名，卢苗贵. 2007. 纳氏厉螨雄螨与后若螨描述 (蜱螨亚纲: 中气门目: 厉螨科). 华东昆虫学报, 16 (2): 159-160.

马立名，殷秀琴，陈鹏. 2001. 胸前下盾螨和茅舍血厉螨若螨描述 (蜱螨亚纲: 革螨股: 厉螨科). 华东昆虫学报, 10 (1): 118-119.

潘琮文，邓国藩. 1980. 中国经济昆虫志 (第17册) ·蜱螨目·革螨股. 北京: 科学出版社.

孙艳宏，刘继鑫，李朝品. 2015. 储藏物孳生革螨种类及其群落生态特点. 环境与健康杂志, 32 (8): 737.

陶香林，王逸枭，叶长江，等. 2018. 茅舍血厉螨侵袭人体皮肤1例. 中国血吸虫病防治杂志, 30 (4): 476-478.

王敦清. 1993. 耶氏厉螨及其在我国不同地区形态的差异 (蜱螨亚纲: 厉螨科). 地方病通报, 8 (3): 78-82.

王全兴. 2008. 鸡皮刺螨的综合防治. 养禽与禽病防治, 10: 37.

吴建伟，孟阳春，李允鹤，等. 1998. 原位分子杂交检测厩真厉螨经叮刺传播姬鼠型和家鼠型HFRSV的研究. 中国人兽共患病杂志, 14 (3): 3-8.

吴建伟，孟阳春，李允鹤，等. 1998. 原位分子杂交检测上海真厉螨与柏氏禽刺螨体内肾综合征出血热病毒的研究. 中国寄生虫学与寄生虫病杂志, 16 (6): 441-444.

闫毅. 2009. 云南鼠类体表主要革螨的分类研究. 贵州大学硕士学位论文, 79-80.

闫毅，金道超，郭宪国. 2009. 云南省厉螨科新纪录 (蜱螨亚纲: 革螨股) 及宿主新纪录. 中国媒介生物学及控制杂志, 20 (2): 137.

张际文. 2015. 中国国境口岸医学媒介生物鉴定图谱. 天津: 天津科学技术出版社.

赵绘. 2002. 毒厉螨致丘疹性荨麻疹2例. 临床和实验医学杂志, 1 (4): 255.

周慰祖. 1992. 厩真厉螨的生物学特性. 动物学研究, 13 (1): 53-57.

诸葛洪祥，孟阳春，蓝明扬. 1987. 鼠颚毛厉螨和厩真厉螨自然感染和叮刺传播流行性出血热病毒的研究. 中国公共卫生, 6 (6): 335-336.

Baumstark J, Beck W, Hofmann H. 2007. Outbreak of tropical rat mite (*Ornithonyssus bacoti*) dermatitis in a home for disabled persons. Dermatology, 215 (1): 66-68.

Beck W. 2008. Occurrence of a house-infesting tropical rat mite (*Ornithonyssus bacoti*) on murides and human beings. Travel Medicine and Infectious Disease, 6 (4): 245-249.

Beck W, Fölster-Holst R. 2009. tropical rat mites (*Ornithonyssus bacoti*)-serious ectoparasites. Journal of the German Society of Dermatology, 7 (8): 667-670.

Chauve C. 1998. The poultry red mite *Dermanyssus gallinae* (De Geer, 1778): current situation and future prospects for control. Veterinary Parasitology, 79 (3): 239-245.

Fox MT, Baker AS, Farquhar R, et al. 2004. First record of *Ornithonyssus bacoti* from a domestic pet in the United Kingdom. The Veterinary Record, 154 (14): 437-438.

George DR, Callaghan K, Guy JH, et al. 2008. Lack of prolonged activity of lavender essential oils as acaricides against the poultry red mite (*Dermanyssus gallinae*) under laboratory conditions. Research in Veterinary Science, 85 (3): 540-542.

Huang LQ, Guo XG, Speakman JR, et al. 2013. Analysis of gamasid mites (Acari: Mesostigmata) associated with the Asian house rat, *Rattus tanezumi* (Rodentia: Muridae) in Yunnan province, Southwest China. Parasitology Research, 112 (5): 1967-1972.

Luo LP, Guo XG, Qian TJ, et al. 2007. Distribution of gamasid mites on small mammals in Yunnan province, China. Insect Science, 14: 71-78.

Montasser AA. 2013. Redescription of female *Laelaps nuttalli* Hirst, 1915 (Acari: Dermanyssoidea: Laelapidae) with emphasis on its gnathosoma, sense organs and pulvilli. ISRN Parasitology, 2013: 642350.

Mul MF, Van Riel JW, Roy L, et al. 2017. Development of a model forecasting *Dermanyssus gallinae*'s population dynamics for advancing Integrated Pest Management in laying hen facilities. Veterinary Parasitology, 245: 128-140.

Peng PY, Guo XG, Jin DC. 2018. A new species of *Laelaps* Koch (Acari: Laelapidae) associated with red spiny rat from Yunnan province, China. Pakistan Journal of Zoology, 50 (4): 1279-1283.

Pizzi R, Meredith A, Thoday KL, et al. 2004. *Ornithonyssus bacoti* infestation on pets in the UK. The Veterinary Record, 154 (18): 576.

Rosen S, Yeruham I, Braverman Y. 2002. Dermatitis in humans associated with the mites *Pyemotes tritici*, *Dermanyssus gallinae*, *Ornithonyssus bacoti* and *Androlaelaps casalis* in Israel. Medical & Veterinary Entomology, 16 (4): 442-444.

Sigognault-Flochlay A, Thomas E, Sparagano O. 2017. Poultry red mite (*Dermanyssus gallinae*) infestation: a broad impact parasitological disease that still remains a significant challenge for the egg-laying industry in Europe. Parasites & Vectors, 10 (1): 357.

第四章　恙　螨

恙螨（chigger mite，trombiculid mite，sand mite）是一大类节肢动物的统称，目前全球已知超过3000种。关于恙螨的分类地位，目前更多倾向于将其归入蜱螨亚纲（Acari）、真螨目（Acariformes）中的2个科和3个亚科，即恙螨科（Trombiculidae）中的恙螨亚科（Trombiculinae）和背展恙螨亚科（Gahrliepiinae），以及列恙螨科（Leeuwenhoekiidae）中的列恙螨亚科（Leeuwenhoekiinae），每个亚科下面又进一步分为若干属和亚属。恙螨的生活史复杂，分为7个基本时期，即卵（egg，ovum）、次卵（deutovum）或前幼螨（prelarva）、幼螨（larva）、若蛹（nymphochrysalis）、若螨（nymph）、成蛹（imagochrysalis）和雌雄成螨（adult，imago）。恙螨的卵近球形，淡土黄色，扫描电镜下表面呈颗粒状。次卵（前幼螨）近卵圆形，卵壳破裂分为两半。幼螨具3对足，背面有一块背板（盾板）。若蛹长椭圆形，腹面出现足芽痕迹。若螨全身密布刚毛，绒球状，足4对，躯体两侧在足Ⅲ和足Ⅳ之间凹入呈"8"字形体型。成蛹长椭圆形，个体较若蛹大，足4对，足Ⅰ上举，后3对足鼎立，背面出现一个角形突起。成螨全身密布刚毛，绒球状，足4对，躯体两侧在足Ⅲ和足Ⅳ之间凹入呈"8"字形体型，形态与若螨很相似，但刚毛更多，生殖孔已发育完全，可区分雌雄两性（图4-1）。在恙螨复杂的生活史中，幼虫是唯一的体表寄生时期。恙螨幼螨主要寄生在其他动物的体表，是其他动物的体表寄生虫，鼠类等小型哺乳动物（小型兽类或小兽）是恙螨幼虫的主要宿主。恙螨幼虫叮刺取食可以造成皮肤周围组织的凝固性坏死，导致直接危害，称为恙螨皮炎（trombiculosis）。除了直接危害以外，恙螨最重要的医学意义是传播恙虫病（tsutsugamushi disease 或 scrub typhus），此外还可能传播肾综合征出血热（HFRS）。在全球已知的3000多种恙螨中，能够有效传播恙虫病等人兽共患病的媒介恙螨种类只占少数，主要集中在恙螨科、恙螨亚科中的纤恙螨属（*Leptotrombidium*）。我国恙虫病的主要传播媒介有地里纤恙螨（*Leptotrombidium deliense*）、小板纤恙螨或小盾纤恙螨（*L. scutellare*）、微红纤恙螨（*L. rubellum*）、高湖纤恙螨（*L. gaohuense*，*L. kaohuense* 或 *L. wenense*）、海岛纤恙螨（*L. insulare*）和吉首纤恙螨（*L. jishoum* 或 *L. sialkotense*）等种类，其中最重要的是地里纤恙螨和小板纤恙螨。

在恙螨生活史过程中，每一个活动期前必经过一个不摄食的静止时期（前幼螨、若蛹、成蛹），故只有幼螨、若螨、成螨摄食。幼螨以宿主的组织液和被分解的组织细胞为食。成螨与若螨的食性相同，以小昆虫及其卵为食，包括同种或异种恙螨的卵在内。在人工饲养条件下，成螨与若螨最喜好的食物是新鲜蚤卵，极其饥饿时可食用蚊卵，但发育、产卵较差，甚至不产卵，寿命短。以地里纤恙螨为例，自然界的恙螨可能以弹尾目（Collembola）

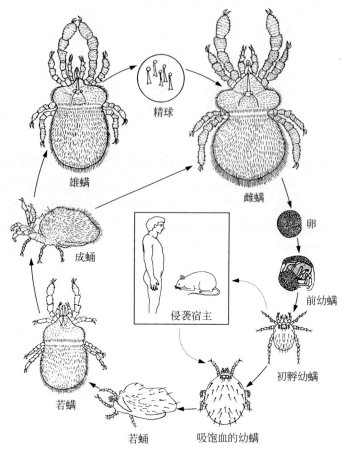

图 4-1 恙螨生活史示意图

和等足目（Isopoda）节肢动物作为食物的来源。雌、雄成螨从成蛹羽化出后，雄螨于 2～7 天内开始产精胞，精胞由精珠和精丝两部分构成，雌螨遇到精胞后，用其外生殖器摘取精珠而受精，属于"间接受精"方式。雌螨受精后 7～25 天开始产卵于泥土的表层，一生可产卵 200～400 个。在实验室 29～34℃，相对湿度 100% 及供给充分食物的条件下，地里纤恙螨各阶段发育时间为：产卵前期 5～9 天，卵期 6～10 天，次卵期 7～10 天，幼螨寄生期 2～7 天，寄生后期 1～4 天，若蛹期 4～11 天，若螨期 10～32 天，成蛹期 4～13 天，成螨期 58～245 天。从前一代幼螨至下一代幼螨，完成一代需 59～135 天，平均 89 天。初孵幼螨遇到适宜宿主便攀附在宿主皮薄而湿润处叮刺，经 2～3 天饱食后，体积膨胀，可增大几十倍或更多倍，然后坠落地面，在土壤表层经若蛹、若螨、成蛹发育为成螨。地里纤恙螨雄螨寿命为 15～81 天（平均 44 天），雌螨寿命 75～107 天（平均 91 天）。地里纤恙螨繁殖季节为夏秋季，幼螨的季节性变化与当地气候变化有密切关系，在炎热和潮湿的月份数量最多，如在中国南方省份，4 月该螨开始出现，6～8 月达高峰，9 月后逐渐减少。广东、海南和台湾等地全年均有出现。

恙螨幼螨不但是其生活史中的唯一寄生时期，也是传播恙螨病等人兽共患病的传病时期，且采集相对容易。恙螨的其他时期全部自由生活，主要分散在自然界的各种土壤中，与传病没有直接关系,且采集困难。长期以来,恙螨的分类鉴定都是以幼螨的形态特征为依据。恙螨幼螨因尚未发育成熟,只有背部的一块几丁质骨性背板(盾板),其他骨性结构尚未形成,许多结构细微不易观察清楚,这就导致了恙螨的分类鉴定十分困难,必须在显微镜高倍镜或油镜下通过对相关结构(特别是背板及其附属结构)进行仔细观察和显微测量后才能准确鉴定。在恙螨(幼螨)的分类鉴定中,经常用各种英文代号来表示相关形态结构(表4-1和表4-2;图4-2～图4-6),显微测量用微米(μm)表示,背板结构及其显微测量数值在分类鉴定中十分重要。

表4-1 恙螨幼虫背板(盾板)及其附属结构一览表

简称或英文代号	对应的形态结构	简称或英文代号	对应的形态结构
SD	背板(盾板)的长度	PW/SD	背板后侧毛基间距离/背板长
SD 宽/长	背板宽度与长度之比	AW	背板前侧毛基间距离
SB	背板上的两个感毛基间的距离	AL	背板前侧毛长度
AP	背板上的前、后侧毛基间的距离	PL	背板后侧毛长度
PS	背板后侧毛基与感毛基间的距离	AM	背板前中毛长度
PW	背板后侧毛基间距离	S	背板感毛长度
ASB	背板前缘与感毛基间的距离	S 端部 1/2 处分支	背板感毛端部 1/2 处分支
PSB	背板后缘与感毛基间的距离	PW/AP	背板后侧毛基间距离/背板前、后侧毛基间的距离
ALs	前侧线(前侧毛基间的水平线)	PLs	后侧线(后侧毛基间的水平线)

表4-2 恙螨幼虫其他重要形态结构一览表

简称或英文代号	对应的形态结构	简称或英文代号	对应的形态结构
体长	幼螨的虫体长度	Ip	足指数=3对足长度相加
体宽	幼螨的虫体宽度	fp	颚体须肢毛式(分支、光裸及排列顺序)
VS	腹毛的数量	NDV	背腹毛数
足Ⅰ	第1对足的长度	DS	背毛数量
足Ⅱ	第2对足的长度	fDS	背毛公式=背毛排列的方式及数量
足Ⅲ	第3对足的长度	fT	颚体须肢跗节分支与光裸毛数
Ga	螯鞘毛分支或光裸	Gr	须肢胫节爪分叉数
ga	足Ⅰ膝毛数	gm	足Ⅱ膝毛数
gp	足Ⅲ膝毛数	tp	足Ⅲ胫毛数
MT	足Ⅲ跗节长鞭毛数	Mt	足Ⅲ胫节长鞭毛数
MG	足Ⅲ膝节长鞭毛数	MF	足Ⅲ股节长鞭毛数
Oc	眼点	SIF	综合鉴别式:fT-Ga-Gr-ga, gm, gp, tp, MT, Mt, MG, MF
H	肩毛长	PPL	后后侧毛或后侧毛长度
fsp	足分节公式	fst	胸毛公式
fcx	足Ⅰ～Ⅲ基节毛的数目	N	毛光裸
B	毛分支		

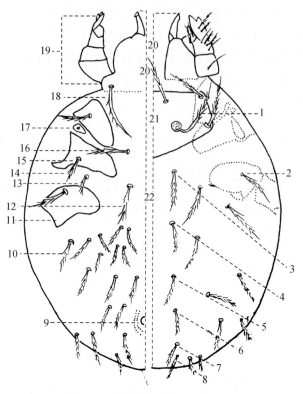

图 4-2 恙螨幼虫背腹面示意图

背面（右）：1. 背板，2. 第一排毛（肩毛），3. 第二排毛，4. 第三排毛，5. 第四排毛，6. 第五排毛，7. 第六排毛，8. 第七排毛；

腹面（左）：9. 肛孔，10. 腹毛，11. 足Ⅲ基节，12. 后胸毛，13. 肩下毛，14. 基节毛，15. 足Ⅱ基节，16. 前胸毛，17. 拟气孔，18. 基节毛，19. 须肢，20. 颚体，21. 背板，22. 躯体

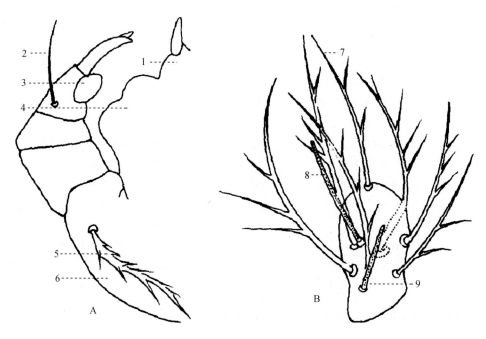

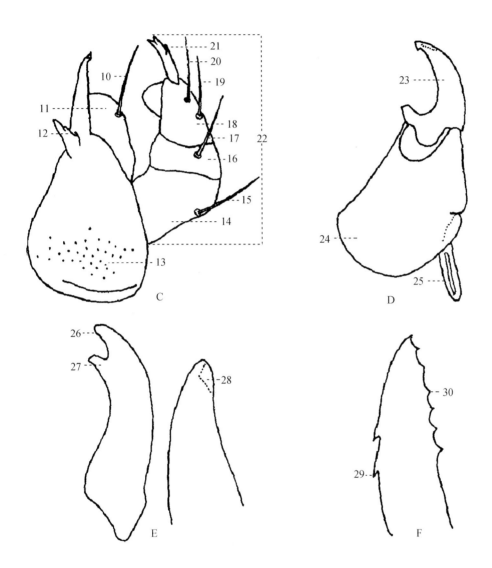

图 4-3 恙螨幼虫颚体

A. 颚体腹面观（左半部）：1. 颚基内叶，2. 腹胫毛，3. 跗节，4. 螯鞘，5. 基节毛，6. 颚基；B. 颚体跗节：7. 顶刚毛，8. 亚端刚毛，9. 感棒；C. 颚体背面观（右半部）：10. 螯鞘毛，11. 螯肢鞘，12. 假螯鞘，13. 点头结构，14. 股节，15. 股毛，16. 膝节，17. 膝毛，18. 胫节，19. 侧胫毛，20. 背胫毛，21. 爪，22. 须肢；D. 螯肢：23. 螯肢爪，24. 基节，25. 表皮内突；E. 须肢爪：26. 主爪，27. 副爪，28. 三角冠；F. 螯肢爪：29. 齿，30. 齿

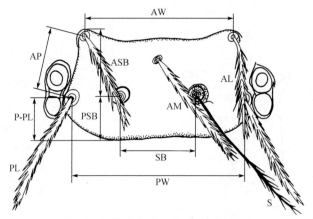

图 4-4　恙螨幼虫背板显微测量及代号

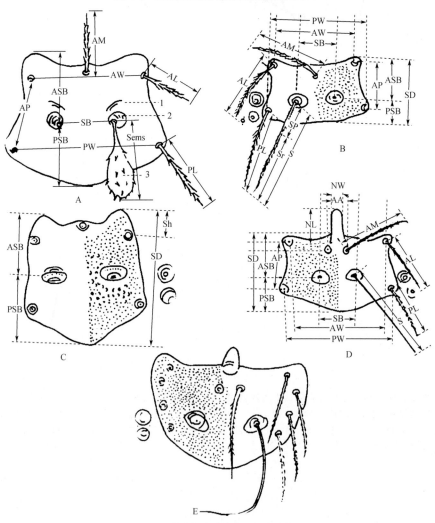

图 4-5　恙螨幼虫背板的不同形态

A. 真棒恙螨属（*Euschoengastia*）（1. 假眉，2. 感觉毛基，3. 感觉毛）；B. 纤恙螨属（*Leptotrombidium*）；C. 微恙螨属（*Microtrombicula*）；D. 螯齿恙螨属（*Odontacarus*）；E. 多毛恙螨属（*Multisetosa*）

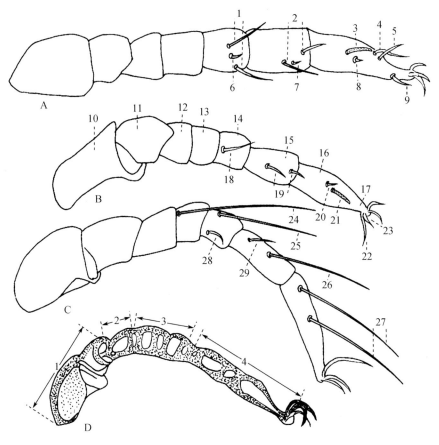

图 4-6 恙螨幼虫足

A. 足Ⅰ（pa）：1. 膝毛（ga），2. 胫毛（ta），3. 跗毛（sl），4. 副亚端毛（PST），5. 亚端毛（ST），6、7. 微膝毛，8. 微跗毛，9. 跗前毛（PT'）；B. 足Ⅱ（pm）：10. 基节，11. 转节，12. 基腿节，13. 远腿节，14. 膝节，15. 胫节，16. 跗节，17. 跗前节，18. 膝毛（gm），19. 胫毛（tm），20. 微跗毛，21. 跗毛（sl），22. 跗前毛（PT"），23. 爪间垫；C. 足Ⅲ（pp）：24. 长腿毛（MF），25. 长膝毛（HG），26. 长胫毛（M），27. 长跗毛（MT），28. 膝毛（qp），29. 胫毛（tp）；D. 足Ⅲ长度：1+2+3+4=PP

一、恙螨科（Trombiculidae Ewing, 1944）

恙螨科包括的螨种较多，迄今为止全球所报道的3000多种恙螨中，绝大多数属于恙螨科的种类。中国已知恙螨科的恙螨达400余种，其幼螨体椭圆形或卵圆形，红、橙、土黄或乳白色。体长0.2～0.5mm，饱食后可达0.5～1mm。螨体分颚体和躯体两部分。颚体位于躯体前端，由须肢和螯肢组成。躯体有足3对，其背面前端有1块背板（盾板），背板形状不一（方形、梯形、多边形、舌形等），背板具1对感器和数量不等的背板毛，板上具1根前中毛（AM=1）或无前中毛（AM=0），无前中突。

1. 红纤恙螨 *Leptotrombidium* (*L.*) *akamushi* Brumpt, 1910

红纤恙螨是 Brumpt 在 1910 年首先命名的一种恙螨，开始命名时称为 "*Trombidium akamushi* Brumpt，1910"。

【种名】红纤恙螨 [*Leptotrombidium* (*L.*) *akamushi* Brumpt，1910]。

【图序】图 4-7，图 4-8。

【同种异名】*Trombidium akamushi* Brumpt，1910；*Leptotrombidium* (*Leptotrombidium*) *akamushi*，Vercammen-Grandjean & Langston 1976。

【分类地位】恙螨总科（Trombiculiculoidea）、恙螨科（Trombiculidae）、恙螨亚科（Trombiculinae）、纤恙螨属（*Leptotrombidium*）。

【形态鉴别】红纤恙螨幼螨活体标本红色，红色眼点明显，饱食幼螨体长约 280μm（273～298μm），宽约 193μm（182～210μm）。fp=N-N-BNN。背板长方形，宽大于长，前缘平直或微呈双凹状，两侧缘向内凹，后缘微向后突，中部微凹。PW > AW，感毛近基部光裸，端部 1/2 处有 6 对细长分支。眼点（Oc）= 2×2，前略大于后。PL=AM，PW/AP ≈ 2.7，SB ≈ AP，AP > PS，ASB ≤ 2PSB。fDS=2-8-6（8）……或 2-10-8-8-6-2，DS=32～40。背毛长 23～53μm。VS=22～36。fst = 2.2，腹毛长 25～39μm。NDV=64～74。fcx = 1.1.1，足Ⅲ基节毛位于基节前缘下方，足Ⅰ长（pa）约 214μm，足Ⅱ长（pm）约 219μm，足Ⅲ长（pp）约 258μm，Ip ≈ 718。SIF=7B-B-3-2111.0000。主要鉴别特征：SB/PLs，SB ≈ AP，AP > PS，ASB ≤ 2PSB，PW/AP ≈ 2.7，PL=AM，fDS=2-8-6（8）……或 2-10-8-8-6-2，DS=32～40，VS=22～36。

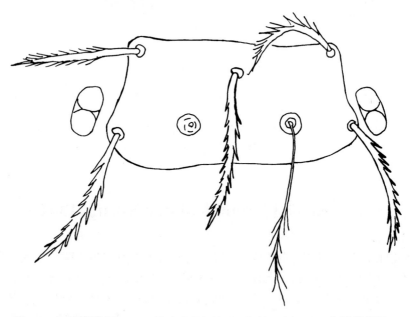

图 4-7　红纤恙螨 [*Leptotrombidium*(*L.*) *akamushi* Brumpt，1910] 幼螨背板

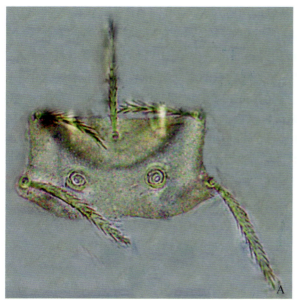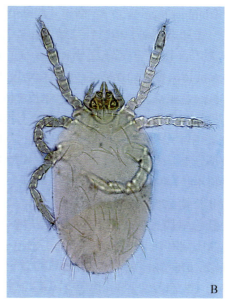

图 4-8　红纤恙螨 [*Leptotrombidium* (*L.*) *akamushi* Brumpt, 1910]
A. 幼螨背板；B. 幼螨

【生态习性】红纤恙螨的幼虫主要寄生在鼠类等小型哺乳动物体表，目前记载的宿主动物有褐家鼠、黄胸鼠、黑家鼠、黄毛鼠、大足鼠、斯氏家鼠、小家鼠、卡氏小鼠、锡金小鼠、针毛鼠、四川白腹鼠、黑线姬鼠、齐氏姬鼠、东方田鼠、花松鼠、赤腹松鼠、臭鼩鼱、灰麝鼩、四川短尾鼩、中华新猬、树鼩等，鹧鸪、家鸡、小鸦鹃、印度棕三趾鹑、犬、猫、水牛、黄牛等也偶有带染。幼螨出现季节在夏季。

【与疾病关系】红纤恙螨是日本东北部恙虫病的主要传播媒介。在我国，红纤恙螨是恙虫病的潜在传播媒介。

【地理分布】在我国，红纤恙螨已知分布于广东、台湾（澎湖列岛）和云南等地。在国外，红纤恙螨广泛分布于日本、菲律宾、新几内亚和马来西亚等国。

2. 地里纤恙螨 *Leptotrombidium* (*L.*) *deliense* Walch, 1922

地里纤恙螨是 Walch 在 1922 年首先命名的一种恙螨，开始命名时称为"*Trombicula deliensis* Walch, 1922"。地里纤恙螨幼螨经常出现在各种鼠类等小型哺乳动物（小型兽类或小兽）体表，是鼠类等宿主动物中常见的体表寄生虫之一。

【种名】地里纤恙螨 [*Leptotrombidium* (*L.*) *deliense* Walch, 1922]。

【图序】图 4-9，图 4-10。

【同种异名】*Trombicula deliensis* Walch, 1922; *Trombicula* (*Leptotrombidium*) *deliense* Womersley, 1952; *Leptotrombidium* (*Leptotrombidium*) *deliense deliense* Vercammen-Grandjean & Langston, 1976; *Leptotrombidium* (*Leptotrombidium*) *deliense* Li, Wang & Chen, 1997; *Leptotrombidium* (*Leptotrombidium*) *deliense sinense* Wen and Chen, 1984; *Leptotrombidium* (*Leptotrombidium*) *deliense microsetosa* Zhao, Tang and Mo, 1986。

【分类地位】恙螨总科（Trombicululoidea）、恙螨科（Trombiculidae）、恙螨亚科

（Trombiculinae）、纤恙螨属（*Leptotrombidium*）。

【形态鉴别】地里纤恙螨成螨和若螨形态相似，"8"字形体型，全身密布刚毛，绒球状，足4对。与所有恙螨种类一样，地里纤恙螨的分类鉴定以幼螨的形态特征为依据。该螨活体未饱食幼螨橘红色，饱食幼虫淡红色。饱食后幼螨的螨体短胖，近椭圆形，无腰缩，有鲜红色眼点。一般情况下，体长246～537μm，宽180～378μm。fp=N-N-BNN。背板略呈长方形，宽大于长，PW略大于AW，后缘微向后突，fDS=2-8-6-6-4-2，DS=28。SB/PLs，SB=AP或SB＞AP，AP＞PS，PW/AP≈2.6，感毛近基部光裸，油镜下可见少量微小分支，感毛端部1/2处有5～6对细长分支。VS=20～22。背毛纤细具短小分支，背毛长44～49μm。腹毛长28～47μm。足Ⅲ基节毛位于基节前缘下方，足Ⅰ长约243μm，足Ⅱ长约225μm，足Ⅲ长约260μm，Ip≈728。SIF=7B-B-3-2111.0000。地里纤恙螨区别于纤恙螨属（*Leptotrombidium*）其他近缘螨种的主要鉴别特征：SB/PLs，SB=AP或SB＞AP，AP＞PS，PW/AP=2.6，感毛近基部光裸，油镜下可见少量微小分支，fDS=2-8-6-6-4-2，DS=28，VS=20～22。

【生态习性】与其他所有恙螨一样，地里纤恙螨的生活史分为卵、次卵或前幼螨、幼螨、若蛹、若螨、成蛹和雌雄成螨7个时期，幼螨（幼螨）是唯一寄生期，主要寄生在鼠类及其他小型哺乳动物体表，宿主种类达30余种，宿主特异性很低，目前记载的宿主动物有褐家鼠、黄胸鼠、黑家鼠、黄毛鼠、大足鼠、斯氏家鼠、其他"鼠属"鼠种（如 *Rattus colletti*、*R. tunneyi*、*R. argentiventer*、*R. tiomanicus* 和 *R. exulans*）、小家鼠、锡金小鼠、社鼠、针毛鼠、安氏白腹鼠、齐氏姬鼠、大绒鼠、西南绒鼠、青毛鼠（青毛巨鼠）、珀氏长吻松鼠（长吻松鼠）、伯氏裸尾鼠（*Melomys burtoni*）、臭鼩鼱、灰麝鼩、白尾梢麝鼩、四川短尾鼩、中华新猬、坚实猪獾、树鼩、黄腹鼬、家猫、家兔和鸟类等，最常见的宿主是人类居住区附近的鼠类。地里纤恙螨幼螨在鼠类等宿主的主要寄生部位是耳廓、外耳道、腹股沟、会阴部和尾根部等皮肤薄嫩处，以耳廓和外耳道最为常见。

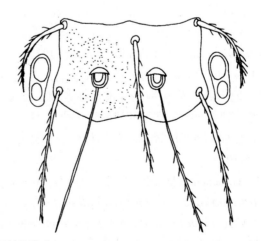

图4-9 地里纤恙螨 [*Leptotrombidium* (*L.*) *deliense* Walch，1922] 幼螨背板

【与疾病关系】地里纤恙螨是恙螨病最主要的传播媒介。

【地理分布】主要分布在亚洲和太平洋地区。在我国，地里纤恙螨主要分布在北纬30°以南的大片地区，特别是气候炎热、潮湿的南方平原、江河流域及河谷坝区，如福建、广东、广西、浙江、江西、云南、贵州、四川、重庆和台湾等。在国外，缅甸、印度、巴基斯坦、尼泊尔、斯里兰卡、泰国、菲律宾、马来西亚、印度尼西亚、马尔代夫、澳大利亚和新几内亚等地有该螨分布报道。

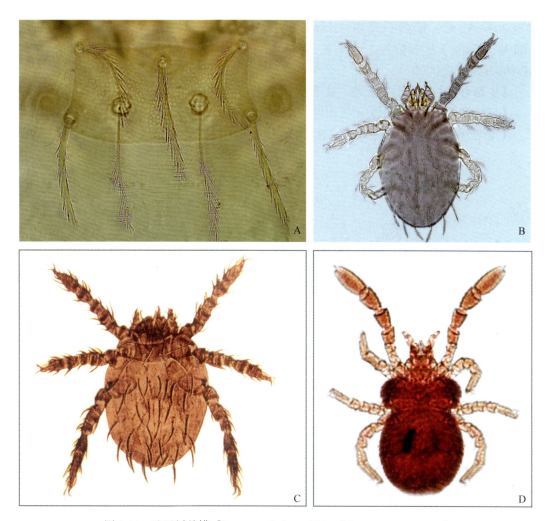

图4-10 地里纤恙螨 [*Leptotrombidium*（*L.*）*deliense* Walch，1922]
A. 幼螨背板；B. 幼螨；C. 幼螨；D.（♀）成螨

（郭宪国）

3. 富士纤恙螨 *Leptotrombidium*（*L.*）*fuji* Kuwata et al., 1950

富士纤恙螨是 Kuwata 等在 1950 年首先命名的一种恙螨，曾发现寄生于果子狸。

【种名】富士纤恙螨 [*Leptotrombidium*（*L.*）*fuji* Kuwata et al., 1950]。

【图序】图 4-11。

【分类地位】恙螨总科（Trombiculiculoidea）、恙螨科（Trombiculidae）、恙螨亚科（Trombiculinae）、纤恙螨属（*Leptotrombidium*）。

【形态鉴别】富士纤恙螨活体呈粉红色，躯体呈椭圆形。须肢毛式为 N-N-BNN，螯鞘呈毛羽状分支。背板较小似扁方形，前缘向内凹，后缘中部微向内凹或接近平直，背板后侧角呈钝圆形，背板毛短而分支密长。PL 位于背板侧缘的中点附近，PS ＞ AP，SB 位于 PLs 之后。感毛基部有小棘，端部 2/3 处有 19～23 个细长的分支，眼点 2×2。背毛 30～32 根，排列不规则：2.8.6.6……，腹毛 38～44 根。足跗毛Ⅰ＞跗毛Ⅱ，足Ⅲ基节毛位于基节前缘，足Ⅰ长 200μm，足Ⅱ长 175μm，足Ⅲ长 260μm，Ip=575。SIF=7B-B-3-2111.0000。

【生态习性】寄生于果子狸、黄毛鼠、社鼠和针毛鼠等。

【与疾病关系】暂无相关研究报道。

【地理分布】国内分布于辽宁、浙江、湖北、广西、福建和广东等地；国外分布于日本。

（许　佳）

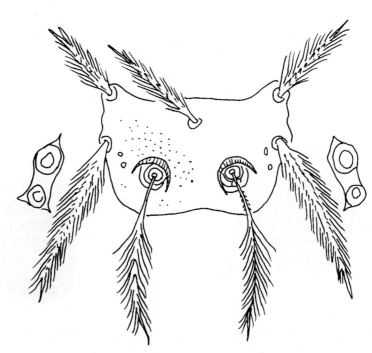

图 4-11　富士纤恙螨［*Leptotrombidium*（*L.*）*fuji* Kuwata et al., 1950］幼螨背板

4. 英帕纤恙螨 *Leptotrombidium*（*L.*）*imphalum* Vercammen-Grandjean et Langston, 1975

英帕纤恙螨是 Vercammen-Grandjean 和 Langston 在 1975 年首先命名的一种恙螨。

【种名】英帕纤恙螨［*Leptotrombidium*（*L.*）*imphalum* Vercammen-Grandjean et Langston, 1975］。

【图序】图 4-12，图 4-13。

【同种异名】*Leptotrombidium*（*Leptotrombidium*）*imphalum imphalum* Vercammen-Grandjean and Langston, 1976；*Leptotrombidium*（*Leptotrombidium*）*imphalum* Li, Wang & Chen, 1997；*Leptotrombidium*（*Leptotrombidium*）*imphalum ceylonicum* Vercammen-Grandjean and Langston, 1976；*Leptotrombidium*（*Leptotrombidium*）*imphalum sabahense* Vercammen-Grandjean and Langston, 1976；*Leptotrombidium*（*Leptotrombidium*）*chiangraiensis* Tanskul and Linthicum, 1997。

【分类地位】恙螨总科（Trombiculiculoidea）、恙螨科（Trombiculidae）、恙螨亚科（Trombiculinae）、纤恙螨属（*Leptotrombidium*）。

【形态鉴别】英帕纤恙螨幼螨活体标本淡橘红色，体长 221～263μm，宽 163～187μm。fp=N-N-BNN，螯鞘毛有 4～5 个（偶有 6 个）长分支。背板后缘有明显的双突或略平直，SB/PLs，PW/SD=1.44～1.75，AP＞PS，ASB≥2PSB，感毛近基部无小棘，感毛端部有 11～12 个细长分支，多数标本 PL＞AM＞AL，眼点（Oc）=2×2。fDS = 2-8-6（7）-6（7～8）-6-2，DS=30～37，排列不甚规则，背毛纤细，分支较稀且短小，背毛长 54（48～60）μm。fst = 2.2，VS=21～26，腹毛长 32（27～36）μm。NDV = 52～58。fcx = 1.1.1，足Ⅲ基节毛位于基节前缘下方，距前缘约 10.2μm，足Ⅰ（pa）长 238～265μm，足Ⅱ（pm）长 221～238μm，足Ⅲ（pp）长 260～275μm，Ip = 751（728～770）。SIF=7B-B-3-2111.0000。主要鉴别特征：SB/PLs，PW/SD=1.44～1.75，AP＞PS，ASB≥2PSB，感毛近基部无小棘。fDS = 2-8-6（7）-6（7～8）-6～2，DS=30～37，排列不甚规则，VS=21～26。英帕纤恙螨存在不同的地理亚种，各个地理亚种的形态也很不一致，其背毛数量及排列顺序的变异如下：fDS= 2-8-6-6-4-2，DS = 28～30；fDS = 2-8-6-6-6-2，DS = 28～31；其他变异等。

【生态习性】英帕纤恙螨在实验室用蚤卵人工饲养获得成功，在月平均室温 22.6～32.1℃、饱和相对湿度和食物供给充分的条件下，该螨从卵发育至成螨需 23～100 天，平均 44.5 天，完成一代生活史所需时间为 34～115 天，平均 57.5 天。在实验室，由于成螨吸食蚤卵量逐渐减少直至不食，在实验室饲养 2～3 代后则难于继续饲养。迄今为止记载的宿主动物有黑家鼠、大足鼠、黄毛鼠、褐家鼠、黄胸鼠、斯氏家鼠、社鼠、针毛鼠、青毛鼠、齐氏姬鼠、珀氏长吻松鼠、大绒鼠、锡金小鼠、*Bandicota bengalensis*、臭鼩鼱、灰麝鼩、四川短尾鼩、中华新猬、坚实猪獾、树鼩等。

【与疾病关系】英帕纤恙螨可能是日本、韩国和泰国某些地区恙虫病的传播媒介。在我国云南省的黄胸鼠体表采集到了英帕纤恙螨，从其体内曾分离到恙虫病东方体，怀疑该螨可能是当地恙虫病的传播媒介。

【地理分布】在国内外的分布比较广泛。在我国，英帕纤恙螨已知分布在西藏、云南、台湾和福建等地。在国外，日本、韩国、泰国、印度、巴基斯坦、斯里兰卡、缅甸和马来西亚等地有分布报道。

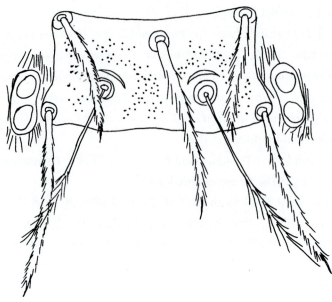

图 4-12　英帕纤恙螨 [*Leptotrombidium*（*L.*）*imphalum* Vercammen-Grandjean et Langston，1975] 幼螨背板

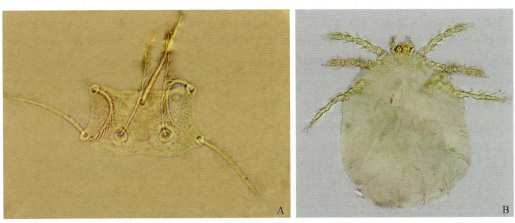

图 4-13　英帕纤恙螨 [*Leptotrombidium*（*L.*）*imphalum* Vercammen-Grandjean et Langston，1975]
A. 幼螨背板；B. 幼螨

5. 海岛纤恙螨 *Leptotrombidium*（*L.*）*insulare* Wei et al., 1989

海岛纤恙螨是我国学者魏晋举、王敦清和童贵忠在1989年命名的一种恙螨。

【种名】海岛纤恙螨 [*Leptotrombidium*（*L.*）*insulare* Wei et al., 1989]。

【图序】图 4-14。

【同种异名】*Leptotrombidium*（*Leptotrombidium*）*insulare* Wei, Wang and Tong, 1989；*Leptotrombidium insulare* Wei, Wang and Tong, 1989；*Leptotrombidium*（*Leptotrombidium*）*insulare* Li, Wang & Chen 1997。

【分类地位】恙螨总科（Trombiculiculoidea）、恙螨科（Trombiculidae）、恙螨亚科（Trombiculinae）、纤恙螨属（*Leptotrombidium*）。

【形态鉴别】海岛纤恙螨幼螨活体标本橘红色，未进食幼螨体长199～204μm，宽143～157μm，中等饱食幼虫长274～330μm，宽221～231μm。fp=N-N-BNN。背板长宽之比为1:(1.6～1.8)，前后缘较平直。感毛端部2/3处有8对左右细长分支，感毛与PL约等长，PL＞AM＞AL，Oc=2×2。PLs/SB，AP≥PS，PW/AP=3.15，SB＞AP，感毛近基部有明显的小棘，PLs线位于SD中线上。fDS=2-10-2-8-10-6-4-2，DS=40～44，背板毛及背毛均较粗壮，分支浓密。背毛长43～52μm，腹毛长34～39μm。VS=41～47，fst=2.2。足Ⅲ基节毛位于基节前缘下方，足Ⅰ长251μm，足Ⅱ长243μm，足Ⅲ长271μm，Ip=765。SIF=7B-B-3-2111.0000。主要鉴别特征：PLs/SB，AP≥PS，PW/AP=3.15，SB＞AP，感毛近基部有明显的小棘，PLs线位于SD中线上，背板毛及背毛均较粗壮，分支浓密，fDS=2-10-2-8-10-6-4-2，DS=40～44，VS=41～47。

【生态习性】根据目前的文献记载，海岛纤恙螨幼虫的宿主动物有黄毛鼠、褐家鼠、小家鼠、四川白腹鼠、西南绒鼠和藏鼠兔等。该螨主要分布于浙江沿海的东矶列岛等岛屿的恙虫病疫源地内，为当地的绝对优势种。在实验室条件下，用野生型果蝇（*Drosophila melanogaster*）卵和黑翅土白蚁（*Macrotermes barneyi*）卵饲养该螨获得成功，在28℃相对湿度80%的条件下，完成一个生活史周期需2.5～3个月。在自然界每年6月该螨开始出现，8月下旬达高峰，9月下降。

【与疾病关系】海岛纤恙螨是我国已经证实的恙虫病的有效传播媒介。已证实海岛纤恙螨能自然感染恙虫病东方体，实验室证明其能经卵传递恙螨病东方体，具有较强的叮人传病能力。该螨幼螨的出现与恙螨病流行季节相符，为浙江沿海岛屿恙螨病的传播媒介。

【地理分布】根据目前有限的文献记载，海岛纤恙螨主要分布在我国浙江沿海的东矶列岛等岛屿，近年在云南省境内也有发现。该螨在国外的分布情况尚不清楚。

（郭宪国）

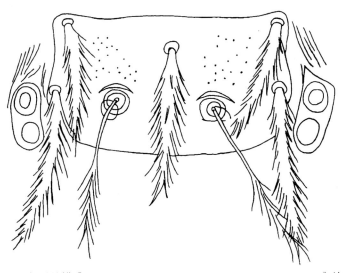

图4-14 海岛纤恙螨 [*Leptotrombidium* (*L.*) *insulare* Wei et al., 1989] 幼螨背板

6. 居中纤恙螨 *Leptotrombidium* (*L.*) *intermedium* Nagayo et al., 1920

居中纤恙螨广泛分布于鼠类等多种小型哺乳动物的体表及窝巢，是鼠类等小型哺乳动物中常见的体表寄生性恙螨。

【种名】居中纤恙螨 [*Leptotrombidium* (*L.*) *intermedium* Nagayo et al., 1920]。

【图序】图 4-15，图 4-16。

【分类地位】恙螨总科（Trombiculiculoidea）、恙螨科（Trombiculidae）、恙螨亚科（Trombiculinae）、纤恙螨属（*Leptotrombidium*）。

【形态鉴别】居中纤恙螨分类鉴定以幼螨的形态特征为主要依据。该螨整体近似椭圆形，活体标本呈粉红色。幼螨平均大小为 298μm×200μm。颚体中，须肢跗节可见 7 支分枝毛；须肢股节、膝节，以及胫节背、侧、腹，除胫节背侧可见分枝毛外，其余为光裸毛。须肢胫节爪分 3 叉，螯鞘毛为分枝毛。fp=N-N-BNN。

背板是鉴别本种的重要结构。居中纤恙螨背板后缘略向后突，整体近似一长方形。后侧毛距（PW）略大于前侧毛距（AW），后侧毛位于感觉毛基稍前或者几乎位于同一水平线。前后侧毛距（AP）略微大于后侧毛与感觉毛基间的距离（PS）。在背板毛中，PL＞AM＞AL，都具有密集的分支。感觉毛呈丝状，近端有小刺，远端部有几对细长分支。感器近基部未见小棘。眼板清晰可见，眼点 2×2。背毛与背板毛相似，都有密集的分支，背毛长 39～54μm，fDS=2.10.8.8.6.4.2=40；腹毛长 38～44μm，fst=2.2。足 I 长约 239μm，有 2 支膝毛，足 II 长约 231μm，其膝毛数为 1，足 III 长约 265μm，其膝毛、胫毛数均为 1，未见有明显的长鞭毛。足指数 Ip=735，SIF=7B-B-3-2111.0000。

【生态习性】居中纤恙螨的主要宿主为褐家鼠、黑家鼠、黄胸鼠、黄毛鼠、小家鼠、社鼠、青毛鼠、高山姬鼠、白腹鼠、板齿鼠、小泡巨鼠、大足鼠、黑腹绒鼠、黑线姬鼠、

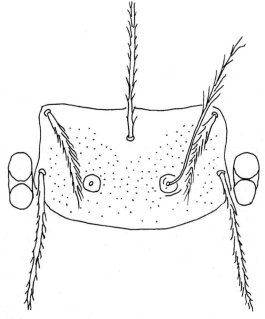

图 4-15　居中纤恙螨 [*Leptotrombidium* (*L.*) *intermedium* Nagayo et al., 1920] 幼螨背板

树鼩等,部分地区以小家鼠、大仓鼠为主,常与小板纤恙螨寄生在同一宿主上。

【与疾病关系】虽然居中纤恙螨广泛分布于鼠类等多种小型哺乳动物的体表及窝巢,是鼠类等小型哺乳动物中常见的体表寄生性恙螨,但该螨与疾病的传播关系尚不清楚。

【地理分布】国内分布于上海、河北、云南、辽宁、安徽、山东、江苏、浙江、江西、湖北、广西、福建、广东等地。该螨在国外的分布情况尚不清楚。

(石 泉)

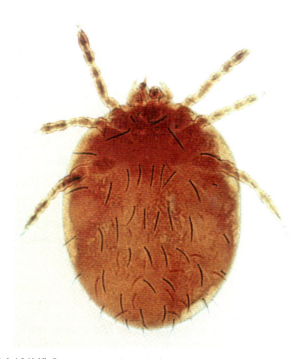

图4-16 居中纤恙螨 [*Leptotrombidium*(*L.*) *intermedium* Nagayo et al.,1920] 幼螨

7. 高湖纤恙螨 *Leptotrombidium*(*L.*) *wenense* Wu et al., 1982

早在1957年,魏晋举等在我国浙江省青田县高湖村就发现了高湖纤恙螨(高湖恙虫),但没有进行详细的形态描述。1958年杨哲生等以新种的形式发表并描述了高湖纤恙螨 [*Trombicula*(*Leptotrombidium*) *kaohuensis* Yang,Wu and Wu,1958]。1982年国内学者又以新种形式报道了温氏纤恙螨(*Leptotrombidium wenense* Wu,Wen,Yang and Wu,1982)。2013年Stekolnikov对高湖纤恙螨和温氏纤恙螨的形态特征进行了详细比对,发现这两种恙螨属于同物异名。鉴于1958年首次报道时对该螨的形态描述不太完整,Stekolnikov建议将"*Leptotrombidium wenense*"作为该螨的正式拉丁文学名。考虑到目前的国内文献几乎都采用"高湖纤恙螨"的中文名称,故此处仍然使用"高湖纤恙螨"的中文名,但拉丁文学名可使用Stekolnikov(2013)建议的"*Leptotrombidium wenense* Wu et al.,1982"。

【种名】高湖纤恙螨(温氏纤恙螨)[*Leptotrombidium*(*L.*) *wenense* Wu et al., 1982]。

【图序】 图 4-17。

【同种异名】 *Trombicula*（*Leptotrombidium*）*kaohuensis* Yang, Wu and Wu, 1958; *Leptotrombidium*（*Leptotrombidium*）*kaohuense* Yang, Wu and Wu, 1958; *Leptotrombidium kaohuense* Yang et al., 1958; *Leptotrombidium wenense* Wu, Wen, Yang and Wu, 1982; *Leptotrombidium*（*Leptotrombidium*）*wenense* Wu, Wen, Yang and Wu, 1982; *Leptotrombidium wenense* Wu, et al., 1982; *Leptotrombidium*（*Leptotrombidium*）*kaohuense* Li, Wang and Chen, 1997。

【分类地位】 恙螨总科（Trombiculiculoidea）、恙螨科（Trombiculidae）、恙螨亚科（Trombiculinae）、纤恙螨属（*Leptotrombidium*）。

【形态鉴别】 高湖纤恙螨幼螨活体未饱食标本橘红色，饱食幼螨淡红色，虫体椭圆形，体长 323～587μm，宽 237～380μm。fp=N-N-BNN。须肢膝毛长不超过须肢爪。背板近似长方形，后侧角纯圆，后缘平直。PW/SD=1.5，PL 位于 SD 中线上，SB 离 PLs 线较远，约位于 SD 后 1/3 线上。眼点 2×2。感毛近基部 1/3 处具细小棘。PL 长于感毛，背板上各毛及背毛均较短且具浓密分支，PLs/SB，AP＞PS，fDS=2-8-6-6-4（2）-2（0），DS=28～32。背毛长 38μm（35～40μm）。VS=33～39，腹毛长 20μm（18～23μm）。足Ⅰ长 185μm，足Ⅱ长 163μm，足Ⅲ长 188μm，足Ⅲ基节毛位于基节亚前缘上，Ip=536。SIF=7B-B-3-2111.0000。主要鉴别特征：活体未饱食标本橘红色，饱食后淡红色。须肢膝毛长不超过须肢爪。PL 长于感毛，背板上各毛及背毛均较短且具浓密分支，PLs/SB，AP＞PS，fDS=2-8-6-6-4（2）-2（0），DS=28～32。感毛近基部 1/3 处具细小棘。足Ⅲ基节毛位于基节亚前缘上。

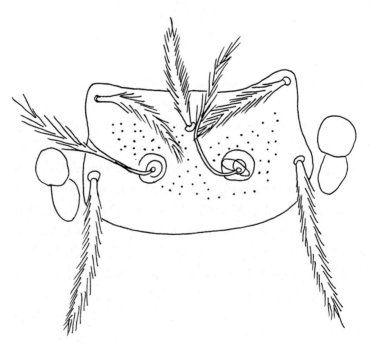

图 4-17　高湖纤恙螨［*Leptotrombidium*（*L.*）*wenense* Wu et al., 1982］幼螨背板

【生态习性】高湖纤恙螨幼虫的宿主动物有社鼠、针毛鼠、安氏白腹鼠、黄毛鼠、黄胸鼠、褐家鼠、齐氏姬鼠、大耳姬鼠、大绒鼠、西南绒鼠、锡金小鼠、臭鼩鼱、中华新猬和树鼩等。该螨在实验室人工饲养获得成功，6～9月实验室饲养各虫期的发育时间：饱食幼螨→若螨前期4～11天，若螨前期→若螨3～8天，若螨→成螨前期24～72天，成螨前期→成螨6～8天，成螨→产卵16～26天，3个月可繁殖一代。繁殖季节为夏秋季，其中以6月为高峰。

【与疾病关系】高湖纤恙螨是我国已经证实的恙虫病的有效传播媒介，国内曾反复从自然界的高湖纤恙螨体内分离出恙虫病东方体，实验室证明其可经卵传递立克次体，并可传给健康动物，具有较强的叮咬人的能力。高湖纤恙螨幼螨出现季节与恙虫病流行季节相符，又是疫区流行季节里的优势种类，是我国夏季型恙螨病的传播媒介之一。

【地理分布】主要分布在我国浙江南部和福建东北部山麓耕作地附近的草地。

（郭宪国）

8. 临淮岗纤恙螨 *Leptotrombidium* (*L.*) *linhuaikongense* Wen et Hsu, 1961

临淮岗纤恙螨是Wen和Hsu在1961年首次命名的一种恙螨，曾发现该螨寄生于黑线姬鼠、黑线仓鼠和褐家鼠中。

【种名】临淮岗纤恙螨［*Leptotrombidium* (*L.*) *linhuaikongense* Wen et Hsu，1961］。

【图序】图4-18。

【分类地位】恙螨总科（Trombiculicuöidea）、恙螨科（Trombiculidae）、恙螨亚科（Trombiculinae）、纤恙螨属（*Leptotrombidium*）。

【形态鉴别】临淮岗纤恙螨活体标本呈粉红色，螨体长166～390μm，宽115～265μm。须肢毛式N-N-BNN。PL＞AM，AP＞PS，PW/SD=1.9，背板后缘为双凸状，背板毛及感毛均较短，感毛略长于PL，感毛近基部在油镜下可看见微刺。感毛端部2/5处具5～7对细长分支。背板毛、体毛均粗壮，分支较密而粗短。眼点2×2。fDS = 2.8.6.8……= 34～40，前两列恒定为2.8……，第3列之后排列不固定，多数是2.8.6.8……，背毛长39～46μm，VS = 30～36，fst = 2.2。足Ⅲ基节毛位于基节前缘下方，各足长度（不包括基节）为足Ⅰ 159～192μm，足Ⅱ 128～161μm，足Ⅲ 166～202μm。SIF = 7B-B-3-2111.0000。

【生态习性】曾于黑线姬鼠、黑线仓鼠和褐家鼠中检出临淮岗纤恙螨。该螨全年均可出现，适宜的发育温度为20～25℃，其发育与繁殖需较高的温度和湿度，为春夏型螨。

【与疾病关系】1995～1996年济南军区军事医学研究所在费县，从该螨虫体内分离到了恙虫病立克次体。

【地理分布】国内主要分布于安徽、山东、江苏。

（许 佳）

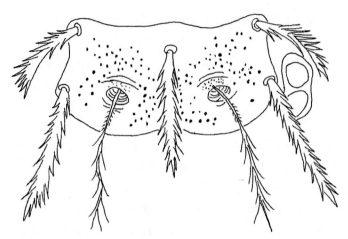

图 4-18 临淮岗纤恙螨 [*Leptotrombidium* (*L.*) *linhuaikongense* Wen et Hsu, 1961] 幼螨背板

9. 东方纤恙螨 *Leptotrombidium* (*L.*) *orientale* Schluger, 1948

东方纤恙螨是 Schluger 在 1948 年命名的一种恙螨，开始命名时称为"东方恙螨 *Trombicula orientalis* Schluger，1948"。

【种名】东方纤恙螨 [*Leptotrombidium* (*L.*) *orientale* Schluger, 1948]。

【图序】图 4-19。

【同种异名】*Trombicula orientalis* Schluger, 1948; *Leptotrombidium* (*Leptotrombidium*) *orientale*, Vercammen-Grandjean & Langston, 1976; *Leptotrombidium orientale*, Kudryashova, 1998。

【分类地位】恙螨总科（Trombiculiculoidea）、恙螨科（Trombiculidae）、恙螨亚科（Trombiculinae）、纤恙螨属（*Leptotrombidium*）。

【形态鉴别】东方纤恙螨半饱食到饱食幼螨的体长为 552～584μm，宽 363～457μm，fp=N-N-BNB。背板后缘突出，中部平直，PL 位于 SD 中线略上方，ASB ≈ 2PSB，感毛近基部有小棘，SB 明显位于 PLs 下方。PW/SD=1.62～1.75，PL 与感毛等长，感毛端部 2/3 处有 10 对左右细长分支，眼点 2×2。fDS=2-8-6-6-4-4-2，DS=32。VS=42～48，fst=2.2。足Ⅲ基节毛接近基节前缘中部，足Ⅰ长 260μm，足Ⅱ长 248μm，足Ⅲ长 293μm，Ip=801。SIF=7B-B-3-2111.0000。主要鉴别特征：fp=N-N-BNB，感毛近基部有小棘，SB 明显位于 PLs 下方，背板后缘突出，中部平直，PL 位于 SD 中线略上方，ASB ≈ 2PSB，fDS=2-8-6-6-4-4-2，DS=32，VS=42～48。

【生态习性】根据目前的文献记载，东方纤恙螨的宿主动物有黑线姬鼠、黑线仓鼠、草原酚鼠、棕背䶄（*Myodes rufocanus*）和大林姬鼠（*Apodemus speciosus*）等。

【与疾病关系】在我国东北地区（如吉林省），东方纤恙螨存在恙虫病东方体的自然感染，怀疑该螨可能是某些地区恙虫病的潜在传播媒介。

【地理分布】目前已知我国吉林、辽宁、黑龙江等省有东方纤恙螨分布。在国外，俄罗斯有该螨的分布报道。

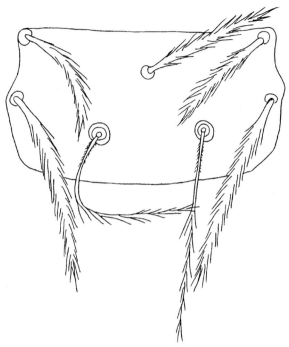

图4-19 东方纤恙螨 [*Leptotrombidium* (*L.*) *orientale* Schluger, 1948] 幼螨背板

10. 苍白纤恙螨 *Leptotrombidium* (*L.*) *pallidum* Nagayo et al., 1919

苍白纤恙螨是Nagayo、Miyagawa、Mitamura和Tamiya在1919年命名的一种恙螨，开始命名时称为"*Trombicula pallida* Nagayo, Miyagawa, Mitamura and Tamiya, 1919"。

【种名】苍白纤恙螨 [*Leptotrombidium* (*L.*) *pallidum* Nagayo et al., 1919]。

【图序】图4-20。

【同种异名】*Trombicula pallida* Nagayo, Miyagawa, Mitamura and Tamiya, 1919; *Leptotrombidium* (*Leptotrombidium*) *pallidum* (Nagayo et al., 1919); *Leptotrombidium* (*Leptotrombidium*) *pallidum pallidum*, Vercammen-Grandjean & Langston, 1976; *Leptotrombidium* (*Leptotrombidium*) *pallidum*, Li, Wang & Chen, 1997; *Leptotrombidium pallidum* Kudryashova, 1998。

【分类地位】恙螨总科（Trombiculiculoidea）、恙螨科（Trombiculidae）、恙螨亚科（Trombiculinae）、纤恙螨属（*Leptotrombidium*）。

【形态鉴别】苍白纤恙螨幼螨活体未饱食标本橘红微带黄色，浓密的背毛在体背部呈白色，饱食幼虫淡橘黄色，饱食标本体呈筒状，略有腰缩，体长201～421μm，宽151～304μm。fp=N-N-BNN。背板宽度约为长度的1.5倍，前后缘均较平直，后侧角略钝圆，PW略大于AW，PL位于SD中线略上方，感毛端部2/3处有8对左右细长分支。眼点2×2。AP=PS，PW/SD=1.49，PLs/SB，感毛近基部有明显的小棘。背板毛及背毛略粗壮，分支密长，fDS=2-14-11-10-8-6-4或2-12-15-11-7-2-2，DS=48～57，排列不规则。第一列背毛排列不整齐，背毛长36～44μm。VS=52～60，腹毛长23～30μm，fst=2.2。足Ⅲ基节毛位于基节前缘下方，足Ⅰ长178～221μm，足Ⅱ长175～205μm，足Ⅲ长

198～224μm，Ip=551～650。SIF=7B-B-3-2111.0000。主要鉴别特征：饱食幼螨虫体呈筒状，略有腰缩，AP=PS，PW/SD=1.49，PLs/SB，感毛近基部有明显的小棘，背板毛及背毛略粗壮，分支密长。DS=48～57，VS=52～60。

【生态习性】根据目前的文献记载，苍白纤恙螨的宿主动物有针毛鼠、社鼠、黑线姬鼠、齐氏姬鼠、小林姬鼠、青毛鼠、白腹鼠、黄毛鼠、大足鼠、褐家鼠、黄胸鼠、黑家鼠、斯氏家鼠、大绒鼠、隐纹花松鼠、臭鼩鼱、中华新猬、藏鼠兔等。苍白纤恙螨的若螨和成螨能吸食蚤卵，在 11 月至次年 5 月的室温和相对湿度 100% 的情况下，供给充分食物，幼螨寄生后期及若蛹期约为 3 个月，若螨期 24～48 天（平均 35 天），成蛹期 11～37 天（平均 26 天）。在自然界，苍白纤恙螨幼螨的出现季节主要是冬、春季。如果能正常取食，成螨在夏季仍可继续产卵，但必须到 10 月下旬才相继出现大量幼螨。

【与疾病关系】在日本、韩国和中国，苍白纤恙螨已被证实是冬季型恙虫病的传播媒介。Traub 等（1954 年）认为，苍白纤恙螨还可能是肾综合征出血热的传播媒介。

【地理分布】我国福建、广东、云南、浙江、山东和黑龙江等省份有苍白纤恙螨分布的报道。在国外，苍白纤恙螨主要分布在日本和韩国等地。

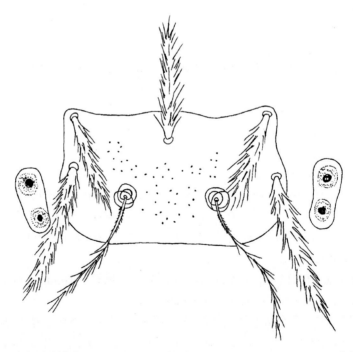

图 4-20　苍白纤恙螨 [*Leptotrombidium*（*L.*）*pallidum* Nagayo et al.，1919] 幼螨背板

11. 须纤恙螨 *Leptotrombidium*（*L.*）*palpale* **Nagayo et al., 1919**

须纤恙螨是 Nagayo 等在 1919 年命名的一种恙螨，开始命名时称为 "*Trombicula palpalis* Nagayo，Miyagawa，Mitamura and Tamiya，1919"。

【种名】须纤恙螨 [*Leptotrombidium*（*L.*）*palpale* Nagayo et al.，1919]。

【图序】图 4-21，图 4-22。

【同种异名】*Trombicula palpalis* Nagayo，Miyagawa，Mitamura and Tamiya，1919；*Leptotrombidium*（*Leptotrombidium*）*palpale* Vercammen-Grandjean & Langston，1976；*Leptotrombidium palpale* Kudryashova，1998。

【分类地位】恙螨总科（Trombicululoidea）、恙螨科（Trombiculidae）、恙螨亚科（Trombiculinae）、纤恙螨属（*Leptotrombidium*）。

【形态鉴别】该螨幼螨活体标本为淡橘红色，虫体椭圆形，略有腰缩，体长约297μm，宽约183μm。fp=N-N-BNB。背板略呈长方形，前缘微内凹，后缘呈弧形突出，但中部平直。感毛近基部无小棘，在油镜下可见微小分支；感毛端部2/3处有8～12对细长分支。SB位于后侧线略下方。PW/SD=1.53，AP=PS。眼点2×2。fDS=2-10-10-10-8，DS=44～48，背板毛及体毛由基部至末端均具密集的分支，背毛长32～55μm。VS=39～45，腹毛长21～42μm。足Ⅰ长244μm，足Ⅱ长230μm，足Ⅲ长263μm，足Ⅲ基节毛位于基节前缘上，Ip=737。SIF=7B-B-3-2111.0000。主要鉴别特征：幼螨活体标本淡橘红色。fp=N-N-BNB，感毛近基部无小棘，在油镜下可见微小分支。PW/SD=1.53，AP=PS，fDS=2-10-10-10-8，DS=44～48，VS=39～45。足Ⅲ基节毛位于基节前缘上。

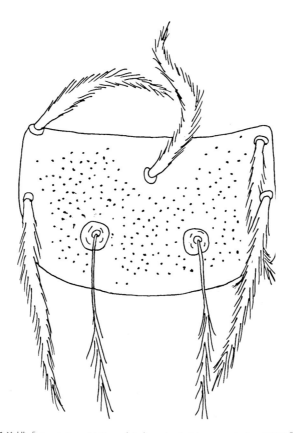

图 4-21　须纤恙螨［*Leptotrombidium*（*L.*）*palpale* Nagayo et al., 1919］幼螨背板

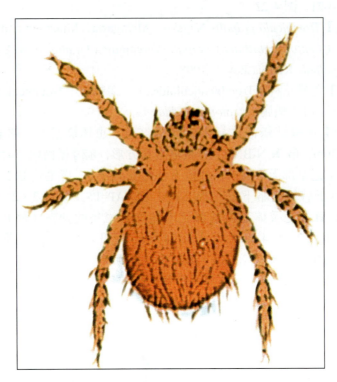

图 4-22　须纤恙螨 [*Leptotrombidium* (*L.*) *palpale* Nagayo et al., 1919] 幼螨

【生态习性】根据目前的文献记载，须纤恙螨的宿主动物有黄毛鼠、黑线姬鼠、东方田鼠、小林姬鼠、大仓鼠、褐家鼠、黄胸鼠、小家鼠、社鼠、田鼠、西南绒鼠、麝鼩等。出现季节主要是在冬春季。来自上海嘉定区的调查显示，该螨主要出现在10月至次年3月，12月是高峰；来自陕西省的调查显示，该螨主要出现在9月至次年4月，11～12月是数量高峰。

【与疾病关系】在我国的冬季型恙虫病疫区，除了小板纤恙螨外，须纤恙螨也占有一定的数量，也可能是我国冬季型恙虫病的传播媒介之一。在日本、朝鲜、韩国和俄罗斯远东地区，须纤恙螨能叮咬人，能自然感染恙虫病东方体，可经卵和经变态期传递病原体，可能是这些地区恙虫病的传播媒介。

【地理分布】须纤恙螨在我国的分布范围很广，云南、广东、福建、江西、上海、江苏、山东、安徽、湖北、河南、河北、北京、内蒙古、辽宁、吉林和黑龙江等地有该螨分布的记载。在国外，须纤恙螨主要分布在日本、朝鲜、韩国和俄罗斯等国。

12. 微红纤恙螨 *Leptotrombidium* (*L.*) *rubellum* **Wang et Liao, 1984**

微红纤恙螨是我国学者王敦清和廖灏溶首先命名的一种恙螨。该螨曾被认为是地里纤恙螨的一个型，称为"甲型地里纤恙螨"，后经大量研究证实该螨是不同于地里纤恙螨的一个独立种。微红纤恙螨与地里纤恙螨是近缘种，在实际工作中应注意加以鉴别。

【种名】微红纤恙螨 [*Leptotrombidium* (*L.*) *rubellum* Wang et Liao, 1984]。

【图序】图 4-23，图 4-24。

【同种异名】 *Leptotrombidium*（*Leptotrombidium*）*rubellum* Li, Wang & Chen, 1997。

【分类地位】 恙螨总科（Trombiculiculoidea）、恙螨科（Trombiculidae）、恙螨亚科（Trombiculinae）、纤恙螨属（*Leptotrombidium*）。

【形态鉴别】 微红纤恙螨与地里纤恙螨是近缘种, 幼螨饱食后体短胖, 无腰缩, 螨体长 246～688μm, 宽 176～636μm。fp=N-N-BNN。背板后缘微向后突, 中部略平直, PW/AP ≈ 2.2, PW 略大于 AW, 感毛近基部 1/3 处无小棘, 在油镜下见有微小分支, 端部 1/2 处有 11～14 个细长分支, PL > AM > AL。PW/SD ≈ 1.73, AP > PS, SB/PLs, SB < AP, ASB > 2PSB, fDS=2-8-6-6-4-2, DS=28。眼点（Oc）= 2×2。背毛分支稀而短小。fst = 2.2, VS=20～22。NDV = 48～50。足Ⅲ基节毛位于基节前缘下方, 足Ⅰ（pa）长 264～268μm, 足Ⅱ（pm）长 242～246μm, 足Ⅲ（pp）长 286～293μm, Ip=792～807, fcx = 1.1.1。SIF=7B-B-3-2111.0000。主要鉴别特征: 活体标本深橘红色, PW/SD ≈ 1.73, AP > PS, SB/PLs, SB < AP, ASB > 2PSB, fDS=2-8-6-6-4-2, DS=28, VS=20～22。

【生态习性】 微红纤恙螨的幼螨主要寄生在鼠类等小型哺乳动物体表, 目前记载的宿主动物有黄毛鼠、黄胸鼠、斯氏家鼠、板齿鼠、大绒鼠、臭鼩鼱、四川短尾鼩、坚实猪獾、树鼩等。该螨的若螨和成螨喜食蚤卵, 在实验室饲养条件下的生活力和繁殖力较强。在室温 29～34℃、相对湿度 100% 和充足的食物供应条件下, 微红纤恙螨各

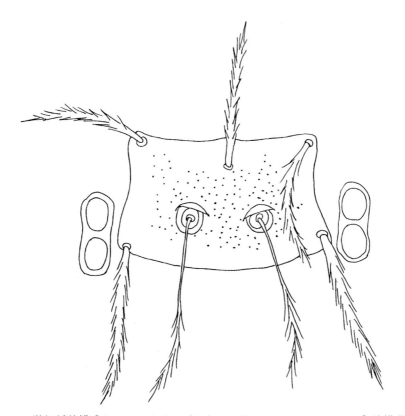

图 4-23 微红纤恙螨 [*Leptotrombidium*（*L.*）*rubellum* Wang et Liao, 1984] 幼螨背板

阶段发育时间：产卵前期7～8天，卵期11～21天，寄生期3～4天，寄生后期1～6天，若蛹期7～16天，若螨期6～20天，成蛹期5～19天，成螨期64～250天以上。繁殖季节为夏秋季。

【与疾病关系】微红纤恙螨已被证实是我国部分地区（如福建沿海地区等）恙虫病的重要传播媒介。

【地理分布】微红纤恙螨分布范围较窄，在我国主要分布在福建省长乐至厦门一带部分沿海地区的海边及傍海江边的草地，近年在云南省部分地区也发现了该螨的分布。目前，尚未见国外该螨分布的文献报道。

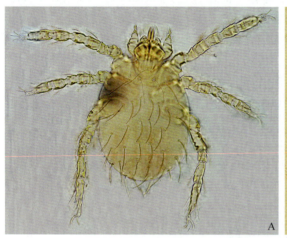
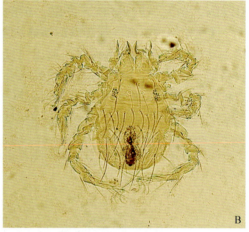
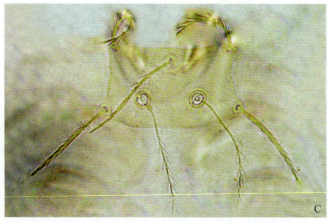

图4-24 微红纤恙螨 [*Leptotrombidium*（*L.*）*rubellum* Wang et Liao，1984]
A.幼螨；B.幼螨；C.幼螨背板

13. 小板纤恙螨（小盾纤恙螨）*Leptotrombidium*（*L.*）*scutellare* Nagayo et al., 1921

小板纤恙螨（小盾纤恙螨）是 Nagayo、Miyagawa、Mitamura、Tamiya 和 Tenjin 在 1921 年首先命名的一种恙螨，开始命名时称为"*Trombicula scutellaris* Nagayo，et al.，1921"。小板纤恙螨幼螨也是鼠类等宿主动物中常见的体表寄生虫之一。

【种名】小板纤恙螨（小盾纤恙螨）［*Leptotrombidium*（*L.*）*scutellare* Nagayo et al.，1921］。

【图序】图 4-25，图 4-26。

【同种异名】*Trombicula scutellaris* Nagayo，Miyagawa，Mitamura，Tamiya and Tenjin，1921；*Trombicula scutellaris* Nagayo，et al.，1921；*Leptotrombidium*（*Leptotrombidium*）*scutellare scutellare*，Vercammen-Grandjean & Langston，1976；*Leptotrombidium*（*Leptotrombidium*）*scutellare* Li，Wang & Chen，1997。

【分类地位】恙螨总科（Trombiculiculoidea）、恙螨科（Trombiculidae）、恙螨亚科（Trombiculinae）、纤恙螨属（*Leptotrombidium*）。

【形态鉴别】小板纤恙螨（小盾纤恙螨）幼螨活体未饱食标本呈橘红色，饱食后幼螨全身呈均匀的粉红色，体短胖，无腰缩。体长 238～377μm，体宽 137～288μm，背板（盾板）长方形，PW/SD≈1.64，前缘和侧缘微向内凹，感毛近基部无小棘，端部 1/2 处有 7～8 对细长分支。Oc=2×2。AP＞PS 或 AP=PS，SB=AP，SB-PLs。背毛第一列排列整齐，其余排列不甚规则，fSD=2-10（10～12）……（如 fDS=2-10-10-2-8-6-6-5-2 或 fDS=2-10-10-4-8-8-3 等），DS=45～56。背板毛及背毛略纤细，分支较稀且短小。VS=31～40。fcx=1.1.1，足Ⅲ基节毛位于基节前缘下方，足Ⅰ长约 279μm，足Ⅱ长约 254μm，足Ⅲ长约 302μm，Ip≈835。SIF=7B-B-3-2111.0000。主要鉴别特征：fp=N-N-BNN，背板后缘向后呈弧形突出，AP＞PS 或 AP=PS，SB=AP，SB-PLs，感毛近基部无小棘，fDS=2-10（10～12）……，背毛第一列排列整齐，其余排列不甚规则，DS=45～56，VS=31～40。

【生态习性】鼠类等小型哺乳动物（小型兽类或小兽）是小板纤恙螨幼螨的主要宿主，宿主种类达 40 余种，宿主特异性很低。目前记载的宿主动物有黑线姬鼠、齐氏姬鼠、大林姬鼠、小林姬鼠、中华姬鼠、大耳姬鼠、澜沧江姬鼠、大绒鼠、滇绒鼠、西南绒鼠、安氏白腹鼠、四川白腹鼠、青毛鼠、社鼠、针毛鼠、玉龙绒鼠、大仓鼠、棕背䶄、黄毛鼠、大足鼠、褐家鼠、黄胸鼠、斯氏家鼠、卡氏小鼠、锡金小鼠、巢鼠、赤腹松鼠、珀氏长吻松鼠、隐纹花松鼠（黄腹花松鼠）、灰鼯鼠（黄耳鼯鼠）、中华竹鼠（普通竹鼠）、四川短尾鼩、白尾梢麝鼩、臭鼩鼱、灰麝鼩、坚实猪獋、中华新獋、树鼩、北鼠兔（东北鼠兔）和藏鼠兔等，最常见的宿主是经常在山麓灌木草丛活动的野鼠类等小型动物。在实验室条件下，小板纤恙螨的成螨和若螨虽然也能吸食一些蚤卵，但蚤卵不是其喜好的食物。在 11 月至 5 月期间的室温条件、相对湿度 100% 和供给充分食物的条件下，从饱食幼螨至成螨需 114～172 天（平均 145.13 天）。在自然界，小板纤恙螨每年可能只能出现一代。因小板纤恙螨的若螨和成螨不太喜食蚤卵，在实验室饲养一代后往往难以继续饲养繁殖。该螨幼螨出现的季节主要是在冬、春季，福建 10 月开始少量出现，12 月至次年 2 月保持较高数量，4 月减少。江苏 9 月开始出现，10 月高峰。

【与疾病关系】在我国，小板纤恙螨的医学重要性仅次于地里纤恙螨，是我国秋冬型恙虫病（流行于福建、山东、江苏等地）的主要传播媒介。该螨还被证实能够有效传播肾综合征出血热（流行性出血热）。在国外，小板纤恙螨是日本和韩国冬季恙虫病的主要媒介，此外还可能传播其他立克次体病。

【地理分布】小板纤恙螨在我国分布很广，山东、江苏、浙江、安徽、上海、福建、江西、河南、河北、内蒙古、陕西、云南、广东和广西等地有分布。在国外，小板纤恙螨在日本和韩国分布广泛。

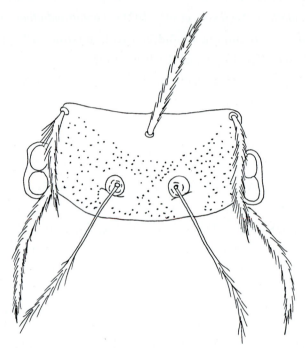

图 4-25　小板纤恙螨 [*Leptotrombidium*（*L.*）*scutellare* Nagayo et al., 1921] 幼螨背板

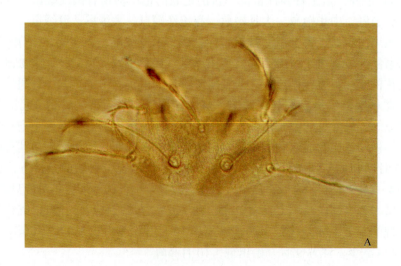

A

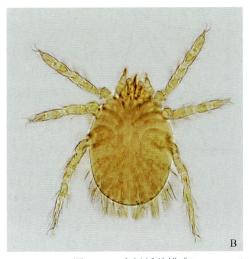
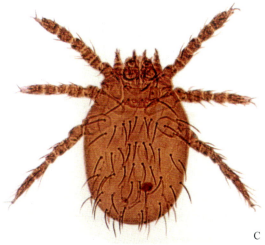

图 4-26 小板纤恙螨 [*Leptotrombidium* (*L.*) *scutellare* Nagayo et al., 1921]
A. 幼螨背板（盾板）；B、C. 幼螨

14. 梯板纤恙螨 *Leptotrombidium* (*L.*) *trapezoidum* Wang et al., 1981

梯板纤恙螨是我国学者王敦清、廖灏溶和林祖华在 1981 年命名的一种恙螨。

【种名】 梯板纤恙螨 [*Leptotrombidium* (*L.*) *trapezoidum* Wang et al., 1981]。

【图序】 图 4-27，图 4-28。

【同种异名】 *Leptotrombidium* (*Leptotrombidium*) *trapezoidum* Wang, Liao and Lin, 1981。

【分类地位】 恙螨总科（Trombiculiculoidea）、恙螨科（Trombiculidae）、恙螨亚科（Trombiculinae）、纤恙螨属（*Leptotrombidium*）。

【形态鉴别】 梯板纤恙螨幼螨活体标本乳白色，足Ⅲ之后无明显的腰缩，体长 442～482μm，宽 353～406μm。fp=N-N-BNB。背板近梯形，后侧角明显外突，背板前缘微向内凹，PW 比 AW 大很多，PW 约为 AP 的 3 倍，PW/SD ＞ 2，SB-PLs，感毛略粗壮，近基部 1/3 处在油镜下可见稀疏的微小分支，端部 2/3 处有 10 对左右纤细分支。PL：AL=5：3。背板毛及体毛很纤细，具稀疏的短小分支。fSD=2.8.6.2.4.4 或 2.8.6.2.4.2=24～26。DS=24～26，背毛长 40～41μm。VS=24，腹毛长 20～22μm，fst=2.2。足Ⅰ长 191～208μm，足Ⅱ长 168～178μm，足Ⅲ长 185～198μm，Ip=571。足Ⅲ基节毛位于基节前缘下方。SIF=7B-B-3-2111.0000。主要鉴别特征：fp=N-N-BNB，PW/SD ＞ 2，SB-PLs，背板近梯形，后侧角明显外突，足Ⅲ基节毛位于基节前缘下方。DS=24～26，VS=24。

【生态习性】 根据目前的文献记载，梯板纤恙螨的宿主动物有青毛鼠、针毛鼠、社鼠、白腹巨鼠、大绒鼠、褐家鼠、齐氏姬鼠等。

【与疾病关系】 与疾病传播的关系尚不清楚。

【地理分布】 在我国福建和云南等地有分布。该螨在国外的分布情况尚不清楚。

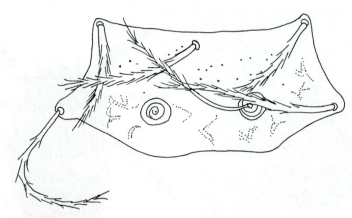

图4-27 梯板纤恙螨 [*Leptotrombidium*（*L.*）*trapezoidum* Wang et al.，1981] 幼螨背板

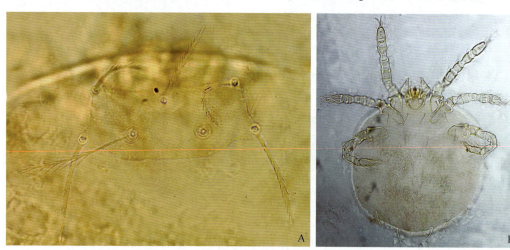

图4-28 梯板纤恙螨 [*Leptotrombidium*（*L.*）*trapezoidum* Wang et al.，1981] 幼螨
A.幼螨背板；B.幼螨

15. 于氏纤恙螨 *Leptotrombidium*（*L.*）*yui* Chen et Hsu, 1955

于氏纤恙螨是1955年在我国境内首先发现并命名的一种恙螨，开始命名时称为"*Trombicula yui* Chen and Hsu，1955"。

【种名】于氏纤恙螨 [*Leptotrombidium*（*L.*）*yui* Chen et Hsu，1955]。

【图序】图4-29，图4-30。

【同种异名】*Trombicula yui* Chen and Hsu，1955；*Trombicula*（*Leptotrombidium*）*yui* Chen and Hsu，1955；*Leptotrombidium*（*Leptotrombidium*）*yui* Vercammen-Grandjean & Langston，1976。

【分类地位】恙螨总科（Trombiculiculoidea）、恙螨科（Trombiculidae）、恙螨亚科（Trombiculinae）、纤恙螨属（*Leptotrombidium*）。

【形态鉴别】于氏纤恙螨幼螨活体乳白色，活体标本具鲜红色眼点，体长444～538μm，宽272～375μm，饱食后躯体膨大略呈圆筒形，腰缩不明显。fp=N-N-

BNN。背板近似长方形，长宽之比为 1∶1.6。背板前缘平直，后缘弧形突出。PW＞AW，AP 约等于 PS，后侧毛在后侧角上。眼点 2×2，前略大于后。PLs/SB，SB=ASB，PL 与感毛近等长，感毛基小棘在油镜下可见。fDS=2-8-6-6-6-4-2，DS=34。背毛略粗壮，分支浓密，背毛长 37～47μm。fst=2.2，VS=37～45，腹毛长 21～40μm。足Ⅲ基节毛位于基节前缘下方，足Ⅰ长 210～234μm，足Ⅱ长 199～213μm，足Ⅲ长 210～221μm，Ip=630～657。SIF=7B-B-3-2111.0000。主要鉴别特征：活体标本乳白色，PLs/SB，SB=ASB，PL 与感毛近等长，感毛基小棘在油镜下可见。背板前缘平直，后缘弧形突出。fDS=2-8-6-6-6-4-2，DS=34。VS=37～45。

【生态习性】于氏纤恙螨幼虫的宿主特异性低，可以同时寄生在多种宿主的体表，这一点与大多数恙螨的情形基本一致。根据目前记载的文献，于氏纤恙螨的宿主动物有黄毛鼠、黄胸鼠、大足鼠、褐家鼠、斯氏家鼠、锡金小鼠、黑线姬鼠、齐氏姬鼠、大耳姬鼠、社鼠、针毛鼠、安氏白腹鼠、大绒鼠、滇绒鼠、西南绒鼠、珀氏长吻松鼠、隐纹花松鼠、赤腹松鼠、侧纹岩松鼠、树鼩、黄腹鼬等。该螨的主要寄生部位是耳廓和外耳道。在云南省，于氏纤恙螨主要分布在山区地理景观，该螨更倾向于寄生在树鼩、大绒鼠、珀氏长吻松鼠和齐氏姬鼠等野栖小兽的体表，在树鼩和珀氏长吻松鼠体表的感染率和感染度比较高。与大多数恙螨一样，于氏纤恙螨在其主要宿主的不同个体间呈聚集分布格局。于氏纤恙螨几乎全年均可见到，春秋季数量稍多。

【与疾病关系】在自然界，于氏纤恙螨存在恙虫病东方体的自然感染，国内曾经从于氏纤恙螨体内成功分离到恙螨病东方体（Ot），怀疑该螨可能是某些地区恙螨病的潜在传播媒介。

【地理分布】主要分布在我国的福建、广东、云南、浙江、江西、江苏、上海和辽宁等地，该螨在国外的分布情况尚不清楚。

（郭宪国）

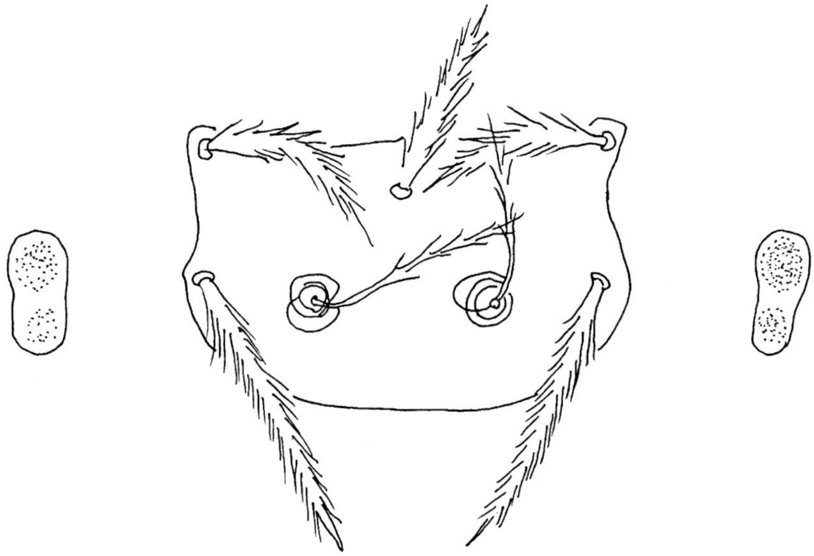

图 4-29 于氏纤恙螨 [*Leptotrombidium* (*L.*) *yui* Chen et Hsu, 1955] 背板

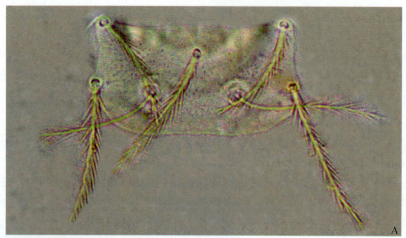
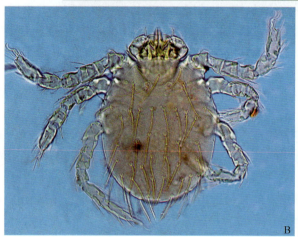
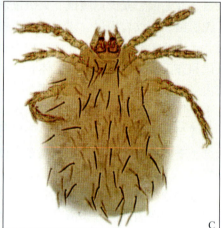

图 4-30 于氏纤恙螨 [*Leptotrombidium*（*L.*）*yui* Chen et Hsu，1955]
A. 幼螨背板；B. 幼螨；C. 幼螨

16. 棘楔叶片恙螨 *Trombiculindus*（*T.*）*acanthosphenus* Wang et al., 1988

棘楔叶片恙螨是在1988年首次被命名的一种恙螨，主要寄生于黄胸鼠、黄毛鼠、小家鼠、拟家鼠、社鼠、黑线姬鼠、高山姬鼠。

【种名】棘楔叶片恙螨 [*Trombiculindus*（*T.*）*acanthosphenus* Wang et al.，1988]。

【图序】图 4-31。

【分类地位】恙螨总科（Trombiculiculoidea）、恙螨科（Trombiculidae）、恙螨亚科（Trombiculinae）、叶片恙螨属（*Trombiculindus*）。

【形态鉴别】螨体卵圆形，长336μm，宽217μm。活体标本体色不详。须肢毛式N-N-BNN，须肢爪具3分叉，螯鞘毛分支，螯肢爪末端具三角冠。背板为长四边形，宽大于长，约为1∶2.2，AM≥PL＞AL，前后侧毛距小于后侧毛与感毛基距（AP<PS），SB＞AP，PW/AP=4.4。后侧毛处稍向外凸，SB位于后侧毛下方（PLS/SB）；后侧毛及背毛似胡萝卜状，两侧缘具粗棘，中部膨大处具2～3列短棘，后侧毛长为宽的6倍，感毛端部中间位置具4～5根稀疏的分支，近基部处具小毛，分布稀疏。眼点2×2，有眼板。

背毛约66根，排列为2.12.17.13.12.6.4或2.14.16.14.9.8.3。胸毛2对，腹毛66～67根，肛门后具22～25根膨大棘状毛。NDV＝132～133。基节前缘的下方约17μm处着生有足Ⅲ基节毛。足Ⅰ长298μm，足Ⅱ长287μm，足Ⅲ长319μm，Ip＝904。SIF＝7B-B-3-2111.0000。

【生态习性】曾于黑线姬鼠（*Apodemus agrarius*）的耳朵上检出棘楔叶片恙螨。宿主为黄胸鼠、黄毛鼠、小家鼠、拟家鼠、社鼠、黑线姬鼠、高山姬鼠。

【与疾病关系】暂无相关研究报道。

【地理分布】曾于湖北省宜昌市检出棘楔叶片恙螨。

（石　泉）

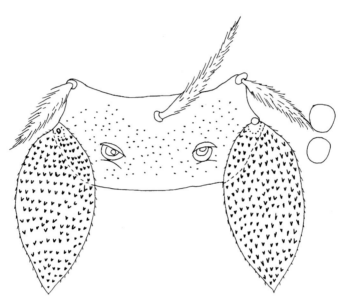

图 4-31　棘楔叶片恙螨［*Trombiculindus*（*T.*）*acanthosphenus* Wang et al.，1988］幼螨背板

17. 楔形叶片恙螨 *Trombiculindus*（*T.*）*cuneatus* Traub et Evans, 1951

楔形叶片恙螨是 Traub 和 Evans 在 1951 年命名的一种恙螨。

【种名】楔形叶片恙螨［*Trombiculindus*（*T.*）*cuneatus* Traub et Evans，1951］。

【图序】图 4-32，图 4-33。

【同种异名】*Trombiculindus*（*Trombiculindus*）*cuneatus* Traub et Evans，1951。

【分类地位】恙螨总科（Trombiculiculoidea）、恙螨科（Trombiculidae）、恙螨亚科（Trombiculinae）、叶片恙螨属（*Trombiculindus*）。

【形态鉴别】楔形叶片恙螨幼螨椭圆形，体长355μm，宽226μm，最宽处在足基足Ⅲ基节水平线上。须肢毛式 N-N-BNB，须肢爪3分叉。背板略呈六边形，宽大于长，其长宽之比为1∶1.8，前缘微向后凹，后缘略平直，两侧缘皆向外凸出成一钝角，但在前后侧毛间又微向内凹，PL＞AM＞AL，PW/AP=5.6，PW 大于 AW，前后侧毛距略小于后侧毛与感毛基距（AP<PS），SB＞AP，SB 远距后侧毛之后（PL$_S$/SB），前中毛较前侧毛粗长，有粗短分支，后侧毛呈叶状，其上具10～12列棘，长宽之比为3∶1。感毛丝状，

近基部有小棘,端部有稀疏的短分支。眼点2×2,有眼板。背毛32根,皆呈叶状,有6～10列小棘,排列为2.8.6.6.4.4.2=32,最后端2行和边缘2根背毛狭小,最宽背毛达19μm。胸毛2对。腹毛17～20根。足Ⅲ基节毛位于基节前缘,足Ⅰ长260μm,足Ⅱ长244μm,足Ⅲ长284μm,Ip=788。SIF=5B-B-3-?111.0000。主要鉴别特征:背板略呈六边形,宽大于长,前缘微向后凹,后缘略平,两侧缘皆向外凸出成一钝角。后侧毛呈叶状,其上可见10～12列小棘。SB＞AP,PW/AP=5.6,PL＞AM＞AL。

【生态习性】据目前的文献记载,楔形叶片恙螨幼螨的宿主动物有臭鼩鼱、白尾梢麝鼩、灰麝鼩、青毛鼠、斯氏家鼠、黄胸鼠、黄毛鼠、针毛鼠、中华姬鼠、中华新猬等。

【与疾病关系】目前尚未见楔形叶片恙螨传播人类疾病的文献报道。

【地理分布】在我国的广东、福建、湖南、广西、云南等地有分布。在国外,该螨在缅甸和印度等地有分布。

(郭宪国)

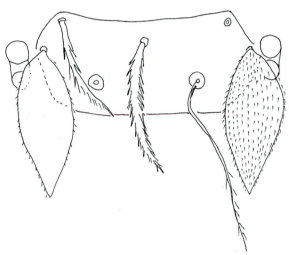

图4-32 楔形叶片恙螨 [*Trombiculindus*(*T.*)*cuneatus* Traub et Evans,1951] 幼螨背板

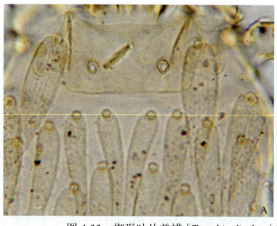
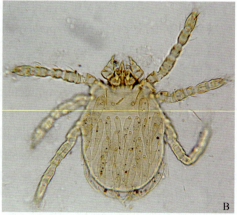

图4-33 楔形叶片恙螨 [*Trombiculindus*(*T.*)*cuneatus* Traub et Evans,1951]
A.幼螨背板及背毛;B.幼螨

18. 广东叶片恙螨 *Trombiculindus*（*P.*）*guangdongensis* Zhao et Zhang, 1979

广东叶片恙螨是在 1979 年首次被命名的一种恙螨，曾于白腹巨鼠的后足踵部检出该螨。

【种名】广东叶片恙螨［*Trombiculindus*（*P.*）*guangdongensis* Zhao et Zhang，1979］。

【图序】图 4-34。

【分类地位】恙螨总科（Trombiculiculoidea）、恙螨科（Trombiculidae）、恙螨亚科（Trombiculinae）、叶片恙螨属（*Trombiculindus*）。

【形态鉴别】须肢毛式 N-N-BNN，须肢爪呈 3 分叉，螯鞘毛粗壮呈羽状分枝。背板略呈矩形，其长宽之比为 1∶2，前缘较平直，侧缘略外斜，后缘略呈弧形，中部微凹，前后侧毛距小于后侧毛与感毛基距（AP＜PS），SB＞AP，PW/AP=4.0，SB 位于后侧线之后（PLs/SB），PL 呈柠檬桉树叶状，其宽约为长的 1/10 左右，边缘具稀疏的钝锯齿。背毛 30 根，形状与背板后侧毛相似，较短，排列方式为 2.8.6.6.4.2.2。肩毛长为 56μm，宽 9μm，前背毛长 48μm，宽 7μm，后背毛长 40μm，宽 5μm。胸毛 2 对，腹毛 20 根，靠近体后方及侧缘的 4 根腹毛形状似如背毛。足Ⅲ基节毛着生于基节中部的前缘下方。足Ⅰ长 255μm，足Ⅱ长 244μm，足Ⅲ长 273μm，Ip=772。SIF=7B-B-3-2111.0000。

【生态习性】曾于白腹巨鼠（*Rattus edwardsi edwardsi*）的后足踵部检出广东叶片恙螨。

【与疾病关系】暂无相关研究报道。

【地理分布】曾于广东省检出广东叶片恙螨。

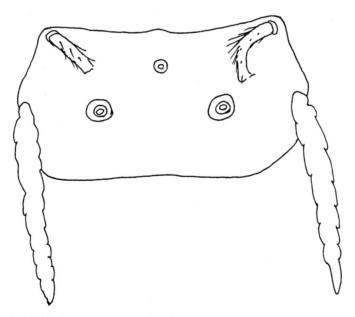

图 4-34　广东叶片恙螨［*Trombiculindus*（*P.*）*guangdongensis* Zhao et Zhang，1979］幼螨背板

19. 鼯鼠新恙螨 *Neotrombicula aeretes* Hsu et Yang, 1985

鼯鼠新恙螨是 Hsu 和 Yang 在 1985 年首次命名的一种恙螨, 主要寄生于鼯鼠、根田鼠和大林姬鼠。

【种名】鼯鼠新恙螨 (*Neotrombicula aeretes* Hsu et Yang, 1985)。

【图序】图 4-35。

【分类地位】恙螨总科 (Trombiculiculoidea)、恙螨科 (Trombiculidae)、恙螨亚科 (Trombiculinae)、新恙螨属 (*Neotrombicula*)。

【形态鉴别】幼螨活体呈橘黄色, 红色眼点比较显著。饱血螨体长 410~450μm, 宽 330~360μm, 未饱血螨体长 240~370μm, 宽 200~270μm。须肢毛式为 B-B-NNB。背板前缘平直, 两侧缘略凹, 表面有密布刻点, Sens 近基部 1/2 光裸, 近端部 1/2 分支较密。fT=4B, Ga=N, 背板后缘呈弓形突出, 后侧角显著, 肩毛 2 对, PL > AL > AM。眼板位于 PLs 外侧位置, 前眼大于后眼。背毛 42~52 根, 排列为 4. 10. 2. 12. 6. 4. 4=42; 4. 10. 2. 10. 10. 6. 4=46; 4. 10. 2. 10. 2. 10. 8. 4. 2=52 等, 背毛长 60~68μm。腹毛 33~43 根。足 I 长 258μm, 足 II 长 237μm, 足 III 长 295μm, 各足特殊毛: ga=3, gm=1, gp=1, tp=1, MT=1。SIF=4B-N-3-3111. 1000。

【生态习性】鼯鼠新恙螨寄生于鼯鼠、根田鼠和大林姬鼠, 曾于鼯鼠耳壳内检出鼯鼠新恙螨。

【与疾病关系】暂无相关研究报道。

【地理分布】分布在我国青海。

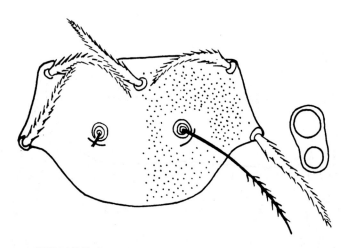

图 4-35　鼯鼠新恙螨 (*Neotrombicula aeretes* Hsu et Yang, 1985) 幼螨背板

20. 异样新恙螨 *Neotrombicula anax* Audy et Womersley, 1957

异样新恙螨是在 1957 年首次被命名的一种恙螨, 主要寄生于柏米尔田鼠和根田鼠体。

【种名】异样新恙螨 (*Neotrombicula anax* Audy et Womersley, 1957)。

【图序】图 4-36。

【分类地位】恙螨总科（Trombiculiculoidea）、恙螨科（Trombiculidae）、恙螨亚科（Trombiculinae）、新恙螨属（*Neotrombicula*）。

【形态鉴别】幼螨螨体为宽卵圆形，长 390μm，宽 286μm。须肢毛式为 B-B-NNB。Ga=N，背板宽显著大于长。背板前缘平直，中部略凸，后缘呈浅弧形外凸，表面刻点稀少，感毛基位于 PLs 前方位置，Sens 近基部 1/3 光裸，近端部 2/3 具羽状分枝。眼板位于 PLs 的外侧，前眼大于后眼。背毛 32 根，排列为 2.6.6.6.6.4.2=32，背毛长 45μm，肩毛长 54μm。腹毛 28 根，前腹毛长 31μm，后腹毛长 36μm。足Ⅰ长 325μm，足Ⅱ长 260μm，足Ⅲ长 325μm。各足特殊毛：ga=2，gm=1，gp=1，tp=1，MT=1。SIF=7Bs-N-3-2111.1000。

【生态习性】异样新恙螨寄生于柏米尔田鼠和根田鼠体内，曾于澳大利亚未定种的鼠体中检出异样新恙螨。

【与疾病关系】暂无相关研究报道。

【地理分布】异样新恙螨在我国分布在西藏等地。

（石　泉）

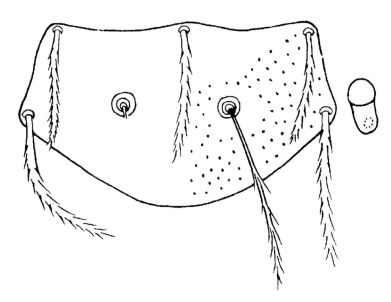

图 4-36　异样新恙螨（*Neotrombicula anax* Audy et Womersley，1957）幼螨背板

21. 徐氏新恙螨 *Neotrombicula hsui* Wang, 1964

徐氏新恙螨是 Wang（1964）首先命名的一种恙螨，为鼠类的体表寄生虫之一。

【种名】徐氏新恙螨（*Neotrombicula hsui* Wang, 1964）。

【图序】图 4-37。

【分类地位】恙螨总科（Trombiculiculoidea）、恙螨科（Trombiculidae）、恙螨亚科（Trombiculinae）、新恙螨属（*Neotrombicula*）。

【形态鉴别】背板近五角形，前缘有双凹，中部向前方突出，两侧缘稍向内凹，后缘向后方呈近锐角形突出，背板毛粗壮。Ga=B，fp=B-B-BBB，PSB 明显大于 ASB。足Ⅲ鞭毛式 =3100。活体幼螨颜色赤红，体椭圆形，饱食螨体长约 532μm，宽约 375μm，未饱食螨体长约 382μm，宽约 270μm。fT=7B.S。背板表面刻点较密，SB 在 PLs 下方，感器丝状，端部有 7～8 个分支。眼板位于 PLs 的后外侧，前眼大于后眼。DS=38～50 根，排列有 2.10.8.8.6.4=38，2.10.2.12.2.8.6.4=46，2.10.2.9.10.8.4.4=49 等，第 1、2 列较稳定。VS=42～56。足Ⅰ长约 251μm，足Ⅱ长约 241μm；足Ⅲ长约 282μm。SIF=7Bs-B-3-2111.3100。

【生态习性】宿主为社鼠、黑线姬鼠、黄毛鼠等。

【与疾病关系】未见相关研究报道。

【地理分布】在我国主要分布于福建省。

（王　爽）

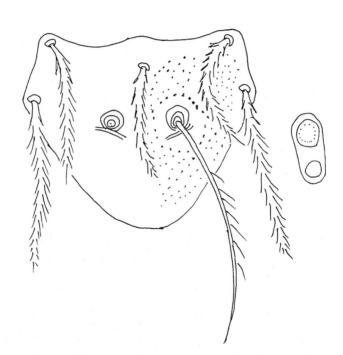

图 4-37　徐氏新恙螨（*Neotrombicula hsui* Wang，1964）幼螨背板

22. 中华新恙螨 *Neotrombicula sinica* Wang, 1964

中华新恙螨是于 1964 年首次被命名的一种恙螨，主要寄生于隐纹花松鼠、黄毛鼠、根田鼠、长尾仓鼠、间颅鼠兔。

【种名】中华新恙螨（*Neotrombicula sinica* Wang，1964）。

【图序】图 4-38。

【分类地位】恙螨总科（Trombiculiculoidea）、恙螨科（Trombiculidae）、恙螨亚科

（Trombiculinae）、新恙螨属（*Neotrombicula*）。

【形态鉴别】幼螨螨体椭圆形，饱血螨体长622μm，宽420μm，未饱血螨体长375μm，宽217μm。须肢毛式B-B-NNB。背板前缘为双凹状，中部突出，侧缘稍凹，表面布有稀疏刻点，AM位于ALs之后，感毛基位于PLs的前方位置，Sens呈丝状，近基部1/2光裸，近端部1/2有5～6个分支。Ga=B，背板后缘呈弓形外凸，ASB（37）和PSB（34）大。眼板位于PLs的外侧，前眼明显大于后眼。排列为2.9.2.8.6.2.5.4.2=40，2.10.2.9.2.10.9.1.4.2=51等，背毛40～51根，分支密而不长。腹毛38～46根。足Ⅰ长367μm，足Ⅱ长322μm，足Ⅲ长390μm。足Ⅲ鞭毛式=1000。各足特殊毛：ga=2，gm=1，gp=1，tp=1，MT=1。SIF = 7Bs-B-3-2111.1000。

【生态习性】中华新恙螨主要寄生于隐纹花松鼠、黄毛鼠、根田鼠、长尾仓鼠、间颅鼠兔体内，曾于花松鼠耳壳内检出中华新恙螨。

【与疾病关系】暂无相关研究报道。

【地理分布】国内分布在福建、青海等省。

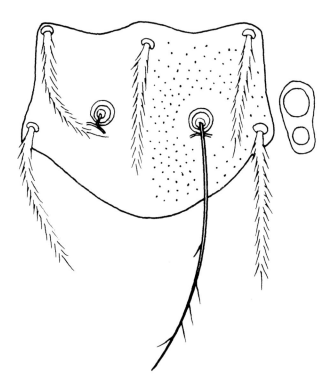

图4-38 中华新恙螨（*Neotrombicula sinica* Wang，1964）幼螨背板

23. 小蝠翼手恙螨 *Chiroptella pipistrella* Chen et Hsu, 1963

小蝠翼手恙螨是在1963年首次被命名的一种恙螨，曾于未定种蝙蝠中分离出该螨。

【种名】小蝠翼手恙螨（*Chiroptella pipistrella* Chen et Hsu，1963）。

【图序】图 4-39。

【分类地位】恙螨总科（Trombiculiculoidea）、恙螨科（Trombiculidae）、恙螨亚科（Trombiculinae）、翼手恙螨属（*Chiroptella*）。

【形态鉴别】活体标本呈黄色，眼点呈红色，饱血螨虫体肥大，椭圆形，长1066μm，宽688μm。螯肢和须肢均呈卷曲状，不易观察，螯鞘毛分支，须肢各节均粗壮，须肢毛式 N-N-NNN，须肢爪分 3 叉。背板略呈长方形，宽大于长，表面无刻点，前缘平直，两侧缘显著内凹，后缘中间内凹呈双波状。背板毛 5 根，PL＞AM＞AL，各毛均分支；AM 略后于 AL。感毛鞭状，在 PL 略前位置 PL，远端 1/2 有 6～7 个细长分支，近端光裸。眼点 2×2，同位眼片上后眼略大。背毛常排列为 9.(5.6).(5.6).(3.4.3).(3.6).2.6.4=62 根。前端背毛较长，后端背毛略短，分支也较短。胸毛 2 对，腹毛约 43 根，前端腹毛较短，分支较长，后端腹毛较长，分支较短。足节 7.7.7，足基节毛 1.1.1。足Ⅰ长 449μm，足Ⅱ长 357μm，足Ⅲ长 417μm，Ip=1223。足Ⅰ具膝毛 1 根，足Ⅲ具膝毛 1 根，股毛缺如。SIF=7B（s）-B-3-1110.0000。

【生态习性】曾于未定种蝙蝠中分离出该螨。

【与疾病关系】暂无相关研究报道。

【地理分布】国内主要分布于广东、贵州、云南、江苏、山东等地。

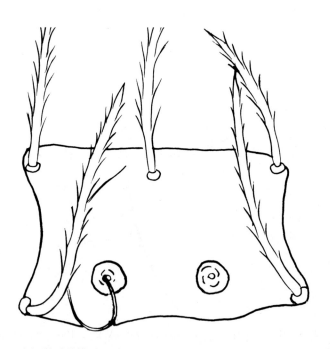

图 4-39　小蝠翼手恙螨（*Chiroptella pipistrella* Chen et Hsu，1963）幼螨背板

24. 安福微恙螨 *Microtrombicula*(*M.*)*anfuensis* Wang et Song, 1988

安福微恙螨是在 1988 年首次被命名的一种恙螨，曾于折翼蝠鼻腔内检出该螨。

【种名】安福微恙螨［*Microtrombicula*(*M.*)*anfuensis* Wang et Song, 1988］。

【图序】图 4-40。

【分类地位】恙螨总科（Trombiculiculoidea）、恙螨科（Trombiculidae）、恙螨亚科（Trombiculinae）、微恙螨属（*Microtrombicula*）。

【形态鉴别】活体呈乳白色，饱血螨体为椭圆形，长 497～619 μm，宽 369～465μm。须肢毛式 B-N-NNN。螯鞘毛光裸。背板近似长方形，后缘向后呈弧形微凸，两后侧角具显著的耳状突起，板上网纹细小。AM、PL 一般常具 2～3 个分支，AL 偶见 1 个分支。感毛光裸，呈丝状。未发现眼。背毛 44～47 根，排列为 2.12.10.8.4.6.2.2，腹毛 28～38 根。fst=2.2，fcx=1.1.1，足跗毛Ⅰ≈Ⅱ，足Ⅰ长 160～170μm，足Ⅱ长 124～158μm，足Ⅲ长 166～174μm，Ip=470～504。SIF = 6B-N-2-2111.1000。

【生态习性】曾于折翼蝠鼻腔内检出此螨。

【与疾病关系】暂无相关研究报道。

【地理分布】国内主要分布于江西。

（石　泉）

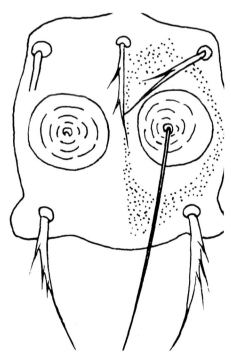

图 4-40　安福微恙螨［*Microtrombicula*(*M.*)*anfuensis* Wang et Song, 1988］幼螨背板

25. 越毛微恙螨 *Microtrombicula*（*M.*）*vitosa* Schluger et al., 1963

越毛微恙螨是 Schluger 等在 1963 年命名的一种恙螨。

【种名】越毛微恙螨［*Microtrombicula*（*M.*）*vitosa* Schluger et al., 1963］。

【图序】图 4-41，图 4-42。

【同种异名】*Microtrombicula*（*Microtrombicula*）*vitosa* Schluger et al., 1963。

【分类地位】恙螨总科（Trombiculiculoidea）、恙螨科（Trombiculidae）、恙螨亚科（Trombiculinae）、微恙螨属（*Microtrombicula*）。

【形态鉴别】越毛微恙螨中等饱食幼螨的螨体椭圆形，体长 252～378μm，宽 239～240μm。须肢毛式 fp=B-B-BNB，螯鞘毛光裸。背板较大呈五角形，刻点粗密。感毛中段偏宽，约 2μm，分支较稀长。眼点 2×2。体毛长而纤细，分支稀短。背毛 DS=26-27，fDS=2-6-6-4-4（5）-2-2。fst=2.2，腹毛 VS=28～32。fcx=1.1.1。足跗毛Ⅰ=16μm，足跗毛Ⅱ=12～14μm。足Ⅰ长 198～205μm，足Ⅱ长 178～180μm，足Ⅲ长 200～213μm，Ip=587。SIF=6B-N-2-3111.1000。主要鉴别特征：fp=B-B-BNB，背板较大，体毛长而纤细。

【生态习性】根据目前的文献记载，越毛微恙螨幼螨的宿主动物有黄胸鼠和云南大鼯鼠（霜背大鼯鼠、麻背大鼯鼠）等，主要寄生在宿主的耳壳和外耳道等部位。

【与疾病关系】目前尚未见越毛微恙螨传播人类疾病的文献报道。

【地理分布】在我国云南省有分布。该螨在国外的分布情况不详。

（郭宪国）

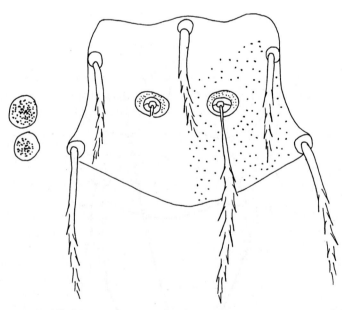

图 4-41　越毛微恙螨［*Microtrombicula*（*M.*）*vitosa* Schluger et al., 1963］幼螨背板

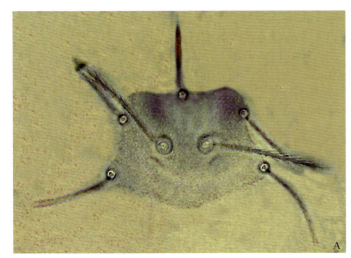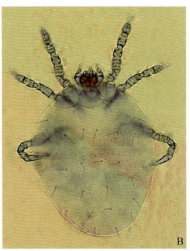

图 4-42 越毛微恙螨 [*Microtrombicula* (*M.*) *vitosa* Schluger et al., 1963]
A. 幼螨背板；B. 幼螨

26. 赫氏真恙螨 *Eutrombicula hirsti* Sambon, 1927

赫氏真恙螨是 Sambon 在 1927 年首次命名的一种恙螨，主要寄生于鸡类的翅膀下。

【种名】赫氏真恙螨（*Eutrombicula hirsti* Sambon，1927）。

【图序】图 4-43。

【分类地位】恙螨总科（Trombiculiculoidea）、恙螨科（Trombiculidae）、恙螨亚科（Trombiculinae）、真恙螨属（*Eutrombicula*）。

【形态鉴别】活体标本呈红色或淡红色，饱血后体肥短，呈椭圆形，饱血后体长 403～610μm，宽 385～504μm。须肢毛式为 B-N-NNB，须肢爪分 2 叉。颚体粗大，螯肢远节具三头帽，凹面亚末端有小齿 1 个向前伸，凸面有小齿 1 个向后伸。螯肢基节背面呈梨形，具斑点。螯鞘毛光裸，但偶具 1 个极小的分支。背板近似长方形，宽大于长，其上有显著的斑点，前缘因个体不同而稍有差异，有的微向后凹，中部又微向前凸，呈双凹形；有的仅微向后凹，中部平直，还有的前缘颇平直。背板毛 5 根，前中毛与背板前缘具一定的间距，PL＞AL＞AM，PW＞AW。AP＜SB，SB 位于前后侧毛距的中点，PW/AP＝3.9。感毛呈丝状，其远端 1/2 处有 8～14 根细长的分支。红色眼点 2×2，紧靠背板侧缘的外侧。眼板后缘与后侧毛位于同一直线。前眼大，后眼小。背毛 18～20 根，均细长略弯曲，有粗短分支，前后背毛无大的差别，饱血时排列为 2.6.6.2.2；未饱血时排列为 2.6.6.2.4，偶尔也可见到 2.6.6.2.3。胸毛 3 对，腹毛饱血时为 12 根，未饱血时 14 根，偶尔 13 根，位于前端的腹毛分支比位于后端的稍细长。基节毛式 1.1.1，足 I 基节毛位于基节中部位置，足 II 基节毛位于后缘，足 III 基节毛偏于前缘，足 I 长 335μm，足 II 长 297μm，足 III 长 333μm，Ip=965。SIF=6B-N-2-???1.1000。

【生态习性】赫氏真恙螨主要寄生于鸡类的翅膀下。此外，宿主还包括海南家鼠、褐家鼠、黄胸鼠、斯氏家鼠、家鸡、海南珠颈斑鸠、鹊鸲等。

【与疾病关系】未见相关医学研究报道。

【地理分布】国内主要分布于广东、海南及香港等地区。

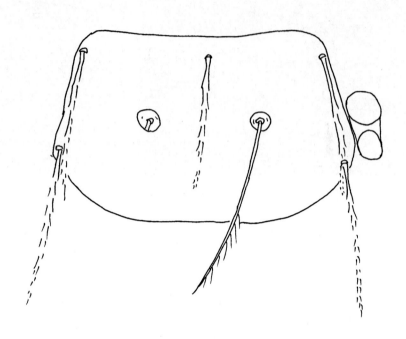

图 4-43　赫氏真恙螨（*Eutrombicula hirsti* Sambon，1927）幼螨背板

27. 威氏真恙螨 *Eutrombicula wichmanni* Oudemans, 1905

威氏真恙螨是 Oudemans 在 1905 年首次命名的一种恙螨，主要寄生在鼠类、家畜等动物体表。

【种名】威氏真恙螨（*Eutrombicula wichmanni* Oudemans，1905）。

【图序】图 4-44。

【分类地位】恙螨总科（Trombiculiculoidea）、恙螨科（Trombiculidae）、恙螨亚科（Trombiculinae）、真恙螨属（*Eutrombicula*）。

【形态鉴别】活体标本为红色，未饱食标本体呈椭圆形，螨体长 308～378μm，宽 217～437μm。颚体粗大，螯肢基节呈梨形，布有斑点，远节有三头帽较显著，其凹面有小突 1 个向前伸展，凸面的亚末端有小齿 1 个向后伸展。螯鞘毛光裸。须肢粗大，须肢毛式为 B-N-NNB，须肢爪分 2 叉。背板呈长方形，长与宽的比例为 5：3，布有显著的斑点，斑点有规则地排列，在感觉毛间呈弧形排列。背板前缘向后端显著凹入，两侧缘内凹，后缘向后呈弧形凸出。背板毛 5 根，均具粗短分支，前中毛与前侧毛略位于同一直线上，均与前缘有一定的距离。PL > AL > AM，PW > AM。AP < SB，SB 位于后侧线上方（SB/PLs）。感毛丝状，远端有 7～10 个细长的分支。眼点 2×2，有眼板，但前后眼的区分不清晰。背毛通常 20 根，均具粗短分支，排列为 2.6.6.2.4，也可为 2.6.6.2.4.3=23，

或 2.6.6.4.3=21 或 2.6.6.4.4=22。胸毛 2 对，腹毛 2 对，腹毛 10～14 根。基节毛式 1.1.1，足Ⅰ基节毛约位于基节的中部，足Ⅱ基节毛位于后缘位置，足Ⅲ基节毛偏于前缘。足Ⅰ长为 306μm，足Ⅱ长为 386μm，足Ⅲ长为 326μm，Ip=918。

【生态习性】威氏真恙螨宿主较广泛，目前有记载的为褐家鼠、黄胸鼠、黄毛鼠、板齿鼠、家鸡、家犬、家猫、秧鸡、鹩哥、蜥蜴、海南珠颈斑鸠等。

【与疾病关系】暂无相关研究报道。

【地理分布】国内主要分布于云南、广西、广东、台湾等地区。

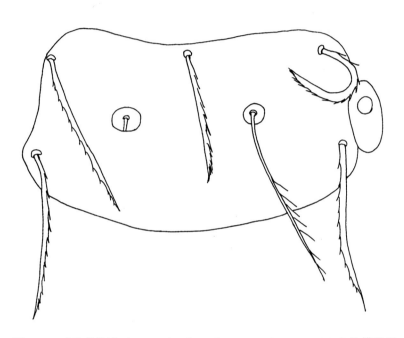

图 4-44　威氏真恙螨（*Eutrombicula wichmanni* Oudemans，1905）幼螨背板

28. 球感合轮恙螨 *Helenicula globularis* Walch, 1927

球感合轮恙螨是 Walch（1927）首先命名的一种恙螨，该螨经常出现在各种鼠类及小型哺乳动物的体表或巢穴，是鼠类等动物体表的寄生虫之一。

【种名】球感合轮恙螨（*Helenicula globularis* Walch，1927）。

【图序】图 4-45，图 4-46。

【分类地位】恙螨总科（Trombiculiculoidea）、恙螨科（Trombiculidae）、恙螨亚科（Trombiculinae）、合轮恙螨属（*Helenicula*）。

【形态鉴别】球感合轮恙螨整体形似一粟粒，体呈卵圆形。须肢股节、膝节，以及胫节背面、侧面和腹面均具分枝毛，须肢胫节爪分 2 叉，但亦有报道须肢胫节边可分 5 叉。螯鞘毛为分枝毛。fp=B-B-BBB。

背板为鉴别本种的重要结构，背板后缘向后近似扇形或弧形凸出，前缘轻微向后凹进，后侧毛所对应的后侧角圆钝。PW ＞ AW。PLs 在 SB 稍前位置。ASB+PSB 约为 35μm。

在背板毛中，PL 最长，也有 AL ≥ PL 的报道；背板毛均具密集分支。感觉毛呈棒状。眼点 2×2，后眼略小。fDS=2.8.6.6.6.4.2……=34～42，腹毛 VS 为 30～40 根。足 I 长约为 240μm，通常足基节具 1 根基节毛；足 II 最短，长约为 200μm，足基节可见 1 根基节毛；足 III 最长，约 255μm，基节毛数为 2～4。Ip=695。

【生态习性】常见于各种鼠类及小型哺乳动物的体表及巢穴，目前已经有记载的宿主为黑家鼠、大绒鼠、大足鼠、丛林鼠、斯氏家鼠、锡金小鼠、高山姬鼠、赤腹松鼠、树鼩、狐狸等。

【与疾病关系】虽然球感合轮恙螨经常出现在各种鼠类及小型哺乳动物的体表或者巢穴，但其医学意义目前尚不清楚。

【地理分布】据有限的文献记载，国内球感合轮恙螨主要分布于云南、广东、香港等地。在国外，该螨主要分布于印度、老挝、菲律宾、越南、印度尼西亚等。

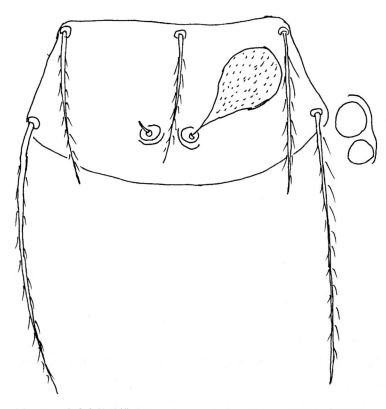

图 4-45　球感合轮恙螨（*Helenicula globularis* Walch，1927）幼螨背板

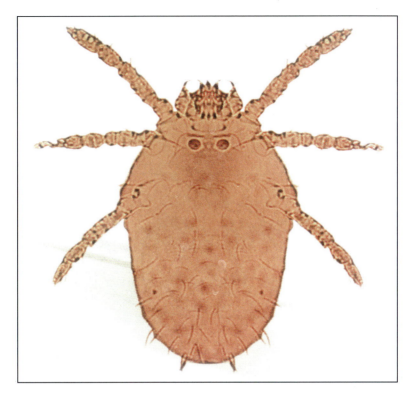

图 4-46 球感合轮恙螨（*Helenicula globularis* Walch，1927）幼螨

29. 柯氏合轮恙螨 *Helenicula kohlsi* Philip et Woodward, 1946

柯氏合轮恙螨是在1946年首次被命名的一种恙螨，主要寄生在鼠类等动物体表。

【种名】柯氏合轮恙螨（*Helenicula kohlsi* Philip et Woodward，1946）。

【图序】图4-47。

【分类地位】恙螨总科（Trombiculiculoidea）、恙螨科（Trombiculidae）、恙螨亚科（Trombiculinae）、合轮恙螨属（*Helenicula*）。

【形态鉴别】螨体呈椭圆形，活体标本呈红色，眼点显著。未饱食的螨体长279μm，宽172μm。须肢毛式 B-B-Bb（N）B，Gr=3，Ga=B。背板近似长方形，前缘微凹，后缘外凸，但其中间部分平直，两侧缘微内凹，AP长约等于背板的2/3。在感毛基前和侧面有一半月形嵴。PLs略前于SB，AM最短，AL最长。眼点2×2，后眼较小，不明显，有眼板。背毛73根，排列为14（12.2）.12.11（10）.12.10（其中2根为侧毛）.1.8（其中2根为侧毛）.1.2.2。腹毛52根，足基节毛1.1.1。足Ⅰ长272μm，足Ⅱ长213μm，足Ⅲ长217μm，Ip=702。Womersley（1952）对该螨的越南标本进行了重新描述：体呈长卵圆形，饱食螨体长510μm，宽405μm。须肢毛式 B-B-B（N）-B（N）-B，Gr=2。Ga=B。背毛68根（Philip及Woodward 1946年的菲律宾标本为52～68根），排列为2.12.14.12.14.10.10.6.4.2。腹毛60根。足Ⅰ长230μm，足Ⅱ长210μm，足Ⅲ长230μm，Ip=670。SIF=5B-B-3-1111.0000。

【生态习性】主要寄生在鼠类等动物的体表。

【与疾病关系】暂无相关研究报道。

【地理分布】国内主要分布于广东、香港、云南。

（许 佳）

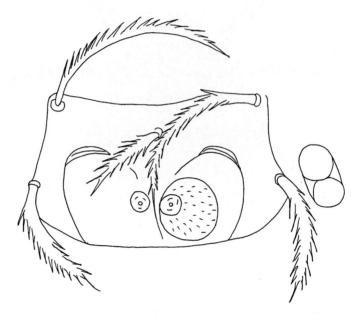

图 4-47 柯氏合轮恙螨（*Helenicula kohlsi* Philip et Woodward，1946）幼螨背板

30. 荔器合轮恙螨 *Helenicula litchia* Liu, et al., 1965

荔器合轮恙螨是我国学者刘素兰、徐荫琪、温廷桓和徐业华在1965年命名的一种恙螨，当时命名为"荔器海伦恙螨（*Helenicula litchia* Liu，Hsu，Wen et Hsu，1965）"。

【种名】荔器合轮恙螨（*Helenicula litchia* Liu，et al.，1965）。

【图序】图 4-48，图 4-49。

【同种异名】*Helenicula litchia* Liu，Hsu，Wen et Hsu，1965。

【分类地位】恙螨总科（Trombiculiculoidea）、恙螨科（Trombiculidae）、恙螨亚科（Trombiculinae）、合轮恙螨属（*Helenicula*）。

【形态鉴别】荔器合轮恙螨幼螨的螨体为椭圆形，体表皱纹明显，体长约211.2μm，宽约149.3μm。须肢毛式B-B-BBB，Gr=3，Ga=B。背板梯形，前缘略后陷，后缘明显向后凸出，两侧缘略内陷，后侧角较圆钝。AM粗短，分支极密，离前缘较远，AL略长于PL，感毛头部荔枝形，SB略后于PLs，感毛基部前外围有明显的嵴。眼点2×2，均呈椭圆形，有眼板，后眼较小。背毛约100根（DS=100），除第1～3列排列为2.14.12……外，往后各列排列均不整齐。腹毛约80根（VS=80）。足基节毛式fcx=1.1.1。足Ⅰ长193μm，足Ⅱ长156μm，足Ⅲ长207μm，Ip=556。SIF=5B-B-3-1111.0000。主要鉴别特征：背板梯形，后缘明显向后凸出，后侧角较圆钝。AM粗短，离前缘略远。感毛头部荔枝形，SB略后于PLs。

【生态习性】据目前的文献记载，荔器合轮恙螨幼虫的宿主动物有黄胸鼠、斯氏家鼠和板齿鼠等。

【与疾病关系】目前尚未见荔器合轮恙螨传播人类疾病的文献报道。

【地理分布】在我国的云南省有分布，该螨在国外的分布情况不详。

（郭宪国）

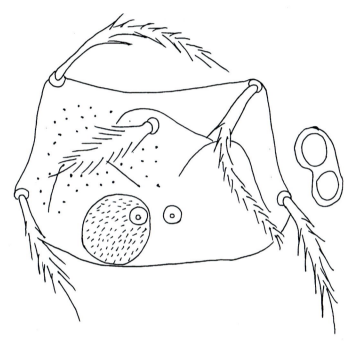

图 4-48 荔器合轮恙螨（*Helenicula litchia* Liu, et al., 1965）幼螨背板

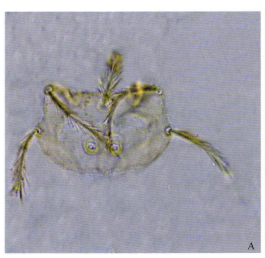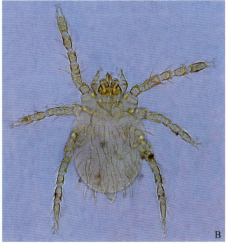

图 4-49 荔器合轮恙螨（*Helenicula litchia* Liu, et al., 1965）
A. 幼螨背板；B. 幼螨

31. 西盟合轮恙螨 *Helenicula simena* Hsu et Chen, 1957

西盟合轮恙螨是在 1957 年首次被命名的一种恙螨，主要寄生在鼠类等动物体表。

【种名】西盟合轮恙螨（*Helenicula simena* Hsu et Chen，1957）。

【图序】图 4-50。

【分类地位】恙螨总科（Trombiculiculoidea）、恙螨科（Trombiculidae）、恙螨亚科（Trombiculinae）、合轮恙螨属（*Helenicula*）。

【形态鉴别】饱食螨体长 704μm，宽 400μm，未饱食螨均长 576μm，均宽 348μm。须肢毛式 B-B-BBB，Gr=3，Ga=N。背板略呈长方形，前缘后凹，但中央部分又微向前凸出，呈双凹状，后缘向后凸出，两侧缘向内凹。AM 粗短，位后于 ALs；SB 与 PLs 位于同一水平，或稍偏后；AL＞PL。眼点 2×2，与背板距离较远，后眼较小，不明显，其后缘近于 PLs 水平或稍前，眼板付缺。背毛 50～59 根，排列多为 4.6.6.8.8……，但也可能是 4.6.8.8.8……，或 4.6.6.8.9……。腹毛 57～67 根。足基节毛 1.1.6。足Ⅰ长 275μm，足Ⅱ长 240μm，足Ⅲ长 240μm，Ip=802。SIF=5B-N-3-2111.0000。

【生态习性】主要寄生在鼠类等动物体表。

【与疾病关系】暂无相关研究报道。

【地理分布】国内主要分布于广东、广西、贵州、云南等地。

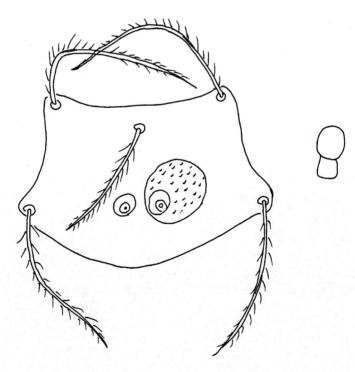

图 4-50 西盟合轮恙螨（*Helenicula simena* Hsu et Chen，1957）幼螨背板

32. 短足珠恙螨 *Doloisia brachypus* Audy et Nadchatram, 1957

短足珠恙螨是在 1957 年首次被命名的一种恙螨，主要寄生在鼠类等动物体表。

【种名】短足珠恙螨（*Doloisia brachypus* Audy et Nadchatram，1957）。

【图序】图 4-51。

【分类地位】恙螨总科（Trombiculiculoidea）、恙螨科（Trombiculidae）、恙螨亚科（Trombiculinae）、珠恙螨属（*Doloisia*）。

【形态鉴别】虫体乳白色，椭圆形，未饱食螨体平均大小为 162μm×122μm，饱食螨体为（434～520）μm×（287～379）μm，平均 477μm×322μm。已饱食螨体皮波纹不明显。未饱食者颚体位于体前端，饱食者则全部缩入腹面，颚长 56μm（54～57μm）。螯肢远节末端具钩状背齿 2 个，后侧的甚大，螯鞘毛光裸。须肢爪长 18μm（17～19μm），分 3 长叉，主爪居中，微内屈。背板近似梯形，前缘中间稍向前突出，后缘中间内凹，后侧角钝圆呈弧形，板面上无明显刻点。PL＞AM＞AL，AL 分支极短，一般仅见 1～2 个小分支，AM 分支稍长，一般有 2～5 支，PL 呈羽状分枝并远离背板之外。感毛球棒状，头部密被纤毛，柄部绕有微刺 6～7 列。背毛均为羽状分枝，一般为 5～10 支，其排列为 4.8.8.6（8）.4（6）.4.2=36～40 根。胸毛 2 对，均呈分枝状。腹毛 28～34 根，羽状，排列不规则。足节 7.7.7，足基节毛 1.4（8～10）。足Ⅰ长 172μm，足Ⅱ长 152μm，足Ⅲ长 171μm，Ip=495。SIF=4B-N-3-2110.0000。

【生态习性】主要寄生在鼠类等动物体表。

【与疾病关系】暂无相关研究报道。

【地理分布】国内主要分布于广东、广西、福建、云南、湛江等地。

（郭俊杰）

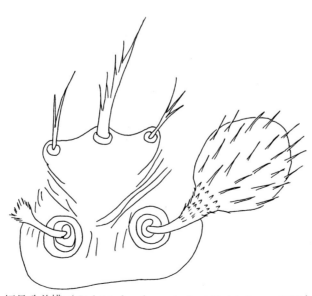

图 4-51 短足珠恙螨（*Doloisia brachypus* Audy et Nadchatram，1957）幼螨背板

33. 叉板珠恙螨 *Doloisia furcipelta* Yu et al., 1983

叉板珠恙螨是我国学者余自忠、胡贵和张力群在 1983 年命名的一种恙螨，命名当初叫作"叉盾杜罗恙螨（*Doloisia furcipelta* Yu，Hu et Zhang，1983）"。

【种名】叉板珠恙螨（*Doloisia furcipelta* Yu et al.，1983）。

【图序】图 4-52，图 4-53。

【同种异名】叉盾杜罗恙螨 *Doloisia furcipelta* Yu Hu et Zhang，1983。

【分类地位】恙螨总科（Trombiculiculoidea）、恙螨科（Trombiculidae）、恙螨亚科（Trombiculinae）、珠恙螨属（*Doloisia*）。

【形态鉴别】叉板珠恙螨幼螨的活体标本为乳白色，虫体椭圆形，中等饱食螨体长 450～575μm，宽 305～392μm。颚体缩入腹面，螯肢爪长 14～16μm，螯肢远端具倒齿 2 个，螯鞘毛光裸，须肢毛 fp=B-N-NNB，须肢爪分 3 叉。背板似梯形，前缘中部稍向前凸起，侧缘中部向外突起，呈波浪形，后缘中部内凹较深，两 PL 角明显，呈叉状（明显外突）。AM 与 PL 分支稀疏，AL 似光裸，油镜下可见 1～2 个小分支，PL 在背板上，PL＞AM＞AL。感毛球棒状，近基部具浓密小棘，膨大部分具刺毛。无眼片及眼点。背毛羽状，分支细长，共 32～38 根，第 1、2 两行排列固定为 4.8，其余不规则，部分标本为 4.8.7.6.4.2.2=33。胸毛 2 对，腹毛 27～32 根。足节 7.7.7，足基节毛 fcx=1.3.（8～10）。足Ⅰ长 179μm（175～188μm），足Ⅱ 160μm（148～168μm），足Ⅲ 187μm（180～195μm），IP=526（503～551）。SIF=5B-N-3-2110.0000。主要鉴别特征：背板似梯形，后缘中部深凹，呈叉状，PL 角明显外突，AL 似光裸，或有 1～2 个小分支，PL 在背板上，感毛球棒状，fp=B-N-NNB，胸毛 2 对，fcx=1.3.（8～10）。

【生态习性】据目前的文献记载，叉板珠恙螨幼螨主要寄生在大足鼠、黄胸鼠和社鼠等鼠类的外耳道、鼻端及鼻腔内。

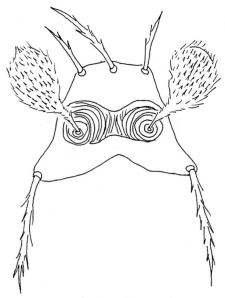

图 4-52　叉板珠恙螨（*Doloisia furcipelta* Yu et al.，1983）幼螨背板

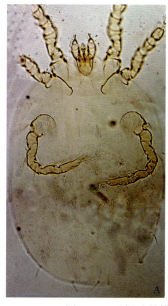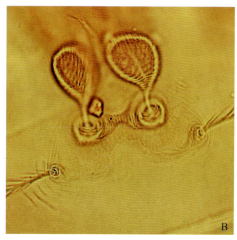

图 4-53 叉板珠恙螨（*Doloisia furcipelta* Yu et al., 1983）
A. 幼螨；B. 幼螨背板

【与疾病关系】目前尚未见叉板珠恙螨传播人类疾病的文献报道。
【地理分布】在我国的云南省有分布，该螨在国外的分布情况尚不清楚。

（郭宪国）

34. 合浦珠恙螨 *Doloisia hopuensis* Hsu et Chen, 1964

合浦珠恙螨是在 1964 年首次被命名的一种恙螨，主要寄生在鼠类等动物体表。
【种名】合浦珠恙螨（*Doloisia hopuensis* Hsu et Chen, 1964）。
【图序】图 4-54。
【分类地位】恙螨总科（Trombiculiculoidea）、恙螨科（Trombiculidae）、恙螨亚科（Trombiculinae）、珠恙螨属（*Doloisia*）。
【形态鉴别】活体标本为白色，眼点似付缺。全封饱食幼螨平均长 507.5μm，宽 350μm，腰缩明显。颚体狭窄，长约 84μm，宽约 45.5μm；饱食幼螨颚体一般缩在腹面，螯肢远节有 2 个巨大的倒齿，近末端的一个较小，螯鞘毛光裸。须肢毛式 B-B-NNB，须肢爪粗大，向腹面弯曲，具 3 个深而明显的分叉，其中腹面的一叉最大，镰刀形，一叉很小。背板略呈梯形；背板前倾时，背板面略为拱起，两侧缘向外突出，后缘近似平直，表面未见明显刻点。背板毛 5 根，AM 在前，AL 稍后，PL＞AM＞AL，AM 具短而不明显的小分支或接近光裸，AL 似光裸，PL 有细长的分支。感毛位于 PL 之前，头状，其膨大部分有小棘，基部有 6～7 列小棘。眼点似付缺。背毛具细长分支，排列较固定，通常为 4.12（10.2）.10.8.6.4.2.（2）=46～48。胸毛 2 对，分支细长。腹毛约 42 根。足节 7.7.7，足基节毛为 3.（5～6）.（10～14），具细长分支。足 I 长 175μm，足 II 长 196μm，足 III 长 196μm，Ip = 546。SIF = 4B-N-3-21110.0000。

【生态习性】主要寄生在鼠类等动物体表。
【与疾病关系】暂无相关研究报道。
【地理分布】国内主要分布于广东等地。

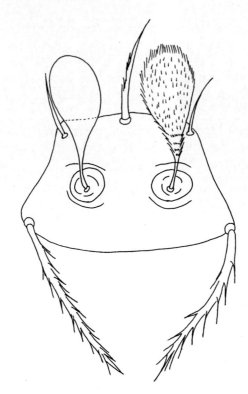

图4-54　合浦珠恙螨（*Doloisia hopuensis* Hsu et Chen，1964）幼螨背板

35. 中华珠恙螨 *Doloisia sinensis* Liang et Huang, 1959

中华珠恙螨是在1959年首次被命名的一种恙螨，主要寄生在黄毛鼠、板齿鼠等鼠类动物中。

【种名】中华珠恙螨（*Doloisia sinensis* Liang et Huang，1959）。

【图序】图4-55。

【分类地位】恙螨总科（Trombiculiculoidea）、恙螨科（Trombiculidae）、恙螨亚科（Trombiculinae）、珠恙螨属（*Doloisia*）。

【形态鉴别】虫体椭圆形，乳白色，足Ⅲ基节后近体中部微向内凹，最宽处近足Ⅲ基节线。螨体长433～582μm，宽267～392μm，平均长492μm，宽318μm。须肢毛式B-N-NNB，须肢爪微向内屈，分3长叉，主爪居中。颚体缩入腹面，螯肢远节末端具大背齿2个，钩状。螯鞘毛光裸。背板近似正方形，前缘略向前突出，后缘中部略向内凹，PL角钝圆，板面稀布细点。PL远离背板，背板毛的分支都极短。感毛宽棒状，顶端具长纤毛，感毛基部具有6～7列小棘。背毛较细，毛基具有骨片，均有极短分支。背毛排列为4.8.8.（2）。

6.6.2=34～38根。胸毛2对，均有较细分支。腹毛26～29根，排列不规则，前侧腹毛长18μm，后侧的和背毛相似。肛门位于第3、4行腹毛之间。足节7.7.7，足基节毛1.3.8（9），分支细长，一般为2～5支。足Ⅰ长180～204μm，足Ⅱ长154～170μm，足Ⅲ长184～200μm，Ip=518～574。SIF=4B-N-3-2110.0000。

【生态习性】曾于广东省新会县古井镇的野鼠（未定种）耳壳及鼻腔内检出中华珠恙螨。宿主为黄毛鼠、板齿鼠等。

【与疾病关系】暂无相关研究报道。

【地理分布】国内主要分布于广东、广西、福建等地。

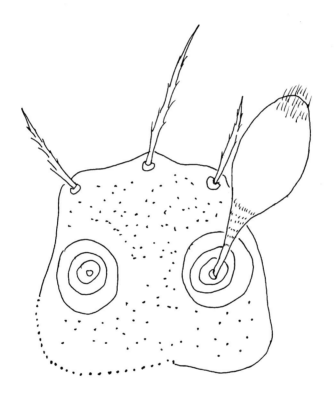

图4-55　中华珠恙螨（*Doloisia sinensis* Liang et Huang，1959）幼螨背板

36. 二毛钳齿恙螨 *Cheladonta bicoxalae* Wen et al., 1984

二毛钳齿恙螨是在1984年首次被命名的一种恙螨，曾于未定种的鼠中检出该螨。

【种名】二毛钳齿恙螨（*Cheladonta bicoxalae* Wen et al., 1984）。

【图序】图4-56。

【分类地位】恙螨总科（Trombiculiculoidea）、恙螨科（Trombiculidae）、恙螨亚科（Trombiculinae）、钳齿恙螨属（*Cheladonta*）。

【形态鉴别】活体色泽不详。躯体平均长768μm，宽750μm，饱食后近似圆形，前半螨体略宽于后半螨体，有浅腰缩，体壁皮纹较粗。须肢毛较短，须跗毛则较长，毛式为N-N-BNB，须肢爪分6叉。颚体小，长63μm，宽54μm。螯肢远端三角形倒冠齿甚小，螯肢腹侧缘小锯齿列不详，螯鞘毛光裸。背板扁宽，为狭长方形，SB 宽，前方框突不明显，侧缘略内陷，后缘后突，中央内陷，板上细刻点不多，约略可数，分布于后缘中段，PL＞AM＞AL，均分支较长。感毛饭勺形，头端密布均匀小棘，基部光裸，近端有少量小棘。眼点 2×2，较小，前眼清晰凸出，后眼较不明显，有眼片。背毛分支，排列为 4.10.10.（8.4）.6.2=44；胸毛 2 对，腹毛排列为 7.8.5.2.4.2=28。足节 7.7.7，足基节毛 1.1.2。足Ⅰ长 264μm，足Ⅱ长 222μm，足Ⅲ长 240μm，Ip=726。SIF=4B-N-6-2110.000

【生态习性】曾于鼠（未定种）中检出二毛钳齿恙螨。

【与疾病关系】暂无相关研究报道。

【地理分布】曾于四川丹巴县检出二毛钳齿恙螨。

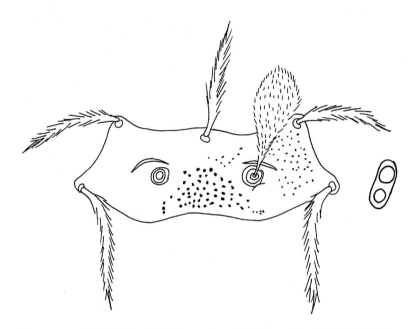

图 4-56 二毛钳齿恙螨（*Cheladonta bicoxalae* Wen et al., 1984）幼螨背板

37. 朝川新棒恙螨 *Neoschoengastia asakawai* Fukuzumi et Obata, 1953

朝川新棒恙螨是在 1953 年首次被命名的一种恙螨，曾于鸟类体表检出该螨。

【种名】朝川新棒恙螨（*Neoschoengastia asakawai* Fukuzumi et Obata，1953）。

【图序】图 4-57。

【分类地位】恙螨总科（Trombiculiculoidea）、恙螨科（Trombiculidae）、恙螨亚科（Trombiculinae）、新棒恙螨属（Neoschoengastia）。

【形态鉴别】螨体近椭圆形，足Ⅱ之后有轻微的腰缩，体长 382～525μm，宽 247～322μm，fp=B-B-NBB。螯鞘毛具 3～5 个分支。背板近梯形，后缘平直而略圆，且为背部表皮横纹所掩盖，在两感毛基之间的前方有背部表皮横纹所形成的嵴，ASB＜PSB，PL≤AL，AL＞AM。AM 基略后于 ALs，感毛球棒状，SB 位于 AP 中线上方，更接近 ALs。fcx = 1.1.1，足Ⅲ跗节具5根长鞭毛（MT = 1），胫节具1根长鞭毛（Mt=1）。眼点2×2，前明显大于后。fDS=4.18（17，15）.12（11）.10（11）.⋯=55～71，前背毛分支略粗长，最后两列背毛分支较短。VS=43～48，fst=2.2。足Ⅰ长307μm，足Ⅱ长262μm，足Ⅲ长322μm，Ip=891。SIF=7Bs-B-3-3111.5100。

【生态习性】曾于鸟类体表检出朝川新棒恙螨。

【与疾病关系】暂无相关研究报道。

【地理分布】曾于福建省检出朝川新棒恙螨。

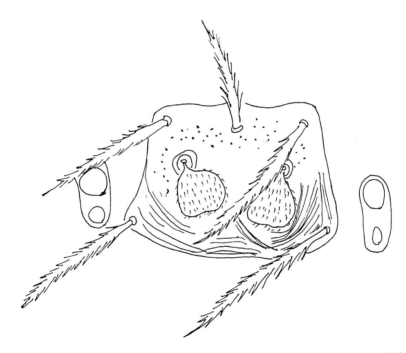

图4-57　朝川新棒恙螨（*Neoschoengastia asakawai* Fukuzumi et Obata，1953）幼螨背板

38. 奥氏囊棒恙螨 *Ascoschoengastia audyi* Womersley, 1952

奥氏囊棒恙螨是在1952年首次被命名的一种恙螨，主要寄生在鼠类等动物体表。

【种名】奥氏囊棒恙螨（*Ascoschoengastia audyi* Womersley，1952）。

【图序】图4-58。

【分类地位】恙螨总科（Trombiculiculoidea）、恙螨科（Trombiculidae）、恙螨亚科（Trombiculinae）、囊棒恙螨属（*Ascoschoengastia*）。

【形态鉴别】活体标本淡黄色，螨体椭圆形，中线之后有腰缩。饱食后体长442μm，宽308μm。颚体颇粗大，螯肢基节有斑点，远节末端有三头帽，螯鞘毛似光裸。须肢毛式B-B-NN（b）N（b），须肢爪分3叉。背板近似双凹状，两侧缘微向内凹，后缘后端凸出。PL＞AM＞AL，PW≫AW。AP＞SB，SB位于前侧毛距和后侧毛距间的中线水平或稍后（SB/PLs）。感毛棒状，假眉纤细，斜置于感毛基之前，但略偏于内侧。眼点红色明显，很小，位于背板两侧的外侧，且与后者有一定的距离，前眼颇明显，后眼与眼板不明显或付缺。背毛26～34根（通常为30根），排列为2.6.6……，即除了前3行的背毛外，第4行以后的背毛排列出入较大。背毛颇粗，微弯，有粗短的分支。胸毛3对，腹毛29～41根（通常34～36根），前端腹毛较短，后端腹毛较长。足Ⅰ基节毛位于足基节中央，足Ⅱ基节毛偏于后缘，足Ⅲ基节毛偏于前缘。足Ⅱ跗节有感棒1个，胫节有胫刺2个，足Ⅲ跗节光裸长刚毛1根，3对足各有爪间垫1对。足Ⅰ长236μm，足Ⅱ长199μm，足Ⅲ长225μm。Ip=657。SIF=6B-N（b）-3-???0.10??。

【生态习性】主要寄生在鼠类等动物体表。

【与疾病关系】暂无相关研究报道。

【地理分布】国内主要分布于广东、云南等地。

（郭俊杰）

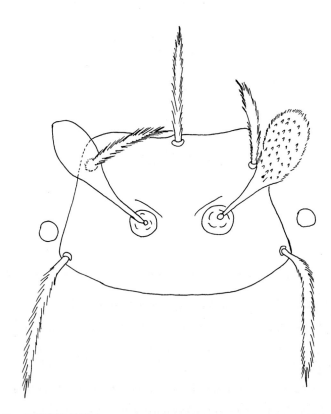

图4-58 奥氏囊棒恙螨（*Ascoschoengastia audyi* Womersley，1952）幼螨背板

39. 印度囊棒恙螨 *Ascoschoengastia indica* Hirst, 1915

印度囊棒恙螨是Hirst等在1915年命名的一种恙螨。

【种名】印度囊棒恙螨（*Ascoschoengastia indica* Hirst，1915）。

【图序】图4-59，图4-60。

【同种异名】*Schongastia indica* Hirst，1915。

【分类地位】恙螨总科（Trombiculiculoidea）、恙螨科（Trombiculidae）、恙螨亚科（Trombiculinae）、囊棒恙螨属（*Ascoschoengastia*）。

【形态鉴别】印度囊棒恙螨幼螨活标本体色呈黄色或金黄色，腰缩不明显，饱食幼螨体长可达 423μm，宽 265μm，颚体平均 77μm。须肢毛式 N（B）-N（B）-NNN（B），须肢爪分 3 叉。背板小，近梯形，具前侧肩，前缘向后凹但中央微向前，后缘向后端微微突出。PL＞AM＞AL。PW＞AW，PW/AP=1.9。AP≥SB，SB 位于后侧线上方（SB/PLs），感毛棒状或球状，但基部并不嵌在嵴中，膨大部分有许多小棘。红色眼点明显，眼点 2×2。背毛 34 根（DS=34），fDS=2-8-6-6-6-4-2。腹毛 36 根（VS=36）。足基节毛式 fcx =1.1.1，足Ⅲ基节毛靠近基节中央。足Ⅰ长 198μm，足Ⅱ长 164μm，足Ⅲ长 193μm，Ip=555。SIF=6B-N-3-3111.1000。主要鉴别特征：腰缩不明显。红色眼点明显，背板小，近梯形，后缘向后端微微突出，AP≥SB，PW/AP=1.9，PL＞AM＞AL。

【生态习性】根据目前的文献记载，印度囊棒恙螨幼螨的宿主动物有褐家鼠、黄胸鼠、大足鼠、斯氏家鼠、黑家鼠、社鼠、针毛鼠、安氏白腹鼠、小泡巨鼠、大绒鼠、黑尾鼠、缅鼠、隐纹花松鼠、丽松鼠、普通伏翼、山拟啄木鸟等。来自云南省的调查研究显示，印度囊棒恙螨的主要宿主是褐家鼠和黄胸鼠等鼠属（*Rattus*）的种类。与大多数恙螨种类一样，在鼠类等小型哺乳动物宿主中，印度囊棒恙螨主要寄生于宿主的耳壳和外耳道，其次是腹股沟、尾根部、会阴部和肛门周围等；在蝙蝠中主要寄生部位是头部；在鸟类则在身体各部分都有发现。在实验室培养条件下，饱食幼螨停止活动的时间为饱食后 3～9 天，若蛹出现时间为 5～14 天，蛹期为 7～10 天。该螨繁殖高峰期为夏秋季，5 月以后逐渐增多，8 月后减少，冬季则很少。

【与疾病关系】在自然界，印度囊棒恙螨存在恙螨病东方体的自然感染，曾从其体内分离到恙螨病东方体，怀疑该螨可能是某些地区恙螨病的潜在传播媒介。

【地理分布】印度囊棒恙螨分布广泛，我国的广东、广西、福建、上海、浙江、云南、陕西、香港等地有分布记载。在国外，蒙古国、印度、马来西亚、缅甸和泰国等有分布记载。

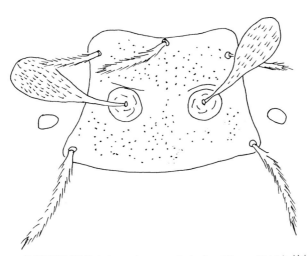

图 4-59 印度囊棒恙螨（*Ascoschoengastia indica* Hirst，1915）幼螨背板

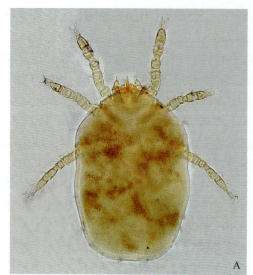
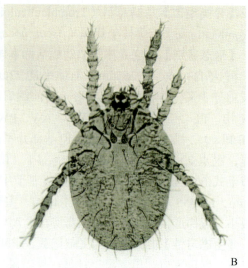
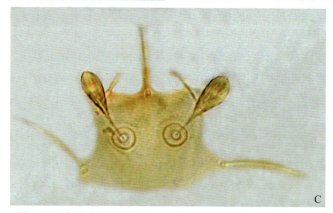

图 4-60　印度囊棒恙螨（*Ascoschoengastia indica* Hirst，1915）
A. 幼螨；B. 幼螨；C. 幼螨背板

40. 云南囊棒恙螨 Ascoschoengastia yunnanensis Yu et al., 1980

云南囊棒恙螨是我国学者余自忠、杨光荣和陈如华在1980年命名的一种恙螨。

【种名】云南囊棒恙螨（*Ascoschoengastia yunnanensis* Yu et al., 1980）。

【图序】图 4-61，图 4-62。

【分类地位】恙螨总科（Trombiculiculoidea）、恙螨科（Trombiculidae）、恙螨亚科（Trombiculinae）、囊棒恙螨属（*Ascoschoengastia*）。

【形态鉴别】云南囊棒恙螨幼螨活体标本淡黄色，中等饱食幼螨体长466～485μm，宽302～321μm。螯鞘毛光裸，须肢毛式B-B-BBB，须肢爪分3叉。背板近梯形，表面有小刻点，具肩峰，前缘呈双凹状，后缘呈宽钝圆形凸出。PW＞AW，PW/AP=2.8，PL＞AM＞AL，前后侧毛基距大于后侧毛至感毛基距（AP＞PS）。AP=SB，SB位于后侧线上方（SB/PLs）。感毛长棒形，其长宽之比约为4∶1。眼点2×2，无眼板。背毛24～27根，排列为2.6.4.6（7）.4.2（3.4）。腹毛27～34根，背腹毛皆分支短小。足节式7.7.7，足Ⅰ长206～230μm，足Ⅱ长184～190μm，足Ⅲ长205～215μm，IP=599～635。

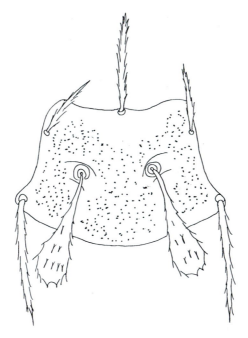

图 4-61 云南囊棒恙螨（*Ascoschoengastia yunnanensis* Yu et al., 1980）幼螨背板

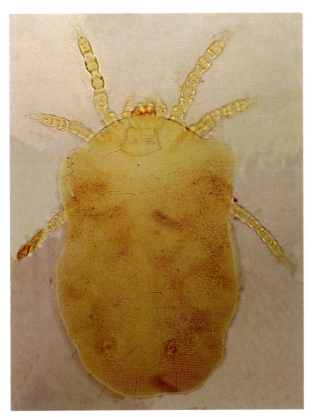

图 4-62 云南囊棒恙螨（*Ascoschoengastia yunnanensis* Yu et al., 1980）幼螨

SIF=6B-N-3-3111.0000。主要鉴别特征：幼螨活时体淡黄色，背板近梯形，后缘呈宽钝圆形凸出，AP=SB，PW/AP=2.8，PL＞AM＞AL。

【生态习性】迄今为止根据文献记载，云南囊棒恙螨幼螨的宿主动物有黄胸鼠、大足鼠、褐家鼠、斯氏家鼠、云南鼯鼠、社鼠等。

【与疾病关系】与疾病传播的关系尚不清楚。

【地理分布】根据有限的文献记载，云南囊棒恙螨主要分布在我国的云南省。该螨在国外的分布情况尚不清楚。

（郭宪国）

41. 中华吕德恙螨 *Riedlinia (Trombigastia) chinensis* Chen, 1975

中华吕德恙螨是在1975年首先被命名的一种恙螨，为蝠类的体表寄生虫之一。

【种名】中华吕德恙螨 [*Riedlinia (Trombigastia) chinensis* Chen，1975]。

【图序】图4-63。

【分类地位】恙螨总科（Trombiculiculoidea）、恙螨科（Trombiculidae）、恙螨亚科（Trombiculinae）、吕德恙螨属（*Riedlinia*）。

【形态鉴别】体长221～482μm，宽156～354μm，活体标本呈白色，无腰缩。须肢毛式B-B-NBB，爪分3叉。背毛32～34根，分支粗短，排列为2.6.6（8）.6.4.2，背板似梯形，板面布有刻点，前缘呈双凹状，有肩峰，两侧缘微向内凹，不平直，后缘近乎平直，AM在AL水平线之下方，PL≥AL，AL、PL与AM约等长，感毛长，最宽处在中间位置可达2μm，端部约占感毛的1/3并具较长的分支，眼点2×2，有眼板，PW＞AW，AW＞50μm。肩毛长40.9～45.6μm。胸毛3对，第3对靠近第2对后方。腹毛35～39根，后腹毛较长。足Ⅰ长253～269μm，足Ⅱ长207～224μm，足Ⅲ长217～253μm，Ip=677～746。SIF=7B-N-3-3111.0000。

【生态习性】曾于马铁菊头蝠（*Rhinolophus ferrumequinum*）的翅膀上发现该螨。

【与疾病关系】暂未见相关报道。

【地理分布】江苏省曾发现该螨。

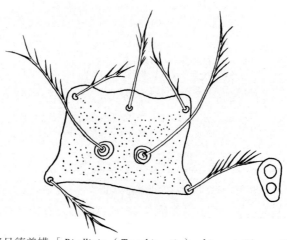

图4-63 中华吕德恙螨 [*Riedlinia (Trombigastia) chinensis* Chen，1975] 幼螨背板

42. 高山真棒恙螨 *Euschoengastia*（*E.*）*alpina* Sasa et Jameson, 1954

高山真棒恙螨是 Sasa 和 Jameson 在 1954 年首先命名的一种恙螨，为鼠类的体表寄生虫之一。

【种名】 高山真棒恙螨［*Euschoengastia*（*E.*）*alpina* Sasa et Jameson，1954］。

【图序】 图 4-64。

【分类地位】 恙螨总科（Trombiculiculoidea）、恙螨科（Trombiculidae）、恙螨亚科（Trombiculinae）、真棒恙螨属（*Euschoengastia*）。

【形态鉴别】 须肢毛式 B-B-BNB，Gr = 5。Ga = B，螯肢爪具一亚端背齿。背毛42根，排列为 2.10.12.8.6.2.2，背板呈宽矩形，宽的长度为长的 3 倍，前缘凹，后缘凸，两侧缘向后外伸展，后侧角呈尖锐状，PL 位于尖角上。PLs 着生在 SB 的前方。在 SB 前无假眉。背板表面具稀少或无刻点。腹毛约 44 根。基节毛 1.1.1。SIF=7B-B-5-2110.0000.

【生态习性】 主要寄生于褐家鼠、黄胸鼠、社鼠、小家鼠、黑线姬鼠、林姬鼠、东方田鼠（*Microtus fortis*）、棕背䶄（*Clethrionomys rufocanus*）、红背䶄（*C. rutilus*）、东北鼢鼠（*Myospalax psilurus*）等。

【与疾病关系】 暂未见相关报道。

【地理分布】 国内主要分布于浙江、内蒙古、辽宁、吉林、黑龙江、宁夏、山东、湖北、安徽、江苏、上海、福建等地。

（石　泉）

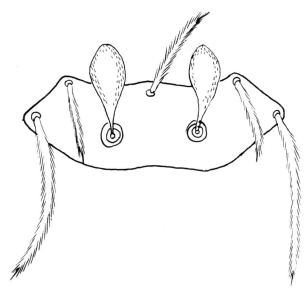

图 4-64　高山真棒恙螨［*Euschoengastia*（*E.*）*alpina* Sasa et Jameson，1954］幼螨背板

43. 中华无前恙螨 *Walchia*（*W.*）*chinensis* Chen et Hsu, 1955

中华无前恙螨是我国学者陈心陶和徐秉锟在 1955 年命名的一种恙螨。

【种名】 中华无前恙螨［*Walchia*（*W.*）*chinensis* Chen et Hsu，1955］。

【图序】图4-65,图4-66。

【同种异名】*Gahrliepia*(*Walchia*)*chinensis* Chen et Hsu,1955;*Walchia*(*Walchia*)*chinensis*(Chen et Hsu,1955)。

【分类地位】恙螨总科(Trombiculiculoidea)、恙螨科(Trombiculidae)、背展恙螨亚科(Gahrliepiinae)、无前恙螨属(*Walchia*)。

【形态鉴别】中华无前恙螨幼螨活体标本乳白色,体小型,具鲜红色眼点,饱食幼螨椭圆形,有明显的腰缩,体长421μm,宽301μm。fp=N-N-NNN。背板较小,PW=28,SD=51,后角呈90°,SD/PW=1.82,AW与PW近相等,AP明显大于PW,感毛球棒状。背板的SB位于AP中线水平。SB靠近AL和PL垂直线。fDS=2-6-6-6-6-6-4-2,DS=32～38,背毛长20～26μm。VS=42～52,腹毛长12～23μm。fcx=1.1.2。足Ⅲ基节2根毛,基节Ⅱ和Ⅲ之间无毛。足Ⅰ长164μm,足Ⅱ长135μm,足Ⅲ长164μm,Ip=463。SIF=4B-N-3-2110.0000。主要鉴别特征:足Ⅲ基节2根毛,基节Ⅱ和Ⅲ之间无毛。背板较小,PW=28,SD=51,后角呈90°,SD/PW=1.82,AW与PW近相等,AP明显大于PW,感毛球棒状。

【生态习性】中华无前恙螨幼螨的宿主动物比较广泛。据目前的文献记载,幼螨的宿主动物有黄毛鼠、褐家鼠、黄胸鼠、大足鼠、斯氏家鼠、社鼠、针毛鼠、安氏白腹鼠、黑线姬鼠、小林姬鼠、卡氏小鼠、锡金小鼠、大绒鼠、坚实猪獏等。来自福建的调查资料显示,该螨的分布沿海多于山区,随着海拔增高,数量逐渐减少。出现季节多在夏秋季,冬季也有少量发现。

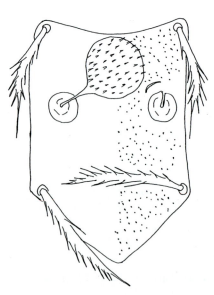

图4-65 中华无前恙螨[*Walchia*(*W.*)*chinensis* Chen et Hsu,1955]幼螨背板

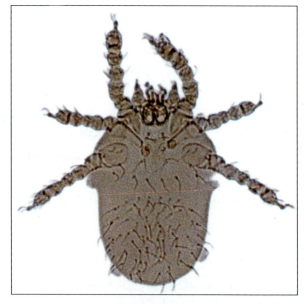

图4-66 中华无前恙螨[*Walchia*(*W.*)*chinensis* Chen et Hsu,1955]幼螨

【与疾病关系】在自然界，中华无前恙螨存在恙螨病东方体的自然感染，可能是部分地区恙虫病的潜在传播媒介。

【地理分布】据目前的文献记载，中华无前恙螨分布于我国福建、广东、广西、浙江、江西、湖南、湖北、江苏、安徽、云南、贵州和四川等地。该螨在国外的分布情况尚不清楚。

44. 攸氏无前恙螨 *Walchia*（*W.*）*ewingi* Fuller，1949

攸氏无前恙螨是 Fuller 在 1949 年命名的一种恙螨。

【种名】攸氏无前恙螨 [*Walchia*（*W.*）*ewingi* Fuller，1949]。

【图序】图 4-67，图 4-68。

【同种异名】*Gahrliepia*（*Walchia*）*ewingi* Fuller，1949；*Walchia*（*Walchia*）*ewingi*（Fuller，1949）。

【分类地位】恙螨总科（Trombiculiculoidea）、恙螨科（Trombiculidae）、背展恙螨亚科（Gahrliepiinae）、无前恙螨属（*Walchia*）。

【形态鉴别】攸氏无前恙螨饱食幼虫的虫体椭圆形，体长 413～505μm，体宽 308～505μm。须肢毛式 N-N-NNN。背板长五角形，后缘呈钝角。感毛似阔叶状，末端较尖，具稀粗棘毛，AL、PL 分支较粗长。眼点 2×2。背毛 36～42 根，排列不规则：2-6(5)-6(2)……。腹毛 47～60 根。足爪正常。足Ⅲ基节毛通常为 3 根，少数为 4 根，个别的单侧可为 2 根或 5 根，足Ⅰ长 178～193μm，足Ⅱ长 142～160μm，足Ⅲ长 174～198μm，Ip=527。SIF=4B-N-3-2110.0000。主要鉴别特征：足Ⅲ基节毛 3（4）根，足爪正常。

【生态习性】攸氏无前恙螨幼虫的宿主动物比较广泛。据目前的文献记载，宿主动物有黄胸鼠、褐家鼠、大足鼠、黄毛鼠、斯氏家鼠、小家鼠、卡氏小鼠、锡金小鼠、社鼠、针毛鼠、齐氏姬鼠、大耳姬鼠、澜沧江姬鼠、小林姬鼠、中华姬鼠、安氏白腹鼠、板齿鼠、大绒鼠、臭鼩鼱、白尾梢麝鼩、四川短尾鼩、灰腹水鼩、树鼩等。

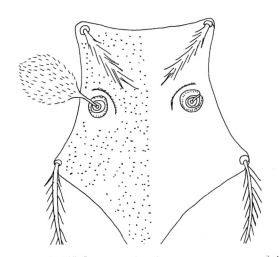

图 4-67　攸氏无前恙螨 [*Walchia*（*W.*）*ewingi* Fuller，1949] 幼螨背板

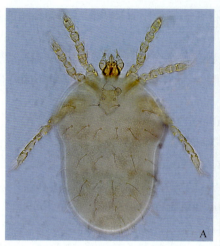 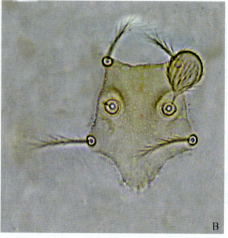

图 4-68 攸氏无前恙螨 [*Walchia*(*W.*)*ewingi* Fuller, 1949]
A. 幼螨；B. 幼螨背板

【与疾病关系】目前尚未见攸氏无前恙螨传播人类疾病的文献报道。

【地理分布】据目前的文献记载，攸氏无前恙螨主要分布在我国的广东、四川和云南等地。在国外，印度和北美等地有该螨分布记载。

（郭宪国）

45. 辫毛无前恙螨 *Walchia*（*W.*）*kritochaeta* Traub et Evans, 1957

辫毛无前恙螨是在1957年首次被命名的一种恙螨，主要寄生在鼠类等动物体表。

【种名】辫毛无前恙螨 [*Walchia*（*W.*）*kritochaeta* Traub et Evans, 1957]。

【图序】图 4-69。

【分类地位】恙螨总科（Trombiculiculoidea）、恙螨科（Trombiculidae）、背展恙螨亚科（Gahrliepiinae）、无前恙螨属（*Walchia*）。

【形态鉴别】螨体卵圆形，固封标本呈淡黄色，饱食后有显著的腰缩，体长124～319μm，宽94～207μm，fp=N-N-NNN。PL＞AL，背板的SB位于AP中线水平位置。眼点2×2，前眼比后眼大。背板毛及背毛具粗短的分支，fDS=2.6.6.4.6.6.4.4.2.（2）=40～42，VS=50～52，fst=2.2，背毛长33μm，前腹毛长18μm。fcx=1.1.1。足Ⅰ长187μm，足Ⅱ长154μm，足Ⅲ长197μm，Ip=538。SIF=4B-N-3-2110.0000。

【生态习性】主要寄生在鼠类等动物体表。

【与疾病关系】暂无相关研究报道。

【地理分布】国内主要分布于广东、湛江等地。

（石 泉）

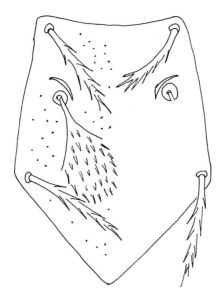

图 4-69 辫毛无前恙螨 [*Walchia*(*W.*) *kritochaeta* Traub et Evans,1957] 幼螨背板

46. 微板无前恙螨 *Walchia*(*W.*) *micropelta* Traub et Evans, 1957

微板无前恙螨是 Traub 和 Evans 在 1957 年命名的一种恙螨。

【种名】微板无前恙螨 [*Walchia*(*W.*) *micropelta* Traub et Evans,1957]。

【图序】图 4-70,图 4-71。

【同种异名】*Gahrliepia*(*Walchia*) *micropelta* Traub et Evans,1957;*Walchia*(*Walchia*) *micropelta*(Traub et Evans,1957)。

【分类地位】恙螨总科(Trombiculiculoidea)、恙螨科(Trombiculidae)、背展恙螨亚科(Gahrliepiinae)、无前恙螨属(*Walchia*)。

【形态鉴别】微板无前恙螨饱食幼螨的虫体椭圆形,体长约 432μm,体宽约 270μm。须肢毛式 N-N-NNN。背板较小,呈长五角形,背板毛分支较粗长。感毛端部呈球形,棘毛较粗长。眼点 1×1。背毛 32～35 根,排列不规则:2-6-6-2(3)……。腹毛少,38～42 根。fcx=1.1.2。足Ⅰ长 123～138μm,足Ⅱ长 106～113μm,足Ⅲ长 131～144μm,Ip 小,Ip=378。SIF=4B-N-3-2110.0000。主要鉴别特征:背板较小,感毛端部球形,腹毛少,Ip 小。

【生态习性】微板无前恙螨幼螨的宿主动物比较广泛。据目前的文献记载,微板无前恙螨的宿主动物有黄胸鼠、褐家鼠、大足鼠、斯氏家鼠、小家鼠、卡氏小鼠、锡金小鼠、社鼠、针毛鼠、安氏白腹鼠、齐氏姬鼠、小林姬鼠、青毛鼠、大绒鼠、滇绒鼠、白尾梢麝鼩、巢鼠、中华新猬等。

【与疾病关系】目前尚未见微板无前恙螨传播人类疾病的文献报道。

【地理分布】据目前的文献记载,微板无前恙螨主要分布在我国广东、广西和云南等地。在国外,泰国等地有该螨分布记载。

(郭宪国)

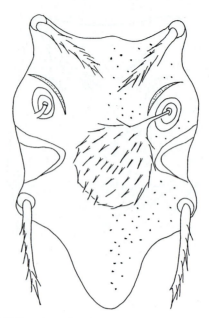

图 4-70 微板无前恙螨 [*Walchia*（*W.*）*micropelta* Traub et Evans，1957] 幼螨背板

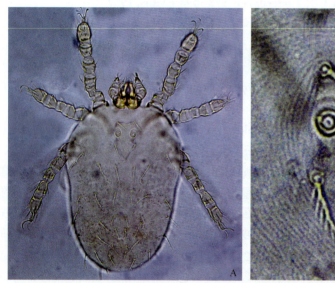
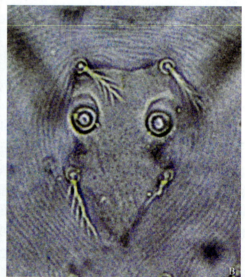

图 4-71 微板无前恙螨 [*Walchia*（*W.*）*micropelta* Traub et Evans，1957]
A. 幼螨；B. 幼螨背板

47. 队群无前恙螨 *Walchia*（*W.*）*turmalis* Gater, 1932

队群无前恙螨是 Gater 在 1932 年命名的一种恙螨。

【种名】队群无前恙螨 [*Walchia*（*W.*）*turmalis* Gater，1932]。

【图序】图 4-72，图 4-73。

【同种异名】*Gahrliepia*（*Walchia*）*turmalis* Gater，1932；*Walchia*（*Walchia*）*turmalis*（Gater，1932）。

【分类地位】恙螨总科（Trombiculiculoidea）、恙螨科（Trombiculidae）、背展恙螨

亚科（Gahrliepiinae）、无前恙螨属（*Walchia*）。

【形态鉴别】 队群无前恙螨饱食幼虫的虫体近椭圆形，体长约409μm，体宽约315μm。须肢毛式 N-N-NNN。背板近似鸟面状，后缘呈钝角，PSB 大于 ASB 的 2 倍。感毛纺锤形，小棘稀短。眼点 2×2。背板毛及背腹毛分支较稀短。背毛 36～45 根，排列不规则：2.6……。腹毛 48～49 根。fcx=1.1.1。足Ⅰ长 189～202μm，足Ⅱ长 177～179μm，足

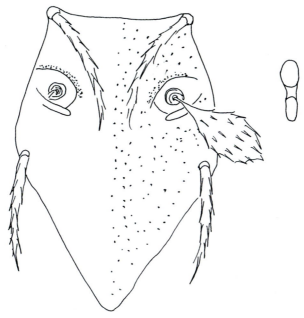

图 4-72　队群无前恙螨 [*Walchia*（*W.*）*turmalis* Gater，1932] 幼螨背板

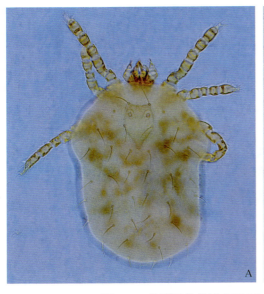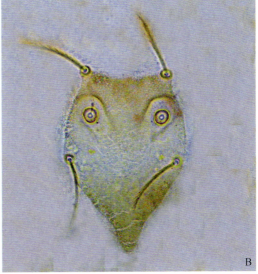

图 4-73　队群无前恙螨 [*Walchia*（*W.*）*turmalis* Gater，1932]

A. 幼螨；B. 幼螨背板

Ⅲ长202～205μm，Ip=570～584。SIF=4B-N-3-2110.0000。主要鉴别特征：背板较大，SD＞2AW，AL＞PL，PSB＞2ASB。

【生态习性】据目前的文献记载，队群无前恙螨幼虫的宿主动物有黄胸鼠、褐家鼠、斯氏家鼠、黑家鼠、黄毛鼠、针毛鼠、板齿鼠、大绒鼠、臭鼩鼱等。

【与疾病关系】目前尚未见队群无前恙螨传播人类疾病的文献报道。

【地理分布】据目前的文献记载，队群无前恙螨主要分布在我国的云南和香港等地。在国外，该螨在印度等地有分布记载。

48. 西沙无前恙螨 *Walchia*（*W.*）*xishaensis* Zhao et al., 1986

西沙无前恙螨是我国学者赵善贤、唐福天和莫冠英在1986年命名的一种恙螨，命名当初叫作"西沙华溪恙螨（*Walchia xishaensis* Zhao, Tang et Mo, 1986）"，因首先在我国的西沙群岛（永兴岛）发现，故得名。

【种名】西沙无前恙螨［*Walchia*（*W.*）*xishaensis* Zhao et al., 1986］。

【图序】图4-74，图4-75。

【同种异名】西沙华溪恙螨（*Walchia xishaensis* Zhao, Tang et Mo, 1986）；*Walchia*（*Walchia*）*xishaensis* Zhao et al., 1986。

【分类地位】恙螨总科（Trombiculiculoidea）、恙螨科（Trombiculidae）、背展恙螨亚科（Gahrliepiinae）、无前恙螨属（*Walchia*）。

【形态鉴别】西沙无前恙螨幼螨活体白色至淡黄色，体长144～410μm，宽105～308μm，具明显的腰缩。fp=N-N-NN(b)N。背板略宽短，后角约90°。感毛略似球形，膨大部分的长度约1.5倍于宽度。AL=PL，SB=PP，PW/AW=1.50，SD/PW=1.37，背板毛分支较长。眼点1×1。fDS=2.6.6.3.5.5.4.3.2=23～36，前3行的排列恒定为2.6.6……，其后不规则。SB位于AP中线水平。前背毛长26μm（24～29μm），后背毛长23μm（20～25μm），VS=46～57。前腹毛长16μm（13～16μm），后腹毛长22μm（21～23μm）。fst=2.2。fcx=1.1.2（3）。足Ⅲ基节2根毛，足Ⅰ、Ⅱ基节之间无毛。足Ⅰ长165μm（152～183）μm，足Ⅱ长143μm（129～156μm），足Ⅲ长169μm（160～187μm），Ip=477（441～526）。SIF=4B-N-3-2110.0000。主要鉴别特征：足Ⅲ基节2根毛，足Ⅰ、Ⅱ基节之间无毛。AL=PL，SB=PP，PW/AW=1.50，SD/PW=1.37，背板略宽短，后角约90°。感毛略似球形，膨大部分的长度约1.5倍于宽度。

【生态习性】据目前有限的文献记载，西沙无前恙螨幼虫的宿主动物有黄胸鼠、褐家鼠、斯氏家鼠、缅鼠、大绒鼠、澜沧江姬鼠等。

【与疾病关系】目前尚未见西沙无前恙螨传播人类疾病的文献报道。

【地理分布】据目前的文献记载，西沙无前恙螨主要分布在我国的海南（西沙群岛）和云南等地。该螨在国外的分布情况尚不清楚。

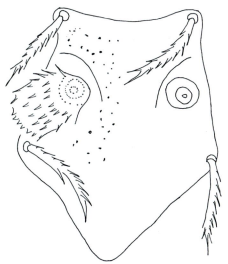

图 4-74 西沙无前恙螨 [*Walchia*（*W.*）*xishaensis* Zhao et al., 1986] 幼螨背板

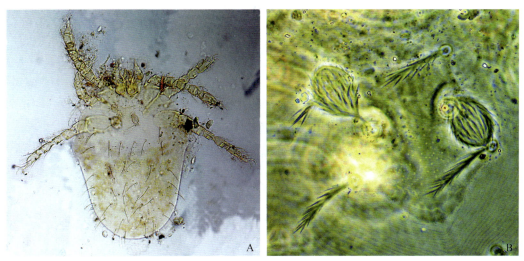

图 4-75 西沙无前恙螨 [*Walchia*（*W.*）*xishaensis* Zhao et al., 1986]
A. 幼螨；B. 幼螨感毛

49. 林谷棒六恙螨 *Schoengastiella ligula* Radford, 1946

林谷棒六恙螨是 Radford 在 1946 年命名的一种恙螨。

【种名】林谷棒六恙螨（*Schoengastiella ligula* Radford，1946）。

【图序】图 4-76，图 4-77。

【分类地位】恙螨总科（Trombicululoidea）、恙螨科（Trombiculidae）、背展恙螨亚科（Gahrliepiinae）、棒六恙螨属（*Schoengastiella*）。

【形态鉴别】林谷棒六恙螨饱食幼虫标本体长 560μm，宽 320μm，足Ⅲ基节后有腰缩。须肢毛式 fp=N-N-NNN，螯肢顶端具三角冠，Gr=3，Ga=N。背板细长，PL 之后呈舌形，除 AL 和 PL 外，位于狭窄的舌状后端部具 2 根相互靠近的 PPL，PW/SD=0.55，AP＞SB，SB 位于 AL 与 PL 中间或略前，AL=PL，感毛棒状具小棘。眼点付缺。

背毛 48 根（DS=48），长约 35μm，fDS=2-8（2）-8-4-8-6-6-4-2。胸毛 2 对，腹毛 56 根，NDV=104，fsp=7.6.6，fcx=1.1.1。足Ⅰ长 120μm，足Ⅱ长 190μm，足Ⅲ长 240μm，Ip=550。SIF=4B-N-3-2110.0000。主要鉴别特征：背板细长，PL 之后呈舌形，AP＞SB，PW/SD=0.55，AL=PL。

【生态习性】据目前的文献记载，林谷棒六恙螨幼虫的宿主动物有黄胸鼠、斯氏家鼠、针毛鼠、板齿鼠、大绒鼠、珀氏长吻松鼠、四川短尾鼩等。

【与疾病关系】在印度，林谷棒六恙螨可能是某些地区恙虫病的传播媒介。

【地理分布】根据目前的文献记载，我国云南和四川有林谷棒六恙螨分布记载。在国外，印度和泰国等地有该螨分布记载。

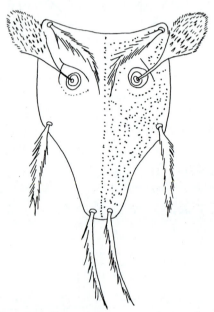

图 4-76　林谷棒六恙螨（*Schoengastiella ligula* Radford，1946）幼螨背板

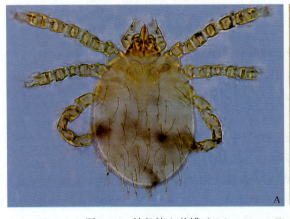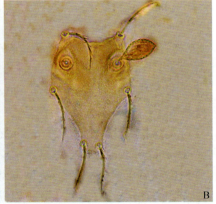

图 4-77　林谷棒六恙螨（*Schoengastiella ligula* Radford，1946）
A. 幼螨；B. 幼螨背板

50. 浙江背展恙螨 *Gahrliepia*（*Gateria*）*chekiangensis* Chu, 1964

浙江背展恙螨是我国学者瞿逢伊在1964年命名的一种恙螨。

【种名】浙江背展恙螨 [*Gahrliepia*（*Gateria*）*chekiangensis* Chu，1964]。

【图序】图4-78，图4-79。

【同种异名】*Gahrliepia*（*Gahrliepia*）*chekiangensis* Chu，1964；*Gahrliepia*（*Gateria*）*chekiangensis* Chu，1964。

【分类地位】恙螨总科（Trombiculiculoidea）、恙螨科（Trombiculidae）、背展恙螨亚科（Gahrliepiinae）、背展恙螨属（*Gahrliepia*）。

【形态鉴别】浙江背展恙螨幼螨活体标本乳白色，螨体椭圆形，体长301～389μm，体宽169～270μm。须肢毛式 fp=B-B-NNB，须肢爪分3叉，螯鞘毛光裸。背板似长六角形，背板毛20根，其中后侧毛16根。背板前缘及后缘平直，表面具细密小刻点。后侧毛排列为4-6-4-2，第4对后侧毛位于背板亚后缘。感毛球棒状。眼点2×2，前、后眼近等大，具眼板。背毛62根（DS=62），羽状，fDS=2-8-8-10-8-8-4-8-4-2。腹毛66根（VS=66），羽状，胸毛2对（fst=2.2）。足Ⅰ长273μm，足Ⅱ长242μm，足Ⅲ长277μm，Ip=792。基节毛式 fcx=1.1.1。足节式 fsp=7.6.6。主要鉴别特征：背板似长六角形，背板毛20根，其中后侧毛16根，排列为4.6.4.2。背毛62根。腹毛66根。

【生态习性】据目前的文献记载，浙江背展恙螨幼虫的宿主动物有社鼠、黑线姬鼠、齐氏姬鼠、大绒鼠、斯氏家鼠、隐纹花松鼠、四川短尾鼩等。

【与疾病关系】目前尚未见浙江背展恙螨传播人类疾病的文献报道。

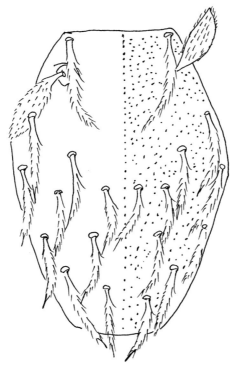

图4-78　浙江背展恙螨 [*Gahrliepia*（*Gateria*）*chekiangensis* Chu，1964] 幼螨背板

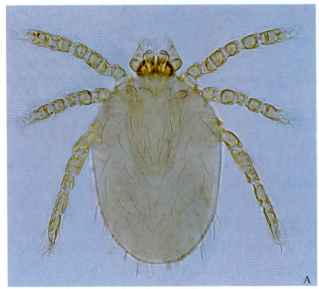 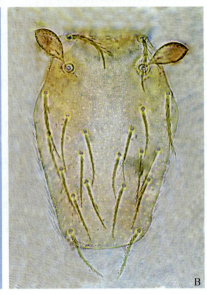

图 4-79　浙江背展恙螨 [*Gahrliepia* (*Gateria*) *chekiangensis* Chu, 1964]
A. 幼螨； B. 幼螨背板

【地理分布】据目前的文献记载，浙江背展恙螨主要分布在我国的浙江、江苏和云南等地。该螨在国外的分布情况尚不清楚。

51. 缘毛背展恙螨 *Gahrliepia* (*Gateria*) *fimbriata* Traub et Morrow, 1955

缘毛背展恙螨是 Traub 和 Morrow 在 1955 年命名的一种恙螨。

【种名】缘毛背展恙螨 [*Gahrliepia* (*Gateria*) *fimbriata* Traub et Morrow, 1955] 。

【图序】图 4-80，图 4-81。

【同种异名】*Gahrliepia* (*Gateria*) *fimbriata* Traub et Morrow, 1955。

【分类地位】恙螨总科（Trombiculiculoidea）、恙螨科（Trombiculidae）、背展恙螨亚科（Gahrliepiinae）、背展恙螨属（*Gahrliepia*）。

【形态鉴别】缘毛背展恙螨幼螨的虫体近似卵圆形，部分进食螨体平均长 305μm，宽 188μm。须肢毛式 B-B-BNB，须肢爪分 3 叉，螯鞘毛光裸。背板长六角形，SD=141μm，背板毛 8 根，其中后后侧毛 4 根。背板前缘略平直，后缘外突，表面自前方至后方密布小刻点，表面下面在感毛基之后散布有圆形大凹痕。后侧毛排列为 2.2，第 2 对后侧毛位于背板亚后缘。感毛球棒状。眼点 2×2，前眼大于后眼，具眼板。背毛 34～36 根，排列为 2.2.2.8.8.6.4.2。腹毛 54～56 根。胸毛 2 对。基节毛式 1.1.1。足节式 7.6.6。SIF=4B-N-3-2110.0000。主要鉴别特征：背板长六角形，背板毛 8 根，其中后后侧毛 4 根。须肢毛式 B-B-BNB，SD=141μm。背毛 34～36 根，腹毛 54～56 根。

【生态习性】据目前有限的文献资料记载，缘毛背展恙螨幼虫的宿主动物主要是黄胸鼠等。

【与疾病关系】目前尚未见缘毛背展恙螨传播人类疾病的文献报道。

【地理分布】据目前有限的文献记载，缘毛背展恙螨主要分布在我国的云南等地。在国外，该螨主要分布在缅甸等地。

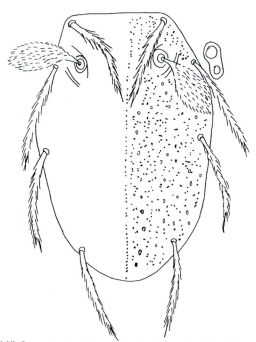

图 4-80　缘毛背展恙螨 [*Gahrliepia（Gateria）fimbriata* Traub et Morrow，1955] 幼螨背板

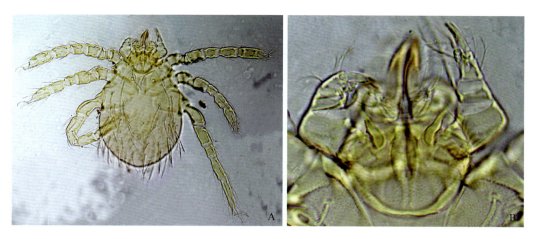

图 4-81　缘毛背展恙螨 [*Gahrliepia（Gateria）fimbriata* Traub et Morrow，1955]
A. 幼螨；B. 幼螨颚体

52. 长足背展恙螨 *Gahrliepia（Gateria）longipedalis* Yu et Yang, 1986

长足背展恙螨是我国学者余自忠和杨光荣在1986年命名的一种恙螨，开始命名为"长足葛李恙螨 [*Gahrliepia（Gahrliepia）longipedalis* Yu et Yang，1986]"，后更名为"长

足背展恙螨"。

【种名】长足背展恙螨 [*Gahrliepia*（*Gateria*）*longipedalis* Yu et Yang，1986]。

【图序】图 4-82，图 4-83。

【同种异名】*Gahrliepia*（*Gahrliepia*）*longipedalis* Yu et Yang，1986。

【分类地位】恙螨总科（Trombiculiculoidea）、恙螨科（Trombiculidae）、背展恙螨亚科（Gahrliepiinae）、背展恙螨属（*Gahrliepia*）。

【形态鉴别】长足背展恙螨幼螨活体乳白色，体长 460～580μm，体宽 340～435μm。须肢毛式 fP=B-B-NNN，须肢爪分 3 叉，螯鞘毛光裸。背板长六角形，背板前缘略内凹，后缘略外凸，表面具细密小刻点，感毛前方和后方散布有圆形大凹痕。背板毛 15～18 根，其中后侧毛 11～14 根，排列为 2-4-3-2，第 4 对后侧毛位于背板后缘，感毛棍棒状。眼点 1×1，无眼板。SD=199～208μm。背毛 45～50 根，背毛排列式 fDS=2-6-10-8-6-6-6-4-2。腹毛 63～69 根。胸毛 2 对（fst=2.2）。足节式 fsp =7.6.6。足 Ⅰ 长 330～333μm，足 Ⅱ 长 288～310μm，足 Ⅲ 长 365～378μm，Ip=983～1018。SIF=4B-N-3-2110.0000。主要鉴别特征：背板长六角形，背板毛 15～18 根，其中后侧毛 11～14 根，排列为 2-4-3-2。背毛 45～50 根，排列为 2-6-10-8-6-6-6-4-2。腹毛 63～69 根。SD=199～208μm。

【生态习性】据目前的资料记载，长足背展恙螨幼螨的宿主动物有安氏白腹鼠、社鼠、针毛鼠、大绒鼠、中华姬鼠、锡金小鼠、卡氏小鼠、大足鼠、黄胸鼠、斯氏家鼠、巢鼠、臭鼩鼱、四川短尾鼩、白尾梢麝鼩等。

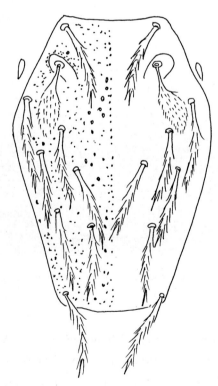

图 4-82　长足背展恙螨 [*Gahrliepia*（*Gateria*）*longipedalis* Yu et Yang，1986] 幼螨背板

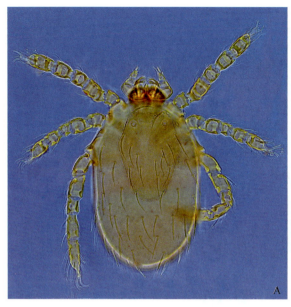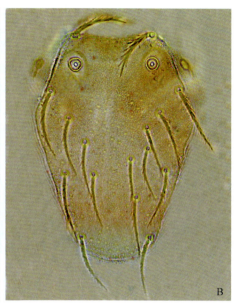

图 4-83 长足背展恙螨［*Gahrliepia*（*Gateria*）*longipedalis* Yu et Yang，1986］
A. 幼螨；B. 幼螨背板

【与疾病关系】目前尚未见长足背展恙螨传播人类疾病的文献报道。

【地理分布】据目前的文献记载，长足背展恙螨主要分布在我国云南和四川等地。该螨在国外的分布情况尚不清楚。

（郭宪国）

53. 并比间毛恙螨 *Intermedialia bingbi* Wen et Xiang, 1984

并比间毛恙螨是在 1984 首先被命名的一种恙螨，为鼠类的体表寄生虫之一。

【种名】并比间毛恙螨（*Intermedialia bingbi* Wen et Xiang，1984）。

【图序】图 4-84。

【分类地位】恙螨总科（Trombiculiculoidea）、恙螨科（Trombiculidae）、背展恙螨亚科（Gahrliepiinae）、间毛恙螨属（*Intermedialia*）。

【形态鉴别】饱血螨体长 363μm，宽 313μm。须肢毛式 B-B-NNB。体毛具细长分支背毛 48 根，排列为 4.6.7.8.9.6.6.2。背板呈七边形，具密集刻点，长宽比为 1.8∶1，后缘呈钝角，背板毛 22 根，眼点 2×2。腹毛 72 根。足跗毛Ⅰ＞Ⅱ，足Ⅲ腹股毛光裸。足Ⅰ长 225μm，足Ⅱ长 210μm，足Ⅲ长 270μm，Ip=705。

SIF=4B-N-3-2110.0000。

【生态习性】曾于云南龙陵县鼠体上发现该螨。

【与疾病关系】暂未见相关报道。

【地理分布】国内主要分布于云南省。

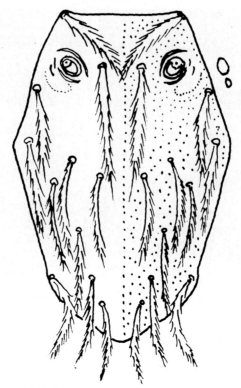

图 4-84 并比间毛恙螨（*Intermedialia bingbi* Wen et Xiang，1984）幼螨背板

二、列恙螨科（Leeuwenhoekiidae Womersley, 1944）

列恙螨科包括的螨种较少，我国已知列恙螨科的恙螨有 20 余种，其幼螨分颚体和躯体两部分。颚体位于躯体前端，由须肢和螯肢组成。躯体有足 3 对，其背面前端有 1 块背板（盾板），形状不一，具 1 对感器，板上具 2 根前中毛（AM=2）或具前中突，或同时具 2 根前中毛（AM=2）和前中突。

1. 显毛螯齿恙螨 *Odontacarus conspicuus* Chen et Hsu, 1955

显毛螯齿恙螨是 Chen et Hsu 在 1955 年首先命名的一种恙螨。

【种名】显毛螯齿恙螨（*Odontacarus conspicuus* Chen et Hsu，1955）。

【图序】图 4-85。

【分类地位】恙螨总科（Trombiculiculoidea）、恙螨科（Trombiculidae）、列恙螨亚科（Leeuwenhoekiinae）、螯齿恙螨属（*Odontacarus*）。

【形态鉴别】体长 399～566μm，宽 207～286μm。须肢毛式为 B-B-BBB，各节上着生的毛均较粗，且分支显著又密，螯鞘毛具分支，呈羽状，须肢 2 分叉。背板呈五角形，PW/SD=1.45。背板毛 6 根，PL＞AM＞AL，前后侧毛距小于后侧毛与感毛间距（AP＜PS），AP＜SB，SB 后侧毛处于同一直线上，感毛光裸无分支。足节式 6.6.6，fcx=2.1.1。足Ⅰ长 317～321μm，足Ⅱ长 286～304μm，足Ⅲ长 327～348μm，Ip=934～969。

SIF=7B-B-2-1111.0000。

【生态习性】暂未见相关报道。

【与疾病关系】暂未见相关报道。

【地理分布】仅在广东发现该螨。

（石　泉）

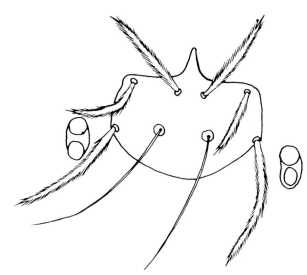

图 4-85　显毛螯齿恙螨（*Odontacarus conspicuus* Chen et Hsu，1955）幼螨背板

2. 巨螯齿恙螨 *Odontacarus majesticus* Chen et Hsu, 1955

巨螯齿恙螨是我国学者陈心陶和徐秉锟在 1955 年命名的一种恙螨。

【种名】巨螯齿恙螨（*Odontacarus majesticus* Chen et Hsu，1955）。

【图序】图 4-86。

【分类地位】恙螨总科（Trombiculiculoidea）、列恙螨科（Leeuwenhoekiidae）、列恙螨亚科（Leeuwenhoekiinae）、螯齿恙螨属（*Odontacarus*）。

【形态鉴别】巨螯齿恙螨幼虫的虫体肥大，长椭圆形，饱食幼螨体长 825μm，体宽 440μm，颚体长 140μm。须肢毛式 fp=B-B-BBB。胫侧毛分支细小，而胫腹毛却有细长的分支。须肢爪分 2 叉，螯鞘毛羽状分枝，螯肢呈刀形，其背面（凹面）亚末端有 6～7 个小齿，腹面（凸面）1 个小齿。背板呈五角形，PW/SD=1.5，前中突顶端较尖，背板毛 6 根（2AL+2AM+2PL），PL＞AL＞AM，AP<PS，AP<SB，SB 位于后侧毛之间的连线上。感毛丝状，由基部至末端均光裸，无分支。眼点 2×2，前眼＞后眼，位于眼板上。背毛 64～92 根，背毛排列式 fDS=12-9-6-9-6-12-9-9……。胸毛 1 对，腹毛 78～92 根，NDV=142～184。足节式 fsp=6.6.6，fcx=2.1.1，足膝胫节 1.1.1.1。足Ⅰ长 331μm，足Ⅱ长 304μm，足Ⅲ长 345μm，Ip=980。SIF=7B-B-2-1111.0000。主要鉴别特征：幼虫活体时为白色，背板五角形，AP＜SB，PW/SD=1.5，PL＞AM。须肢爪为 2 叉。感毛丝状，由基部至末

端均光裸，无分支。

【生态习性】 据目前的资料记载，巨螯齿恙螨幼虫的宿主动物有褐家鼠、黄胸鼠、黑家鼠、斯氏家鼠、大臭鼩、黄鼬、家兔、家犬、家猫、家猪、山羊等。有文献报道，该恙螨5～10月份在鼠体的寄生率最高，该螨若虫、成虫喜食新鲜的蚤卵，用蚤卵培养能正常发育生长，在室温23～33℃，相对湿度100%条件下，饱食幼虫经8～25天的发育后变为若蛹，若蛹期13～19天，若虫期10～25天，成蛹期6～10天，成虫培养26～37天后体内含有成熟的卵。

【与疾病关系】 目前已证实巨螯齿恙螨存在恙虫病东方体的自然感染，怀疑该螨可能是恙虫病的潜在传播媒介。

【地理分布】 据目前文献记载，巨螯齿恙螨主要分布在我国的广东、广西、上海、江苏、江西、福建、浙江、安徽、山东、湖北、湖南和四川等地。该螨在国外的分布情况不详。

（郭宪国）

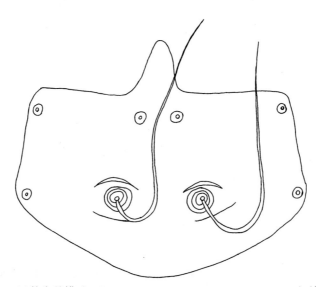

图 4-86 巨螯齿恙螨（*Odontacarus majesticus* Chen et Hsu，1955）幼螨背板

3. 尖螯甲梯恙螨 *Chatia acrichela* Wen et al., 1984

尖螯甲梯恙螨是Wen等在1984年首先命名的一种恙螨，为鼠类的体表寄生虫之一。

【种名】 尖螯甲梯恙螨（*Chatia acrichela* Wen et al., 1984）。

【图序】 图4-87。

【分类地位】 恙螨总科（Trombiculiculoidea）、列恙螨科（Leeuwenhoekiidae）、列恙螨亚科（Leeuwenhoekiinae）、甲梯恙螨属（*Chatia*）。

【形态鉴别】 螨体平均长533μm，宽333μm，呈长椭圆形，有浅腰缩。须肢爪分3叉，毛式B-B-BNN，螯鞘毛光裸，中段有小刺。背毛73根，纤细，分支为短棘状，排列为2.14.8.10.12.10.8.4.1。背板毛6根，前后侧毛距略大于后侧毛与感毛间距（AP＞PS），背板梯形，长宽比为 1 ∶ 2.1，前缘中央向前略凸，PL 角骨化较深。腹毛 63 根，具纤细分支，胸毛 2 对。足Ⅲ基节毛短，位于节的前缘内侧角，足节式 6.6.6，基节毛式 2.1.1。足Ⅰ长 400μm，足Ⅱ长 355μm，足Ⅲ长 405 μm，Ip=1160。SIF=7B-N-3-2111.0000。

【生态习性】曾在四川甘孜州丹巴县社鼠耳窝内采集到该螨。

【与疾病关系】暂未见相关报道。

【地理分布】国内主要分布于四川省。

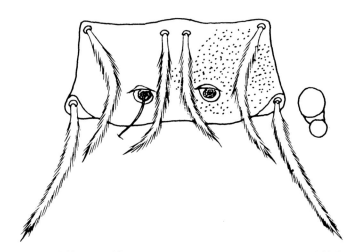

图 4-87　尖螯甲梯恙螨（*Chatia acrichela* Wen et al.，1984）幼螨背板

4. 尖鞘滑顿恙螨 *Whartonia acutigalea* Wang et Lin, 1985

尖鞘滑顿恙螨是在 1985 首先被命名的一种恙螨，为蝠类的体表寄生虫之一。

【种名】尖鞘滑顿恙螨（*Whartonia acutigalea* Wang et Lin，1985）。

【图序】图 4-88。

【分类地位】恙螨总科（Trombiculiculoidea）、列恙螨科（Leeuwenhoekiidae）、列恙螨亚科（Leeuwenhoekiinae）、滑顿恙螨属（*Whartonia*）。

【形态鉴别】螨体长椭圆形呈乳白色，长 1204～1445μm，宽 774～946μm。螯肢爪上有 15～17 个巨大的背齿，近基部着生的 8～9 个齿较大。须肢细长，毛式 B-B-BBB，Gr=3。眼点 2×2，位于眼板上，与 PLa 处于同一直线，距背板远。背毛 56～61 根，排列为 9(8～11).10(7～10).8(11).10.10(9～12).5(4～7).4(3～4).2(0～2)，背板似矩形，前缘在 AL 内侧向前凸出显著，也在 AM 前突出；AM > PL > AL，PW > AW，PLs 前于 SB。腹面具腹齿，较宽且无钩，Ga=B，腹毛 72～89 根，肩毛 8～10 根，Ip=2167～2236。SIF=7B-B-3-3211.0000。

【生态习性】曾在福建龙岩的小家蝠上采集到该螨。

【与疾病关系】暂未见相关报道。

【地理分布】国内主要分布于福建省。

（石　泉）

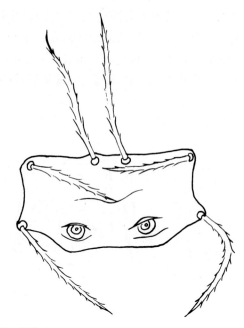

图 4-88　尖鞘滑顿恙螨（*Whartonia acutigalea* Wang et Lin，1985）幼螨背板

参 考 文 献

耿明璐，郭宪国，郭宾．2013．云南省部分地区微红纤恙螨的分布及宿主选择．中华流行病学杂志，34（2）：152-156．

郭宾，耿明璐，郭宪国．2013．于氏纤恙螨在云南省部分地区的分布及宿主选择．大理学院学报，12（3）：20-25．

郭宾，郭宪国，耿明璐，等．2013．西盟合轮恙螨在云南省部分地区的分布及宿主选择．中国人兽共患病学报，29（4）：418-421．

蒋文丽，郭宪国，宋文宇，等．2017．云南省微红纤恙螨分布规律的进一步研究．中国病原生物学杂志，12（10）：979-982，993．

蒋文丽，郭宪国，杨志华．2017．高湖纤恙螨的研究现状．中国病原生物学杂志，12（5）：484-486．

黎家灿．1997．中国恙螨：恙虫病媒介和病原研究．广州：广东科技出版社．

李朝品．2006．医学蜱螨学．北京：人民军医出版社．

李朝品．2009．医学节肢动物学．北京：人民卫生出版社．

李贵昌，刘起勇．2018．恙虫病的流行现状．疾病监测，33（2）：129-138．

林浩，董文鸽，宋文宇，等．2016．微红纤恙螨与地里纤恙螨的形态学比较．大理大学学报（自然科学版），1（12）：62-66．

林浩，郭宪国，董文鸽，等．2015．微红纤恙螨研究现状．中华流行病学杂志，36（12）：1445-1448．

林浩，郭宪国，董文鸽，等．2016．云南省微红纤恙螨形态学研究．中国病原生物学杂志，11（2）：154-160．

林上进，郭宪国．2012．我国小板纤恙螨及其与人类疾病的关系．安徽农业科学，40（1）：188-190．

詹银珠，郭宪国，左小华，等．2011．云南省19县（市）小板纤恙螨地区分布及宿主选择研究．中国寄生虫学与寄生虫病杂志，29（5）：393-396．

詹银珠，郭宪国，左小华，等. 2011. 云南省 19 个县（市）印度囊棒恙螨的分布调查. 中国媒介生物学及控制杂志，22（6）：521-524.

詹银珠，郭宪国，左小华，等. 2011. 云南省部分地区地里纤恙螨分布调查. 中华流行病学杂志，32（1）：13-16.

Cao M, Che L, Zhang J, et al. 2016. Determination of scrub typhus suggests a new epidemic focus in the Anhui province of China. Scientific Reports, 6: 20737.

Chuluun B, Mariana A, Ho T, et al. 2005. A preliminary survey of ectoparasites of small mammals in Kuala Selangor Nature Park. Tropical Biomedicine, 22（2）：243-247.

Guo XG, Speakman JR, Dong WG, et al. 2013. Ectoparasitic insects and mites on Yunnan red-backed voles （*Eothenomys miletus*） from a localized area in southwest China. Parasitology Research, 112（10）：3543-3549.

Huang Y, Zhao L, Zhang Z, et al. 2017. Detection of a novel rickettsia from *Leptotrombidium scutellare* mites （Acari: Trombiculidae） from Shandong of China. Journal of Medical Entomology, 54（3）：544-549.

Lv Y, Guo XG, Jin DC. 2018. Research Progress on *Leptotrombidium deliense*.The Korean Journal of Parasitology, 56（4）：313-324.

Peng PY, Guo XG, Jin DC, et al. 2017. New record of the scrub typhus vector, *Leptotrombidium rubellum*, in southwest China. Journal of Medical Entomology, 54（6）：1767-1770.

Peng PY, Guo XG, Jin DC, et al. 2017. Species abundance distribution and ecological niches of chigger mites on small mammals in Yunnan province, southwest China. Biologia, 72（9）：1031-1040.

Peng PY, Guo XG, Jin DC, et al. 2018. Landscapes with different biodiversity influence distribution of small mammals and their ectoparasitic chigger mites: a comparative study from southwest China. PLoS ONE, 13（1）：e0189987.

Peng PY, Guo XG, Ren TG, et al. 2015. Faunal analysis of chigger mites （Acari: Prostigmata） on small mammals in Yunnan province, southwest China. Parasitology Research, 114（8）：2815-2833.

Peng PY, Guo XG, Ren TG, et al. 2016. An updated distribution and hosts: trombiculid mites （Acari: Trombidiformes） associated with small mammals in Yunnan province, southwest China. Parasitology Research, 115（5）：1923-1938.

Peng PY, Guo XG, Ren TG, et al. 2016. Species diversity of ectoparasitic chigger mites（Acari: Prostigmata）on small mammals in Yunnan province, China. Parasitology Research, 115（9）：3605-3618.

Peng PY, Guo XG, Song WY, et al. 2015. Analysis of ectoparasites（chigger mites, gamasid mites, fleas and sucking lice）of the Yunnan red-backed vole（*Eothenomys miletus*）sampled throughout its range in southwest China. Medical and Veterinary Entomology, 29（4）：403-415.

Peng PY, Guo XG, Song WY, et al. 2016. Ectoparasitic chigger mites on large oriental vole（*Eothenomys miletus*）across southwest, China. Parasitology Research, 115（2）：623-632.

Phasomkusolsil S, Tanskul P, Ratanatham S, et al. 2012. Influence of *Orientia tsutsugamushi* infection on the developmental biology of *Leptotrombidium imphalum* and *Leptotrombidium chiangraiensis*（Acari: Trombiculidae）. Journal of Medical Entomology, 49（6）：1270-1275.

Rodkvamtook W, Gaywee J, Kanjanavanit S, et al. 2013. Scrub typhus outbreak, northern Thailand, 2006-2007. Emerging Infectious Diseases, 19（5）：774-777.

Roh JY, Song BG, Park WI, et al. 2014. Coincidence between geographical distribution of *Leptotrombidium scutellare* and scrub typhus incidence in South Korea. PLoS ONE, 9 (12): e113193.

Seto J, Suzuki Y, Otani K, et al. 2013. Proposed vector candidate: *Leptotrombidium palpale* for Shimokoshi type *Orientia tsutsugamushi*. Microbiology and Immunology, 57 (2): 111-117.

Shatrov AB. 2015. Comparative morphology and ultrastructure of the prosomal salivary glands in the unfed larvae *Leptotrombidium orientale* (Acariformes, Trombiculidae), a possible vector of tsutsugamushi disease agent. Experimental and Applied Acarology, 66 (3): 347-367.

Shin EH, Roh JY, Park WI, et al. 2014. Transovarial transmission of *Orientia tsutsugamushi* in *Leptotrombidium palpale* (Acari: Trombiculidae). PLoS ONE, 9 (4): e88453.

Takhampunya R, Tippayachai B, Korkusol A, et al. 2016. Transovarial transmission of co-existing *Orientia tsutsugamushi* genotypes in laboratory-reared *Leptotrombidium imphalum*. Vector-Borne and Zoonotic Diseases, 16 (1): 33-41.

Tilak R, Kunwar R, Wankhade UB, Tilak VW. 2011. Emergence of *Schoengastiella ligula* as the vector of scrub typhus outbreak in Darjeeling: has *Leptotrombidium deliense* been replaced? Indian Journal of Public Health, 55 (2): 92-99.

Wen TH, Gui YY. 2000. Redescriptions of two sibling species of the genus *Gateria* recorded in Zhejiang province, China (Acariformes: Walchiidae). Systematic and Applied Acarology, 5 (1): 177-182.

Zheng XY. 2014. Tsutsugamushi disease in China//Mehlhorn H, Wu Z, Ye B. Treatment of human parasitosis in traditional Chinese medicine. Parasitology Research Monographs, 6: 255-268. Springer, Berlin, Heidelberg.

第五章 粉　　螨

目前粉螨分类系统仍待完善，Hughes（1976）将原来属于粉螨总股（Acaridiae）的类群提升为无气门目（Astigmata），O'Connor（2009）又将无气门亚目（以往列为目或亚目）降格，列于甲螨亚目（Oribatida）下的无气门股（Astigmatina）。目一级的分类各学者使用的系统和术语尚不统一，科一级的分类系统更是混乱，至于种名问题则更多。但将粉螨列为目或亚目下设若干科的分类意见得到了研究者的广泛认同。全球约有粉螨1400种，我国目前已记录的约有150种。

粉螨大小多在120～500μm，体扁，呈椭圆形；体壁薄，柔软，半透明，较光滑；体躯一般以围颚沟（circumcapitular suture）为界分为颚体（gnathosoma）和躯体（idiosoma）两部分（图5-1）。颚体（图5-2）构成体躯的前端部分，其上着生有螯肢和须肢。螯肢由定趾和动趾组成，呈钳状，两侧扁平，内缘常具有刺或齿（图5-3）。须肢小，1～2节，紧贴于颚体（图5-4）。躯体卵圆形，无气门，前端背面多有一块背板（图5-5）。体色各异，从乳白色至棕褐色，表皮光滑，或粗糙，或具有细的皱纹。足的基节同腹面愈合，跗节常

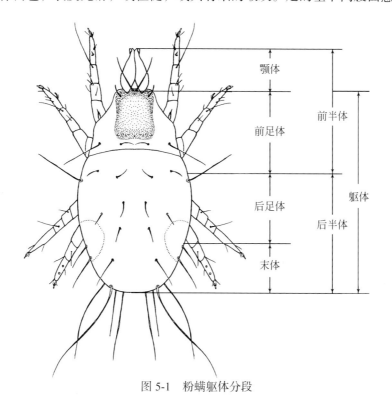

图5-1　粉螨躯体分段

有单爪，或爪退化（图5-6）。雄螨有阳茎且多具肛吸盘（图5-7，图5-8），足Ⅳ跗节背面具跗节吸盘一对（图5-9）。雌螨有产卵孔，无肛吸盘及跗节吸盘。粉螨躯体背面、腹面、足上着生各种刚毛（图5-10～图5-12），尤其足上的刚毛更多，特别是足Ⅰ跗节上的刚毛多而复杂。刚毛有长、短、粗、细、栉状、羽状、棒状等多种类型（图5-13），其长短和形状及排列方式因种而异，但对于某一种粉螨而言其躯体和足Ⅰ跗节上的刚毛却是固定不变的，因此刚毛可作为粉螨鉴定与分类的重要依据。

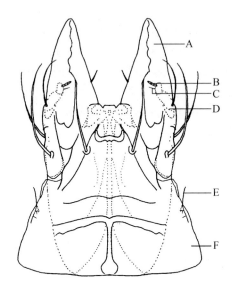

图5-2 食甜螨属（*Glycyphagus*）颚体腹面
A.螯肢；B.感棒；C.芥毛；D.须肢；E.基节上毛；F.颚体基部

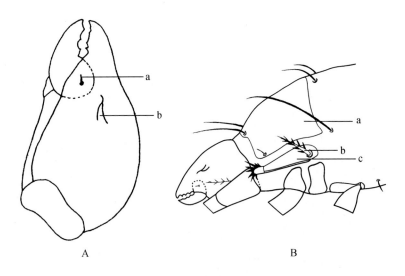

图5-3 粉螨螯肢和前侧面
A.粗脚粉螨（*Acarus siro*）螯肢内面：a.上颚刺，b.锥形距；B.粉螨前侧面：a.前足体背板，b.基节上毛，c.格氏器

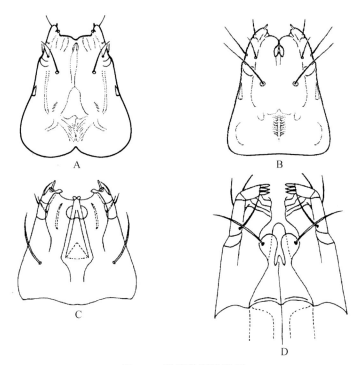

图 5-4 粉螨科须肢特征
A. 粉螨属；B. 食酪螨属；C. 粗脚粉螨（*Acarus siro*）除去螯肢的颚体背面；D. 害嗜鳞螨（*Lepidoglyphus destructor*）颚体腹面

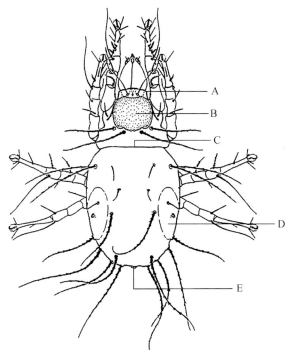

图 5-5 一种食酪螨（*Tyrophagus* sp.）雌螨（♀）背面
A. 围颚沟；B. 前背板；C. 背沟；D. 末体腺；E. 交配囊

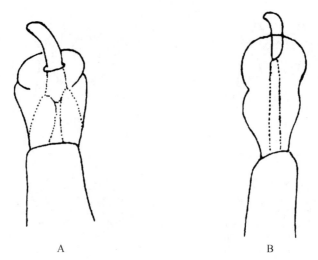

图 5-6　粉螨足跗节柄吸盘
A. 食甜螨属（*Glycyphagus*）；B. 根螨属（*Rhizoglyphus*）

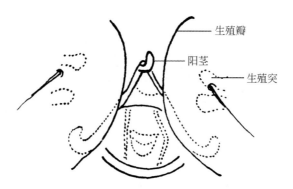

图 5-7　腐食酪螨（*Tyrophagus putrescentiae* Schrank，1781）（♂）外生殖器区

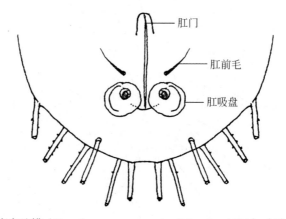

图 5-8　腐食酪螨（*Tyrophagus putrescentiae* Schrank，1781）（♂）腹面后端

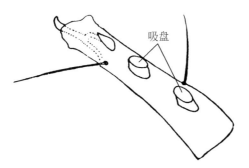

图 5-9　干向酪螨（*Tyrolichus casei* Oudemans，1910）（♂）足Ⅳ跗节背面的吸盘

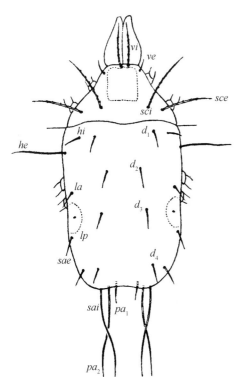

图 5-10　粗脚粉螨（*Acarus siro* Linnaeus，1758）背面刚毛

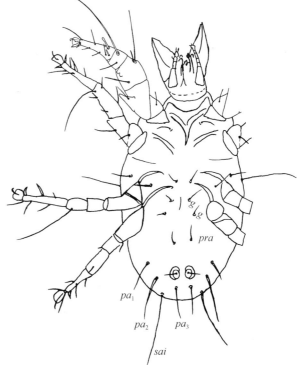

图 5-11　粗脚粉螨（*Acarus siro* Linnaeus，1758）（♂）腹面刚毛

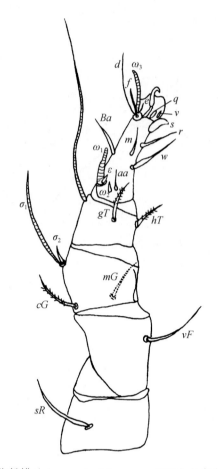

图 5-12 粗脚粉螨（*Acarus siro* Linnaeus，1758）足各节毛序与位置

sR：基节毛；vF：股节毛；cG，mG：膝节毛；σ_1，σ_2，$\omega_1 \sim \omega_3$：感棒；gT，hT：胫节毛；ε：芥毛；aa：亚基侧毛；w：腹中毛；m：正中毛；Ba：背中毛；r：侧中毛；s：腹端刺；q，v：内腹端刺；e：第二背端毛；f：正中端毛；d：第一背端毛

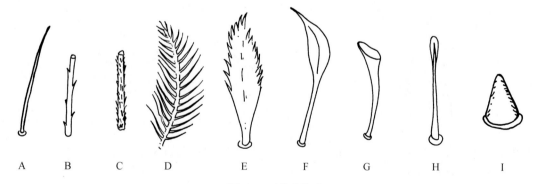

图 5-13 刚毛类型

A. 光滑或简单；B. 稍有栉齿；C. 栉齿状；D. 双栉齿状；E. 缘缨状；F. 叶状或镰状；G. 吸盘状；H. 匙状；I. 刺状

粉螨的生活史包括两个阶段，第一阶段为胚胎发育，自卵受精后开始至卵孵化出幼螨，此阶段在卵内完成；第二阶段为胚后发育，从卵孵化出幼螨开始直至螨发育成性成熟的成螨。螨类完成一个世代所需的时间因种类、环境和气候条件而异，其中环境因子（如温湿度）是重要的影响因素。粉螨生活史可分为6个发育时期，即卵（egg）、幼螨（larva）、第一若螨（protonymph）又称前若螨、第二若螨（deutonymph）又称休眠体（hypopus）、第三若螨（tritonymph）又称后若螨和成螨（adult）（图5-14）。粉螨的生活史中有一个特殊的发育期，即休眠体期。粉螨生活史中具有休眠体的现象在动物界可能是独一无二的。

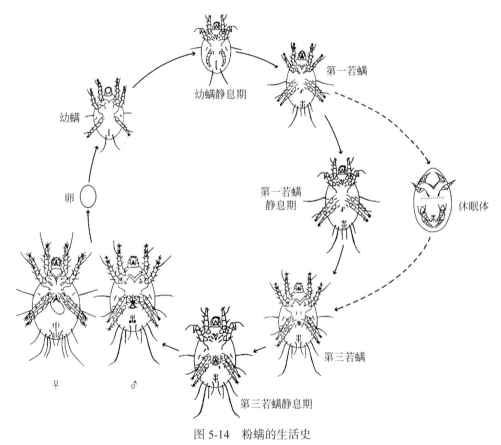

图5-14 粉螨的生活史

粉螨休眠体（图5-15～图5-18）能吸附于昆虫、螨类及小型哺乳动物而被携带传播。粉螨休眠体是在外界环境恶劣时由第一若螨产生的。在形态上休眠体与第一若螨、第三若螨有显著不同；在机能上能抵御干燥和寒冷等不利环境。休眠体多不食不动，亦有活动的休眠体。

粉螨营自生生活，生存环境多样，主要孳生在粮食仓库、粮食加工厂、家居环境、饲料库、中草药库、纺织厂和畜禽圈舍等场所，其排泄物、分泌物可污染食物和日常生活用品，导致其出现异味、变色或品质下降。粉螨以植物或动物有机残屑为食，为害粮食、干果、中药材、食用菌、动物饲料、调味品、纺织品及其他储藏物等，造成其质量降低或变质。如果动物饲料被螨类严重污染，会导致动物消瘦、发育迟缓、产奶量减少等。

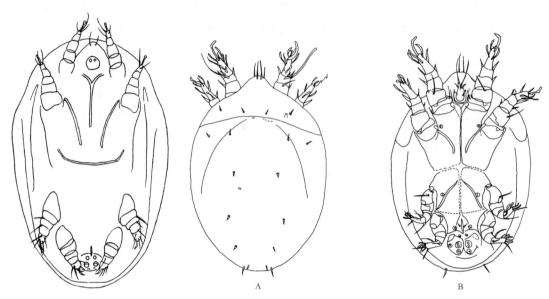

图 5-15　薄粉螨（*Acarus gracilis* Hughes，1957）休眠体腹面

图 5-16　罗宾根螨（*Rhizoglyphus robini* Claparede，1869）休眠体
A.背面；B.腹面

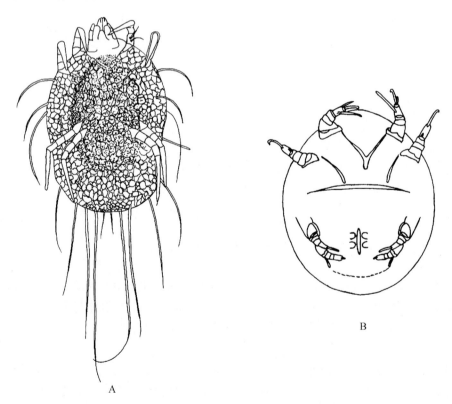

图 5-17　害嗜鳞螨（*Lepidoglyphus destructor* Schrank，1781）休眠体
A.休眠体包裹在第一若螨的表皮中（腹面）；B.不活动的休眠体（腹面）

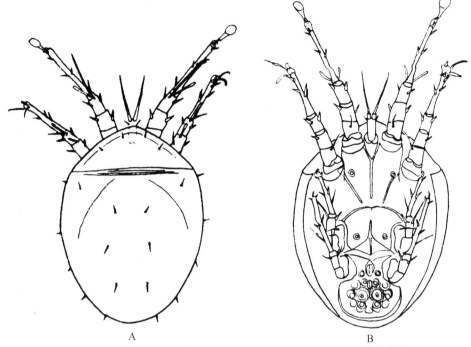

图 5-18　速生薄口螨（*Histiostoma feroniarum* Dufour，1839）休眠体
A. 背面；B. 腹面

（李朝品）

一、粉螨科（Acaridae Ewing & Nesbitt, 1942）

粉螨科螨类的躯体被背沟分为前足体和后半体两部分，常有前足体背板，表皮光滑、粗糙或增厚成板，一般无细致的皱纹，但皱皮螨属例外。粉螨躯体刚毛多数光滑，有的略有栉齿，但无明显的分栉或呈叶状。爪常发达，以1对骨片与跗节末端相连，前跗节柔软并包围爪和骨片；若前跗节延长，则雌螨的爪分叉。足Ⅰ、Ⅱ跗节的ω_1着生在跗节基部。雌螨的生殖孔为一条长的裂缝，并为1对生殖褶所蔽盖，在每个生殖褶的内面有1对生殖感觉器；雄螨常有肛吸盘1对和跗节吸盘2对。

1. 粗脚粉螨 *Acarus siro* Linnaeus，1758

粗脚粉螨是 Linnaeus（1758）首先命名的一种粉螨，常孳生于面粉、小麦、中药材及饲料中，是最早发现的储藏物螨类。

【种名】粗脚粉螨（*Acarus siro* Linnaeus，1758）。

【图序】图 5-19～图 5-21。

【同种异名】*Acarus siro* var. *farinae* Linnaeus，1758；*Aleurobius farinae* var. *africana* Oudemans，1906；*Tyrophagus farinae* De Geer，1778。

【分类地位】粉螨科（Acaridae）、粉螨属（*Acarus*）。

【形态鉴别】螨体椭圆形，无色或呈很淡的黄色。基节上毛（*scx*）基部膨大，有粗栉齿。格氏器（G）为表皮皱褶，端部延伸为丝状物。顶外毛（ve）很短，不及顶内毛（vi）的1/4，vi长至螯肢顶端。后半体刚毛肩内毛（hi）、前侧毛（la）、后侧毛（lp）和背毛$d_1 \sim d_4$均短，特别是d_2或d_3的长度不超过该毛基部至紧邻该毛后方的刚毛基部之间的距离。足Ⅰ膝节感棒σ_1长度是σ_2的3倍以上。足Ⅰ、Ⅱ跗节的第一感棒（ω_1）斜生，形成的角度一般小于45°，ω_1在基部最粗，然后逐渐变细直到顶端膨大处。

雄螨：躯体长320～460μm，足Ⅰ的膝节和股节增大，使足Ⅰ变粗，股节腹面有一刺状突起，突起上有股节毛（vF）；足Ⅰ膝节腹面有2对由表皮形成的小钝刺。跗节顶端的刺u和v愈合成一大刺，足Ⅲ、Ⅳ跗节上的中腹端刺（s）增大，最长边与跗节的爪等长。支撑阳茎（P）的侧支在后面分叉，阳茎为"弓"形管状物，末端钝。肛门后缘有1对肛吸盘。

雌螨：躯体长350～650μm，外形与雄螨相似。躯体后缘因交配囊略凹，背面刚毛栉齿较雄螨少。足Ⅰ未变粗，股节无锥状突起，跗节的端刺u和v是分开的，且比中腹端刺（s）小；所有足的s都较大，且向后弯曲。

【生态习性】粗脚粉螨是重要的仓储螨类之一，常见的孳生场所有面粉厂、轧花厂、粮食仓库、动物饲料仓库、中药材仓库、草堆和蜂箱等。因此，常在粮食、中药材、居室灰尘、食用菌栽培料及粮食制品等中发现该螨。由于其生境较稳定，故一年四季均可发现该螨。

粗脚粉螨生活史包括卵、幼螨、第一若螨、第三若螨和成螨，在不适环境条件下，第一若螨期后也可出现休眠体期，当条件适宜后再进入第三若螨期继续发育。该螨的繁殖方式为两性生殖，也能进行孤雌生殖，孤雌生殖的后代为雄性。粗脚粉螨生长发育的最适宜温度为25～28℃。在温度25℃、相对湿度90%的条件下，粗脚粉螨一年可发生25～30代，1代约需10天。

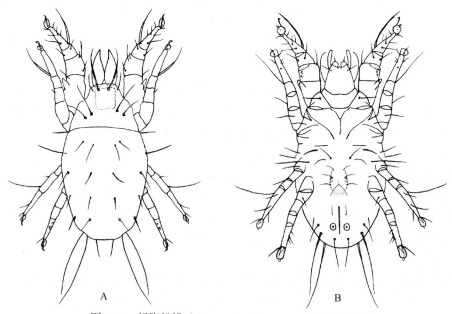

图5-19　粗脚粉螨（*Acarus siro* Linnaeus，1758）（♂）
A.背面；B.腹面

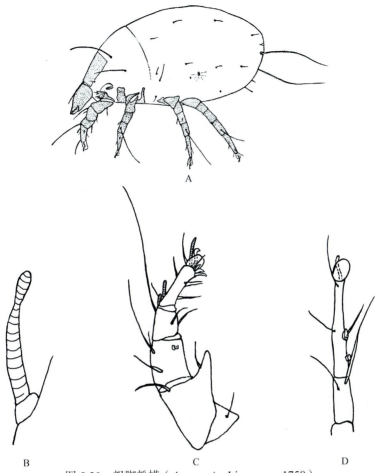

图 5-20　粗脚粉螨（*Acarus siro* Linnaeus，1758）
A.（♀）侧面；B～D.足

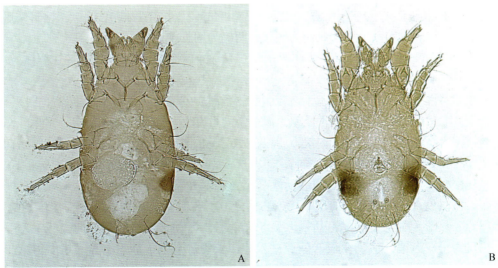

图 5-21　粗脚粉螨（*Acarus siro* Linnaeus，1758）
A.（♀）腹面；B.（♂）腹面

【与疾病关系】粗脚粉螨的分泌物、排泄物、碎屑及死亡螨体崩解产物等均是强烈变应原，人体接触这些变应原后可引起过敏性皮炎或皮疹。此外，粗脚粉螨可非特异侵染人体引起疾病。

【地理分布】国内主要见于北京、上海、云南、黑龙江、安徽、江苏、江西、甘肃、吉林、西藏、四川和台湾等。国外分布于英格兰、加拿大等，呈世界性分布。

（李朝品　陶　宁）

2. 腐食酪螨 *Tyrophagus putrescentiae* Schrank, 1781

腐食酪螨由 Schrank 于 1781 年首先命名。该螨呈世界性分布，常孳生于食用菌、脂肪及蛋白质含量较多的贮存食品中。

【种名】腐食酪螨（*Tyrophagus putrescentiae* Schrank，1781）。

【图序】图 5-22 ～图 5-24。

【同种异名】*Tyrophagus castellanii* Hirst，1912；*Tyrophagus noxius* Zachvatkin，1935；*Tyrophagus brauni* E.& F. Turk，1957。

【分类地位】粉螨科（Acaridae）、食酪螨属（*Tyrophagus*）。

【形态鉴别】螨体无色，螯肢和足略带红色，表皮光滑，躯体较其他种类细长，刚毛长而不硬直，常拖在躯体后面。基节上毛膨大，并有细长栉齿。阳茎 2 次弯曲，似茶壶嘴。d_2 的长度为 d_1 的 2 ～ 3.5 倍。

雄螨：躯体长 280 ～ 350μm，基节上毛（scx）扁平且基部膨大，有许多较长的刺，膨大的基部向前延伸为细长的尖端。格氏器有 2 个分支，一支为杆状，另一支外形不规则。腹面，肛吸盘呈圆盖状，且稍超出肛门后端，位于躯体末端的肛后毛 pa_1 较 pa_2、pa_3 短而细。支持阳茎的侧骨片向外弯曲，阳茎较短且弯曲呈"S"形。足前跗节发达，末端爪为柄状。足Ⅰ跗节长度超过该足膝、胫节之和，其上的感棒 ω_1 顶端稍膨大并与芥毛（ε）接近，亚基侧毛（aa）着生于 ω_1 的前端位置；背毛（d）和 ω_3 长于第二背端毛（e），且明显超出爪的末端；u、v 及 s 等跗节腹端刺均为刺状，两侧为细长刚毛 p、q。

雌螨：躯体长 320 ～ 420μm，躯体形状和刚毛与雄螨相似。不同点：肛门达躯体后端，周围有 5 对肛毛，其中 a_2 较 a_1 长，a_4 较 a_2 长；肛后毛 pa_1 和 pa_2 也较长。

【生态习性】腐食酪螨喜栖息于富含脂肪、蛋白质的储藏食品中，在米面加工厂、饲料库、蛋品上、干酪加工车间生长繁殖。该螨常大量发生于储藏粮食、腊肉、坚果、调味品和动物饲料等之中。据调查，在粮库、粮食加工厂、面粉加工厂中发现的粉螨中腐食酪螨有明显的种群优势，约占 70%。

腐食酪螨生活史包括成螨、卵、幼螨、第一若螨和第三若螨 5 个阶段。雌雄交配后即产卵。卵白色，长椭圆形，前端略尖，表面光滑。在温度 27℃左右、相对湿度 70% 以上，卵经 4 ～ 5 天孵化为幼螨，幼螨取食 3 天，停止活动，颚体向下弯曲，经 1 天静息期，蜕皮为第一若螨，活动一段时间，进入第一若螨静息期，静息 1 天，蜕皮为第三若螨，活动一段时间后，再进入第三若螨静息期，静息 1 天后即蜕皮变为成螨。成螨体毛长而多，行动缓慢，常被肉食螨捕食。腐食酪螨发育的低温极限是 7 ～ 10℃，高温极限为

35～37℃；相对湿度高，可高达100%，在温度32℃和相对湿度98%～100%的条件下，用啤酒酵母作饲料，其最快发育周期为21天，其中约60%为雌螨。该螨存活的最低相对湿度为60%。

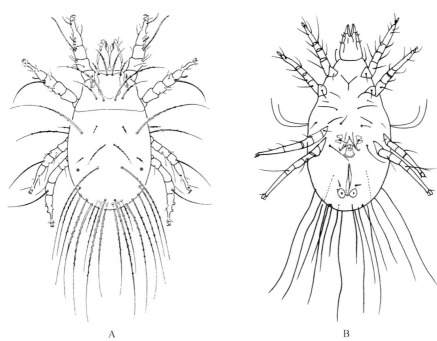

图 5-22　腐食酪螨（*Tyrophagus putrescentiae* Schrank，1781）（♂）
A. 背面；B. 腹面

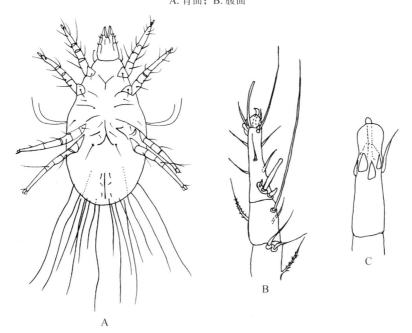

图 5-23　腐食酪螨（*Tyrophagus putrescentiae* Schrank，1781）
A.（♀）腹面；B. 足Ⅰ端部背面；C. 足Ⅰ跗节端部腹面

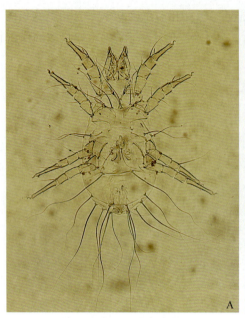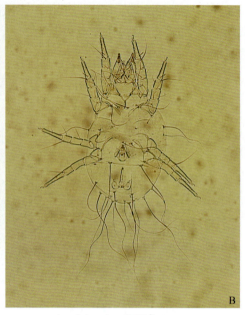

图 5-24 腐食酪螨（*Tyrophagus putrescentiae* Schrank，1781）
A.（♀）腹面；B.（♂）腹面

【与疾病关系】已有研究表明，腐食酪螨与粉尘螨（*Dermatophagoides farinae*）和屋尘螨（*Dermatophagoides pteronyssinus*）有共同抗原，可引起人类过敏性疾病，如过敏性哮喘等。腐食酪螨也是引起肺螨病、肠螨病的主要病原之一。

【地理分布】国内分布于上海、北京、山东、河北、河南、江苏、浙江、湖北、湖南、广东、广西、四川、重庆、福建、陕西、云南、西藏、东北各省及香港、台湾等地；国外分布于美国、英国、新西兰等，是一种世界性分布的储藏物害螨。

（湛孝东）

3. 椭圆食粉螨 *Aleuroglyphus ovatus* Troupeau, 1878

椭圆食粉螨是 Troupeau（1878）首先命名的一种粉螨，足和螯肢为深棕色，容易识别，是储藏物中较常见的一种害螨。

【种名】椭圆食粉螨（*Aleuroglyphus ovatus* Troupeau，1878）。

【图序】图 5-25～图 5-28。

【同种异名】*Tyroglyphus ovatus* Troupeau，1878。

【分类地位】粉螨科（Acaridae）、食粉螨属（*Aleuroglyphus*）。

【形态鉴别】该螨顶外毛（ve）较长，有栉齿，其长度大于顶内毛（vi）的一半，位于顶内毛（vi）同一水平。胛内毛（sci）比胛外毛（sce）短，基节上毛（scx）有粗刺。足和螯肢呈深棕色，与白而发亮的躯体对比明显。雄螨阳茎的支架挺直，为直管状，足跗节第二背端毛 e 呈毛发状；雌螨有肛毛 4 对。

雄螨：体长 480～550μm。基节上毛（scx）呈叶状，两侧缘具较多长而直的梳状突起；

胛内毛（sci）为胛外毛（sce）长度的1/3。后半体背毛 d_1、d_2、d_3 及前侧毛（la）、肩内毛（hi）均较短，与 sci 等长；d_4、后侧毛（lp）相对较长；骶内毛（sai）、骶外毛（sae）及2对肛后毛（pa）为长刚毛。前足体板呈长方形，两侧略凹，表面具刻点；足短粗，足Ⅰ和足Ⅱ跗节感棒（ω_1）较长，末端钝圆，向尖端逐渐变细，感棒（ω_1）与芥毛（ε）着生在同一凹陷；跗节端部有 $p+u$，$q+v$ 和 s 三个粗大的腹端刺，末端2个腹刺顶端呈钩状；第二背端毛（e）为毛发状；足Ⅳ跗节中间有1对吸盘，生殖感觉器和生殖褶呈淡黄色，阳茎为直管状，支架挺直，后端分叉。躯体腹面的3对肛后毛（pa）几乎排列在同一直线上。

雌螨：体长580～670μm。形态与雄螨相似，特征是肛门孔周围有肛毛（a）4对，其中 a_2 较长，超过躯体后缘；2对肛后毛（pa）也较长，且排列在同一直线上。

【生态习性】椭圆食粉螨常孳生于储粮及食品中，包括大米、玉米、玉米粉、碎米、稻谷、糙米、米糠、大麦、小麦、面粉、山芋粉、山芋片、麸皮、饲料及鱼干制品等，也可孳生在鼠洞及养鸡场中。

椭圆食粉螨雌雄交配时，雄螨倒伏在雌螨背面，伴随雌螨运动。雌螨一生可进行多次交配，交配时间为4分钟/次。交配后1～3天产卵。一个雌螨可产卵33～78个（平均55个），卵产在粮食蛀孔内或堆产。在特殊的饲育器中，在温度25℃、相对湿

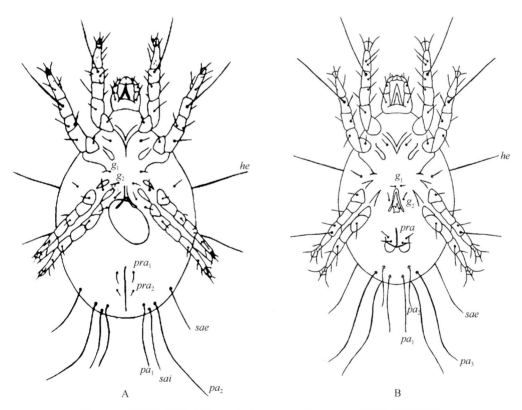

图 5-25　椭圆食粉螨（*Aleuroglyphus ovatus* Troupeau，1878）躯体腹面
A. ♀；B. ♂
g_1，g_2：生殖毛；pra，pa（pa_1，pa_2，pa_3）：肛前毛，肛后毛；he：肩外毛；sai：骶内毛；sae：骶外毛

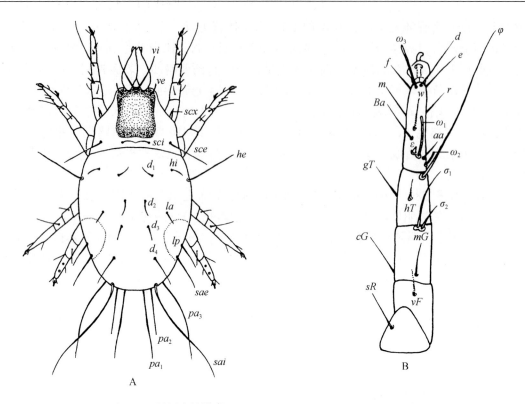

图 5-26 椭圆食粉螨（*Aleuroglyphus ovatus* Troupeau，1878）
A. 躯体背面；B. 左足 I

vi，ve，sci，sce，hi，he，d_1~d_4，la，lp，sai，sae，pa_1~pa_3：躯体刚毛；scx：基节上毛；gT，hT：胫节毛；cG，mG：膝节毛；vF：股节毛；sR：转节毛；ω_1~ω_3：跗节感棒；ε：跗节芥毛；aa：亚基侧毛；φ：胫节感棒；σ_1 和 σ_2：膝外毛和膝内毛；Ba：背中毛；w：腹中毛；r：侧中毛；d：第一背端毛；e：第二背端毛；f：正中端毛；m：正中毛

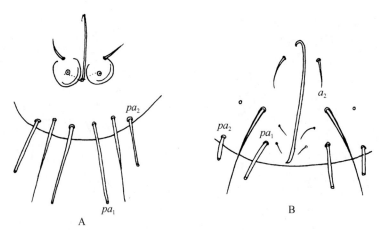

图 5-27 椭圆食粉螨（*Aleuroglyphus ovatus* Troupeau，1878）肛门区
A.♂；B.♀
a_2，pa_1，pa_2：躯体刚毛

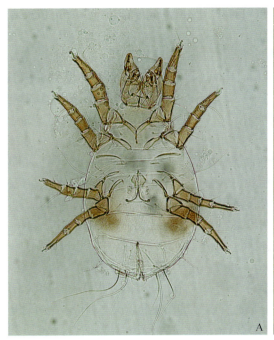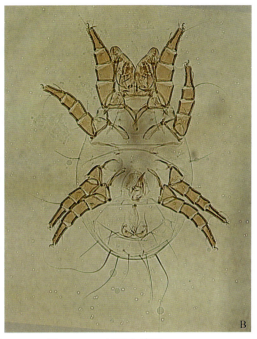

图 5-28 椭圆食粉螨（*Aleuroglyphus ovatus* Troupeau，1878）腹面
A. ♀；B. ♂

度 75% 的环境下，以面粉为饲料，完成生活史的周期为 19.4 天。Hughes（1961）报道，在温度 23℃和相对湿度 87%的条件下，椭圆食粉螨完成生活史需 4～21 天。忻介六和沈兆鹏报道，在温度 25℃、相对湿度 75%的条件下，椭圆食粉螨完成生活史需 16.5 天。此螨从卵发育为成螨，经过幼螨、幼螨静息期、第一若螨、第一若螨静息期、第三若螨、第三若螨静息期等阶段。

椭圆食粉螨常孳生于湿热环境中，常聚集在仓库中 33～35℃的地方。在 20℃时，行动迟缓，不能正常发育，产卵率减少，一次不超过 2 个。在 18℃、相对湿度 40%～50%的环境下，该螨难以存活。在 7～8℃、相对湿度 90%的条件下，已经很难发现此螨。

【与疾病关系】椭圆食粉螨的排泄物、分泌物、尸体等可污染储藏物及储藏环境等，导致储藏物的品质严重下降，甚至引起长期接触人员或食用者的螨类皮炎、螨性过敏性疾病和人体内螨病等。

【地理分布】国内见于北京、上海、河北、河南、云南、湖南、浙江、四川、东北各省及台湾；国外分布于英国、法国、荷兰、土耳其、日本、韩国、加拿大、美国、苏联等。

（孙恩涛）

4. 伯氏嗜木螨 *Caloglyphus berlesei* Michael, 1903

伯氏嗜木螨是 Michael（1903）命名的一种粉螨。常见的孳生场所为粮食加工厂、粮仓、中药材库房、蚁巢及养殖房的草堆等，是一种重要的仓储害螨。

【种名】伯氏嗜木螨（*Caloglyphus berlesei* Michael，1903）。

【图序】图 5-29～图 5-31。

【同种异名】 *Tyloglyphus mycophagus* Menin，1874；*Tyloglyphus mycophagus sensu* Berlese，1891；*Caloglyphus rodinovi* Zachvadkin，1935。

【分类地位】 粉螨科（Acaridae）、嗜木螨属（*Caloglyphus*）。

【形态鉴别】 螨体椭圆形、无色，表皮光滑有光泽，跗肢淡棕色。前足体板长方形，后缘稍凹或不规则。基节上毛（scx）清楚，超过第一背毛（d_1）长的一半。各足细长，末端具发达前跗节及柄状爪。足Ⅰ、Ⅱ跗节末端有叶状刚毛，雄螨足Ⅳ跗节上的吸盘位于该节端部的1/2处。

雄螨：分同型雄螨和异型雄螨，异型雄螨较同型雄螨个体稍大，刚毛较长，且基部明显加粗，足Ⅲ明显加粗，各足末端表皮内突粗壮，其余形态与同型雄螨相似。因此，以同型雄螨进行形态描述。体长600～900μm，潮湿环境下躯体呈纺锤形，足Ⅲ、Ⅳ间最宽。颚体狭长，螯肢具齿且有一上颚刺。格氏器为略弯曲、表面有棘状突起的棒状物。除顶内毛（vi）外，所有躯体背面刚毛光滑且在基部加粗。胛外毛（sce）比胛内毛（sci）长3～4倍；背毛d_2为d_1长度的2～3倍，前侧毛（la）和肩内毛（hi）为d_1长度的1.5～2倍，背毛d_3、d_4和后侧毛（lp）较长，且d_4超出躯体末端。腹面，基节内突板发达且形状不规则。肛后毛pa_2比pa_1长3～5倍，pa_3比pa_2长；有明显的圆形肛吸盘。阳茎为一条挺直管状物，骨化明显。

雌螨：体长800～1000μm，较雄螨大且圆，螯钳较雄性粗短。背毛较雄螨短，背毛d_4较d_3短，有小栉齿，末端不尖。生殖感觉器大且明显。末端交配囊被一小骨化板包围，通过一细管与受精囊相通。肛门周围生有6对微小的肛毛，其中2对位于肛门前端两侧，4对围绕在肛门后端。

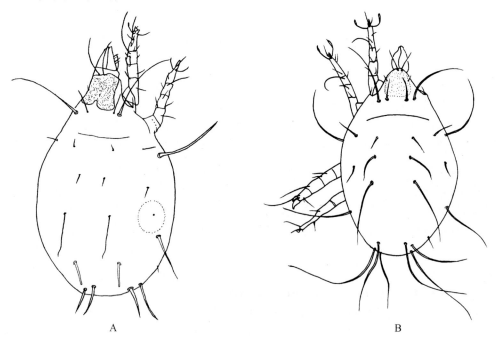

图 5-29　伯氏嗜木螨（*Caloglyphus berlesei* Michael，1903）背面
A. ♀；B. 异型雄螨

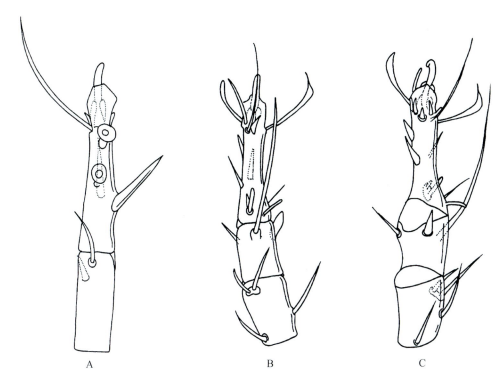

图 5-30 伯氏嗜木螨（*Caloglyphus berlesei* Michael，1903）（♂）
A.右足Ⅳ端部背面；B.右足Ⅰ背面；C.左足Ⅰ腹面

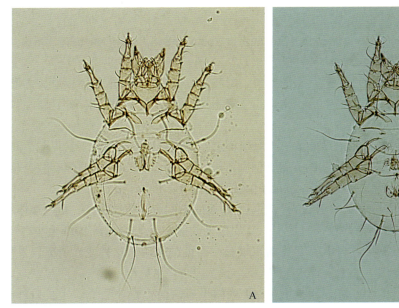

图 5-31 伯氏嗜木螨（*Caloglyphus berlesei* Michael，1903）
A.（♀）腹面；B.（♂）腹面

【生态习性】伯氏嗜木螨是重要的仓储害螨之一，分布广泛，常在潮湿发霉的粮食及饲料、养殖房草堆及蚁巢中发生。常见的孳生物为粮食和谷物类。也有报道在大蒜及植物性中药材中发现该螨。

伯氏嗜木螨的生活史包括卵、幼螨、第一若螨、第三若螨和成螨各期，但在第一若螨与第三若螨期之间常发生休眠体（即第二若螨）。伯氏嗜木螨属于好湿好热性螨类，怕高温及干燥，适宜的孳生环境为温度 30～34℃、粮食水分 17%～20%、相对湿度 85%～100% 的环境。一般在温度高于 35℃ 或湿度低于 55% 的环境下难以生存。伯氏嗜木螨的生殖方式为两性生殖，交配前雄螨背对雌螨，用第 4 对足接触雌螨末端，随后退到雌螨背上，用吸盘吸住雌螨后体进行交配，一般交配时间约为 30 分钟，雌雄螨可多次交配，交配后 3～5 天即产卵。

【与疾病关系】伯氏嗜木螨皮壳、分泌物、排泄物和死亡螨体裂解物均具有较强的变应原性，可引起螨性皮炎、过敏性哮喘、过敏性鼻炎等多种变态反应性疾病。

【地理分布】国内主要分布于北京、上海、重庆、河北、河南、黑龙江、湖南、安徽、江苏、江西、广西、吉林、广东、四川和台湾等地；国外分布于英国、韩国、意大利、德国、荷兰、澳大利亚、俄罗斯、美国和南非等。

（陶　宁）

5. 罗宾根螨 *Rhizoglyphus robini* Claparède, 1869

罗宾根螨是 Claparède（1869）命名一种粉螨，常孳生于马铃薯、韭葱、大蒜等植物的根茎上，是一种重要的农业害螨，同时也是一种重要的仓储螨类。

【种名】罗宾根螨（*Rhizoglyphus robini* Claparède，1869）。

【图序】图 5-32～图 5-34。

【同种异名】*Rhizoglyphus echinopus*（Fumouze et Robin，1868）*sensu* Hughes，1961。

【分类地位】粉螨科（Acaridae）、根螨属（*Rhizoglyphus*）。

【形态鉴别】此螨椭圆形，白色，表面光滑，跗肢淡红棕色；背面前足体板呈长方形，后缘稍呈不规则状；腹面表皮内突的颜色较深。螯肢齿较明显。足短粗，末端为粗壮的爪和爪柄，退化的前跗节包裹着爪柄。

雄螨（同型）：螨体长 450～720μm。与雌螨类似，不同点：生殖孔位于足Ⅳ基节间，有成对的生殖褶蔽遮短的阳茎，阳茎的支架近似圆锥形。肛门孔较短，后端两侧有肛吸盘，无明显骨化的环。有肛后毛（*pa*）3 对，*pa*$_1$ 较位置稍后的 *pa*$_2$ 和 *pa*$_3$ 短。

雄螨（异型）：螨体长 600～780μm。与同型雄螨的不同点：体型较大，足、颚体和表皮内突的颜色加深。背刚毛均较长。足Ⅰ、Ⅱ和足Ⅲ的侧中毛（*r*）、正中端毛（*f*）、第一背端毛（*d*）的顶端膨大呈叶状；足Ⅲ的末端具一弯曲的突起，这种变异情况仅发生于螨体的一侧。

雌螨：螨体长 500～1100μm。顶外毛（*ve*）为微毛或缺如。胛外毛（*sce*）、肩外毛（*he*）、第四对背毛（*d*$_4$）和骶内毛（*sai*）较长，超过躯体长度的 1/4；其余刚毛不及躯体长的 10%；第四对背毛（*d*$_4$）、后侧毛（*lp*）和骶外毛（*sae*）比背毛 *d*$_1$ 长，且常存在。基节上毛鬃毛状，比 *d*$_1$ 长。生殖孔位于足Ⅲ、Ⅳ基节间。肛门孔周围具 6 对肛毛，位于外后方的1对肛毛较其余5对明显长。螨体末端具交配囊孔，被一块稍骨化的板包围，交配囊与受精囊由一条管道相连，受精囊由1对管道与卵巢相通。

【生态习性】罗宾根螨常孳生于根茎类作物、花卉和中药材中，目前已知罗宾根螨的植物寄主有16科5属46种，包括百合科葱属植物（洋葱、大蒜等）、百合科百合属植物（新西兰百合等）、伞形科胡萝卜属植物（胡萝卜等）和茄科茄属植物（马铃薯等）等。

罗宾根螨的发育分为6个阶段，分别为卵、幼螨、第一若螨（前若螨）、第二若螨（休眠体）、第三若螨（后若螨）、成螨。罗宾根螨发育的最佳温度为27℃，整个发育过程需11天；在16～27℃时，发育速度与温度成正比；高于35℃，则成反比，临界致死温度为37℃。雄性成螨有两型，一种为类似于雌螨的同型雄螨，另一种为足Ⅲ异常发达的异型雄螨。雌螨必须经与雄螨交配才能产卵，遵循严格的两性生殖方式。其发育为成螨1～2天后即可进行交配，一般在进食后进行，一生中可多次交配。产卵量一般为200个左右，最高可达690多个。食物和温度可影响其交配频率、交配持续时间及产卵量。当环境条件良好、食物充足时，罗宾根螨一年可发生多代，第一代发育较整齐，其余各代常会出现世代重叠的现象。

【与疾病关系】螨触及皮肤，使人感到瘙痒、刺痛，甚至出现血管肿胀的症状，但此推论尚需进一步研究证实。

【地理分布】国内分布于上海、重庆、云南、新疆、江苏、浙江、江西、山西、吉林、四川、福建和台湾等。国外分布于韩国、日本、尼泊尔、印度、以色列、希腊、俄罗斯、波兰、德国、奥地利、瑞士、意大利、比利时、荷兰、英国、阿尔及利亚、埃及、南非、澳大利亚、新西兰、斐济、加拿大、美国、墨西哥、哥伦比亚等。

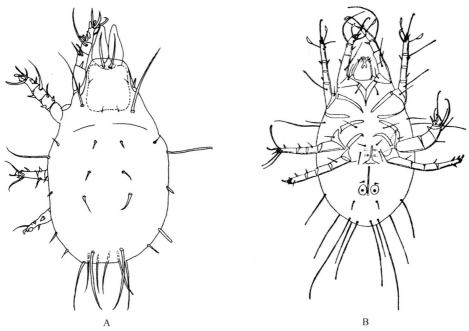

图 5-32 罗宾根螨（*Rhizoglyphus robini* Claparède，1869）

A.（♂）背面；B. 畸形异型雄螨腹面

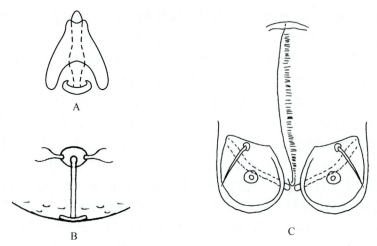

图 5-33 罗宾根螨（*Rhizoglyphus robini* Claparède，1869）
A.（♂）阳茎基部；B.（♀）生殖系统；C.（♂）肛门区

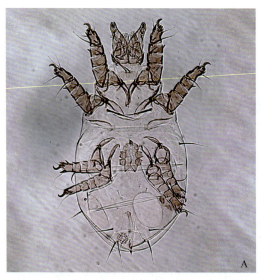 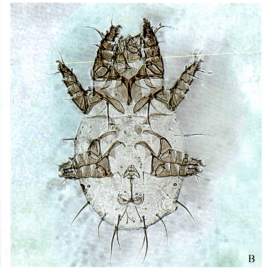

图 5-34 罗宾根螨（*Rhizoglyphus robini* Claparède，1869）
A.（♀）腹面；B.（♂）腹面

6. 淮南根螨 *Rhizoglyphus huainanensis* Zhang, 2000

淮南根螨是在 2000 年首先被命名的一种粉螨，常出现在洋葱根茎、腐烂的植物表层等，为害农作物根茎，降低作物品质与产量，是一种重要的农业害螨及储藏物螨类。

【种名】淮南根螨（*Rhizoglyphus huainanensis* Zhang，2000）。

【图序】图 5-35～图 5-37。

【分类地位】粉螨科（Acaridae）、根螨属（*Rhizoglyphus*）。

【形态鉴别】颚体较小，前足体板为梯形，背刚毛较短，体色为深棕色。

雌螨：体长 1006μm，宽 520μm，囊状，表皮不光滑，螨体体色为深棕色。颚体较小，从背面观不易见。螯肢分成2节,并且每节上着生1根微小的刚毛,端节着生1根呈棒状的感觉毛,须肢基部有1对较长刚毛。前足体板呈近梯形状,其上密布微小刻点。

顶外毛(ve)为微小型的毛,着生于前足体板侧缘中部的一凹陷处;顶内毛(vi)则着生于前足体板的前端位置。胛外毛(sce)为前足体背部最明显的刚毛,粗且长,胛内毛(sci)则位于胛外毛(sce)的内后侧,为微小型刚毛,长度接近于第一背毛(d_1)。肩内毛(hi)较为粗长,距肩外毛(he)较近。分颈沟后着生有4对背毛,其中第一背毛(d_1)和第二背毛(d_2)较为微小,且长度约相等;第四背毛(d_4)最长,约为第一背毛(d_1)和第二背毛(d_2)长的3倍,约为第三背毛(d_3)的2倍,并延伸于体后。前侧毛(la)较为微小,不易发现;后侧毛(lp)较长,约为前侧毛(la)的2倍。骶内毛(sai)为较长形的刚毛。未见基节上毛(scx)及骶外毛(sae)。足较粗短,其末端均具粗壮的爪和爪柄,柄基部由退化的前跗节包裹着。腹面有5个刺,较明显,着生于柄的基部。足Ⅰ跗节上d、f、r顶端稍膨大,均呈弯曲状;e、w为刺状;背中毛(Ba)为粗刺状,着生于芥毛(ε)之前;跗节感棒(ω)中ω_1、ω_2与ε距离较近,ω_3位置则正常,胫节上超出爪的末端,胫节毛(gT)加粗;膝节上膝外毛(σ_1)与膝内毛(σ_2)约等长。生殖孔呈"人"字形,着生于足Ⅲ、Ⅳ水平连线上,其两侧着生有2对生殖感觉器,且其周围还着生有3对微小型的刚毛。肛门呈纵列状,周围有6对肛毛(a),肛后毛pa_1、pa_2长度分别为40μm、110μm。交配囊着生于躯体的末端,由一骨化程度较弱的板包围,交配囊由1根细管与受精囊相连。

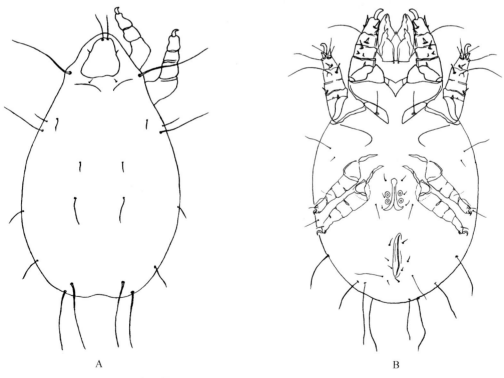

图5-35 淮南根螨(*Rhizoglyphus huainanensis* Zhang,2000)(♀)

A. 背面;B. 腹面

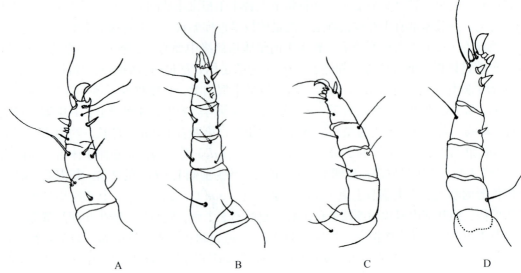

图 5-36 淮南根螨（*Rhizoglyphus huainanensis* Zhang，2000）（♀）足
A. 足Ⅰ；B. 足Ⅱ；C. 足Ⅲ；D. 足Ⅳ

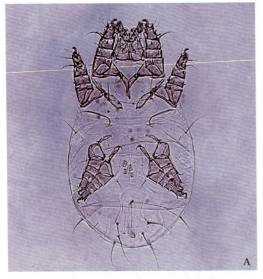
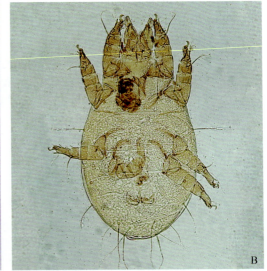

图 5-37 淮南根螨（*Rhizoglyphus huainanensis* Zhang，2000）
A.（♀）腹面；B.（♂）腹面

【生态习性】淮南根螨孳生于潮湿的环境，通常发现于潮湿或腐烂的洋葱根茎上，可使洋葱根茎的生长受阻，导致其产量减少、质量降低；也可孳生于腐烂的植物表层、菌物，枯枝落叶和富含有机质的土壤中。张浩等（1997）在安徽淮南的洋葱根茎处发现了淮南根螨的雌螨。

【与疾病关系】推测该螨的致病性与罗宾根螨相似。

【地理分布】国内分布于安徽省。

7. 食虫狭螨 *Thyreophagus entomophagus* Laboulbene, 1852

食虫狭螨是由 Laboulbene 在 1852 年命名的一种粉螨，主要孳生于面粉加工厂、粮库、啤酒厂、草堆等场所，是一种常见的储藏物螨类。

【种名】食虫狭螨（*Thyreophagus entomophagus* Laboulbene，1852）。

【图序】图 5-38～图 5-40。

【同种异名】食虫粉螨（*Acarus entomophagus*）。

【分类地位】粉螨科（Acaridae）、狭螨属（*Thyreophagus*）。

【形态鉴别】成螨体呈长椭圆形或近似椭圆形，体表光滑，长 290～610μm，雌雄躯体背面刚毛相对较长，雌螨大于雄螨。雄螨末体瓣较大，扁平，后缘加厚；雌螨受精囊颈铃形。未发现休眠体，也未见异型雄螨。

雄螨：长椭圆形，体长为 290～450μm，表皮无色，螯肢及足均呈淡红色，体色会随着消化道中食物的颜色而变化。躯体后缘延长成末体瓣。前足体板向后伸至胛毛处。螯肢定趾与动趾均具齿。缺少顶外毛（ve）、胛内毛（sci）、背毛（d_1、d_2、d_3）、正中毛（la）和骶内毛（sai）。顶内毛（vi）着生于前足板的前缘。胛外毛（sce）最长，约为体长的 50%。肩外毛（he）长于后侧毛（lp）。基节上毛（scx）呈弯曲的杆状。d_4 移位于末体瓣基。末体瓣腹面肛后毛 pa_1、pa_2 为微毛，pa_3 为长毛。pa_2 外侧具骶外毛（sae）。足Ⅳ基节之间着生有生殖孔，其前侧具 2 对生殖毛。末体瓣扁平，腹凹，肛门后侧具 1 对肛吸盘，呈圆形。足粗短，且各足跗节的末端均具 1 个爪，呈柄状，爪被发达的前跗节所包围。足Ⅰ跗节 ω_1 顶端细，ω_2 呈杆状，着生于 ω_1 之前。端部 d 毛超出爪末端，f、r、w 为细长毛，e 为小刺。爪基部具腹端刺 5 根（p、u、s、v、q），其中 p、q 较小。因足Ⅳ跗节较短，所以 1 对吸盘靠得近。足Ⅳ胫节上胫节感棒（φ）的着生位置具 1 个刺。

雌螨：体较雄螨更为细长，为 455～610μm。末体后缘较尖，不形成末体瓣，前足体背毛缺顶外毛（ve）、胛内毛（sci），顶内毛（vi）着生于前足体板前缘的中央，并伸出螯肢的末端，胛外毛（sce）约为体长的 40%。后半体背毛肩内毛（hi）、前侧毛（la）、背毛（d_1、d_2）均缺如。肩外毛（he）与后侧毛（lp）约等长。d_4 较 d_3 长 1 倍。pa_3 为全身最长毛，几乎为体长的 1/2。腹面的生殖孔着生在足Ⅲ与Ⅳ基节之间，肛门伸展到体躯后缘，两侧具 2 对长肛毛。体末端具交配囊孔，1 根环形细管与乳突状受精囊相连。

【生态习性】食虫狭螨体狭长，较易钻入带包装的面粉中，常在储藏过久的大米、碎米、草堆、蒜头、芋头、槟榔、昆虫标本、部分中药材、啤酒酵母粉中发现此螨。Micheal 等（1903）报道在黑麦麦角菌上发现此螨。Wasylik 等（1959）报道在麻雀窝发现此螨。

此螨为两性生殖，雌螨与雄螨交配完成后 2～3 天产卵。未发现异型雄螨和休眠体。在环境条件为温度 24～30℃、相对湿度 98%、粮食水分 16% 时，完成一代需要 21～28 天；温度为 18℃、相对湿度 75% 时，则需要 28～38 天。

【与疾病关系】可引起人体肺螨病。

【地理分布】国内分布于北京、上海、河北、河南、辽宁、湖南、安徽、黑龙江、吉林、福建、四川及台湾等地。国外分布于英国、法国、意大利、德国、波兰和美国等国。

（王赛寒）

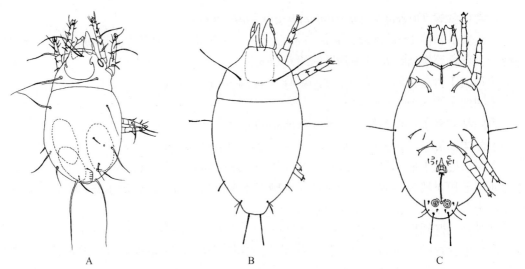

图 5-38 食虫狭螨（*Thyreophagus entomophagus* Laboulbene，1852）
A.（♀）背面；B.（♂）背面；C.（♂）腹面

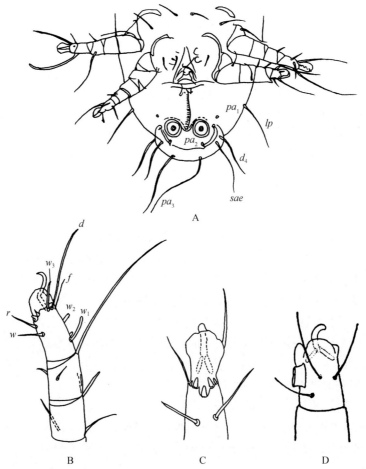

图 5-39 食虫狭螨（*Thyreophagus entomophagus* Laboulbene，1852）
A.（♂）躯体后半部腹面及躯体的肛毛；B.（♂）足Ⅰ跗节侧面；C.足Ⅰ跗节腹面（5个腹刺）；D.足Ⅳ跗节侧面

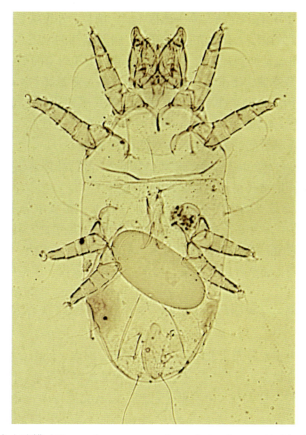

图 5-40　食虫狭螨（*Thyreophagus entomophagus* Laboulbene，1852）（♀）腹面

8. 纳氏皱皮螨 *Suidasia nesbitti* Hughes, 1948

纳氏皱皮螨是 Hughes 于 1948 年首次命名的一种粉螨，主要孳生于仓储粮食或食物中，是我国常见的仓储害螨。

【种名】纳氏皱皮螨（*Suidasia nesbitti* Hughes，1948）。

【图序】图 5-41 ～图 5-43。

【同种异名】*Chibidania tokyoensis* Sasa，1952。

【分类地位】粉螨科（Acaridae）、皱皮螨属（*Suidasia* Oudemans，1905）。

【形态鉴别】肩外毛（he）明显较肩内毛（hi）长，雄螨肛吸盘缺如。

雄螨：躯体长 269 ～ 300μm，呈阔卵形，扁平，表皮有纵纹和（或）鳞状花纹，并延伸至末体腹面。活体时具珍珠样光泽。前足体板光滑，向后延伸至后半体。躯体刚毛完全，顶内毛（vi）较长，前伸至颚体上方，顶外毛（ve）微小，着生在前足体板侧缘中央。基节上毛（scx）有针状突起且扁平，格氏器为有齿状缘的表皮皱褶。胛内毛（sci）很短，位于前足体板后缘两侧，胛外毛（sce）与其相邻，为 sci 长度的 4 倍以上。腹面，表皮内突短。后半体背毛光滑，肩外毛（he）和骶外毛（sae）较长，其余背毛均短，约与 sci 等长；背毛 d_1、d_2、d_3、d_4 排成直线。肛门孔达躯体后缘，周围有肛毛 3 对，无肛吸盘。螯肢有齿，腹面有一上颚刺。足粗短，足Ⅰ跗节的第一背端毛（d）较长，超出爪的末端，第二背端毛（e）和正中端毛（f）短，第一感棒（ω_1）细长；外腹端刺（u）与内腹端刺（v）细长，p、q 和 s 为弯曲的刺，s 着生在跗节中间。跗节基部的刚毛和感棒较集中，足 I 跗节的第一感棒（ω_1）向前延伸到背中毛（Ba）的基部，足 II 跗节的第一感棒（ω_1）较粗短。跗节的芥毛（ε）向胫节弯曲，常被第一感棒（ω_1）蔽盖；亚基侧毛（aa）、背中毛（Ba）、侧中毛（r）、腹中毛（w）和正中毛（m）细小；第二感棒（ω_2）与 Ba 相近。足 I 的膝外毛（σ_1）不及膝内毛（σ_2）长度的 1/3。足 IV 跗节的交配吸盘彼此分离，靠近该节的基部和端部。阳茎位于足 IV 基节间，为一根长而弯曲的管状物。

雌螨：躯体长 300～340μm。与雄螨相似，不同点：肛门孔伸达躯体末端，有肛毛 5 对，第 3 对肛毛远离肛门。生殖孔位于足 III 和 IV 基节间。

【生态习性】纳氏皱皮螨多孳生在温度 24～29℃、粮食水分 15%～17%、相对湿度 85%～95% 的环境中，主要在仓储食物、加工厂磨粉机及加工副产品与仓粮中发生，有时在鸟类的皮肤上发现。主要孳生物为大米、麸皮、面粉、米糠、玉米、玉米粉、山芋粉、瓜子、饲料、谷壳、油菜籽、黄花菜、肉干、果胚、鱼粉、羽毛根粉、中药材、薯干、青霉素粉剂等。

【与疾病关系】纳氏皱皮螨侵袭人体时，其代谢产物对人体有毒性作用，亦可引起皮炎或皮疹。

【地理分布】国内主要分布于北京、上海、河北、河南、云南、黑龙江、安徽、山东、江苏、湖北、广西、内蒙古、吉林、广东、四川、香港和台湾等地。国外主要分布于英国、葡萄牙、芬兰、比利时、意大利、俄罗斯、韩国，以及克里特岛、北美、北非、南部非洲和西印度群岛等。

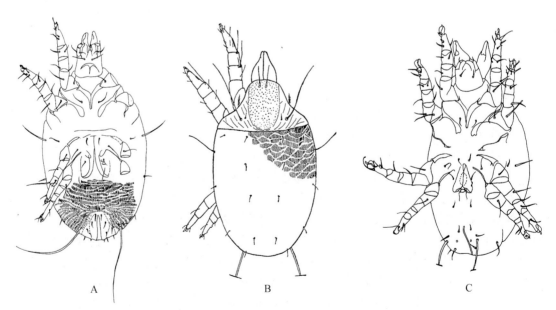

图 5-41　纳氏皱皮螨（*Suidasia nesbitti* Hughes，1948）
A.（♀）腹面；B、C.（♂）背面

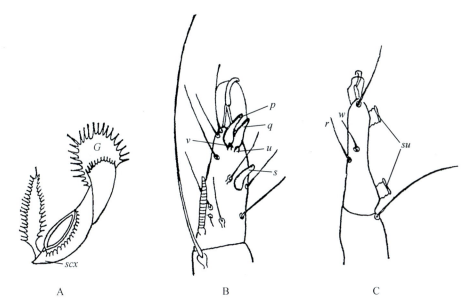

图 5-42 纳氏皱皮螨（*Suidasia nesbitti* Hughes，1948）
A.格氏器；B.足Ⅰ跗节腹面；C.足Ⅳ跗节侧面
w，r：躯体刚毛；G：格氏器；scx：基节上毛；q，v，s，p，u：腹端刺；su：跗节吸盘

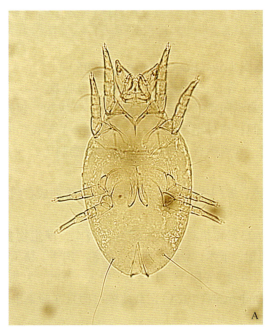
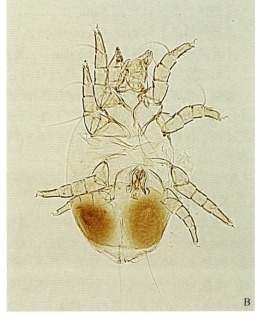

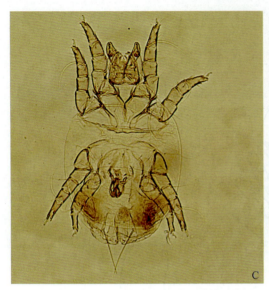 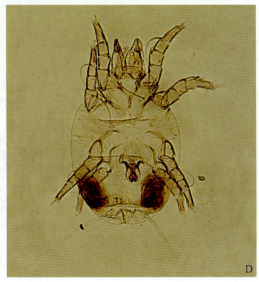

图 5-43 纳氏皱皮螨（*Suidasia nesbitti* Hughes，1948）腹面
A. ♀；B ~ D. ♂

9. 棉兰皱皮螨 *Suidasia medanensis* Oudemans, 1924

棉兰皱皮螨是 Oudemans 于 1924 年首次命名的一种粉螨，主要孳生在粮仓、食品加工厂及某些动物的巢穴或体表，是我国常见的仓储害螨。

【种名】棉兰皱皮螨（*Suidasia medanensis* Oudemans，1924）。

【图序】图 5-44 ~ 图 5-46。

【同种异名】*Suidasia insectorum* Fox，1950。

【分类地位】粉螨科（Acaridae）、皱皮螨属（*Suidasia* Oudemans，1905）。

【形态鉴别】肩外毛（he）约与肩内毛（hi）等长，雄螨有大而扁平的肛吸盘。

雄螨：躯体长 300 ~ 320μm。与纳氏皱皮螨不同点：表皮皱纹鳞片状，无纵沟。顶外毛（ve）位于顶内毛（vi）和基节上毛（scx）间；肩外毛（he）和肩内毛（hi）等长。肛门孔接近躯体后端，吸盘着生在肛门孔的两侧，其周围有 3 对肛毛。足 I 腹端刺（u、v）和芥毛（ε）缺如。

雌螨：躯体长 290 ~ 360μm。与雄螨不同点：肛门周围着生 5 对肛毛，且排列成直线，第 3 对肛毛远离肛门。

【生态习性】棉兰皱皮螨多孳生在温度为 23℃和相对湿度为 87% 环境中，孳生物主要是米糠、花生、红糖、白糖、大麦、小麦、面粉、玉米、豆类、蜜饯、奶粉、肉干、饼干、豆芽、碎鱼干、酱油、火腿、干姜、百合、蘑菇、鱼粉、龙眼干、山慈菇、蜂蜜、茶叶、大蒜、豆豉、洋葱、烂杧果、羽毛、微生物培养基等，Oudemans（1924）记载此螨可栖息在蜂巢中；Fox（1950）记载豇豆及蚊的尸体上亦发现此螨。

【与疾病关系】该螨的致病性与纳氏皱皮螨相似。

【地理分布】国内主要分布于上海、河南、云南、湖南、安徽、江苏、广西、陕西、

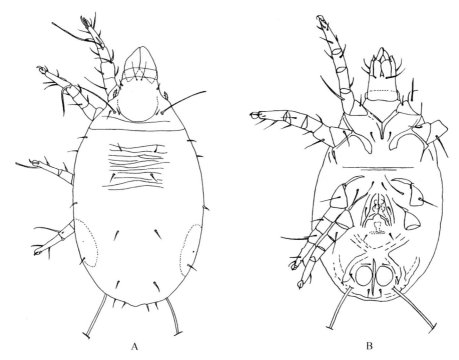

图 5-44 棉兰皱皮螨（*Suidasia medanensis* Oudemans，1924）
A.（♀）背面；B.（♂）腹面

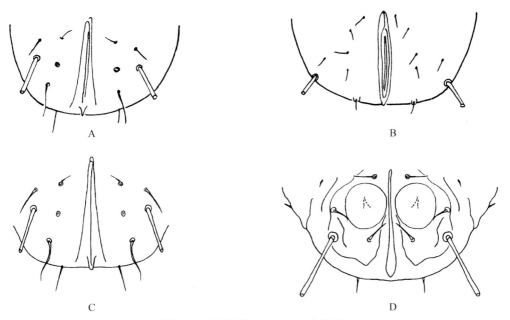

图 5-45 皱皮螨（*Suidasia*）肛门区
♀：A.纳氏皱皮螨，B.棉兰皱皮螨；♂：C.纳氏皱皮螨，D.棉兰皱皮螨

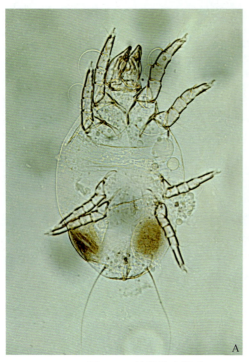 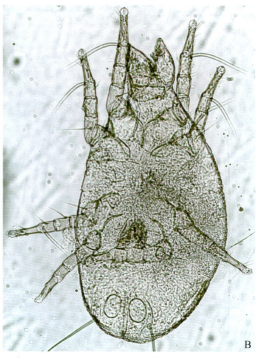

图 5-46　棉兰皱皮螨（*Suidasia medanensis* Oudemans，1924）腹面
A. ♀；B. ♂

福建、广东、四川、香港及台湾等地。国外分布于英国、德国、波多黎各、安哥拉、日本、韩国、苏门答腊及北非等地区。

（石　泉）

二、脂螨科（Lardoglyphidae Hughes 1976）

脂螨科的雌螨足Ⅰ～Ⅳ各跗节有爪且分叉；雄螨足Ⅲ跗节末端有2个突起。雌、雄螨至少有1对顶毛；螯肢钳状，生殖孔纵裂，ω_1位于足Ⅰ跗节基部。跗节有2个爪，末端有2个突起。

河野脂螨 *Lardoglyphus konoi* Sasa et Asanuma, 1951

河野脂螨是 Sasa 和 Asanuma（1951）首先命名的一种粉螨，分布广泛，常孳生于高蛋白的储藏食品中。

【种名】河野脂螨（*Lardoglyphus konoi* Sasa et Asanuma，1951）。
【图序】图 5-47～图 5-50。
【同种异名】*Hoshikadenia konoi* Sasa et Asanmua，1951。
【分类地位】脂螨科（Lardoglyphidae）、脂螨属（*Lardoglyphus*）。
【形态鉴别】螨体较圆。弯曲的顶外毛（*ve*）具栉齿，与顶内毛（*vi*）在同一水平上。

胛外毛（sce）较胛内毛（sci）长。

雄螨：椭圆形，白色，体长 300～450μm，无前足体背板，足及螯肢颜色较深，螯肢的定趾和动趾具小齿。顶内毛（vi）伸达颚体上方，顶外毛（ve）在颚体两侧。基节上毛（scx）短小弯曲，有锯齿；胛毛（sc）相互间距约等长；胛内毛（sci）短，不超过胛外毛（sce）长度的 1/4；背毛（d_1、d_2、d_3、d_4）、前侧毛（la）、后侧毛（lp）、骶外毛（sae）、肛后毛（pa_1、pa_2）几乎等长；骶内毛（sai）较长。围绕肛吸盘的骨片向躯体后缘急剧弯曲，肛毛（a）位于肛门前端两侧。足Ⅰ、足Ⅲ和足Ⅳ的爪不分叉，足Ⅲ跗节较短，其端部有刚毛；足Ⅳ中央有交配吸盘。

雌螨：椭圆形，白色，体长 400～550μm，躯体刚毛的毛序与雄螨相似，骶外毛（sae）和肛后毛（pa_1）较粗，受精囊呈三角形。

【生态习性】河野脂螨主要孳生于高水分、高蛋白的食物中，也曾在中药材中发现该螨。在温度 23℃、相对湿度 87% 的条件下，9～11 天完成一代，无孤雌生殖。

【与疾病关系】河野脂螨可非特异侵染人体引起疾病。

【地理分布】国内主要分布于上海、辽宁、黑龙江、安徽、吉林、福建、广东和四川等地。国外报道见于日本和印度等国。

（蒋　峰　李朝品）

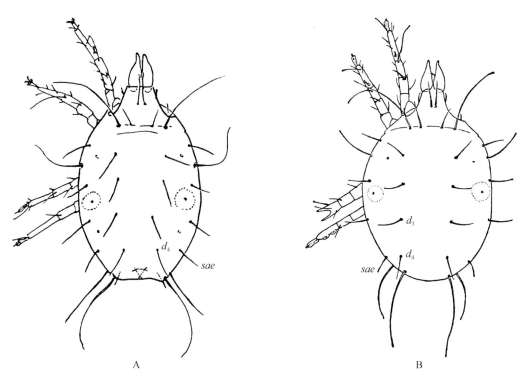

图 5-47　河野脂螨（*Lardoglyphus konoi* Sasa et Asanuma，1951）背面

A.♀；B.♂

d_3, d_4, sae：躯体刚毛

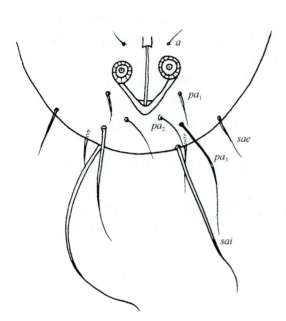

图 5-48 河野脂螨（*Lardoglyphus konoi* Sasa et Asanuma，1951）肛门区

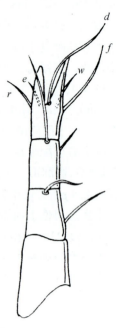

图 5-49 河野脂螨（*Lardoglyphus konoi* Sasa et Asanuma，1951）左足Ⅲ背面

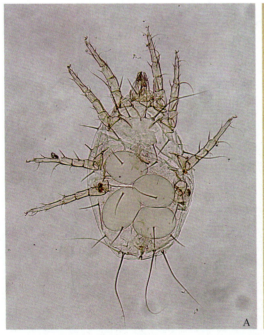
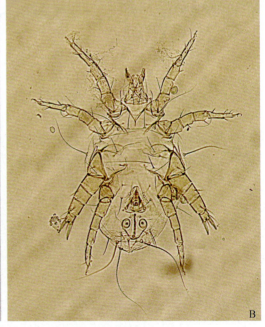

图 5-50 河野脂螨（*Lardoglyphus konoi* Sasa et Asanuma，1951）
A. ♀；B. ♂

三、食甜螨科（Glycyphagidae Berlese, 1887）

食甜螨科螨类躯体呈长椭圆形，无背沟；前足体背板退化或缺如。表皮多粗糙或饰有小的突起，少有光滑。爪常插入端跗节的顶端，由2根细的"腱"状物与跗节末端相连接，爪可缺如。雄螨常缺跗节吸盘和肛吸盘。

1. 家食甜螨 Glycyphagus domesticus De Geer, 1778

家食甜螨是 De Geer（1778）命名的一种粉螨，通常大量孳生于房舍、储藏物和牲畜棚的草屑等，是世界性广泛分布的一种害螨。

【种名】家食甜螨（Glycyphagus domesticus De Geer，1778）。

【图序】图 5-51～图 5-55。

【同种异名】Acarus domesticus De Geer，1778。

【分类地位】食甜螨科（Glycyphagidae）、食甜螨属（Glycyphagus）。

【形态鉴别】前足体背板或头脊狭长，体背缺横沟，足Ⅰ跗节无亚跗鳞片。

雄螨：躯体长 320～400μm，圆形，乳白色，螯肢和足颜色较深。前足体背板或头脊狭长，表皮具微小乳突，躯体刚毛均为细栉齿状，呈辐射状排列在体表。顶内毛（vi）着生在头脊中部最宽的位置。胛内毛（sci）较长，与胛外毛（sce）在同一条线上。背毛 d_2 长度不及背毛 d_1 的 1/2，且位于 d_3 内侧。基节上毛（scx）呈叉状，有分支；躯体后缘有肛后毛（pa_1、pa_2 和 pa_3）及骶毛（sai 和 sae）。足Ⅰ、足Ⅱ表皮内突均较发达，足Ⅰ表皮内突相连，构成短胸板。足末端为前跗节和爪。各足的亚跗鳞片（ρ）被位于跗节中央的栉状刚毛腹中毛（w）所替代。足Ⅰ跗节感棒 ω_1 呈细杆状，为足Ⅱ跗节感棒 ω_1 长度的 2 倍；芥毛 ε 短。足Ⅰ膝节的膝外毛（σ_1）与 ω_1 等长，膝内毛（σ_2）为 σ_1 长度的 2 倍。足Ⅲ、Ⅳ胫节的胫节毛（hT）远离该节端部。

雌螨：躯体长 400～750μm，形态与雄螨相似，特征是生殖孔伸展到基节Ⅲ的后缘，长度较肛门孔前端至生殖孔后端的距离短，新月形生殖板小，覆盖在生殖褶前端。管状交配囊在躯体后缘突出，肛门孔的前端有肛毛 2 对。

【生态习性】家食甜螨在温度 23～25℃，相对湿度 80%～90% 的条件下，约 22 天完成一代，常与其他食甜螨孳生在一起。常孳生于大米、稻谷、小麦、面粉、麸皮、红枣、干酪、火腿、干草堆、糯米、芝麻、烟草、豆饼及多种中药材，也可孳生于动物残屑、发霉粮食或仓库碎屑、鸟窝、蜂巢和畜棚草堆。

【与疾病关系】家食甜螨可引起人体皮炎，在某些情况下与人体螨性哮喘性疾病有关，也可引起人体肺螨病。此外，家食甜螨可引起兔子耳朵溃疡，也是鼠体内小链绦虫（Catenotaenia pusilla）的传播媒介。

【地理分布】国内分布于北京、上海、辽宁、黑龙江、安徽、江苏、江西、广西、吉林、福建、广东、四川、台湾等地。

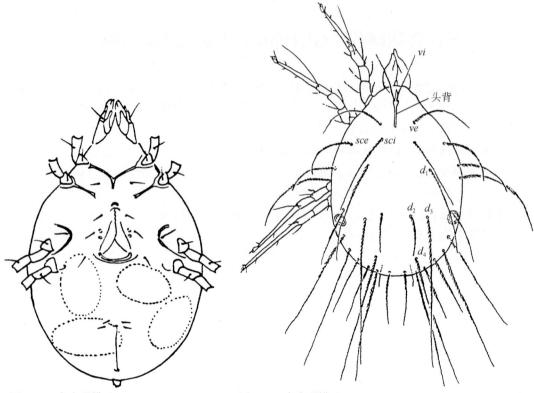

图 5-51 家食甜螨（*Glycyphagus domesticus* De Geer，1778）（♀）腹面

图 5-52 家食甜螨（*Glycyphagus domesticus* De Geer，1778）（♂）背面

$d_1 \sim d_4$：背毛

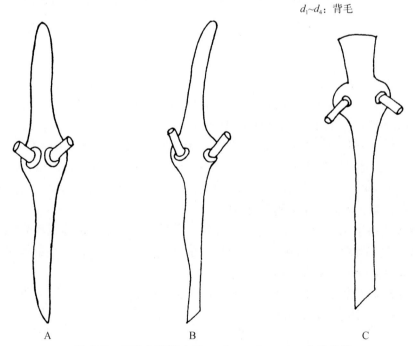

图 5-53 三种食甜螨（*Glycyphagus domesticus*）的头脊

A.隆头食甜螨；B.家食甜螨；C.隐秘食甜螨

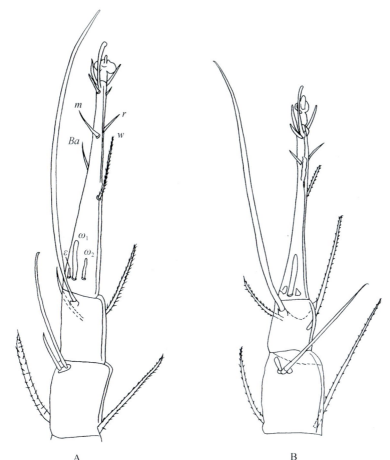

图 5-54 食甜螨（*Glycyphagus*）右足Ⅰ背面

A. 家食甜螨（*Glycyphagus domesticus*）（♂）；B. 隐秘食甜螨（*Glycyphagus privatus*）（♂）

ω_1，ω_2：感棒；ε：芥毛；Ba，m，r，w：刚毛

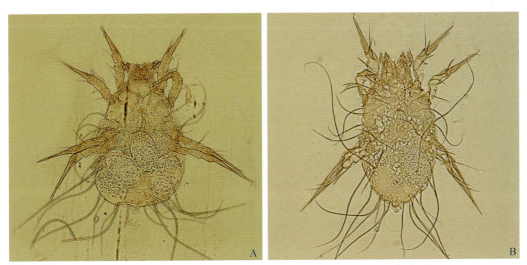

图 5-55 家食甜螨（*Glycyphagus domesticus* De Geer, 1778）腹面

A. ♀；B. ♂

2. 隆头食甜螨 *Glycyphagus ornatus* Kramer, 1881

隆头食甜螨是 Kramer 在 1881 年首次报道的一种粉螨，经常发生于面粉、麦子、草堆、油料种子、动物巢穴和饲料的残屑中，是分布较为广泛的一种储藏物螨类。

【种名】隆头食甜螨（*Glycyphagus ornatus* Kramer，1881）。

【图序】图 5-56 ～ 图 5-58。

【分类地位】食甜螨科（Glycyphagidae）、食甜螨属（*Glycyphagus*）。

【形态鉴别】该螨着生顶内毛（vi）之前的头脊上有一明显的骨化区，体背缺横沟。足 I 的跗节无亚跗鳞片。

雄螨：躯体长 430 ～ 500μm。卵圆形，表皮灰白色或浅黄色。顶内毛着生在头脊中央的宽阔处，头脊与家食甜螨相似。躯体刚毛长、栉齿密，且着生处的基部角质化。背毛 d_2 较短，位于背毛 d_3 前或之后；背毛 d_3 超过躯体、较长，且基部有一小的内突起。其余体后刚毛也较长。基节上毛（scx）叉状，有分支。足 I 和 II 跗节弯曲，胫、膝节端部膨大。在足 I 和 II 胫节上，胫节毛（hT）似三角形毛状。各足刚毛均较长并有栉齿。足 I 膝节的膝外毛（σ_1）短于膝内毛（σ_2）。

雌螨：躯体长 540 ～ 600μm，形态似雄螨，特征是生殖孔的后缘与足 III 表皮内突在同一水平，交配囊在突出于体后端的丘突状顶端开口。足 I 跗节的背中毛（la）、侧中毛（r）、正中毛（Ba）和腹中毛（w）集中分布。

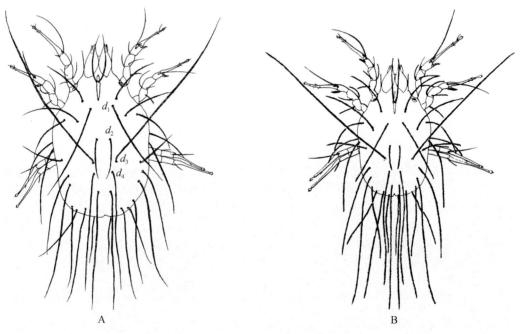

A B

图 5-56　隆头食甜螨（*Glycyphagus ornatus* Kramer，1881）背面

A. ♀；B. ♂

d_1~d_4: 背毛

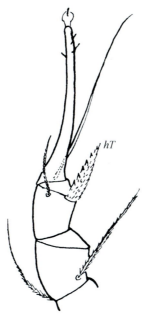

图 5-57　隆头食甜螨（*Glycyphagus ornatus* Kramer，1881）（♂）右足 Ⅱ 腹面
hT：胫节毛

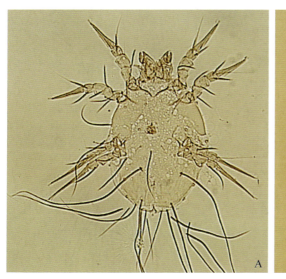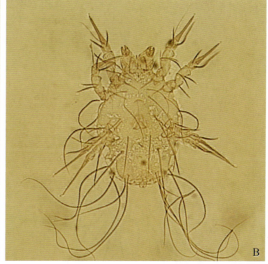

图 5-58　隆头食甜螨（*Glycyphagus ornatus* Kramer，1881）腹面
A. ♀；B. ♂

【**生态习性**】隆头食甜螨分布较广泛，常孳生于面粉、麦子、草堆和油料种子的残屑中，在居家房舍的尘埃中也有发现，亦孳生于动物饲料、小型哺乳动物巢穴、麻雀窝及蜂巢中。在温度 22～25℃、相对湿度 80%～90% 的条件下，经 3～6 天孵化为幼螨。幼螨取食 3 天，静息 1 天后蜕皮为第一若螨，再经第三若螨发育为成螨。在第一、第三若螨中，亦各

有 1 天的静息期，完成生活周期约需 18 天。

【与疾病关系】隆头食甜螨可引起人体皮炎，与人类螨性过敏性哮喘有关。

【地理分布】国内分布于上海、河南、黑龙江、安徽、江西、吉林、福建、四川等地；国外分布于英国、德国、荷兰、法国、意大利、苏联、波兰、以色列等国。

3. 害嗜鳞螨 *Lepidoglyphus destructor* Schrank, 1781

害嗜鳞螨由 Schrank（1781）首先命名，常与马六甲肉食螨、普通肉食螨和粗脚粉螨混合发生，呈世界性广泛分布，是常见的储藏物螨类之一。

【种名】害嗜鳞螨（*Lepidoglyphus destructor* Schrank，1781）。

【图序】图 5-59 ～图 5-61。

【同种异名】*Acarus destructor* Schrank，1781；*Lepidoglyphus destructor* Schrank，1781；*Glycyphagus anglicus* Hull，1931；*Acarus spinipes* Koch，1841；*Lepidoglyphus cadaverum* Schrank，1781；*Glycyphayus destructor*（Schrank）*sensu* Hughes，1961。

【分类地位】食甜螨科（Glycyphagidae）、嗜鳞螨属（*Lepidoglyphus*）。

【形态鉴别】表皮灰白色，具微小乳突，前足体背面无头脊，足Ⅳ后躯体逐渐变窄。各足跗节均被一有栉齿的亚跗鳞片包盖。

雄螨：躯体长 350 ～ 500μm。背毛栉齿密。刚毛与雌螨相似，足Ⅰ、足Ⅱ的表皮内突均发达。顶内毛（*vi*）超出螯肢，在顶外毛（*ve*）前。胛内毛（*sci*）与 *vi* 等长。基节上毛（*scx*）呈叉状且具分支，背毛 d_3、d_4，侧毛 l_3 和 *sai* 为躯体最长的刚毛。背毛 d_2 可达躯体后缘，

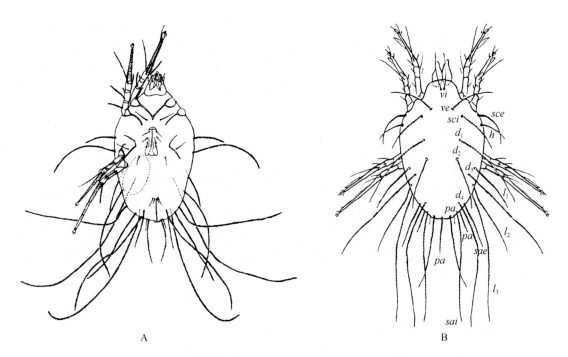

图 5-59　害嗜鳞螨（*Lepidoglyphus destructor* Schrank，1781）

A.（♀）腹面；B.（♂）背面

ve，*vi*，*sce*，*h*，d_1~d_4，l_1~l_3，*sae*，*sai*，*pa*：躯体刚毛

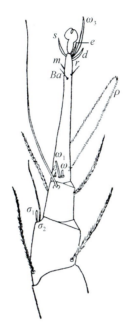

图 5-60 害嗜鳞螨（*Lepidoglyphus destructor* Schrank，1781）（♂）右足Ⅰ背面

$\omega_1 \sim \omega_3$, σ_1, σ_2: 感棒；ε: 芥毛；d, e, s, Ba, m, r: 刚毛；ρ: 跗节鳞片

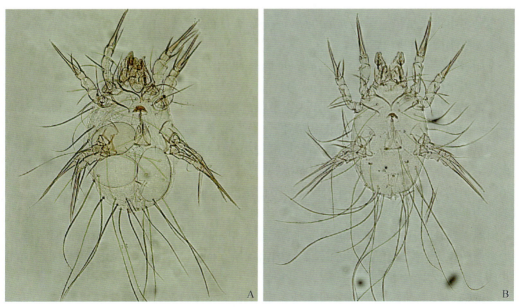

图 5-61 害嗜鳞螨（*Lepidoglyphus destructor* Schrank，1781）腹面

A. ♀；B. ♂

d_1、d_2 和 d_4 位于一直线上，d_1 长于 d_2，d_3 位于 d_2 后外侧，3 对侧毛（$l_1 \sim l_3$）渐长。骶毛（sai、sae）和肛后毛（pa_1、pa_2、pa_3）突出于躯体后缘。生殖孔位于足Ⅲ基节间，两侧有生殖毛 2 对（g_1、g_2），后缘有 1 对生殖毛（g_3）。肛门孔前端有肛毛 1 对，且向后达躯体后缘。

雌螨：躯体长 400～560μm，形态似雄螨，特征是生殖褶前端有一新月形的生殖板覆盖；第 3 对生殖毛在生殖孔后缘水平，在足Ⅲ和足Ⅳ表皮内突间。交配囊短管状，边缘为叶状。肛门伸展到躯体后缘，前端两侧有肛毛 2 对。

【生态习性】害嗜鳞螨常孳生于储粮、油料及食品，还可在床垫的填充物、仔鸡羽毛、啮齿动物巢穴和蜂巢中孳生。在 20～29℃、相对湿度 80% 的条件下，卵经 7～9 天孵化为幼螨，再经 7～9 天发育为第一若螨和第三若螨，再发育为成螨；在不适宜条件下，在第一若螨后形成不活动的休眠体，即第二若螨，包裹在第一若螨的网状皮壳中，可耐受 -18℃ 的低温。

【与疾病关系】害嗜鳞螨的分泌物、排泄物、尸体等可引起食用者或长期接触人员的螨类皮炎和螨性变态反应性疾病。此外，该螨还可侵入人体，引起尿螨病。

【地理分布】国内分布于上海、辽宁、黑龙江、湖南、安徽、山东、江苏、湖北、广西、陕西、吉林、贵州、广东、四川等地；国外分布于英国、加拿大、日本、波兰、苏联等。

4. 米氏嗜鳞螨 *Lepidoglyphus michaeli* Oudemans, 1903

米氏嗜鳞螨是 Oudemans（1903）首先命名的一种粉螨，常孳生于储藏食品、饲料、草堆及脱水蔬菜中，是自然环境中分布广泛的一种害螨。

【种名】米氏嗜鳞螨（*Lepidoglyphus michaeli* Oudemans，1903）。

【图序】图 5-62～图 5-64。

【同种异名】*Glycyphagus michaeli* Oudemans，1903。

【分类地位】食甜螨科（Glycyphagidae）、嗜鳞螨属（*Lepidoglyphus*）。

【形态鉴别】该螨前足体背面无头脊。各足跗节均被一有栉齿的亚跗鳞片包盖，足Ⅲ膝节腹面的刚毛（cG）膨大成毛皮状鳞片。

雄螨：躯体长 450～550μm，与害嗜鳞螨相似，特征在于躯体刚毛栉齿较密，胛内毛比顶内毛长。足的各节顶端膨大为薄而透明的缘，包围后一节的基部（特别是足Ⅳ的胫膝节）。胫节的腹面刚毛多，足Ⅲ和足Ⅳ胫节的端部关节膜后伸至胫节毛（hT）基部。足Ⅲ膝节的腹面刚毛 cG 膨大成毛皮状鳞片。

雌螨：躯体长 700～900μm，与雄螨形态相似，区别是生殖孔位置较前，前端被一新月形生殖板覆盖；生殖孔后缘与足Ⅲ表皮内突前端在同一水平，后 1 对生殖毛远离生殖孔。管状的交配囊较短，且不明显。

【生态习性】米氏嗜鳞螨分布广泛，常孳生于储藏食品、谷物、啤酒酵母、饲料、草堆及脱水蔬菜中等，在 23℃ 和谷物含水量为 15.5% 时，完成生活史需 20 天。第一若螨可形成稍活动的休眠体；休眠体无吸盘板，跗肢退化，常包裹于第一若螨的网状干缩表皮中。

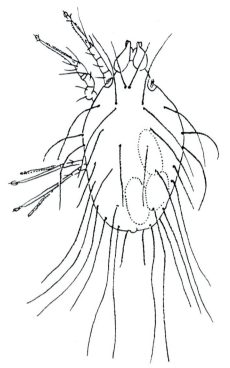

图 5-62 米氏嗜鳞螨（*Lepidoglyphus michaeli* Oudemans，1903）（♀）背面

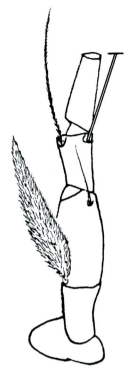

图 5-63 米氏嗜鳞螨（*Lepidoglyphus michaeli* Oudemans，1903）（♀）右足Ⅲ基部侧面

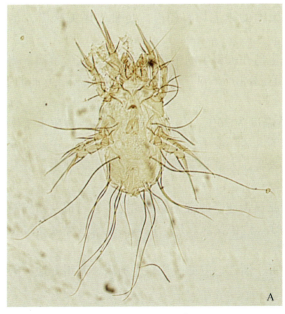
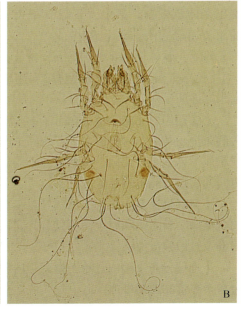

图 5-64 米氏嗜鳞螨（*Lepidoglyphus michaeli* Oudemans，1903）腹面

A. ♀；B. ♂

【与疾病关系】米氏嗜鳞螨可引起螨性皮炎和螨性变态反应性疾病。

【地理分布】国内分布于上海、辽宁、黑龙江、江苏、广东、四川、吉林等地。国外分布于英国、法国、荷兰、德国、苏联、瑞典、匈牙利、保加利亚等。

5. 热带无爪螨 *Blomia tropicalis* van Bronswijk, de Cock et Oshima, 1973

热带无爪螨是由 van Bronswijk 和 de Cock、Oshima 在 1973 年首先命名的一种粉螨，常孳生于人居环境的床尘、乘用车内的灰尘、空调隔尘网，以及食用菌、中药材仓库或粮库等，是热带和亚热带地区最常见的变应原。

【种名】热带无爪螨（*Blomia tropicalis* van Bronswijk, de Cock et Oshima, 1973）。

【图序】图 5-65，图 5-66。

【分类地位】食甜螨科（Glycyphagidae）、无爪螨属（*Blomia*）。

【形态鉴别】该螨躯体微小，体型接近球形。无背板或头脊。无栉齿状亚跗鳞片和爪，背部有顶毛 2 对，肩胛毛 2 对，背毛 5 对，侧毛 5 对，肩毛 1 对。足Ⅰ膝节仅有一条杆棒（σ），生殖孔位于足Ⅲ、Ⅳ基节之间。

雄螨：躯体长 320～350μm，呈球形，表皮有很多微小突起，无色、粗糙。躯体刚毛栉齿密，无前足体背板或头脊，顶内毛和顶外毛相近，向前伸展几乎达螯肢顶端。基节上毛分支密集。胛内毛（*sci*）和胛外毛（*sce*）着生在同一水平线；肩外毛（*he*）和背毛（d_1）着生在同一水平线上，几乎等长。各足跗节细长，超过胫节和膝节长度之和。顶端前跗节叶状，爪缺如。足Ⅱ、Ⅲ之间最宽，缺少生殖吸盘和跗节吸盘。肛门开口于腹部末端。生殖孔位于足Ⅲ、Ⅳ基节间，隐藏在生殖褶下，生殖褶内有生殖感觉器。生殖孔周围有生殖毛 3 对。阳茎为一根短的弯管，有 2 块基骨片支持。肛门伸达体躯后缘，在肛门前端和后端两侧各有一对光滑肛毛。1 对有栉齿很长的肛后毛突出在体躯末端。足Ⅰ、Ⅱ膝节和胫节腹面的刚毛均有栉齿。足Ⅲ、Ⅳ无感棒，足Ⅳ的跗节通常弯曲，刚毛退化。

雌螨：躯体长 440～520μm，特征是生殖孔被斜生的生殖褶所蔽盖，在生殖褶下侧有 2 对生殖感觉器，在生殖孔两侧有 3 对生殖毛。有肛毛 6 对。交配囊为 1 条长而稍微弯曲的管，向末端逐渐变细。

【生态习性】热带无爪螨生存的最适温度为 26℃，相对湿度为 80%，常孳生于屋宇内的床尘、乘用车内的灰尘、空调隔尘网等人居环境中，也可孳生于食用菌、中药材仓库或粮库中，为害食用菌、中药材和小麦、大米、大麦等储藏物。热带无爪螨卵生，其发育时间的长短与环境的温湿度有关。

【与疾病关系】热带无爪螨是热带和亚热带地区的常见变应原之一，与棉兰皱皮螨、腐食酪螨、粉尘螨和屋尘螨等具有共同抗原，产生交叉反应；该螨与过敏性鼻炎、过敏性哮喘及过敏性皮炎有关。

【地理分布】国内分布于海南、内蒙古、浙江、安徽、广东、河南、四川等地。国外分布于热带和亚热带地区。

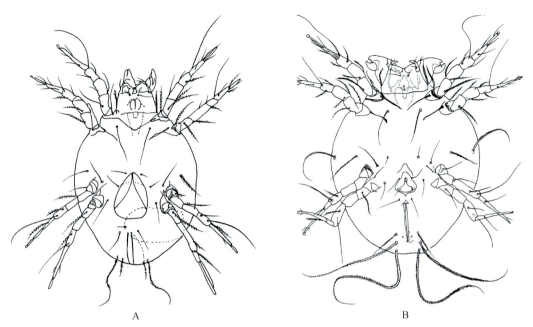

图 5-65　热带无爪螨（*Blomia tropicalis* van Bronswijk，de Cock et Oshima，1973）腹面

A. ♀；B. ♂

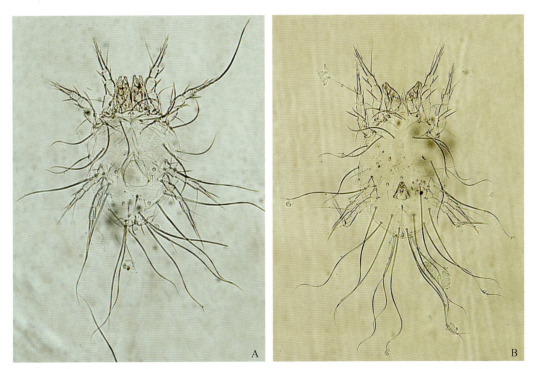

图 5-66　热带无爪螨（*Blomia tropicalis* van Bronswijk，de Cock et Oshima，1973）腹面

A. ♀；B. ♂

6. 弗氏无爪螨 *Blomia freemani* Hughes, 1948

弗氏无爪螨是由 Hughes 在 1948 年首先命名的一种粉螨，常孳生于仓库和粮库中，与粗脚粉螨和害嗜鳞螨一起混合发生，是分布较为广泛的一种储藏物害螨。

【种名】弗氏无爪螨（*Blomia freemani* Hughes，1948）。

【图序】图 5-67～图 5-69。

【分类地位】食甜螨科（Glycyphagidae）、无爪螨属（*Blomia*）。

【形态鉴别】该螨外形似热带无爪螨，近似球形，无头脊，无爪。足Ⅱ、Ⅲ间最宽阔。无头脊或前足体背板，足Ⅰ表皮内突相连，为斜生的细长骨片。

雄螨：躯体长 320～350μm。躯体刚毛栉齿密，顶内毛（vi）、顶外毛（ve）相近。胛毛（sci、sce）和肩内毛（hi）着生在同一水平线；d_1 和 he 几乎等长，且着生在同一横线上。d_2 栉齿少，相距较近，较其余刚毛短，其与 d_1 和 d_3 的间距相等。骶毛（sai、sae）均较长。各足的胫节感棒（φ）超出前跗节的末端；足Ⅰ、Ⅱ膝节和胫节腹面刚毛均有栉齿。生殖孔隐藏在生殖褶下，位于足Ⅳ基节间。阳茎弯管状，有 2 块骨片支持。肛门伸达体后缘，前后端各有肛毛 1 对。

雌螨：躯体长 440～520μm，特征是生殖孔被斜生的生殖褶蔽盖，生殖褶下侧有 2 对生殖感觉器，两侧有生殖毛（g_1、g_2、g_3）3 对。交配囊为一末端开裂的长而薄的管。

【生态习性】弗氏无爪螨常孳生于储粮、地脚粉、小麦、麸皮、谷物仓库、面粉厂、中药材仓库和房舍中。雄螨覆于雌螨背上，用足Ⅳ跗节紧抱雌螨，行两性生殖。交配后 1～2 天产卵。卵为椭圆形，白色。适宜环境中，4～5 天后，卵孵化为幼螨，幼螨取食 2～3

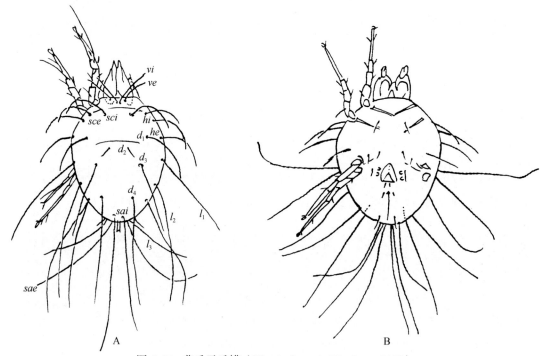

图 5-67 弗氏无爪螨（*Blomia freemani* Hughes，1948）

A.（♀）背面；B.（♂）腹面

ve, vi, sce, sci, he, hi, d_1~d_4, l_1~l_3, sae, sai：躯体刚毛

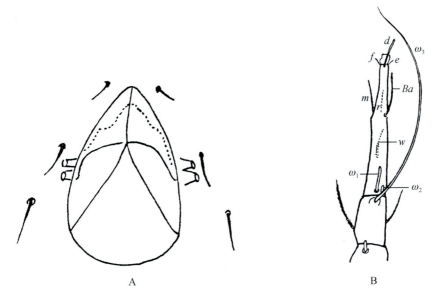

图 5-68　弗氏无爪螨（*Blomia freemani* Hughes，1948）
A.（♀）生殖孔；B.（♂）足
$\omega_1 \sim \omega_2$：感棒；d, e, f, Ba, m, r, w：刚毛

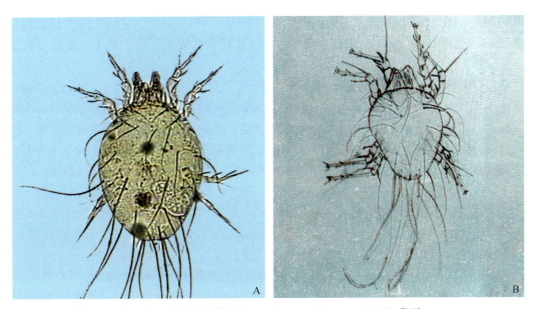

图 5-69　弗氏无爪螨（*Blomia freemani* Hughes，1948）背面
A. ♀；B. ♂

天静息1天后，蜕皮生长为第一若螨；第一若螨活动数天，静息约1天，蜕皮生长为第三若螨。第三若螨活动数天，静息约1天，蜕皮变为成螨。完成一代需时3～4周。未发现休眠体。

【与疾病关系】弗氏无爪螨是热带和亚热带地区的常见变应原，与粉尘螨、屋尘螨存在共同抗原，并可引起过敏性鼻炎、过敏性哮喘和过敏性皮炎等。

【地理分布】国内分布于上海、湖南、安徽、江苏、四川等地。国外分布于英国等国。

（孙恩涛）

7. 羽栉毛螨 *Ctenoglyphus plumiger* Koch, 1835

羽栉毛螨是Koch在1835年命名的一种粉螨，主要孳生于小麦、大麦、鱼粉、中药材、动物饲料等中，为仓储环境中常见的螨类。

【种名】羽栉毛螨（*Ctenoglyphus plumiger* Koch，1835）。

【图序】图5-70，图5-71。

【同种异名】*Acarus plumiger* Koch，1835。

【分类地位】食甜螨科（Glycyphagidae）、栉毛螨属（*Ctenoglyphus*）。

【形态鉴别】螨体呈淡红色至棕色，无肩状突起。表皮光滑或具微小乳突。背刚毛均为双栉状，背毛 d_3 和 d_4 特别长， d_1 和 d_2 等长。

雄螨：躯体长190～200μm，近梨形。腹面，骨化较完全，长而弯的阳茎围在足Ⅰ～Ⅳ的表皮内突形成的三角形区域内。足粗长，足的末端有前跗节和爪，前跗节腹部凹陷。足Ⅰ、Ⅱ跗节背面有明显的脊；跗节感棒 ω_1 着生在脊基部的细沟上，感棒 ω_2 和芥毛（ε）在其两侧， ω_3 在前跗节基部；其他跗节刚毛均细短，足Ⅰ胫节上的感棒（φ）长而粗。足Ⅰ膝节的感棒 σ_1 短于 σ_2，顶端膨大。足Ⅰ、Ⅱ胫节有腹毛1根，足Ⅰ、Ⅱ膝节有腹毛2根。

雌螨：躯体长280～300μm，似五角形。腹面，足Ⅰ表皮内突发达，并相连成短胸板，足Ⅱ～Ⅳ表皮内突末端相互横向不融合；足Ⅱ基节内突短且与足Ⅲ表皮内突相愈合。生殖孔长且大，后伸至足Ⅲ基节臼的后缘，生殖板发达。交配囊基部较宽，具微小疣状突。肛门孔前端两侧有肛毛2对，延伸至躯体后缘。躯体刚毛较雄螨长，周缘刚毛的主干有明显的直刺，且与主干不垂直。背毛 d_1 ～ d_4 及胛内毛（sci）的栉齿密集。足较雄螨细，胫节感棒（φ）不发达。

【生态习性】羽栉毛螨孳生于有机质丰富的环境中，如粮食仓库、饲料仓库、中药材仓库、草堆、鱼粉残屑、蜂巢及居室等。雌螨与雄螨交配后，1～2天产卵。在适宜条件下，完成一代需要3～4周。未发现休眠体。

【与疾病关系】羽栉毛螨的排泄物、皮蜕及其死亡螨体的分解物等均为强烈的过敏原，易引起人体过敏性疾病。

【地理分布】国内分布于辽宁、黑龙江、湖南、江苏、吉林、四川等地。国外分布于英国、法国、德国、荷兰、意大利、澳大利亚等国。

（王赛寒）

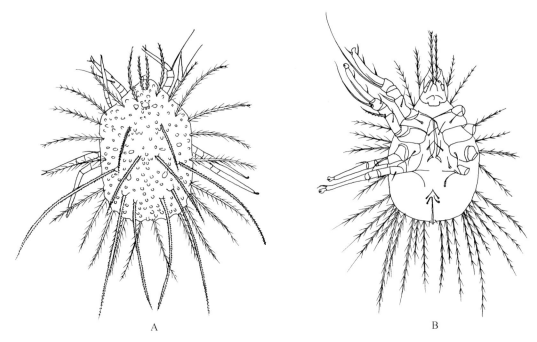

图 5-70 羽栉毛螨（*Ctenoglyphus plumiger* Koch，1835）
A.（♀）背面；B.（♂）腹面

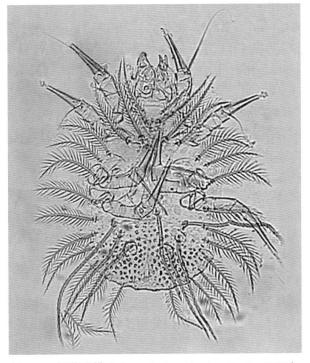

图 5-71 羽栉毛螨（*Ctenoglyphus plumiger* Koch，1835）

8. 棕脊足螨 *Gohieria fuscus* Oudemans, 1902

棕脊足螨是 Oudemans（1902）首先命名的一种粉螨，常孳生于面粉等禾谷类粮食中，在喂养家禽的蛋白质混合饲料中也常有此螨发生。陈启宗（1990）在西藏自治区的面粉、中药材和藏粑中也发现了棕脊足螨。

【种名】棕脊足螨（*Gohieria fuscus* Oudemans，1902）。

【图序】图 5-72～图 5-74。

【同种异名】*Ferminia fusca* Oudemans，1902；*Glycyphagus fuscus* Oudeman，1902。

【分类地位】食甜螨科（Glycyphagidae）、脊足螨属（*Gohieria* Oudemans）。

【形态鉴别】此螨躯体椭圆形，表皮棕色，小颗粒状，有光滑短毛。腹面扁平，足膝节和胫节有明显脊条，足股节和膝节端部膨大。

雄螨：躯体长 300～320μm，颜色较深，躯体背面前端向前凸出成帽形，遮盖在颚体之上。后半体前缘有一横褶（transverse pleat）。各足的表皮内突呈细杆状，足Ⅰ的表皮内突相连形成短胸板（short sternum），胸板与足Ⅱ～Ⅳ表皮内突愈合。足短粗，膝节与胫节背面有明显的脊条，故称之为脊足螨。顶内毛（vi）具栉齿，躯体的其他刚毛也均稍带锯齿。基节上毛稍有栉齿，顶外毛（ve）与具栉齿的基节上毛几乎位于同一水平上。4 对背毛（d_1～d_4）几乎呈直线排列。胛内毛（sci）、胛外毛（sce）和肩内毛（hi）位于同一水平上。前足体刚毛向前伸展，后半体刚毛向后或向侧面伸展，足跗节的前跗节着生在跗节的腹端。足Ⅰ胫节有腹毛 2 根。足Ⅲ、Ⅳ明显弯曲，端跗节较长。由于足Ⅰ跗节前半部缩短，正中毛（m）、侧中毛（r）和腹中毛（w）与端跗节基部的腹端刺（s）相近；第一感棒（ω_1）、第二感棒（ω_2）、芥毛（ε）和背中毛（Ba）着生在正常位置。足Ⅰ胫节的鞭状感棒（φ）特别长；足Ⅱ～Ⅳ胫节的鞭状感棒渐次缩短。足Ⅰ膝节上的膝节感棒（σ_1）显著比 σ_2 长。生殖孔位于足Ⅳ基节之间，阳茎为一直的管状物。肛门孔伸达体末端，前端有刚毛 1 对。

雌螨：体长为 380～420μm，体型较大，比雄螨更接近方形，体色较雄螨浅，刚毛细，足深棕色，比雄螨的更细长，足脊更明显。雌螨活螨有一对发达的充满空气的气管，分支前面部分扩大成囊状，后面部分长弯状，可相互交叉但不连接。雌螨背面刚毛的排列与雄螨相似，4 对足向躯体前面靠近，足Ⅰ表皮内突与生殖孔前的一横生殖板愈合；足Ⅱ表皮内突接近围生殖环，足Ⅲ、Ⅳ表皮内突内面相连。雌螨足Ⅰ跗节的正中毛（m）、侧中毛（r）和腹中毛（w）排列分散，不像雄螨集中在跗节顶端。生殖孔位于足Ⅰ～Ⅲ基节之间。大而显著的生殖褶位于足Ⅰ～Ⅳ基节之间，生殖褶下面有 2 对生殖吸盘，与足Ⅲ基节位于同一水平；很小的生殖感觉器位于生殖褶的后缘。交配囊被一小突起蔽盖，由一管与受精囊相通。肛门孔两边的褶皱超出躯体后缘。肛门前缘前端有肛毛 2 对。

【生态习性】棕脊足螨多孳生于谷物、面粉、大米、大麦、小麦、玉米、碎米、麸皮、细糠、饲料、食糖、中药材等，在床垫表面的积尘中亦时有发现。此螨为有性生殖。雌雄交配时，雄螨伏于雌螨背上，并随之爬行。交配完成后，3～5 天产卵，一般为 11～29 个，散产。完成一代需要 14～28 天。未发现休眠体和异型雄螨。

【与疾病关系】棕脊足螨可引起人体皮炎，若侵入人体，可引起肺螨病。

第五章 粉 螨

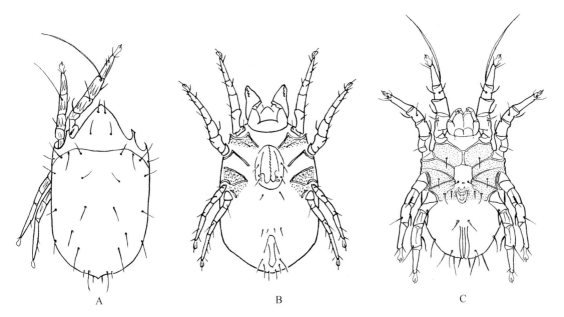

图 5-72 棕脊足螨（*Gohieria fuscus* Oudemans，1902）
A.(♀)背面；B.(♀)腹面；C.(♂)腹面

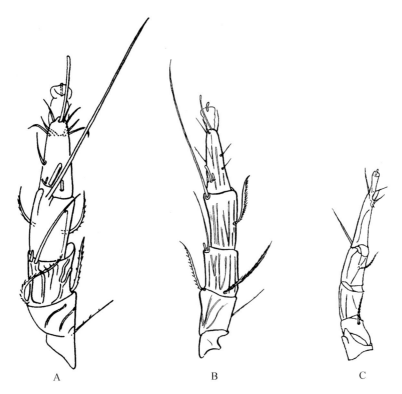

图 5-73 棕脊足螨（*Gohieria fuscus* Oudemans，1902）足
A.(♂)右Ⅰ足背面；B.(♀)右Ⅰ足背面；C.(♂)左足Ⅳ侧面

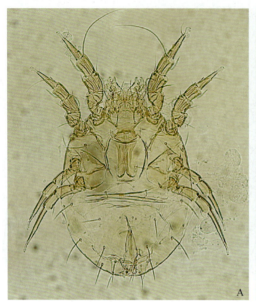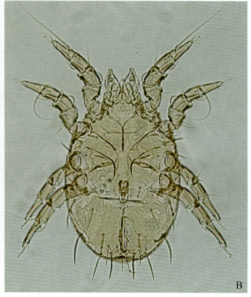

图 5-74 棕脊足螨（*Gohieria fuscus* Oudemans，1902）腹面
A. ♀；B. ♂

【地理分布】国内分布于安徽、北京、福建、广东、河南、黑龙江、吉林、辽宁、山西、上海、四川和台湾等地。国外主要分布于埃及、北爱尔兰、比利时、德国、法国、荷兰、捷克、日本、俄罗斯、土耳其、新西兰和英国等国。

（许　佳）

四、嗜渣螨科（Chortoglyphidae Berlese, 1897）

嗜渣螨科螨类躯体卵圆形，体壁坚实，表皮光亮，背部隆起。刚毛短，多光滑。躯体不分为前足体和后半体两部分，无前足体背板。各跗节细而长，爪小，常自柔软前跗节的末端伸出。足Ⅰ膝节前缘仅有感棒1条。雌螨生殖孔为弧形横裂纹状，位于足Ⅲ、Ⅳ基节间，生殖板由2块角化板组成，呈新月形，较大。雄螨阳茎长，位于足Ⅰ、Ⅱ基节间，有跗节吸盘和明显的肛吸盘。

拱殖嗜渣螨 *Chortoglyphus arcuatus* Troupeau, 1879

拱殖嗜渣螨是 Troupeau（1879）首先命名的一种粉螨，常孳生于粮食和动物饲料。

【种名】拱殖嗜渣螨（*Chortoglyphus arcuatus* Troupeau，1879）。

【图序】图 5-75～图 5-77。

【同种异名】*Tyrophagus arcuatus* Troupeau，1879；*Chortoglyphus nudus* Berlese，1884。

【分类地位】嗜渣螨科（Chortoglyphidae）、嗜渣螨属（*Chortoglyphus*）。

【形态鉴别】体卵圆形，颜色不一，背部隆起。无背沟，无前足体背板。体毛短，多光滑。各跗节细而长，爪小。足Ⅰ膝节仅有1根感棒（σ）。

雄螨：躯体长 250～300μm，螯肢巨大，呈剪刀状，齿明显。基节上毛（scx）杆状，细小而稍有栉齿。肩毛 3 对，即肩内毛（hi）、肩外毛（he）和肩腹毛（hv）。无胸板。肛吸盘较明显，分布在肛门孔两侧；吸盘前着生肛前毛（pra）1 对，吸盘后着生肛后毛（pa）1 对。足细长，末端为前跗节，端部具小爪。足Ⅰ跗节的第一感棒（ω_1）杆状且弯曲，与较小的感棒（ω_2）相近。各足胫节感棒（φ）较长，超过跗节末端。足Ⅳ跗节基部膨大，两吸盘位于跗节中央附近。阳茎长，为一弯曲管状物，基部分叉。

雌螨：躯体长 350～400μm，毛序与雄螨相似。但腹面足Ⅰ表皮内突愈合成短胸板；足Ⅱ表皮内突横贯躯体，与位于足Ⅲ和足Ⅳ基节间的长骨片平行；而足Ⅲ和足Ⅳ表皮内突不发达。生殖褶为一宽板，其后缘弯曲且骨化明显，生殖褶内无生殖感觉器。肛门孔近躯体后缘，周围着生 5 对肛毛。交配囊呈小圆孔状，位于躯体后端背面。足Ⅰ和足Ⅱ长度较雄螨短，但足Ⅳ比雄螨的长；足Ⅳ跗节特别长，超过前两节长度之和。

【生态习性】拱殖嗜渣螨常孳生于粮食和动物饲料，如大米、玉米、面粉、小麦、碎米、米糠、麸皮及红苜蓿种子等。生活史包括卵、幼螨、第一若螨、第三若螨和成螨，未见第二若螨阶段。一般在 32～35℃时，繁殖迅速，温度降至 20℃时，活动减弱，繁殖停止。同时此螨喜欢在粮食水分 14.5%～16%、相对湿度 75% 以上的环境中孳生。在 25℃和相对湿度 80% 的条件下，完成生活史需 24 天。

【与疾病关系】拱殖嗜渣螨的分泌物、排泄物及其尸体的降解产物等均为强烈变应原，与过敏性哮喘及过敏性鼻炎的发生有一定的关系。

【地理分布】国内主要分布于北京、上海、河南、云南、辽宁、湖南、安徽、江西、广西、吉林、福建、广东、四川、台湾等。国外在英国、法国、比利时、意大利、德国、荷兰、波兰、苏联、阿联酋、新西兰和巴巴多斯等国有此螨报道。

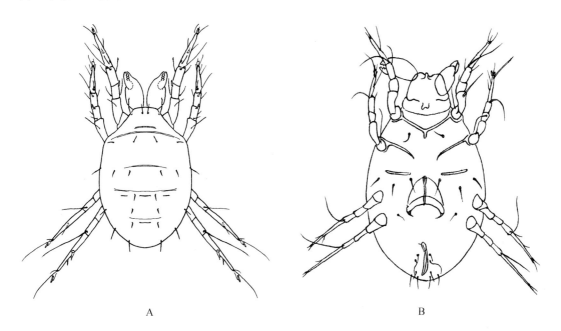

A 　　　　　　　　　　B

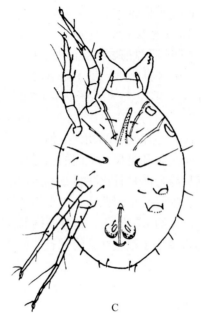

图 5-75　拱殖嗜渣螨（*Chortoglyphus arcuatus* Troupeau，1879）

A.（♀）背面；B.（♀）腹面；C.（♂）腹面

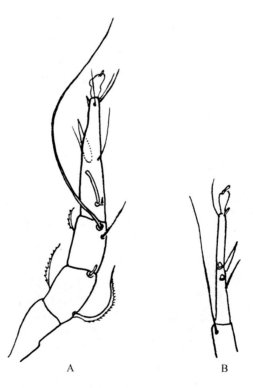

图 5-76　拱殖嗜渣螨（*Chortoglyphus arcuatus* Troupeau，1879）足

A.（♀）右足Ⅰ内面；B.（♂）右足Ⅳ背侧面

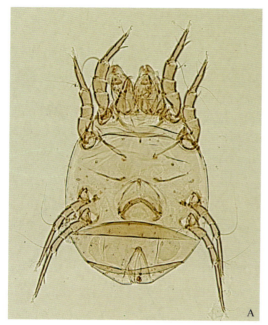
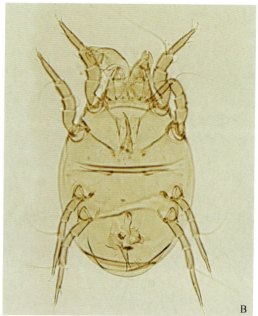

图 5-77 拱殖嗜渣螨（*Chortoglyphus arcuatus* Troupeau，1879）腹面
A. ♀；B. ♂

（陶 宁）

五、果螨科（Carpoglyphidae Oudemans, 1923）

果螨科的螨类躯体扁椭圆形，表皮光滑，雌雄两性足Ⅰ和足Ⅱ表皮内突愈合成"X"形胸板（果螨属）；或有许多骨化的板覆盖，仅雄性的足Ⅰ和足Ⅱ表皮内突愈合成胸板（赫利螨属）。爪大，由一个很发达的前跗节把爪连在跗节末端，除后方的刚毛外，躯体上大多数刚毛均光滑。

甜果螨 *Carpoglyphus lactis* Linnaeus, 1758

甜果螨是 Linnaeus（1758）首先命名的一种粉螨，分布广泛，主要孳生于含糖食品中。

【种名】甜果螨（*Carpoglyphus lactis* Linnaeus，1758）。

【图序】图 5-78～图 5-80。

【同种异名】*Acarus lactis* Linnaeus，1758；*Charpoglyphus passularum* Robin，1869；*Glycyphagus anonymus* Haller，1882。

【分类地位】果螨科（Carpoglyphidae）果螨属（*Carpoglyphus*）。

【形态鉴别】螨体椭圆形，稍扁平，表皮光滑、明亮。无前足体板，无横沟。足Ⅰ、足Ⅱ表皮内突愈合成"X"形胸板。足Ⅰ胫节感棒 φ 位于胫节中间。顶外毛（*ve*）与足Ⅱ基节几乎水平。

雄螨：椭圆形，体长 380～400μm，雌雄成螨毛序相同。颚体圆锥形，运动灵活；螯肢剪刀状；腹面表皮内突骨化明显，足Ⅰ表皮内突在中线处愈合成胸板，胸板后端呈两叉

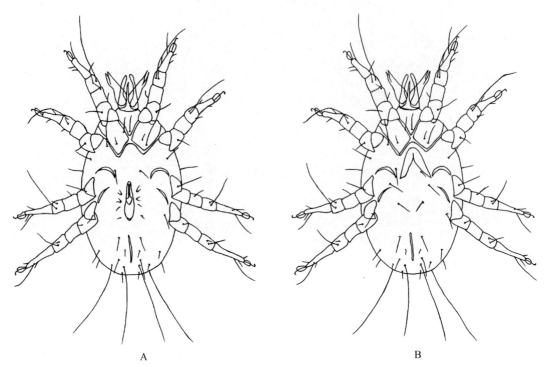

图 5-78 甜果螨（*Carpoglyphus lactis* Linnaeus，1758）腹面
A. ♂; B. ♀

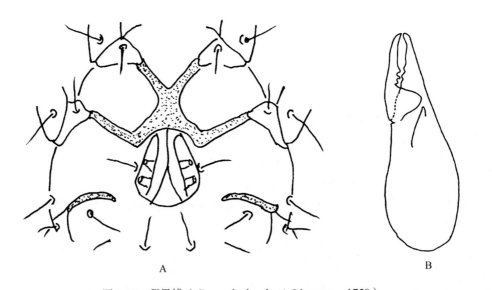

图 5-79 甜果螨（*Carpoglyphus lactis* Linnaeus，1758）
A. 果螨科形态特征：足Ⅰ和Ⅱ表皮内突愈合成"X"形胸板，雄性无肛吸盘和足Ⅳ跗节吸盘；B.（♂）螯肢

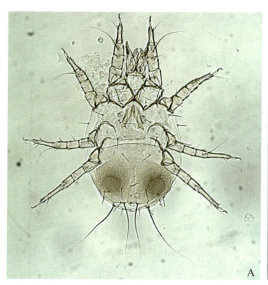
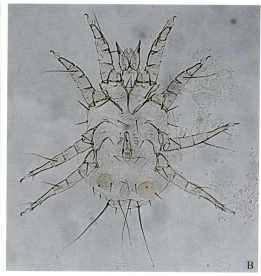

图 5-80 甜果螨（*Carpoglyphus lactis* Linnaeus，1758）腹面
A. ♀；B. ♂

状与足Ⅱ表皮内突相连。生殖孔位于足Ⅲ和足Ⅳ之间。

雌螨：椭圆形，体长 380～420μm，背腹稍扁平，足和螯肢淡红色。肩区明显，躯体末端截断状或略向内凹。无前足体背板。足Ⅰ和足Ⅱ表皮内突愈合为"X"形胸板。第一背毛至第四背毛（d_1～d_4）在背部呈直线排列。顶内毛（vi）在前足体背面前部，顶外毛（ve）位于 vi 后外侧，ve 几乎位于足Ⅱ基节的同一水平上。除 ve 和体躯后缘的 2 对刚毛（pa_1、sae）外，所有的刚毛均较短，呈杆状且末端钝圆。基节上毛（scx）为一粗短的杆状物。躯体腹面胸板和足Ⅱ表皮内突愈合成生殖板，覆盖在生殖孔前端。生殖褶骨化弱，位于足Ⅱ和足Ⅲ基节之间。

【生态习性】甜果螨是一种分布广泛的仓储害螨，严重为害食糖、干果及蜜饯等食品，可造成较严重的经济损失。甜果螨喜低温、潮湿，可在糖溶液中生长、繁殖。行有性生殖。该螨平均生活周期为 15 天，存活时间为 40～45 天。

【与疾病关系】甜果螨能引发皮肤螨病、尿螨病、肺螨病和肠螨病等。

【地理分布】国内分布于北京、上海、河北、辽宁、黑龙江、安徽、山东、江苏、浙江、广西、吉林、福建、广东、四川和台湾等地。国外主要分布于欧洲、北美、南美等。

（蒋　峰　李朝品）

六、麦食螨科（Pyroglyphidae Cunliffe, 1958）

麦食螨科的螨类前足体前缘延伸至颚体，前足体背面与后半体间有一明显的横沟。无顶毛，有前足体背板。各足末端为前跗节。雄螨的足Ⅲ、Ⅳ几乎等长，肛吸盘被骨化的环包围；跗节吸盘被一短的圆柱形结构代替。雌螨的足Ⅲ较足Ⅳ稍长，生殖孔内翻呈"U"形；

生殖板骨化，并有侧生殖板。足Ⅰ的第一感棒（ω_1）、第三感棒（ω_3）及芥毛（ε）着生在跗节的顶端。

1. 梅氏嗜霉螨 Euroglyphus maynei Cooreman, 1950

梅氏嗜霉螨由 Cooreman 于 1950 年首次命名，该螨为粉螨家族中常见的种类，主要分布于家居环境和储藏环境中。

【种名】梅氏嗜霉螨（Euroglyphus maynei Cooreman, 1950）。

【图序】图 5-81，图 5-82。

【同种异名】Mealia maynei Cooreman, 1950；Dermatophagoides maynei（Cooreman, 1950）sensu Hughes, 1954。

【分类地位】麦食螨科（Pyroglyphidae）、嗜霉螨属（Euroglyphus）。

【形态鉴别】螨体长椭圆形，淡黄色，表皮皱褶明显。前足体的前缘常有 2 个突起。足Ⅰ膝节仅有 1 条感棒（σ）。雌螨的肛后毛短且不明显；足Ⅲ比足Ⅳ短；受精囊骨化明显，呈淡红色。雄螨有明显的肛吸盘。雄螨后半体稍凹。足Ⅰ～Ⅲ转节无转节毛（sR）。

雄螨：躯体长约 200μm，前足体背板较小，呈梨形；2 条长的纵脊延伸到前缘。后半体背板前伸到 d_2 水平，且不明显；躯体后缘有切割状凹陷。腹面足Ⅰ表皮内突在近中线处分离。阳茎短直管状，有小生殖感觉器。肛吸盘明显，被骨化的环包围。各足的前跗节为球状，缺爪；足Ⅳ较足Ⅲ略短窄。足Ⅲ跗节有刚毛 5 根，末端有一粗壮突起；足Ⅳ跗节有刚毛 3 根，其中位于跗节末端的 1 根为短钉状结构。

雌螨：躯体长 280～300μm。前足体背板没有雄螨的明显，前缘为光滑的弧形。后半体背板很不明显，该区域的表皮无皱褶，但具刻点。生殖孔部分被生殖板掩盖，生殖板前缘尖。受精囊球形，骨化程度明显，交配囊靠近肛门后端。躯体刚毛似雄螨，2 对肛后毛（pa）等长。足细长，足Ⅳ较足Ⅲ长。

【生态习性】梅氏嗜霉螨可在粮食加工厂、棉花加工厂和房屋的灰尘中发现。常见的孳生物有谷物尘屑、棉子饼、褥垫灰屑、谷物、面粉、碎屑和中药材等。在有人头皮屑存在的场所（如地毯、沙发、装套子的椅子、床垫）孳生数量较大。

生活史包括卵、幼螨、第一若螨、第三若螨和成螨。梅氏嗜霉螨在 22～24℃、相对湿度 85%±5% 环境中，3～3.5 周完成生活史。一般情况下，雌螨较雄螨多，目前尚未发现休眠体。梅氏嗜霉螨在 0℃以下持续 24 小时多不能存活；0～7℃时虽能生存但无繁殖能力；17～30℃为梅氏嗜霉螨生存繁殖的最适温度；35℃以上时可导致螨死亡。空气湿度对于梅氏嗜霉螨的生存有重要影响，相对湿度 75%～80% 为其生长繁殖的最佳湿度；相对湿度 85% 以上时不能繁殖；相对湿度低于 70% 时，螨卵发育至成螨的时间延长至 5 周左右，成螨则可因缺水而导致脱水；相对湿度降至 50% 以下时可导致成螨死亡。

【与疾病关系】人体接触嗜霉螨并受其侵袭时，即可引起过敏性哮喘、过敏性鼻炎等变态反应性疾病，危害人类身体健康。此外，文献报道梅氏嗜霉螨可侵入人体，引起人体肺螨病。

【地理分布】国内分布于上海、江苏、安徽等地。国外分布于德国、英国、荷兰、比利时、意大利、丹麦、波兰和日本。

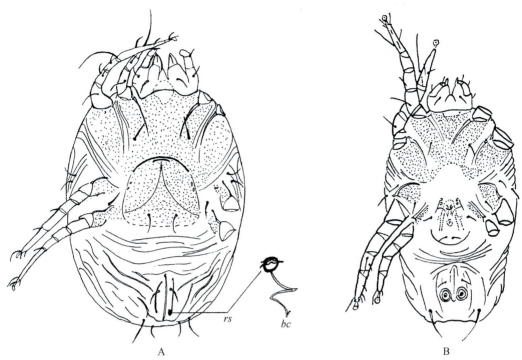

图 5-81 梅氏嗜霉螨（*Euroglyphus maynei* Cooreman，1950）腹面
A. ♀：*rs*.受精囊，*bc*.交配囊；B. ♂

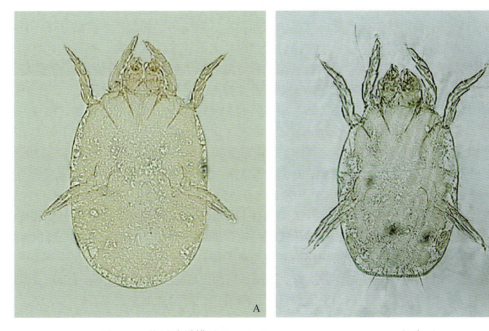

图 5-82 梅氏嗜霉螨（*Euroglyphus maynei* Cooreman，1950）腹面
A. ♀；B. ♂

2. 粉尘螨 *Dermatophagoides farinae* Hughes, 1961

粉尘螨是一种分布广泛的种类，可在动物饲料、面粉、食品、仓库及房舍灰尘中发现，是引起人类过敏的重要过敏原。

【种名】 粉尘螨（*Dermatophagoides farinae* Hughes，1961）。

【图序】 图 5-83 ～图 5-85。

【同种异名】 *Dermatophagoides culine* Deleon，1963。

【分类地位】 麦食螨科（Pyroglyphidae）、尘螨属（*Dermatophagoides*）。

【形态鉴别】 螨体呈长圆形，淡黄色，长 260～400μm，表皮有细致的花纹，前足体前缘未覆盖在颚体之上。雄螨足Ⅰ跗节爪状突起的外侧，有一个小而钝的突起 s，足Ⅱ跗节的 s 为指状。雌螨足Ⅰ、Ⅱ跗节的 s 大而尖。

雄螨：躯体长 260～360μm，前足体和后半体间的背沟不明显；后半体背板未前伸到背毛 d_2 处，基节区骨化并有细微刻点。生殖孔在足Ⅲ、Ⅳ基节间。肛门被一圆形围肛环包围，环内有明显的肛吸盘和肛前毛（*pra*）1 对。躯体刚毛光滑，*sai* 的长度超过躯体长的 1/2，行走时拖在体后，是其显著的特点。各足末端前跗节发达，有小爪；足Ⅰ明显加粗，似粗脚粉螨，但其表皮有横条纹。足Ⅰ股节腹面有一粗钝突起。足Ⅲ跗节末端分叉，相对位置有一小突起；足Ⅲ较足Ⅳ粗长，足Ⅳ的跗节末端有 1 对小吸盘。

雌螨：躯体长 360～400μm，形状与雄螨相似，但无后半体背板，后半体中部为横纹，两侧为纵纹。腹面，生殖孔呈"人"字形，前端有一新月形的生殖板，后生殖板侧缘骨化较完全。足Ⅰ不膨大，与足Ⅱ的长短、粗细相同；足Ⅲ、Ⅳ细，等长。足Ⅳ跗节上的 2 根短刚毛取代了雄螨的 1 对退化的吸盘，其他形态特征见雄螨。

【生态习性】 粉尘螨生境广泛，常孳生于面粉厂、食品厂、棉纺厂、食品仓库、谷物仓库及中药材仓库的尘屑，也可见于室内墙壁和窗台上的灰尘。在家禽、家畜的饲料中也常发现。常见的孳生物有面粉、饼干粉、玉米粉、地脚粉、废棉花、中药材、动物饲料、房舍灰尘、夏季凉席和空调隔尘网等，在哮喘患者的衣服、被褥上也可发现。

发育过程包括卵、幼螨、第一若螨、第三若螨和成螨 5 期，无第二若螨期，完成一代生活史约需 30 天，一生可以多次交配，交配后 3～4 天开始产卵，每次产卵 1～2 个，至少可产卵 30 天，未受精的雌螨不会产卵。雄螨寿命 60～80 天，雌螨可长达 100～150 天。粉尘螨受外界环境温、湿度限制，55℃ 10 分钟或 45℃ 120 分钟死亡率为 100%，若低于 0℃ 连续 24 小时也不能存活，当湿度小于 50% 或大于 85% 则不能繁殖。

【与疾病关系】 粉尘螨普遍存在于人类居住和工作的室内环境中，螨体分解物和代谢产物是强烈的变应原，可诱发 IgE 介导的过敏反应，如螨性哮喘、过敏性鼻炎、特应性皮炎和慢性荨麻疹等，与人类健康密切相关，对儿童尤甚。

【地理分布】 国内分布于福建、河南、四川、广西、广东、安徽、辽宁、江苏、深圳、上海和北京等。国外分布于英国、美国、日本、阿根廷、荷兰和加拿大等。

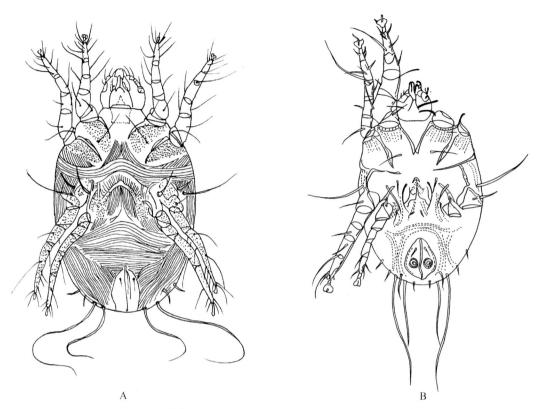

A

B

图 5-83 粉尘螨（*Dermatophagoides farinae* Hughes，1961）

A.（♀）腹面；B.（♂）腹面

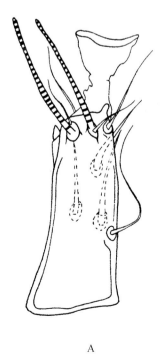

A

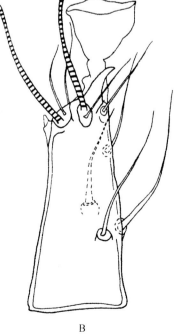

B

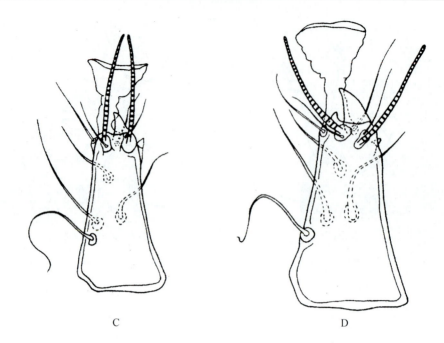

图 5-84 尘螨（*Dermatophagoides*）足 I 跗节
A. 小角尘螨（♀）；B. 粉尘螨（♀）；C. 小角尘螨（♂）；D. 粉尘螨（♂）

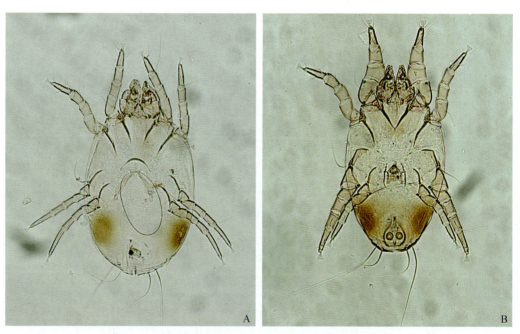

图 5-85 粉尘螨（*Dermatophagoides farinae* Hughes，1961）
A.（♀）腹面；B.（♂）腹面

3. 屋尘螨 *Dermatophagoides pteronyssinus* Trouessart, 1897

屋尘螨是由 Trouessart（1897）首先命名的，该螨是尘螨的常见种类之一，可在饲料、仓库尘屑、粮仓的尘埃中发现，也可见于房舍灰尘、地毯等处。屋尘螨是过敏性疾病的变应原。

【种名】屋尘螨（*Dermatophagoides pteronyssinus* Trouessart，1897）。

【图序】图 5-86、图 5-87。

【同种异名】*Mealia toxopei* Oudemans，1928；*Visceroptes saitoi* Sasa，1984。

【分类地位】麦食螨科（Pyroglyphidae）、尘螨属（*Dermatophagoides*）。

【形态鉴别】螨体呈长梨形，淡黄色，表皮有细致的花纹，前足体前缘未覆盖颚体。雄螨体背无横沟；后半体背板大，向前伸达第一背毛（d_1）与第二背毛（d_2）中央；足Ⅰ不粗大，与足Ⅱ长宽相同。雌螨第二背毛（d_2）与第三背毛（d_3）区域的表皮条纹是纵纹。

雄螨：躯体长 280～290μm，与粉尘螨体表皮纹相似，但其主要区别为体长梨形，前半体两侧深凹，前足体背板长方形，但后缘圆，后缘两侧内凹。后半体在足Ⅱ、Ⅲ之间突而宽，足Ⅲ、Ⅳ后两侧向内凹。sci 及 d_1 短，sce 较 sci 长 6～7 倍，着生于体侧横纹上，与前足体板后缘几乎在同一水平上。腹面，足Ⅰ表皮内突分离，不愈合成胸板。足Ⅰ～Ⅳ基节区的骨化程度弱，后生殖毛退化。足Ⅰ不膨大，与足Ⅱ的长宽相同，足Ⅰ跗节末端的粗大突起不明显，足Ⅲ跗节末端分叉状，足Ⅳ跗节有 1 对吸盘。

雌螨：躯体长约 350μm，形态特征与雄螨相似，不同点为无后半体背板，背毛 d_2 和 d_3 着生处的表皮为纵条纹。交配囊孔在肛门后缘一侧，由一根细长管与受精囊连接，并在凹陷基部开口。足Ⅲ、Ⅳ略细，从膝节起向内弯曲。

【生态习性】屋尘螨广泛孳生于房屋尘埃和褥垫表面灰屑中，尤其在湿度较大的房间居多，是房舍螨类的主要成员。常见的孳生物有谷物残屑、动物皮屑、卧室床褥、毛衣、棉衣和地毯等。

生活史过程包括卵、幼螨、第一若螨、第三若螨和成螨 5 期，在适宜条件下完成一代生活史约需 30 天。屋尘螨为有性生殖，雄螨可终生进行交配，雌螨仅在前半生交配 1～2 次，偶有 3 次。交配后 3～4 天开始产卵，雌螨每天产卵 1～2 个，一生产卵约 30 个，多者可达 200～300 个，产卵期约为 1 个月。雄螨寿命 60～80 天，雌螨可长达 100～150 天。屋尘螨生长繁殖和活动的适宜温度为 24～26℃，相对湿度为 70%～75%，并在通气和防霉的环境下屋尘螨才能生长和繁殖良好，10℃以下发育和活动停止，相对湿度低于 30% 可导致成螨死亡。

【与疾病关系】屋尘螨是人类过敏性疾病的重要过敏原。

【地理分布】国内分布于河南、四川、广东、广西、福建、辽宁、江苏、深圳、安徽、上海和北京等。国外分布于英国、意大利、丹麦、荷兰、比利时、苏联、美国和加拿大等国，呈世界性分布。

（湛孝东）

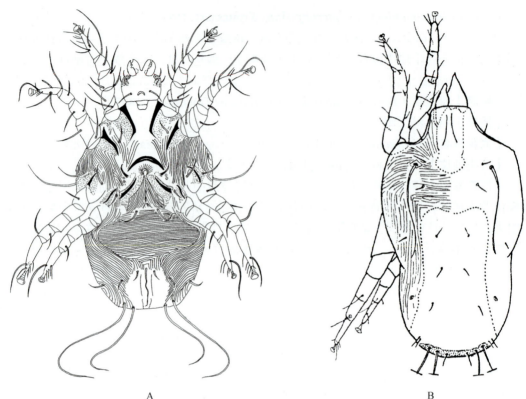

图 5-86 屋尘螨（*Dermatophagoides pteronyssinus* Trouessart，1897）

A.（♀）腹面；B.（♂）背面

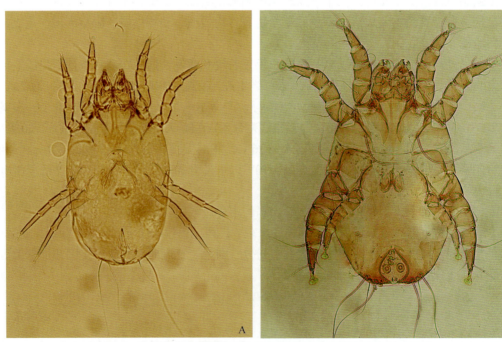

图 5-87 屋尘螨（*Dermatophagoides pteronyssinus* Trouessart，1897）

A.（♀）腹面；B.（♂）腹面

七、薄口螨科（Histiostomidae Berlese, 1957）

薄口螨科（Histiostomidae）的螨类成螨形态近似长椭圆形，白色稍透明。颚体小，高度特化，适于从悬浮液中取食微小颗粒。螯肢锯齿状，定趾退化。须肢有一自由活动的扁平端节。体背有一明显的横沟，躯体腹面有 2 对几丁质环，体后缘略凹。该科螨常有活动休眠体，其足Ⅲ，甚至足Ⅳ向前伸展。

1. 速生薄口螨 *Histiostoma feroniarum* Dufour, 1839

速生薄口螨是由 Dufour 在 1839 年首先命名的一种粉螨，常发现于潮湿谷物、腐烂蘑菇及腐烂变质的面粉类食物上，还可传播人参坏死病等，危害经济作物生长，是常见的变应原。

【种名】速生薄口螨（*Histiostoma feroniarum* Dufour，1839）。

【图序】图 5-88～图 5-90。

【同种异名】*Hypopus dugesi* Claparede，1868；*Hypopus feroniarum* Dufour，1839；*Histiostoma pectineum* Kramer，1876；*Tyroglyphus rostro-serratum* Megnin，1873；*Histiostoma sapromyzarum*（Dufour，1839）*sensu* Cooreman，1944；*Acarus mammilaris* Canestrini，1878；*Hypopus dugesi* Claparede，1868。

【分类地位】螨口螨科（Histiostomidae）、薄口螨属（*Histiostoma* Kramer，1876）。

【形态鉴别】螨体近似长椭圆形，躯体后缘略凹。颚体小且高度特化。

雄螨：螨体长 250～500μm，体型大小及足的粗细变化均较大，足Ⅱ较粗大且跗节的刺较发达。腹面，足的表皮内突较雌螨发达，足Ⅰ表皮内突愈合成发达的胸板；足Ⅱ表皮内突几乎伸达中线，但未连接，并向后弯曲。生殖孔前着生了 2 对圆形几丁质环且相距较近；生殖褶位于足Ⅳ基节之间且不明显，之后有 2 块叶状瓣，可能具有交配吸盘的作用。背毛与雌螨相似。躯体背面刚毛的排列似雌螨。

雌螨：螨体长 400～700μm，苍白色。颚体较小，螯肢长，具锯齿，每一螯肢由延长的边缘具锯齿的活动趾组成，并能在宽广的前口槽内前后活动。前口槽侧壁为须肢基节，须肢端节为一块二叶状的几丁质板，板上有刺 1 对，几丁质板能自由活动。躯体表面具微小突起，有一背沟把前足体和后半体分开，躯体后缘略凹。腹面有 2 对圆形或近圆形的几丁质环，前 1 对环在足Ⅱ、Ⅲ基节间，在生殖孔两侧；后 1 对环相近，在足Ⅳ基节水平。足Ⅰ表皮内突在中线处愈合；足Ⅱ～Ⅳ表皮内突短，相距较远。肛门较小并远离躯体后缘。背毛较短，约与足Ⅰ胫节等长；顶内毛（*vi*）彼此分离，顶外毛（*ve*）在 *vi* 后方；胛毛（*sc*）远离 *ve* 且分散，而肩外毛（*he*）和肩内毛（*hi*）靠得很近；背毛 d_2 间的距离较 d_1、d_3 和 d_4 间的距离明显短，d_4 靠近躯体的后缘；2 对侧毛位于侧腹腺之前。足Ⅰ、Ⅲ基节上具基节毛，后面的几丁质环前、后各有 2 对生殖毛；肛门周围具 4 对刚毛。足粗短，末端的爪较粗壮，并具成对的杆状物支持，柔软的前跗节将其包围。足上的刚毛加粗成刺。足Ⅰ、Ⅱ跗节的背中毛（*Ba*）位于第一感棒（ω_1）之前；足Ⅰ跗节的 ω_1 着生在基部，并向后弯曲覆盖在足Ⅰ胫节的前端，芥毛（ε）与 ω_1 着生在同一深凹中；足Ⅱ跗节的感棒 ω_1 位置正常，稍弯曲；各跗节末端的腹刺都很发达。足Ⅰ、Ⅱ胫节的感棒 φ 较短。足Ⅰ膝节的感棒 σ_1 和 σ_2 等长，足Ⅲ膝节无感棒 σ。

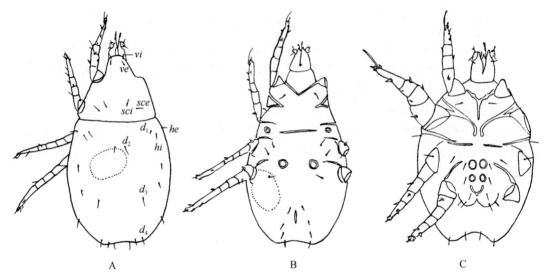

图 5-88　速生薄口螨（*Histiostoma feroniarum* Dufour, 1839）
A.（♀）背面；B.（♀）腹面；C.（♂）腹面
ve, vi, sce, sci, he, hi, $d_1 \sim d_4$：躯体刚毛

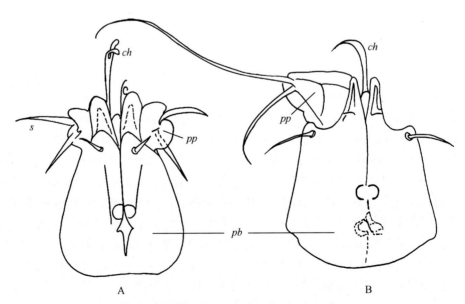

图 5-89　薄口螨（*Histiostoma*）颚体腹面
A. 速生薄口螨（♀）；B. 吸腐薄口螨（♀）
ch：螯肢；*pp*：须肢端节；*pb*：须肢基节；*s*：须肢上的刺

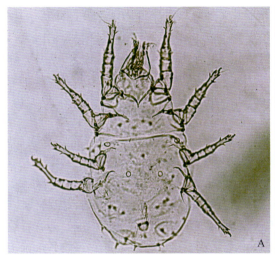 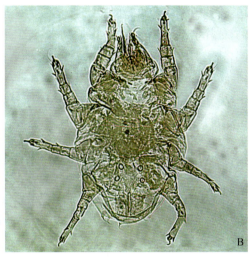

图 5-90 速生薄口螨（*Histiostoma feroniarum* Dufour，1839）

A.（♀）腹面；B.（♂）腹面

【生态习性】速生薄口螨具有群栖性，喜阴暗、潮湿、腐烂、温暖的环境，常栖息于潮湿腐败的食物或液体、半液体食物上，营腐生生活。此螨为栽培蘑菇的重要害螨，也可在洋葱、中药材生姜、枸杞、腐烂的植物、潮湿的谷物、面粉类腐败的食物及腐败菌类上发现。

速生薄口螨的发育过程分为 6 个阶段，分别为卵、幼螨、第一若螨、第二若螨（休眠体）、第三若螨和成螨。最适发育温度为 25～30℃。此螨营孤雌生殖，Hughes 和 Jackson（1958）认为可产生两种类型的雌螨：一种可形成雄螨，另一种可形成雌螨，但学者 Scheucher 提出，未受精卵可形成雄螨。雌螨与雄螨交配完成后，2～3 天产卵，一生一般可产卵 50～240 个。休眠体则凭借微风飘散或吸附在昆虫及其他动物体上扩散。

【与疾病关系】可引起人体螨病。

【地理分布】国内分布于河南、安徽、新疆、浙江、江西和福建等。国外分布于法国、英国、德国、意大利、荷兰、新西兰、澳大利亚和美国等。

2. 吸腐薄口螨 *Histiostoma sapromyzarum* Dufour, 1839

吸腐薄口螨是 Dufour 在 1839 年首先命名的一种粉螨。常见于垃圾及蘑菇培养料等，严重影响食用菌生长，也是最常见的变应原。

【种名】吸腐薄口螨（*Histiostoma sapromyzarum* Dufour，1839）。

【图序】图 5-91，图 5-92。

【同种异名】*Hypopus sapromyzarum* Dufour，1839；*Anoetus sapromyzarum* Oudemans，1914；*Anoetus humididatus* Vitzthum，1927 *sensu* Scheucher，1957。

【分类地位】薄口螨科（Histiostomidae）、薄口螨属（*Histiostoma*）。

【形态鉴别】雄螨：螨体近似卵圆形，长 400～620μm，无色或淡色，颚体高度特化，背缘具锯齿，螯肢从须肢基节形成的凹槽内伸出，可自由活动。须肢的端节扁平且完整。须肢端节叶突上着生两根刺状的长毛，其中一根的长度为另一根的 2 倍多。前后半体间具有横缝,后半体后缘略凹入。腹面具2对卵圆形几丁质环,环中部内凹,似鞋底状,其中第1对着生于足Ⅱ、Ⅲ之间,第2对着生于足Ⅳ同一水平线上。生殖孔呈横向开孔,位于第1对几丁质环之间。足Ⅰ两基节内突在体中线相接。足Ⅱ和足Ⅳ的基节内突短,内端相互远离。肛孔小,距后缘远。生殖毛2对,分别位于第2对几丁质环的前、后方。足细短,均具爪。腹面几丁质环呈肾形,几丁质环内凹部分向外,据 Scheucher(1957)报道,凸出的一侧向外。

雌螨:螨体长 300～650μm,无色或淡白色。雌螨形态与雄螨相似,不同点为腹面肾形的几丁质环内凹部分朝内。足Ⅰ膝节除 σ 外皆强化如刺状。足Ⅰ、Ⅱ胫节感棒(φ)短而不明显。

【生态习性】因颚体高度特化,位于须肢末端上的几丁质板可自由活动,能将液体中的颗粒状食物扫集到颚体前端,所以吸腐薄口螨常栖居在半液体的食物中。主要为害谷物、腐败的小麦粉、蘑菇及微生物培养基等。休眠体可经某些甲虫、蝇类和多足纲(Myriapoda)动物携带传播。

【与疾病关系】该螨的排泄物(粪粒)、分泌物、皮蜕、死亡的螨体及其裂解物等可构成强变应原,使接触者患多种螨性过敏症,如螨性过敏性哮喘、过敏性鼻炎、过敏性皮炎等。该螨若侵入人体,可以引起人体消化、呼吸和泌尿系统的螨病。

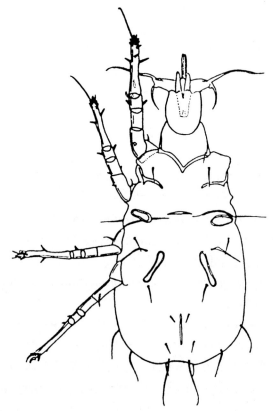

图 5-91　吸腐薄口螨(*Histiostoma sapromyzarum* Dufour,1839)(♀)腹面

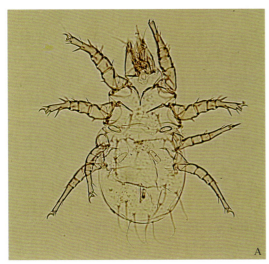 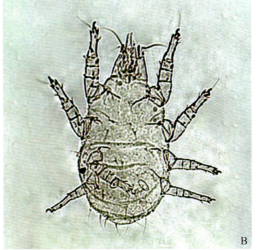

图 5-92　吸腐薄口螨（*Histiostoma sapromyzarum* Dufour，1839）
A.（♀）腹面；B.（♂）腹面

【地理分布】国内分布于重庆、江西和福建等。国外分布于英国、法国、德国、荷兰、意大利、巴西、玻利维亚、菲律宾、澳大利亚等。

（叶向光）

八、粉螨休眠体（Acaroid hypopus）

粉螨休眠体包括活动休眠体和不活动休眠体。活动休眠体为黄色或棕褐色，并有坚硬的表皮，躯体呈圆形或卵圆形，背腹扁平，腹面凹而背面凸，这种形态可使休眠体紧紧地贴附在其他节肢动物身上。躯体背面完全被前足体和后半体背板所蔽盖。无口器，颚体退化为一个不成对的板状物，前缘呈双叶状，在每一叶上着生 1 条鞭状毛。基节板在躯体腹面很明显，其前缘和后缘分别与表皮内突和基节内突相连。后足体腹面有一块明显的吸盘板，为吸附结构的重要组成部分。活动休眠体的吸盘板多孔，吸盘位置向前突出，以增加附着力。在这些吸盘中，位于吸盘板中央的 2 个吸盘最明显，称中央吸盘。中央吸盘前方还有 2 个小吸盘，常有辐射状的条纹。中央吸盘之后有 4 个小吸盘，在这 4 个吸盘旁边各有 1 个透明区，可能为退化的吸盘，称为辅助吸盘。

不活动休眠体被包围在第一若螨的干燥皮壳中，几乎不活动，如家食甜螨形成的不活动休眠体，由一个卵圆形的白色囊状物组成，跗肢退化并包裹在第一若螨的干燥皮壳中，所有足均不发达，足Ⅲ和足Ⅳ完全隐藏在后半体下，从背面观察，很难看见。在休眠体内部，仅有神经系统维持原状，而肌肉和消化系统则退化为无结构的团块，腹末体无吸盘。

1. 粗脚粉螨 *Acarus siro* Linnaeus, 1758

活动休眠体：长约230μm，淡红色，具4对足，螯肢和须肢退化。背面拱凸有小刻点，腹面凹。后半体刚毛 d_2 和 d_3 几乎与 sci、d_1 和 l_1 等长，d_1 和 l_1 比 d_4 长3倍。躯体腹面后端有一明显的吸盘板，吸盘板上有8个吸盘，中央吸盘周围有3对被透明区隔开的周缘吸盘。生殖孔两侧的1对生殖毛（g）与1对吸盘几乎在同一直线上，吸盘基部间的距离较刚毛的短。所有足均有很发达的爪和退化的前跗节，足上刚毛及感棒均较成螨不发达，足Ⅲ与足Ⅳ上着生有刚毛 l，其仅在休眠体发现，腹刺复合体被2个膨大的叶状刚毛（vsc）代替。足Ⅰ、Ⅱ跗节的 ω_1 较细长，顶端膨大，ω_3 着生在背面中央；足Ⅰ、Ⅱ跗节的第二背端毛（e）顶端膨大呈吸盘状，足Ⅲ跗节的 e 为叶状，足Ⅳ跗节的 e 为躯体长的一半；各足的正中端毛（f）均为叶状，薄而透明；足Ⅳ的侧中毛（r）简单，其余各足的均为叶状；足Ⅰ～Ⅲ跗节的正中毛（m）或呈长叶状，腹中毛（w）宽而扁平，栉齿粗密；足Ⅲ跗节的腹中毛（w）光滑，足Ⅳ跗节的 w 则扁平并有栉齿；足Ⅰ胫节的背胫刺（ϕ）比足Ⅰ跗节长，足Ⅱ胫节的感棒 φ 与足Ⅱ跗节的等长（图5-93～图5-96）。

2. 伯氏嗜木螨 *Caloglyphus berlesei* Michael, 1903

休眠体：大小为250～350μm，深棕色，体表呈拱形且光滑，前足体呈三角形，向前收缩成圆形的尖顶；顶内毛（vi）着生在顶前缘中部。胛毛（sc）2对，较短，排列呈弧形。后半体长为前足体的4～5倍，有细微的刚毛。生殖板骨化明显，生殖孔纵裂位于生殖板中央，其两侧有吸盘和刚毛各1对。吸盘板上有4对成对的吸盘、1个单吸盘和2对类圆形微凸。1对中央吸盘、2对侧吸盘和1对前吸盘呈对称分布，1个后吸盘呈梨形位于吸盘板后方；除前吸盘周缘呈现放射状条纹外，其余吸盘较光滑，2对类圆形微凸对称地分布在同侧侧吸盘之间和侧吸盘与后吸盘之间，其直径约为中央吸盘的1/4～1/3。各足爪和前跗节发达，足Ⅰ、Ⅱ跗节有刚毛附着，且末端刚毛弯曲呈叶状包围着爪，足Ⅰ跗节较足Ⅱ跗节第一感棒（ω_1）长，各跗节 ω_1 端部比该节基部粗，足Ⅰ、Ⅱ胫节的胫节毛（gT）和膝节毛（mG）均为刺状，较 ω_1 短（图5-97）。

3. 罗宾根螨 *Rhizoglyphus robini* Claparède, 1869

休眠体：螨体长250～350μm。体色苍白至深棕色，表皮有微小刻点，顶毛周围刻点更明显。喙状突起明显，并完全遮盖颚体。背部刚毛均光滑。腹面足Ⅲ和足Ⅳ基节板轮廓明显，并与生殖板分离。足Ⅰ和足Ⅲ基节有基节吸盘，生殖孔两侧有生殖吸盘及刚毛；吸盘板上2个中央吸盘较大，其余6个周缘吸盘大小相似。足粗短，足Ⅰ跗节的端部具1根膨大的刚毛和5根叶状刚毛。第一感棒（ω_1）较该足的跗节短，背中毛（Ba）刺状。足Ⅰ膝节的腹刺 gT 和 hT 比 ω_1 长。足Ⅳ跗节的第一背端毛（d）略超出爪的末端（图5-98）。

4. 河野脂螨 *Lardoglyphus konoi* Sasa et Asanuma, 1951

休眠体：螨体长215～260μm。着生于后半体板上的刚毛为粗刺状。螨体腹面，足Ⅲ表皮内突的后突起可向后延伸至足Ⅳ表皮内突间的刚毛。吸盘板上着生有2个较小的中央吸盘，角状突起替代了周缘吸盘 A 和 D，辅助吸盘呈半透明状。足Ⅰ～Ⅲ的跗节又细又长。正中端毛（f）着生于足Ⅰ和足Ⅱ跗节，呈叶状；足Ⅲ跗节除第一背端毛（d）外，其余刚毛的顶端均膨大为透明的薄片；足Ⅳ跗节有第二背端毛（e）、外腹端毛（$p+u$）和1根侧中毛（r），均呈形状相同的叶状构造（图 5-99）。

5. 害嗜鳞螨 *Lepidoglyphus destructor* Schrank，1781

不活动休眠体：螨体长约 350μm，卵圆形，无色，足退化。休眠体通常包裹在第一若螨的表皮中。足Ⅰ、Ⅱ表皮内突轻度骨化，足Ⅳ之间存有生殖孔的痕迹。各足均具爪，其中足Ⅰ~Ⅲ的爪和跗节约等长，足Ⅳ的爪较短。在足Ⅰ跗节基部着生有较长的感棒，其相当于感棒 ω_1，着生于足Ⅱ跗节的感棒则较短（图 5-100~图 5-102）。

6. 速生薄口螨 *Histiostoma feroniarum* Dufour，1839

休眠体：螨体长 120~190μm，呈扁平状，后缘逐渐变窄，表皮骨化明显。前足体近似三角形，躯体背面刚毛细小。腹面，足Ⅲ表皮内突在中线处相连，因此胸板和腹板被一拱形线分开。足Ⅰ、Ⅱ基节板明显，足Ⅲ基节板几乎封闭；足Ⅱ、Ⅲ基节板上各具小吸盘1对。体末端具一发达的吸盘板，其上有 8 个以 2、4、2 形式排列的吸盘。各足细长，后足直接向前伸展，有益于抓附寄主，具爪。足Ⅰ的末端有一膨大的刚毛，此刚毛基部有一透明的叶状背端毛 d；足Ⅱ的末端也有叶状背端毛 d。着生于足Ⅰ的第一感棒（ω_1）呈直立状，且顶端膨大，略短于同足的胫节感棒 φ，膝节上感棒（σ）短于刺状刚毛。着生于足Ⅱ的感棒 ω_1 略长于同足的胫节感棒 φ 和膝节感棒 σ（图 5-103）。

7. 吸腐薄口螨 *Histiostoma sapromyzarum* Dufour，1839

休眠体：相似于速生薄口螨的休眠体。休眠体形态较为扁平，后缘渐窄，表面强骨化。腹面具一吸盘板，其上着生 8 对吸盘。足较长，均具爪，四足皆呈前伸状（图 5-104）。

8. 静粉螨 *Acarus immobilis* Griffiths，1964

休眠体：螨体长约 210μm，呈卵圆形，白色，半透明状。颚体退化，由隆起物取代。背面呈拱形，其上布有刻点，腹面呈凹形。一横沟将躯体分为前足体和后半体。顶外毛（ve）缺如，后半体后缘无刚毛，螨体所有刚毛较短小，不易看出。后半体着生于 1 对孔隙，肩内毛（hi）后有 1 对腺体，位于足Ⅳ基节水平上。腹面足Ⅳ表皮内突呈直形。第一感棒（ω_1）超过足Ⅰ、Ⅱ跗节长度的一半，且末端膨大为卵形。着生于足Ⅰ的膝节感棒（σ）与胫节感棒（φ）均又短又钝，足Ⅰ与足Ⅱ跗节的腹刺复合体（s）、第二背端毛（e）、足Ⅱ跗节的正中端毛（f）、足Ⅲ与足Ⅳ跗节 e 均缺如（图 5-105）。

9. 薄粉螨 *Acarus gracilis* Hughes，1957

休眠体：螨体长 200~250μm，与静粉螨的不活动休眠体相似。与静粉螨的不同点：吸盘板在螨体上位于较靠后的位置，中央吸盘发达，无发育不全的吸盘；基节骨片不发达；螨体的后缘着生有 1 对较长刚毛，为足Ⅳ跗节、胫节的长度之和；足上着生有刚毛与感棒，跗节的第一感棒（ω_1）短于胫节感棒（φ），跗节刚毛通常呈叶状（图 5-106）。

10. 其他粉螨休眠体

除上述已介绍的 9 种粉螨休眠体外，还有淮南根螨休眠体、小粗脚粉螨休眠体、阔食酪螨休眠体、粗壮嗜湿螨休眠体、家食甜螨休眠体等（图 5-107~图 5-111）。

（王赛寒）

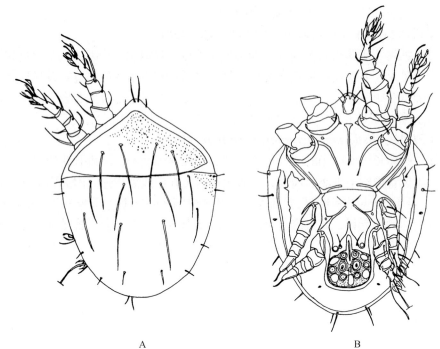

图 5-93 粗脚粉螨（*Acarus siro* Linnaeus，1758）休眠体
A.背面；B.腹面

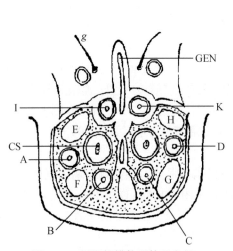

图 5-94 粗脚粉螨休眠体吸盘板
CS: 中央吸盘；I, K: 前吸盘；A～D: 后吸盘；E～H: 空白区域；GEN: 生殖孔；g: 生殖毛

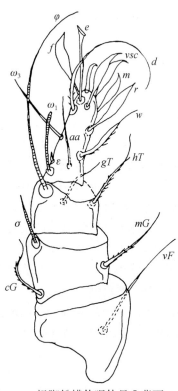

图 5-95 粗脚粉螨休眠体足 I 背面
φ, ω_1, ω_3, σ: 感棒；e, f, d, m, r, w, aa, ε, gT, hT, mG, vF, cG, vsc: 刚毛

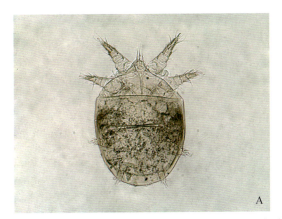 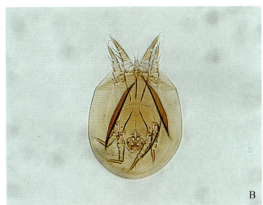

图 5-96 粗脚粉螨休眠体
A. 背面；B. 腹面

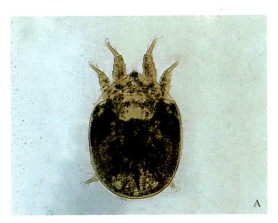 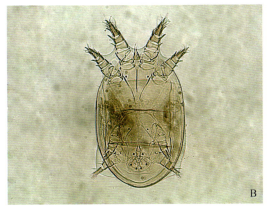

图 5-97 伯氏嗜木螨休眠体
A. 背面；B. 腹面

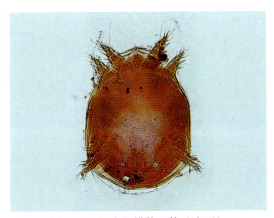 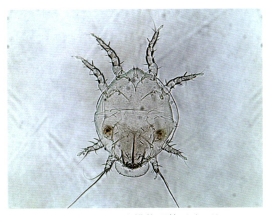

图 5-98 罗宾根螨休眠体（腹面）   图 5-99 河野脂螨休眠体（腹面）

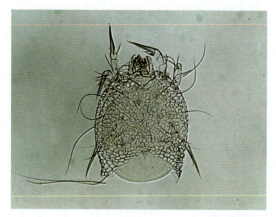

图 5-100　害嗜鳞螨休眠休在第一若螨表层内

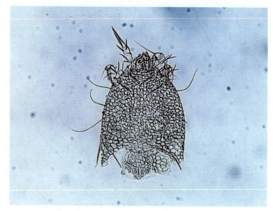

图 5-101　害嗜鳞螨第一若螨表皮

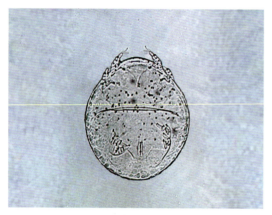

图 5-102　害嗜鳞螨休眠体（腹面）

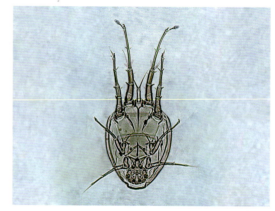

图 5-103　速生薄口螨休眠体（腹面）

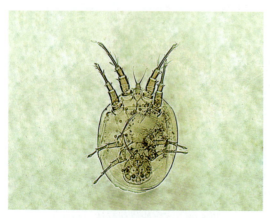

图 5-104　吸腐薄口螨休眠体（腹面）

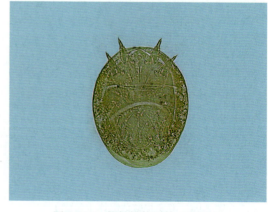

图 5-105　静粉螨休眠体（腹面）

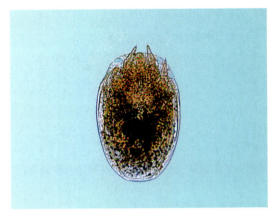

图 5-106 薄粉螨休眠体（腹面）

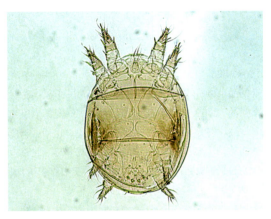

图 5-107 淮南根螨休眠体（腹面）

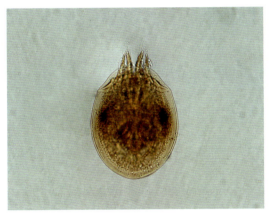

图 5-108 小粗脚粉螨休眠体（腹面）

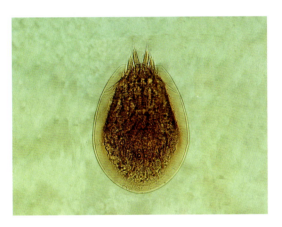

图 5-109 阔食酪螨休眠体（腹面）

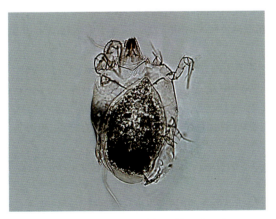

图 5-110 粗壮嗜湿螨休眠体（腹面）

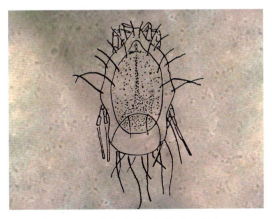

图 5-111 家食甜螨休眠体（背面）

参 考 文 献

柴强，陶宁，李朝品. 2017. 啤酒酵母粉中发现食虫狭螨. 中国血吸虫病防治杂志，29（1）:72-73,86.

陈实，王灵. 2011. 热带无爪螨致敏与儿童哮喘. 海南医学，22（10）：2-4.

郝瑞峰，张承伯，俞黎黎，等. 2015. 椭圆食粉螨主要发育期的形态学观察. 中国病原生物学杂志，（7）：623-626.

李朝品. 2006. 医学蜱螨学. 北京：人民军医出版社.

李朝品. 2009. 医学节肢动物学. 北京：人民卫生出版社.

李朝品，沈兆鹏. 2016. 中国粉螨概论. 北京：科学出版社.

李朝品，沈兆鹏. 2018. 房舍和储藏物粉螨. 北京：科学出版社.

李朝品，王晓春，郭冬梅，等. 2008. 安徽省农村居民储藏物中孳生粉螨调查. 中国媒介生物学及控制杂志，19（2）：132-134.

李朝品，武前文. 1996. 房舍和储藏物粉螨. 合肥：中国科学技术大学出版社.

廖然超，余咏梅，邱吉蔚，等. 2017. 昆明地区过敏性鼻炎及哮喘患者家庭优势尘螨种类调查. 昆明医科大学学报，38（6）：56-59.

刘晓宇，吴捷，王斌，等. 2010. 中国不同地理区域室内尘螨的调查研究. 中国人兽共患病学报，26（4）：310-314.

陆联高. 1994. 中国仓储螨类. 成都：四川科学技术出版社.

孟阳春，李朝品，梁国光. 1995. 蜱螨与人类疾病. 合肥：中国科学技术大学出版社.

沈兆鹏. 2007. 中国储粮螨类研究50年. 粮食科技与经济，3：38-40.

孙恩涛，谷生丽，刘婷，等. 2016. 椭圆食粉螨种群消长动态及空间分布型研究. 中国血吸虫病防治杂志，28（4）：422-425.

陶宁，李远珍，王辉，等. 2018. 中国台湾省新竹市市售食物孳生粉螨的初步调查. 中国血吸虫病防治杂志，30（1）：78-80.

吴松泉，王光丽，卢俊婉，等. 2013. 浙江丽水地区家庭螨类分布情况调查. 环境与健康杂志，30（1）：40-41.

吴子毅，罗佳，徐霞，等. 2008. 福建地区房舍螨类调查. 中国媒介生物学及控制杂志，19（5）：446-450.

休斯 AM. 1983. 贮藏食物与房舍的螨类. 忻介六，沈兆鹏，等译. 北京：农业出版社.

许礼发，湛孝东，李朝品. 2012. 安徽淮南地区居室空调粉螨污染情况的研究. 第二军医大学学报，33(10)：1154-1155.

杨洁，尚素琴，张新虎. 2013. 温度对椭圆食粉螨发育历期的影响. 甘肃农业大学学报，48（5）：86-88.

杨文喆，蒋峰，李朝品. 2019. 砀山家常储粮孳生粉螨的种类调查. 中国病原生物学杂志，14（7）：819-821.

赵亚男，梁德玉，李朝品. 2018. 海南省文昌市地脚米孳生粉螨的初步调查. 中国血吸虫病防治杂志，30(3)：336-338.

郑凌霄，尹灿灿，王逸枭，等. 2019. 基于DNA条形码技术的粉螨种类鉴定研究. 中国媒介生物学及控制杂志，30（2）：33-37.

周淑君，周佳，向俊，等. 2005. 上海市场新床席螨类污染情况调查. 中国寄生虫病防治杂志，4：254.

Erban T, Klimov PB, Smrz J, et al. 2016. Populations of stored product mite *Tyrophagus putrescentiae* difer in their bacterial communities. Front Microbiol, 7：1046.

Ernieenor FCL, Ernna G, Jafson AS, et al. 2018. PCR identification and phylogenetic analysis of the medically important dust mite *Suidasia medanensis* (Acari: Suidasiidae) in Malaysia. Experimental & Applied Acarology, 76: 99-107.

Ge MK, Sun ET, Jia CN, et al. 2014. Genetic diversity and differentiation of *Lepidoglyphus destructor* (Acari: Glycyphagidae) inferred from inter-simple sequence repeat (ISSR) fingerprinting. Systematic & Applied Acarology, 19 (4): 491.

Khaing TM, Shim JK, Lee KY. 2014. Molecular identifcation and phylogenetic analysis of economically important acaroid mites (Acari: Astigmata: Acaroidea) in Korea. Entomol Res, 44 (6): 331-337.

Li CP, Chen Q, Zhang XD, et al. 2014. Acaroid mites (Astigmata) breeding in the stored dry fruits in China. Journal of Pure and Applied Microbiology, 8 (5): 3849-3856.

Li CP, Cui YB, Wang J, et al. 2003. Acaroid mite, intestinal and urinary acariasis. World Journal of Gastroenterology, 9: 874-877.

Li CP, Guo W, Zhan XD, et al. 2014. Acaroid mite allergens from the filters of air-conditioning system in China. International Journal of Clinical and Experimental Medicine, 7 (6): 1500-1506.

Li CP, Guo W, Zhan XD, et al. 2014. Acaroid mite allergens from the filters of air-conditioning system in China. Int J Clin Exp Med, 7 (6): 1500-1506.

Li CP, He J, Tao L, et al. 2013. Acaroid mite infestations (Astigmatina) in stored traditional Chinese medicinal herbs. Syst Appl Acaro, 18 (4): 401-410.

Li CP, Zhan XD, Sun ET, et al. 2015. The density and species of mite breeding in the stored products in China. Nutr Hosp, 31 (2): 798-807.

Que S, Zou Z, Xin T, et al. 2016. Complete mitochondrial genome of the mold mite, *Tyrophagus putrescentiae* (Acari: Acaridae). Mitochondr DNA A, 27 (1): 688-689.

Sun ET, Li CP, Li S, et al, 2014. Complete mitochondrial genome of *Caloglyphus berlesei* (Acaridae: Astigmata): The first representative of the genus *Caloglyphus*. Journal of Stored Products Research, 59: 282-284.

Sun ET, Li CP, Nie LW, et al, 2014. The complete mitochondrial genome of the brown leg mite, *Aleuroglyphus ovatus* (Acari: Sarcoptiformes): evaluation of largest non-coding region and unique tRNAs. Exp Appl Acarol, 64 (2): 141-157.

Yang B, Cai JL, Cheng XJ. 2011. Identification of astigmatid mites using ITS2 and COI regions. Parasitology Research, 108 (2): 497-503.

第六章 蠕 形 螨

蠕形螨（demodectic mites）又称毛囊螨（follicle mites），是一种永久性寄生螨，寄生于多种哺乳动物的毛囊、皮脂腺或内脏中，宿主特异性强。蠕形螨隶属于蛛形纲（Arachnida）、蜱螨亚纲（Acari）、真螨目（Acariformes）、蠕形螨科（Demodicidae），该科一般分蠕形螨属（*Demodex*）、口蠕形螨属（*Stomatodex*）、鼻蠕形螨属（*Rhinodex*）、眼蠕形螨属（*Ophthalmodex*）和翼蠕形螨属（*Plerodex*）5属，其中与致病关系密切的是蠕形螨属。目前蠕形螨属已报道有140余种和亚种，其中至少50种可寄生于各种哺乳动物。不同种的蠕形螨多以不同宿主的名字命名，如犬蠕形螨（*Demodex canis*）、绵羊蠕形螨（*Demodex ovis*）、山羊蠕形螨（*Demodex caprae*）、牛蠕形螨（*Demodex bovis*）和仓鼠蠕形螨（*Demodex criceti*），寄生猪体内的称猪蠕形螨（*Demodex phylloides*），寄生人体的有毛囊蠕形螨（*Demodex folliculorum*）和皮脂蠕形螨（*Demodex brevis*）2种。

不同种间的蠕形螨无显著的形态学差别，但大小不一。蠕形螨主要以螨体在进化过程中颚体、足体及末体的形态和量度特征作为分类依据。螨体细长呈蠕虫状，乳白色，半透明。雌螨略大于雄螨。颚体宽短呈梯形，位于躯体前端，螯肢针状。须肢分3节，端节有倒生的须爪。足粗短呈芽突状，足基节与躯体愈合成基节板，其余各节均很短，呈套筒状。跗节上有1对锚叉形爪，每爪分3叉。雄螨的生殖孔位于足体背面前半部第1、2对背毛之间。雌螨的生殖孔位于腹面第4对足基节板之间的后方。末体细长如指状，体表有环形皮纹（图6-1）。

蠕形螨发育过程有卵（ovum）、幼螨（larva）、前若螨（protonymph）、若螨（nymph）和成螨（adult）5期。雌螨产卵于毛囊或皮脂腺内，约经60小时孵出幼螨，幼螨约经36小时蜕皮为前若螨。幼螨和前若螨有足3对，经72小时发育蜕皮为若螨。若螨形似成螨，但生殖器官尚未发育成熟，不食不动，经2～3天发育蜕皮为成螨。成螨经5天左右发育成熟，于毛囊口处交配后，雌螨即进入毛囊或皮脂腺内产卵，雄螨在交配后即死亡。完成一代生活史约需半个月。雌螨寿命在4个月以上。

毛囊蠕形螨寄生在毛囊内，皮脂蠕形螨寄生在皮脂腺或毛囊中，不同种类的蠕形螨各自专性寄生于相应宿主的体内，引起蠕形螨病（demodicidosis）。寄生人体的蠕形螨具低度致病性，其危害程度取决于感染度和人体的免疫力等因素。人感染蠕形螨后绝大多数感染者无自觉症状，螨虫密度较高、机体免疫力低下，或人群对蠕形螨敏感、并发细菌感染，可加重症状。螨体的机械刺激及其分泌物、排泄物的化学刺激可引起皮肤组织的炎症反应。人体蠕形螨破坏上皮细胞和腺细胞，引起毛囊扩张，上皮变性。皮损的表现为局部皮肤弥漫性潮红、皮脂异常渗出、毛囊显著扩大，表面粗糙，甚至凸凹不平。蠕形螨寄生与毛囊炎、脂溢性皮炎、痤疮、酒渣鼻、眼睑缘炎和外耳道瘙痒等疾病密切相关。动物感染蠕形螨后引起毛囊、皮脂腺发炎，继发细菌感染时形成脓疱，皮肤增生、变厚，脱毛。犬多发于腹部、腿内侧、面部和肘部等处，有鳞屑型和脓疱型两型，严重时可转化为内寄生，见于多种组织和淋巴结。猪多发于眼周围、鼻部和耳基部，常为脓疱型。牛多发于头、颈、肩、背和臀部，有时出现脓疱。山羊多为脓疱型（图6-2）。

（湛孝东）

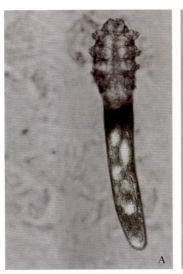 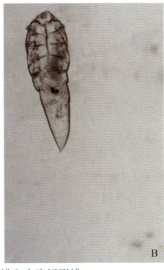

图 6-1　毛囊蠕形螨和皮脂蠕形螨
A. 毛囊蠕形螨；B. 皮脂蠕形螨

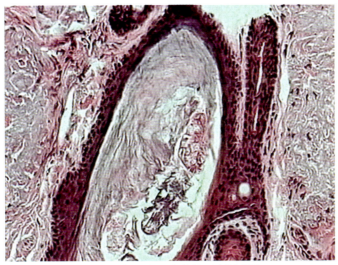

图 6-2　寄生在毛囊内的毛囊蠕形螨

一、人体蠕形螨（Human vermiform mite）

人体寄生的蠕形螨主要有2种，即毛囊蠕形螨（*Demodex folliculorum*）和皮脂蠕形螨

（*Demodex brevis*）。1982 年，我国学者谢禾秀等报道了毛囊蠕形螨中华亚种（*Demodex folliculorum sinensis*）。人体蠕形螨主要寄生于人体面部、颈部、肩背等体表部位的毛囊和皮脂腺中，引起人体蠕形螨病，人群感染较普遍。

1. 毛囊蠕形螨 *Demodex folliculorum* Simon, 1842

毛囊蠕形螨是 Simon（1842 年）命名的一种蠕形螨，主要寄生于人的毛囊和皮脂腺内，好发于鼻、前额、脸颊、下巴及睫毛根部。

【种名】毛囊蠕形螨（*Demodex folliculorum* Simon，1842）。

【图序】图 6-3。

【分类地位】蠕形螨科（Demodicidae）、蠕形螨属（*Demodex*）。

【形态鉴别】毛囊蠕形螨较细长，末体占虫体全长的 2/3～3/4，末端较钝圆。雌螨有肛道，雄螨无。

成螨：体细长，平均大小为 300.01μm×53.97μm。颚体较短，呈梯形；咽泡细长，呈马蹄形，后段开口较窄；腹面有足 4 对；末体明显长于足体，呈指状，端部钝圆。成虫表面可见环行皮纹。雌螨大于雄螨，雄螨生殖孔位于足体背面第 2 对足之间，阳茎长 24.2μm，第 4 基节左右两块中线区相接近，但不愈合。雌螨生殖孔位于虫体腹面第 4 对足基节片之间的后方，为一椭圆形裂隙。雌螨具一指状肛道（门），雄螨无。

若螨：体细长，大于成螨，平均大小为 448.25μm×49.20μm。若螨颚体宽短，足 4 对，基节骨突 4 对；咽泡明显，末体环纹清晰；各足无分节，跗节有一对 4 叉爪。蜕皮的若螨体内含一正在发育的成螨。

幼螨：新孵出的幼螨体较短，足 3 对，体侧壁细锯齿状，为环形皮纹；长大的幼螨体狭长，平均大小为 281.5μm×32.0μm，颚体位其前下方。幼螨触须 1 对，分 2 节，端部具 5 个须爪；各足 2 节，足跗节各具 1 爪，爪端分 3 叉；咽泡明显，无颚腹毛；末体环纹不明显；腹面可见基节骨突 3 对。幼螨小于若螨，蜕皮的幼螨体内可见正在发育的若螨。

卵：无色半透明，腹面扁平，背面隆起，呈小蘑菇状，大小约为 40μm×100μm，卵壳薄，卵内可见分化程度不等的卵细胞或正在发育的幼胚。

【生态习性】毛囊蠕形螨主要寄生于人体的前额、鼻、鼻沟、颊部、下颌、眼睑周围和外耳道，也可寄生于头皮、颈部、肩背、胸部、乳头、睫毛、大阴唇、阴茎和肛门等处的毛囊和皮脂腺内，颚体朝向毛囊底部，以毛囊上皮细胞、皮脂腺分泌物、角质蛋白和细胞代谢物等为食。一个毛囊内常有多个虫体寄居，一般为 3～6 个。

毛囊蠕形螨发育过程包括卵、幼螨、前若螨、若螨和成螨 5 期。成螨于毛囊口处交配后，雄螨很快死亡，雌螨进入毛囊或皮脂腺内产卵。完成一代生活史约需 3 周，雌螨寿命在 4 个月以上。人体蠕形螨对温度较敏感，发育的最适宜温度为 37℃，其活动力可随温度上升而增强，45℃以上活动减弱，54℃为致死温度。蠕形螨属于负趋光性，多在夜间爬出，在皮肤表面求偶。

【与疾病关系】人体感染毛囊蠕形螨后，大多数人症状轻微或无自觉症状。重者可引起面部皮肤潮红、丘疹、脓疱、结痂及脱屑，甚至酒渣鼻、毛囊炎、痤疮、脂溢性皮炎和睑缘炎等。

【地理分布】呈世界性分布，中国各地均有报道。

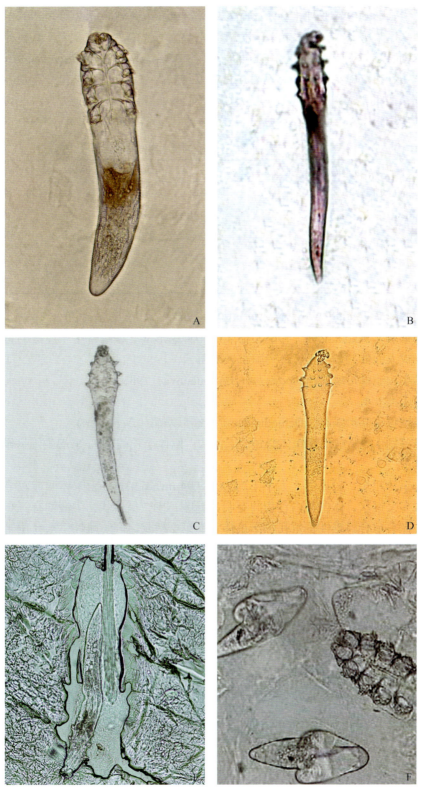

图 6-3 毛囊蠕形螨（*Demodex folliculorum* Simon，1842）
A. 成螨；B. 若螨；C. 前若螨；D. 幼螨；E. 幼螨；F. 卵

附：毛囊蠕形螨中华亚种（*Demodex folliculorum sinensis* 谢禾秀等，1982）

我国学者谢禾秀等报道的我国人体毛囊蠕形螨在形态和量度特征方面与国外的毛囊蠕形螨有所不同，因而定名为毛囊蠕形螨中华亚种（*Demodex folliculorum sinensis*）。毛囊蠕形螨中华亚种广泛寄生于人体的毛囊和皮脂腺内，在形态上不同于国外文献上所描述的毛囊蠕形螨，其主要区别见表6-1。毛囊蠕形螨中华亚种的生态习性及其与疾病关系等与毛囊蠕形螨类似。

表6-1 毛囊蠕形螨两个亚种的主要特征比较

指名亚种（*D. f. folliculorum*）主要特征	中华亚种（*D. f. sinensis*）主要特征
雌螨（294.00μm）长于雄螨（279.70μm）	雄螨（302.07μm）长于雌螨（296.99μm）
咽泡后端开口较窄	咽泡后端开口较宽
咽泡呈窄马蹄形	咽泡呈宽马蹄形
阳茎较短，长24.20μm	阳茎较长，长32.00μm
雄生殖孔位于第2对背足体毛中间	雄生殖孔位于第1、2对背足体毛近中央

2. 皮脂蠕形螨 *Demodex brevis* Akbulatova, 1963

皮脂蠕形螨是Akbulatova（1963）命名的一种蠕形螨。该螨寄生于连接毛囊的皮脂腺内，好发于成人面部，多见于鼻部、额部及颊部。

【种名】皮脂蠕形螨（*Demodex brevis* Akbulatova，1963）。

【图序】图6-4。

【分类地位】蠕形螨科（Demodicidae）、蠕形螨属（*Demodex*）。

【形态鉴别】皮脂蠕形螨螨体略短，末体约占躯体全长的1/2，末端尖细呈锥状。雌、雄螨均无肛道。

成螨：螨体粗短，较透明，大小平均为269.94μm×62.84μm。末体明显较毛囊蠕形螨短，末端大多呈锥状，体壁与内含物间有明显缝隙，少数呈指状，尖端均有一小棘。成螨第4基节片左右愈合。雄性生殖孔位于足体背面第2对足之间。雌性生殖孔位于虫体腹面第4对足之后的腹中线上，较毛囊蠕形螨偏后。雌、雄成螨均无肛道（门）。

若螨：较成螨小，呈粗大的颗粒状，大小平均为172.66μm×43.50μm，足4对，未见基节骨突。

幼螨：成熟的幼螨体内呈粗大的颗粒状，大小平均为118.94μm×36.78μm，足3对，末体短小，呈锥状。蜕皮的幼螨体内可见正在发育的若螨。

卵：无色半透明，呈椭圆形，大小约为30.00μm×60.00μm，卵壳较薄，卵内可见分化程度不等的卵细胞，随着卵细胞不断分化，卵的头端明显膨大，出现幼螨雏形。

【生态习性】与毛囊蠕形螨类似，但皮脂蠕形螨常单个寄生于皮脂腺或毛囊中，其颚体朝向腺体基底，且皮脂蠕形螨的运动能力要强于毛囊蠕形螨。

【与疾病关系】致病性同毛囊蠕形螨。

【地理分布】呈世界性分布，中国各地均有报道。

（赵金红）

第六章 蠕形螨

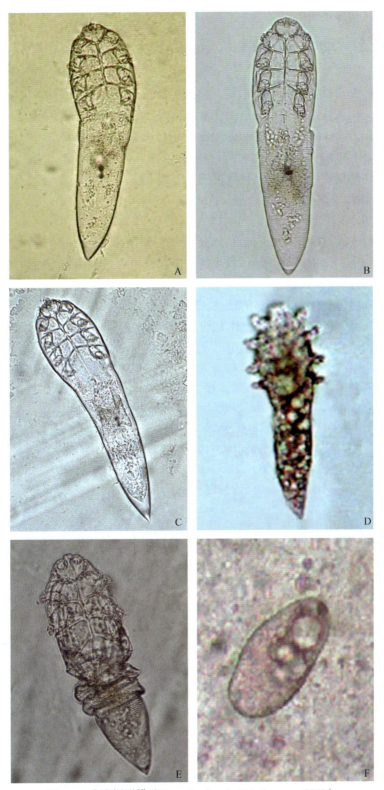

图 6-4 皮脂蠕形螨（*Demodex brevis* Akbulatova，1963）
A～C. 成螨；D. 若螨；E. 幼螨；F. 卵

二、动物蠕形螨（Animal vermiform mite）

动物寄生的蠕形螨主要有犬蠕形螨、猪蠕形螨和绵羊蠕形螨等，寄生于各自宿主的毛囊和皮脂腺内，尚能寄生于宿主的组织和淋巴结内，引起动物蠕形螨病。

1. 犬蠕形螨 *Demodex canis* **Leydig, 1859**

犬蠕形螨是 Leydig（1859）命名的一种蠕形螨，是常寄生于犬体表的一种永久性寄生虫，可导致犬蠕形螨病。人与病犬接触可感染犬蠕形螨。

【种名】犬蠕形螨（*Demodex canis* Leydig，1859）。

【图序】图 6-5。

【分类地位】蠕形螨科（Demodicidae）、蠕形螨属（*Demodex*）。

【形态鉴别】虫体由颚体、足体及末体3个部位组成。颚体呈不规则四边形，在其腹面内部有一向后开口的马蹄形咽，颚腹毛位于咽的侧面。自足体到末端逐渐变细，呈细圆柱状，半透明乳白色，体表有明显的环纹。

雌螨：体长 0.250～0.300mm，体宽约 0.045mm。足体有足 4 对，基节不可活动，跗节末端有一对跗爪，每个跗爪亚末端分 2 叉，呈倒钩状。阴门为一狭长纵裂，有阴门唇，位于足Ⅳ后缘水平线处，即足Ⅳ的后方。末体为长棱形，表面有密集的横纹，肛门位于末体末端，呈指状凹陷。

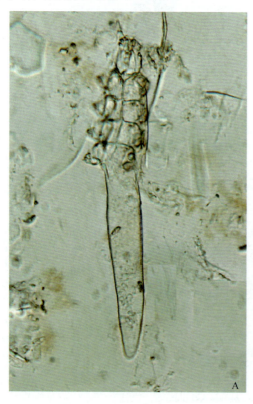
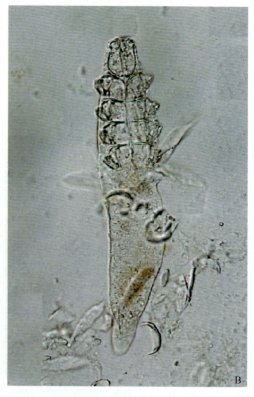

第六章 蠕形螨

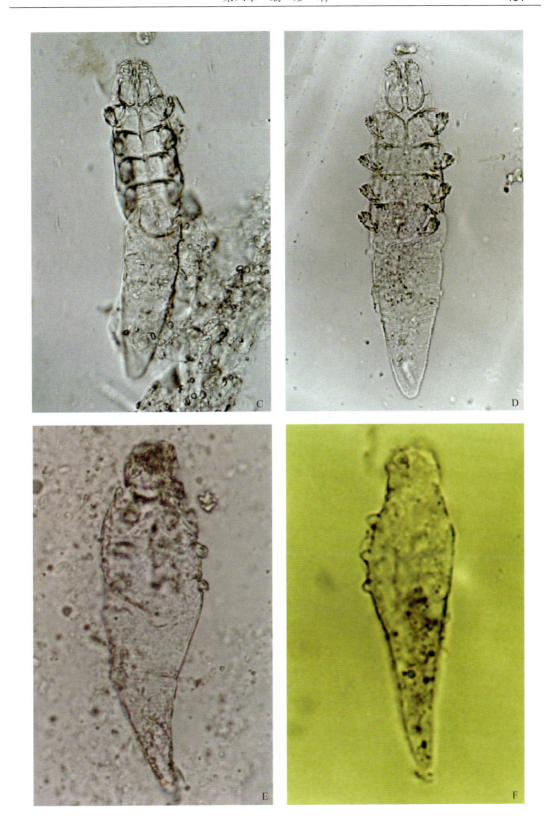

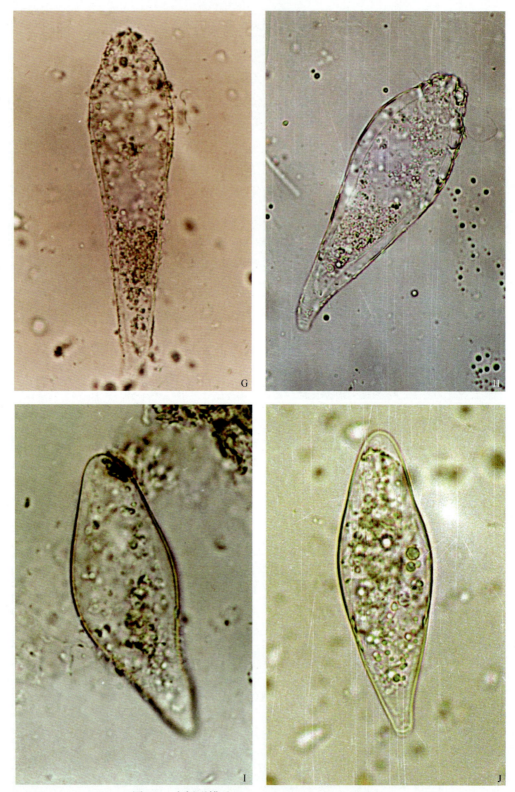

图 6-5 犬蠕形螨（*Demodex canis* Leydig，1859）
A～D. 成螨；E～H. 若螨；I，J. 卵

雄螨：体长0.220～0.250mm，体宽约0.045mm，形态与雌螨相似。足体背面的足Ⅰ中央稍向前处，有一狭长形的生殖孔，足Ⅰ、足Ⅱ水平线之间有呈削尖铅笔状的雄茎，背足体瘤呈"8"字形。

【生态习性】整个生活史都在毛囊中进行，分为卵、幼螨、若螨、成螨4个阶段，其中若螨有3期。主要寄生在毛囊上部，随着发育的进行转入底部，部分可寄生于皮脂腺内。除寄生在毛囊内，尚能寄生于宿主的组织和淋巴结内，在其中繁殖，转为内寄生虫。犬蠕形螨不仅通过接触感染，还可以通过媒介感染。

【与疾病关系】主要寄生于犬的耳面部，重症时可出现于口鼻部、眼周围、头部、耳道、前腿及躯干等部位，可使患部出现脱毛、红斑、鳞屑等，引发全身性蠕形螨病。

【地理分布】广泛分布于世界各地，国内报道地区有安徽、重庆、甘肃、广东、广西、河北、黑龙江、吉林、江苏、江西、辽宁、宁夏、陕西、上海、四川、天津、新疆、云南、浙江。

2. 猪蠕形螨 *Demodex phylloides* Czokor, 1858

猪蠕形螨是Czokor（1858）命名的一种蠕形螨，寄生于猪的毛囊和皮脂腺中，引起猪蠕形螨病。好发于眼周围、鼻部和耳基部，而后逐渐向其他部位蔓延。

【种名】猪蠕形螨（*Demodex phylloides* Czokor，1858）。

【图序】图6-6。

【分类地位】蠕形螨科（Demodicidae）、蠕形螨属（*Demodex*）。

【形态鉴别】虫体呈纺锤形，淡灰色，蠕虫状，由颚体、足体及末体3个部位组成。颚体为四边形或钝圆形，由一对细刺状的螯肢和一对分节的须肢及一个口下板组成。颚腹毛显著，须肢分3节，基节粗长，第2、3节细小。足体分3节，腹面有4对粗短的足。背足体瘤小，中央呈圆盘状。足分3节，基节最大，不能活动，与躯体腹壁愈合成扁平的基节片，末节最小，其上有一对锚状异形爪。末体较长，前部宽，向后逐渐尖细，表面具有细横纹。

雌螨：体长0.230～0.248mm，最大体宽0.055～0.058mm。颚体大小为（0.033～0.036）mm×（0.030～0.035）mm。阴门为一狭长纵裂，位于足体后端第Ⅳ对足基节的后方。足体长0.080～0.088mm，末体长0.117～0.157mm。

雄螨：体长0.155～0.228mm，最大体宽0.040～0.045mm。颚体大小为（0.026～0.033）mm×（0.025～0.030）mm。阴茎位于足体部背面，生殖孔开口于第Ⅰ、Ⅱ对足间的胸部背侧。足体长0.063～0.075mm，末体长0.066～0.120mm。

【生态习性】寄生于猪的毛囊和皮脂腺内，全部发育过程（卵、幼螨、若螨和成螨）都在宿主体上进行。蠕形螨钻入毛囊皮脂腺内，以针状的口器吸取宿主细胞内含物，虫体可在毛囊中不断繁殖，可引起毛囊增生肥大、毛干脱落，甚至可使猪皮肤增厚、凹凸不平，引起皱裂。猪蠕形螨离开宿主后在适当的条件下可存活21天。

【与疾病关系】通过接触传染，可使皮肤出现红斑、丘疹，并发生水肿、鳞屑及脱毛等，还能消耗猪的营养，影响发育。感染严重时，全身多处皮肤形成大小不一的结节，结节内由于虫体堆积呈淡黄色干酪样。

【地理分布】广泛分布于世界各地，国内报道地区有安徽、北京、重庆、甘肃、广东、广西、贵州、河北、湖南、江苏、宁夏、青海、山西、四川、天津、新疆。

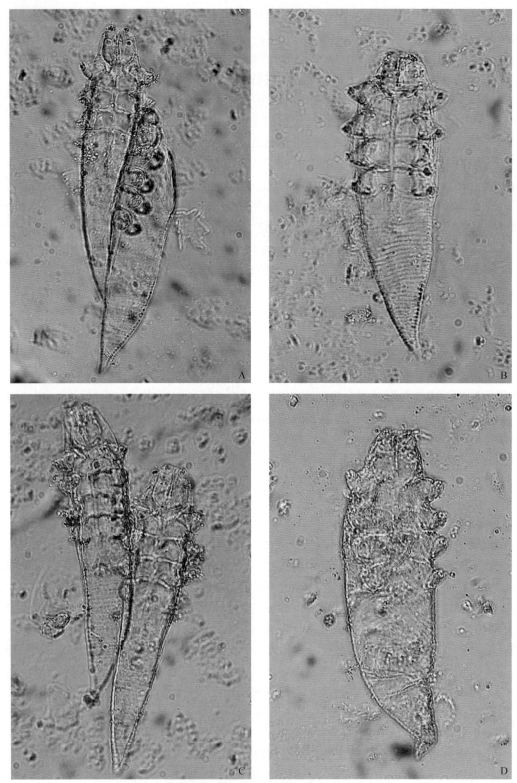

图 6-6 猪蠕形螨（*Demodex phylloides* Czokor，1858）

A～D. 成螨

3. 绵羊蠕形螨 *Demodex ovis* Railliet, 1895

绵羊蠕形螨是 Railliet（1895）命名的一种蠕形螨，为一种永久性寄生虫，常寄生于绵羊的毛囊和皮脂腺内，引起绵羊蠕形螨病。

【种名】绵羊蠕形螨（*Demodex ovis* Railliet，1895）。

【图序】图 6-7。

【分类地位】蠕形螨科（Demodicidae）、蠕形螨属（*Demodex*）。

【形态鉴别】虫体基本结构同猪蠕形螨。颚腹毛显著，虫体自足体后扩张，末体为纯圆形。背足体瘤大，中央呈圆盘状。

雌螨：体长 0.213～0.225mm，最大体宽 0.063～0.075mm。颚体大小为（0.033～0.034）mm×（0.033～0.035）mm。阴门为一纵裂，位于足体后端第Ⅳ对足基节的后方中央。足体长 0.070～0.075mm，末体长 0.080～0.130mm。

雄螨：体长 0.175～0.223mm，最大体宽 0.053～0.063mm。颚体大小为（0.028～0.030）mm×（0.028～0.030）mm。足体长 0.070～0.073mm，末体长 0.067～0.120mm。

【生态习性】寄生于绵羊的毛囊和皮脂腺内，发育过程包括卵、幼螨、若螨和成螨，全部在宿主体上进行。蠕形螨主要钻入毛囊内，通过针状口器吸取宿主细胞内含物，虫体在毛囊中不断繁殖，可在羊皮上形成数个至几千个结节。结节呈圆形或椭圆形的白色凸起，小者如针尖，大者直径可达 10mm。

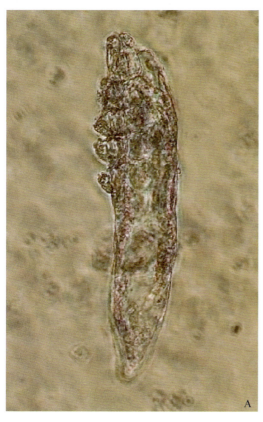 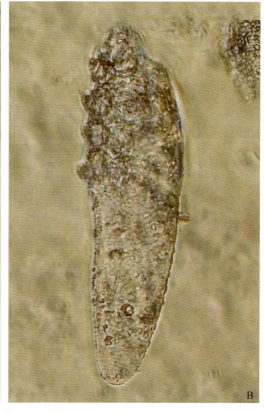

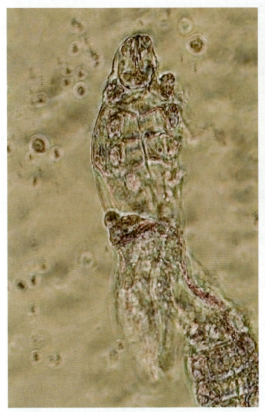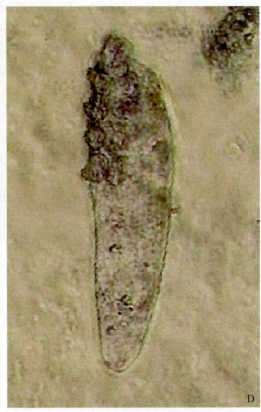

图6-7 绵羊蠕形螨（*Demodex ovis* Railliet，1895）成螨

【与疾病关系】通过接触传染，主要寄生于绵羊的头部、颈侧、胸背部及四肢，可引起皮肤红斑、丘疹、鳞屑及脱毛等。

【地理分布】广泛分布于世界各地，国内报道地区有宁夏、四川、新疆。

（黄　兵）

参 考 文 献

代月，苏菊香，李彦杰，等. 2017. 佳木斯大学印度留学生与本地学生面部蠕形螨感染情况调查. 中国寄生虫学与寄生虫病杂志，35（2）：192-193，197.
丁晓昆，李芳. 1990. 毛囊蠕形螨的扫描电镜观察. 中国寄生虫学与寄生虫病杂志，8（1）：45-46.
黄兵. 2014. 中国家畜家禽寄生虫名录. 2版. 北京：中国农业科学技术出版社，133-134.
黄丽娟，高莹莹，赖清华，等. 2017. 眼部蠕形螨感染对睑板腺功能障碍患者眼表功能的影响. 中外医学研究，15（27）：70-72.
李朝品. 1999. 人体蠕形螨所致外耳道瘙痒症组织病理变化的研究. 锦州医学院学报，20（5）：12-14.
李朝品. 2006. 医学蜱螨学. 北京：人民军医出版社.
李朝品. 2009. 医学节肢动物学. 北京：人民卫生出版社.

李朝品，段中汉，李淮岗．1996．人眼睑缘蠕形螨寄生及致病性的探讨．中国人兽共患病杂志，12（1）：47-48．
李朝品，黄玉芬，陈蓉芳．1989．人体蠕形螨检查方法的研究．皖南医学院学报，（2）：138，135．
李朝品，刘国章，黄玉芬，等．1988．脱发与人体蠕形螨关系的探讨．中国寄生虫学与寄生虫病杂志，（S1）：158．
李朝品，田晔．2007．百特药液体外抑杀人体蠕形螨作用的实验研究．中国病原生物学杂志，2（5）：374-376．
李朝品，王克霞，成云．1996．人群蠕形螨寄生生态的观察．中国寄生虫学与寄生虫病杂志，（2）：53-56．
李永祥，刘振忠，郑志红．2002．蠕形螨标本的制作与染色．中国人兽共患病杂志，18（2）：12-13．
刘继鑫，李朝品，孙艳宏，等．2014．细辛精油体外抑杀蠕形螨的实验研究．热带病与寄生虫学，12（1）：21-23．
宁晓玲，马骎．2016．40例蠕形螨睑缘炎患者临床特点分析．中国寄生虫学与寄生虫病杂志，34（2）：182-183．
四川省畜牧科学研究院，蒋学良，等．2004．四川畜禽寄生虫志．成都：四川科学技术出版社，428-430．
孙静，刘会敏，何金，等．2002．毛囊蠕形螨感染的皮肤病理学研究．第二军医大学学报，23（8）：880-883．
孙秀琴，赵素云，王家玮．1997．蠕形螨与痤疮的关系及治疗研究．哈尔滨医科大学学报，31（1）：33-36．
孙玉姣，罗洋．2017．蠕形螨与玫瑰痤疮相关性的研究进展．西北国防医学杂志，38（3）：204-206．
田晔，李朝品．2004．睑缘炎患者眼睑蠕形螨感染调查．中国寄生虫病防治杂志，17（4）：236-237．
汪天平．2009．人兽共患寄生虫病．北京：人民卫生出版社．
吴观陵．2013．人体寄生虫学．4版．北京：人民卫生出版社．
吴晓兰，杜华．2018．人体蠕形螨及其与激素依赖性皮炎的相关性研究进展．实用医药杂志，35（7）：658-661．
肖佳，郭爱元，黄健，等．2016．共聚焦激光扫描显微镜在蠕形螨检测中的应用．中国寄生虫学与寄生虫病杂志，34（4）：366-369．
谢禾秀，刘素兰，徐业华，等．1982．蠕形螨的分类和一新亚种蜱螨目：蠕形螨科．动物分类学报，7（3）：265-269．
谢禾秀，徐业华，孙建华，等．1990．人体蠕形螨爬行的观察．昆虫学报，33（3）：382-383．
杨黎青，陈永亮，杨蕊英，等．1996．蠕形螨与细菌对酒渣鼻的致病作用．中国寄生虫学与寄生虫病杂志，14（3）：237-240．
杨黎青，徐昌泰，徐菱，等．1996．三种类型酒渣鼻病与蠕形螨寄生的关系．中国寄生虫学与寄生虫病杂志，14（2）：146-148．
张斌，李威，何伟．2019．蠕形螨感染致睑板腺功能障碍的临床研究．国际眼科杂志，19（1）：169-171．
张西臣，李建华．2017．动物寄生虫病学．4版．北京：科学出版社．
张晓玉，王智群，张阳，等．2016．睫毛毛囊蠕形螨感染与睑板腺功能障碍的关系．眼科，25（6）：387-390．
赵辉元．1996．畜禽寄生虫与防制学．长春：吉林科学技术出版社，921-922．
赵汝娟，杨雪荣，赵影，等．芜湖市医学生蠕形螨感染情况调查及影响因素分析．中国血吸虫病防治杂志，2017，29（3）：358-362．

赵亚娥，冯立平，寻萌，等. 2004. 人体蠕形螨感染调查及相关因素分析. 中国寄生虫病防治杂志，17（1）：56-58.

赵亚娥，郭娜，李琛，等. 2007. 两种人体蠕形螨各期形态结构的比较与动态观察. 中国媒介生物学及控制杂志，18（2）：86-87.

赵亚娥，郭娜，郑鑫，等. 2005. 毛囊蠕形螨的发育形态观察和存活适温范围研究. 昆虫学报，8（5）：802-805.

赵亚娥. 2016. 人蠕形螨病：一种新现的螨源性皮肤病. 中国寄生虫学与寄生虫病杂志，34（5）：456-462,472.

Basta-Juzbašić A, Šubić JŠ, Ljubojevic S. *Demodex folliculorum* in development of dermatitis rosaceiformis steroidica and rosacea-related diseases. Clin Dermatol，2002，20（2）：135-140.

Forton F，Germaux MA，Brasseur T，et al. 2005. Demodicosis and rosacea：epidemiology and significance in daily dermatologic practice. J Am Acad Dermatol，52（1）：74-87.

Karincaoglu Y，Bayram N，Aycan O，et al. 2004. The clinical importance of demodex folliculorum presenting with nonspecific facial signs and symptoms. J Dermatol，31（8）：618-626.

Liu JX，Sun YH，Li CP. 2015. Volatile oils of Chinese crude medicines exhibit antiparasitic activity against human *Demodex* with no adverse effects *in vivo*. Exp Ther Med，2（9）：1304-1308.

Zomorodian K，Geramishoar M，Saadat F，et al. 2004. Facial demodicosis. Eur J Dermatol，14（2）：121-122.

第七章 疥　　螨

疥螨（scab mite）属真螨目、无气门亚目（Astigmata）、疥螨总科（Sarcoptoidea）、疥螨科（Sarcoptidae）。疥螨为永久性寄生螨，寄生于人和动物皮肤的角质层内。寄生于人体的是人疥螨（*Sarcoptes scabiei*），寄生于动物体表的有牛疥螨（*Sarcoptes bovis*）、犬疥螨（*Sarcoptes canis*）、猪疥螨（*Sarcoptes suis*）等。

成螨体小，圆形或椭圆形，背面隆起，形似乌龟，浅黄色或乳白色。雌螨体长0.3～0.5mm，雄螨略小。疥螨由颚体（gnathosoma）与躯体（idiosoma）两部分组成。颚体短小，位于躯体前方，由1对钳状螯肢、1对分节触须和1对位于腹面的口下板组成（图7-1）。躯体是螨体的主要部分，位于颚体的后方。躯体呈囊状，背面隆起，背面前端有盾板。躯体中部是圆锥形皮棘区，其上有大量的波状横行皮纹、成列的圆锥形皮刺。雌虫皮棘数量和腹外侧棘的多少是疥螨分类的重要依据。成螨有足4对，位于腹面。足粗短，圆锥形，前两对和后两对足之间距离较远。足Ⅰ、Ⅱ跗节末端有一个带长柄的吸垫，雌螨足Ⅲ、Ⅳ末端均为长刚毛，而雄螨足Ⅲ的末端为长刚毛，足Ⅳ末端为带柄的吸垫（图7-2）。

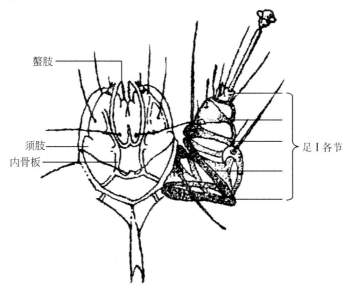

图7-1　疥螨颚体与足Ⅰ（腹面）

疥螨的生活史包括卵、幼螨、若螨和成螨4个阶段。疥螨从卵发育到成螨，一般需10～14天。雌螨一生可产卵40～50粒，其生活史过程除交配活动外，均在宿主皮肤角质层自掘的"隧道"内完成。雌螨产卵于"隧道"内，虫卵经3～7天发育为幼螨。幼螨很活跃，经 3～4 天后在定居的"隧道"内蜕皮成为若螨。雄性若螨只有 1 期，经 2～3 天后蜕皮发育为雄成螨。雌螨有 2 个若螨期，前若螨经 2～3 天蜕皮为后若螨。雌性后若螨与雄疥螨在皮肤表面交配，雄螨交配后死亡。雌性后若螨则重新钻入宿主皮肤内挖掘"隧道"，不久蜕皮发育为雌性成螨，并于 2～3 天后开始产卵。成螨的寿命通常为 6～8 周。疥螨寄生在宿主表皮内，以角质层组织和渗出的淋巴液为食。

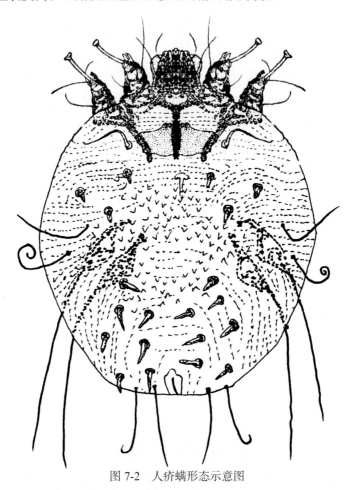

图 7-2　人疥螨形态示意图

　　疥螨的传统分类主要是依据其形态学特点和宿主的特异性。形态学特点包括疥螨的大小、外形、毛序、皮棘等。疥螨的宿主包括 7 目 17 科 43 种哺乳动物。Pillers（1921）曾列出各种疥螨的主要宿主和非主要宿主（表 7-1）。通常把寄生在特定宿主上的疥螨称为相应宿主的疥螨，如寄生在犬、猪、马、绵羊、山羊等的疥螨称为犬疥螨、猪疥螨、马疥螨（*Sarcoptes equi*）、绵羊疥螨（*Sarcoptes ovis*）、山羊疥螨（*Sarcoptes caprae*），这些是常见的疥螨。其他的疥螨包括兔疥螨（*Sarcoptes cuniculi*）、狐疥螨（*Sarcoptes vulpis*）、牛疥螨（*Sarcoptes bovis*）、驼疥螨（*Sarcoptes dromedarii*）、蝙蝠疥螨（*Sarcoptes wombati*）等。Fain（1975）认为所有的疥螨都是一个种的异名，其他的疥螨为变种和亚种。

表 7-1 常见动物疥螨的主要宿主和非主要宿主

种名	主要宿主	非主要宿主
牛疥螨（*Sarcoptes bovis*）	牛	人
狐疥螨（*S. vulpis*）	狐	人
猪疥螨（*S. suis*）	猪	人
驼疥螨（*S. dromedarii*）	骆驼	人
狮疥螨（*S. leonis*）	狮	人
蝙蝠疥螨（*S. wombati*）	蝙蝠	人
犬疥螨（*S. canis*）	犬	人
狼疥螨（*S. lupi*）	狼	马
马疥螨（*S. equi*）	马	人、牛
兔疥螨（*S. cuniculi*）	兔	鼬、豚鼠
绵羊疥螨（*S. ovis*）	绵羊	山羊、猪、人
美洲驼疥螨（*S. aucheniae*）	美洲驼	羊驼、绵羊、马、人
山羊疥螨（*S. caprae*）	山羊	绵羊、牛、马、猪、人

疥螨的形态和生态多样性可能是由不同的变种不断进行杂交的结果。目前寄生在很多宿主上的疥螨还没有进行分子分类研究，疥螨的系统发育树尚不健全，分子分类研究的结果还没有为疥螨的分类下最后定论。

人疥螨多寄生在指间、手背、腕屈侧、肘窝、腋窝前后、脐周、腹股沟、阴囊、阴茎和臀部等皮肤柔嫩皱褶处。病变多从手指间的皮肤开始，随后可蔓延至手腕屈侧、腋前缘、乳晕、脐周、阴部或大腿内侧等好发部位。局部皮肤可出现丘疹、水疱、脓疱、结节及"隧道"，病灶多呈散在分布。疥疮最突出的症状是剧烈瘙痒，白天较轻，夜晚加剧，严重时患者往往难以入睡。由于剧痒而搔抓可产生抓痕、血痂、色素沉着等。

动物疥螨多寄生在动物体毛较少的角质层内，如头部、鼻、嘴的四周、面部、耳及尾基部等部位，在严重感染的动物中可蔓延全身。动物疥螨通常寄生在较深的皮肤"隧道"，皮损处常有大量淋巴液渗出，干后结黄色痂，伴有臭味。动物皮肤有出血和脱毛。

在实验室和自然感染的过程中可以观察到某些疥螨变种具有宿主的特异性，如用犬疥螨感染大鼠、小鼠、豚鼠、猪、牛、猫、山羊和绵羊，均不能获得持久的感染，人疥螨和猪疥螨也不能感染新西兰白兔。而很多疥螨存在宿主的非特异性，如动物疥螨、兔疥螨、猫疥螨、羊疥螨均能够感染人。人感染动物疥螨的特征为皮疹的发生部位多在与动物接触的部位，但患者的皮损中查不到疥螨。

疥螨通过接触在人群和多种哺乳动物间传播，引起皮肤性疾病疥疮（scabies）。这种疾病在世界范围内广泛流行。人疥疮的感染率很高，世界上每年大约有 3 亿人感染疥螨。动物疥螨病的感染率和死亡率也很高，我国 70%～90% 的猪感染疥螨。受染的病兽肉、奶、毛皮的产量和质量明显下降。疥螨寄生严重影响人类的健康和畜牧业的发展。

（吴 伟）

一、人疥螨（Human sarcoptic mite）

人体寄生的疥螨隶属于疥螨科（Sarcoptidae）、疥螨属（*Sarcoptes*），是一种永久性寄生螨。该种疥螨能寄生于人和哺乳动物的皮肤表皮角质层内，是人体疥疮的病原体。

人疥螨 *Sarcoptes scabiei hominis* Hering, 1834

人疥螨是 Hering（1834）命名的一种疥螨，常寄生于人体皮肤较柔软嫩薄之处，引起疥疮。人体寄生的疥螨仅有人疥螨 1 种。

【种名】人疥螨（*Sarcoptes scabiei hominis* Hering，1834）。

【图序】图 7-3。

【同种异名】*S. scabiei* var. *crustosae* Fürstenberg，1861。

【分类地位】疥螨总科（Sarcoptoidea）、疥螨科（Sarcoptidae）、疥螨属（*Sarcoptes*）。

【形态鉴别】成螨体微小，卵圆形，浅黄色或乳白色，大小为（200～500）μm×（150～400）μm。雌螨大于雄螨。整个螨体由颚体和躯体两部分组成。颚体短小，躯体位于颚体的后方，呈囊状，背面隆起，腹面较平，表面有大量波状的横行皮纹、成列的圆锥形皮棘，成对的粗刺和刚毛。雌螨躯体背部前端的盾板呈长方形，宽大于长，中部表皮突起，有皮棘 150 个左右，后部有 7 对叉成纵行排列，中间 4 对，侧面 3 对。雄螨肛门位于躯体后缘正中，半背半腹，肛门区的两侧有内外 2 对刚毛。疥螨腹面有 4 对足，粗短，圆锥形，前 2 对与后 2 对之间的距离较远。各足基节与腹壁融合成骨化的基节内突。足Ⅰ的基节内突在中央处汇合，然后向躯体后方延伸为一条呈"Y"形的胸骨，足Ⅱ内突互不连接。足Ⅰ、Ⅱ跗节的端部有一个带长柄的吸垫，具有吸盘的功能。后 2 对足的末端雌雄不同。雌螨足Ⅲ、Ⅳ跗节末端为长刚毛。雄螨足Ⅳ跗节末端则为吸垫。若螨形似成螨，但体型比成螨小，且生殖器尚未显现。雄螨只有 1 个若螨期，而雌螨有 2 个若螨期。雌性Ⅱ期若螨产卵孔尚未发育完全，但交合孔已形成，可行交配。幼螨大小为（120～160）μm×（100～150）μm，形似成螨，但只有 3 对足，前 2 对具有吸垫，后 1 对具长鬃，躯体后背部有杆状毛 5 对，生殖器官未发育。卵长椭圆形，淡黄色，壳很薄，大小为 180μm×80μm，雌螨产卵于皮下"隧道"内。初产卵未完全发育，后期卵可透过卵壳看到发育中的幼虫。

【生态习性】人疥螨的生活史包括卵、幼螨、若螨和成螨四个阶段，其生活史过程除交配活动外，均在人皮肤角质层自掘的"隧道"内完成，以角质层组织和渗出的淋巴液为食。雌螨产卵于"隧道"内，经 3～4 天孵化出幼螨，幼螨在定居的"隧道"内蜕皮成为若螨。雄性若螨只有 1 期，雌螨有 2 个若螨期。雄螨交配后不久死亡，或筑一短"隧道"短期寄居。雌性Ⅱ期若螨即可交配，其交配后重新钻入宿主皮肤内挖掘"隧道"，不久蜕皮为雌性成螨开始产卵。疥螨从卵发育到成螨，一般需 10～14 天。雌螨一生可产 40～50 粒卵，寿命通常为 6～8 周。

【与疾病关系】疥螨在皮肤角质层内挖掘"隧道"和移行过程中对宿主皮肤产生机械性刺激，其排泄物、分泌物和死亡虫体的崩解物可引起宿主的迟发型超敏反应，在临床上表现为皮肤的病理性损伤和剧痒。感染者因剧烈瘙痒而搔抓，加剧疥螨在皮肤内移行。疥螨多在患者指间、手背、腕屈侧、肘窝、腋窝前后、脐周、腹股沟、阴囊、阴茎和臀部等皮肤柔嫩皱褶处寄生,女性患者常见于乳房,偶尔亦及面部和头皮,尤其是耳后皱褶皮肤。儿童皮肤嫩薄,全身均可被侵犯。

人疥螨如果感染免疫功能低下的患者,会出现不同于一般疥疮的临床表现,称为挪威疥疮。患者手、足、掌、蹠、指、趾间等感染部位出现大量的鳞屑和结痂,具有高度接触传染性,亦称角化性疥疮(scabies keratotica)或结痂性疥疮(crusted scabies)。挪威疥疮整个病程发展较慢,通常为1年左右,长的可达21年以上。

【地理分布】人疥螨呈世界性分布。

(沈 波)

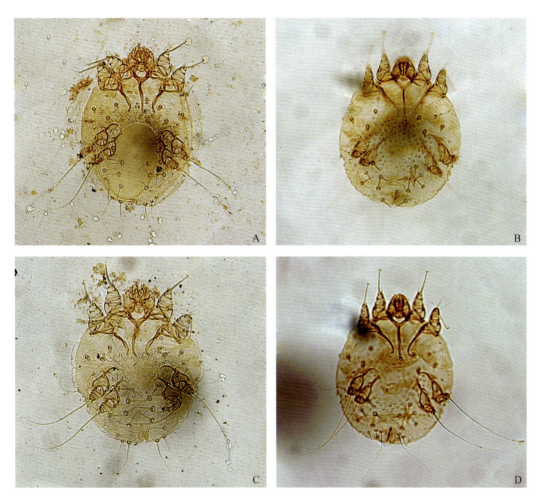

图 7-3 人疥螨(*Sarcoptes scabiei hominis* Hering,1834)(♀)
A. 腹面(内含螨卵);B~D. 腹面

二、动物疥螨（Animal sarcoptic mite）

动物寄生的疥螨隶属于疥螨科（Sarcoptidae）的疥螨属（*Sarcoptes*）、膝螨属（*Knemidocoptes*）、背肛螨属（*Notoedres*）。动物疥螨分布于全世界，至少可寄生于40多种哺乳动物，所有种类均为永久性体表寄生虫，其中以马、牛、羊、猪、犬、兔的种类最常见。人可通过与病畜或其污染的物品直接接触而感染。

1. 犬疥螨 *Sarcoptes canis* Gerlach, 1857

犬疥螨是 Gerlach（1857）命名的一种疥螨，寄生于犬皮肤内引起犬的"癞皮病"，该病的主要特征为剧痒、脱毛、皮炎、高度传染性等。人与病犬接触犬疥螨也会侵袭人，导致人皮肤发生剧烈瘙痒等症状。

【种名】犬疥螨（*Sarcoptes canis* Gerlach，1857）。

【图序】图 7-4。

【分类地位】疥螨科（Sarcoptidae）、疥螨属（*Sarcoptes*）。

【形态鉴别】螨体浅黄色，呈近圆形。体表多皱纹，覆以相互平行的细毛，背部稍隆起，腹面扁平，有4对短粗的足，2对伸向前方，2对伸向后方，后方的2对足短小，不超过体缘。肛门位于虫体末端。

雌螨：体长 0.33～0.45μm，宽 0.25～0.35μm。虫体背面隆起，上有细密横纹、鳞片、锥状突起和刚毛，口器圆锥形，足Ⅰ、足Ⅱ上有吸盘，吸盘为喇叭状，吸盘柄长度为吸盘宽的4倍，不分节，无吸盘的足末端均有一根长刚毛。产卵孔位于后2对足之前的中央（横裂），阴道纵裂位于躯体末端。

雄螨：体长 0.20～0.24μm，宽 0.15～0.19μm。雄螨形态与雌螨相似。足Ⅰ、足Ⅱ、足Ⅳ上有吸盘，足Ⅲ末端有一长刚毛。外生殖器位于足Ⅲ、Ⅳ基节之间。

【生态习性】整个发育过程属于不完全变态，包括卵、幼螨、若螨和成螨4个阶段。该螨在表皮内交配，交配后雌螨在皮肤内挖掘"隧道"，将卵产入。卵经过3～8天孵化为幼螨，幼螨爬行至皮肤表面活动，并在皮肤上挖掘小穴，在穴内蜕化为若螨。若螨又在皮肤内挖掘"隧道"，在"隧道"内发育为成螨。整个发育过程为8～22天，平均周期为15天。

【与疾病关系】可引起犬疥螨病。该螨只感染犬类，不同日龄犬均易感染，多先起于头部、口、鼻、眼、耳部与胸部，后可遍及全身。患处起初形成小红点，后变成水疱，水疱破溃后有黄色黏稠物渗出，干后形成痂皮。患处奇痒，有皮肤增厚、脱毛现象。

【地理分布】世界各地均有广泛分布。

（杨 举）

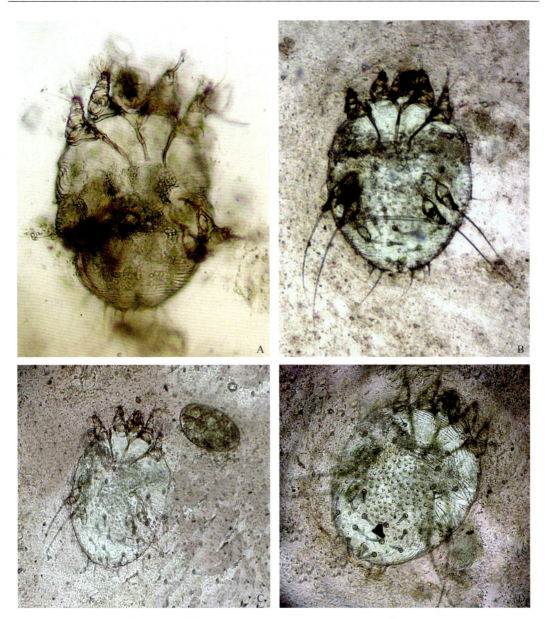

图 7-4 犬疥螨（*Sarcoptes canis* Gerlach，1857）
A.（♂）腹面；B.（♀）腹面；C.（♀）腹面与虫卵；D.（♀）背面

2. 兔疥螨 *Sarcoptes cuniculi* Neumann, 1892

兔疥螨是 Neumann（1892）在兔体表发现并命名的一种疥螨，寄生于兔的体表，通常引起家兔"生癞"，其特征为患部剧痒、兔体消瘦、皮肤结痂和脱毛，可感染人。

【种名】兔疥螨（*Sarcoptes cuniculi* Neumann，1892）。

【图序】图 7-5。

【同种异名】*Sarcoptes scabiei* var. *cuniculi* Neumann，1892。

【分类地位】疥螨科（Sarcoptidae）、疥螨属（*Sarcoptes*）。

【形态鉴别】螨体呈龟状，浅黄色，背部隆起，腹部扁平。口器位于体前端，为咀嚼式；螯肢和须肢退化明显。体部腹面有足4对，末端具有柄不分节的吸盘或长刚毛。

雌螨：体长0.250～0.420mm，体宽0.180～0.320mm。口器大小为（0.070～0.080）mm×（0.052～0.067）mm。螯肢的螯钳动齿与不动齿内外排列，呈短粗状，动齿外侧有刚毛一根。螯肢腹面有一呈倒三角形的口下板与螯肢形成圆形口。须肢有3节，基节较短，呈长方形，第2、3节逐渐变尖、变长。背部无刚毛，在边缘处有稀少刚毛，背面布满呈圆形、椭圆形或三角形类似鳞甲的结构。前足体中央处有一长方形胸甲，胸甲后部有一对气孔，胸甲前方两侧各有一根刚毛。足Ⅰ、足Ⅱ基节与侧体相连处有5～6层横褶，横褶与胸甲相连的缺刻中有许多突出物。腹面可见许多横褶，前足体横褶较少，中央颜色较深。生殖孔位于足Ⅱ后方中央处，呈横缝状，横缝上方开口，开口处有10多条生殖围条，上方有颜色较深的生殖吸盘。肛门位于体末端。足Ⅰ、足Ⅱ跗节末端有一长柄吸盘，足Ⅲ、足Ⅳ跗节末端有一根长刚毛而无吸盘，吸盘与柄长0.052～0.055mm。足Ⅰ、足Ⅱ长0.050～0.087mm，足Ⅲ长0.045～0.065mm，足Ⅳ长0.037～0.058mm。

雄螨：体长0.170～0.240mm，体宽0.140～0.195mm，形态与雌螨相似。口器大小为（0.043～0.072）mm×（0.042～0.065）mm。生殖孔开口于足Ⅳ之间，肛门位于体末端。4对足呈短粗状，足Ⅰ、足Ⅱ、足Ⅳ跗节末端有一长柄吸盘，足Ⅲ跗节末端有一根长刚毛而无吸盘，吸盘与柄长0.047～0.053mm。足Ⅰ、足Ⅱ长0.057～0.067mm，足Ⅲ长0.057～0.060mm，足Ⅳ长0.045～0.050mm。

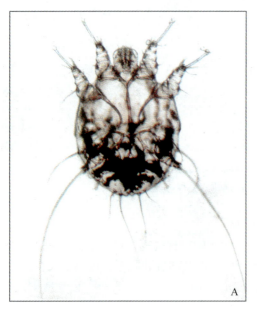

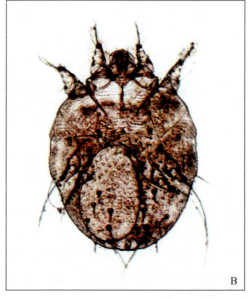

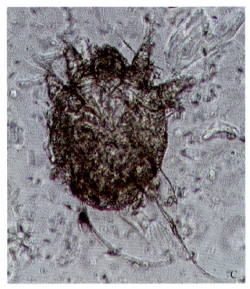
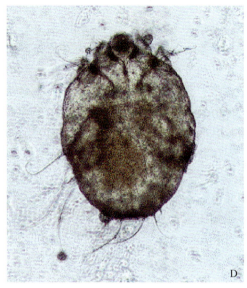

图 7-5 兔疥螨（*Sarcoptes cuniculi* Neumann，1892）
A.（♂）腹面；B、C.（♀）腹面；D.（♀）背面

【生态习性】发育过程有卵、幼螨、若螨和成螨 4 个阶段，全部在兔体上度过。成螨咬破表皮钻到皮下挖掘"隧道"，吞食组织细胞和体液。雌雄螨交配产卵，雌螨可产 20～40 个卵，经 3～7 天孵出幼螨，幼螨进一步发育蜕化为若螨，若螨再蜕皮发育为成螨，全部发育期为 14～21 天。雄螨生存期为 35～42 天，雌螨生存期为 21～35 天。

【与疾病关系】主要发生于兔嘴、鼻孔周围、脚爪等部位，患部奇痒，可形成灰白色痂皮，使患部皮肤变厚、变硬。还可引起人体皮肤的皮疹、丘疹或水疱疹。

【地理分布】广泛分布于世界各地，国内报道地区有安徽、北京、重庆、福建、甘肃、广东、广西、贵州、河南、黑龙江、湖南、吉林、江苏、内蒙古、宁夏、山西、陕西、四川、新疆、云南。

3. 猪疥螨 *Sarcoptes suis* Gerlach, 1857

猪疥螨是 Gerlach（1857）在猪体表发现并命名的一种疥螨，为接触传染的寄生虫，寄生在猪皮肤上引起猪最常见的外寄生虫性皮肤病，俗称"猪癞"或"猪疥癣"，对猪的危害极大，可感染人。

【种名】猪疥螨（*Sarcoptes suis* Gerlach，1857）。

【图序】图 7-6。

【同种异名】*Sarcoptes scabiei* var. *suis* Gerlach，1857。

【分类地位】疥螨科（Sarcoptidae）、疥螨属（*Sarcoptes*）。

【形态鉴别】虫体呈浅灰色或黄白色，椭圆形或龟形。头胸部与腹部融合，背面稍凸，腹面扁平。口器为马蹄形，咀嚼式，由一对退化的螯肢和一对须肢组成，须肢分 3 节，每节有一根毛。体表有波状横纹和几丁质表皮，其上有圆锥形的刺和长鬃毛。腹部有 4 对足，2 对向前，2 对向后斜列，基部有角质内突，末端有长刚毛或具柄吸盘。

雌螨：体长 0.310～0.510mm，体宽 0.283～0.358mm。口器大小约为 0.055mm×0.052mm。体表存在较多皱纹，背部有刺和刚毛。肛门位于体腹面后端中央。足Ⅰ、足Ⅱ跗节末端有一长柄吸盘，足Ⅲ、足Ⅳ跗节末端无吸盘而各有一根长刚毛，吸盘与柄长约 0.055mm。足Ⅰ、足Ⅱ长 0.075～0.080mm，足Ⅲ、足Ⅳ长 0.068～0.070mm。

雄螨：体长 0.195～0.350mm，体宽 0.170～0.290mm，形态与雌螨相似。口器大小约为 0.052mm×0.050mm。生殖孔位于第 4 对足间中线上。足Ⅰ、足Ⅱ分为 5 节，跗节末端有爪和有柄吸盘，吸盘与柄长约 0.052mm；足Ⅲ和足Ⅳ分为 4 节，足Ⅲ跗节有长刚毛一根，足Ⅳ跗节末端有个较小的带柄吸盘。足Ⅰ、足Ⅱ长约 0.068mm，足Ⅲ长约 0.057mm，足Ⅳ长约 0.052mm。

【生态习性】发育过程有卵、幼螨、若螨和成螨 4 个阶段，全部在猪体上度过。成螨可入侵宿主皮下挖掘"隧道"，吞食组织细胞和体液，呈永久性寄生。雌雄螨在隧道内交配产卵，每 2～3 天产卵一次，一生可产卵 40～50 个。卵经过 3～4 天孵化成 3 对足的幼螨，又经过 3～4 天蜕皮成第一期若螨，再经过 3～4 天蜕皮成为第二期若螨，再发育为成螨。整个发育过程为 15～20 天，雌螨一般可存活 4～5 周，而雄螨在交配后很快死亡。

【与疾病关系】感染家猪和野猪，仔猪多发，初期主要发生于眼部、颊部和耳根部，然后蔓延到背部、身体两侧和后肢内侧，引起患部皮肤剧痒，出现红斑、结痂、脱毛和皮肤增厚等。可侵入人体皮肤引起皮肤病。

【地理分布】广泛分布于世界各地，国内报道的地区有安徽、北京、重庆、福建、甘肃、广东、广西、贵州、海南、河北、河南、黑龙江、湖北、湖南、吉林、江苏、江西、辽宁、内蒙古、宁夏、青海、山东、山西、陕西、上海、四川、台湾、天津、西藏、新疆、云南、浙江。

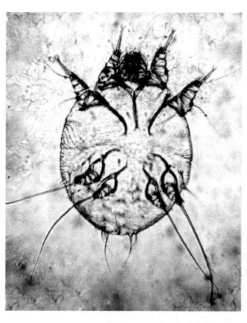 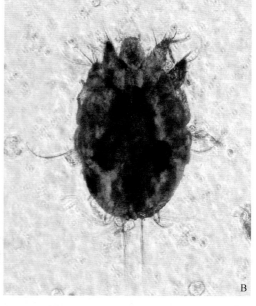

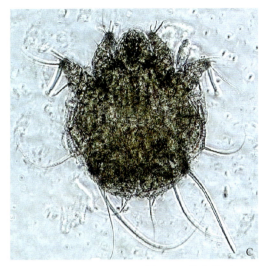
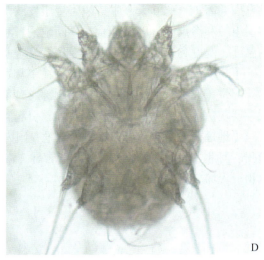

图 7-6　猪疥螨（*Sarcoptes suis* Gerlach，1857）
A、C、D.（♀）腹面；B.（♀）背面

4. 牛疥螨 *Sarcoptes bovis* Cameron, 1924

牛疥螨是 Cameron（1924）在牛体表发现并命名的一种疥螨，寄生在牛的体表而引起慢性寄生性皮肤病，具有高度传染性，发病后往往蔓延至全群，危害十分严重。牛疥螨亦可侵袭人。

【种名】牛疥螨（*Sarcoptes bovis* Cameron，1924）。

【图序】图 7-7。

【同种异名】*Sarcoptes scabiei* var. *bovis* Cameron，1924。

【分类地位】疥螨科（Sarcoptidae）、疥螨属（*Sarcoptes*）。

【形态鉴别】螨体呈浅灰色或黄白色，近圆形，头、胸、腹部区分不明显。口器短，呈马蹄形。体表有横向和斜向波纹，表皮上具有成排的锥状凸和小刺。腹部有短而粗的4对足，前2对斜向伸出体前方，后2对几乎不伸出体外。

雌螨：体长 0.250～0.460mm，体宽 0.170～0.350mm。口器大小为（0.061～0.070）mm×（0.052～0.055）mm。背面有锥状凸和小刺，腹面具有细横纹。产卵孔位于后 2 对足前面正中央，阴道位于体末端的肛门腹面。4 对足呈圆锥形，粗而短。足Ⅰ、足Ⅱ跗节末端具有柄吸盘，足Ⅲ、足Ⅳ跗节末端无吸盘而各有一根长刚毛。足Ⅰ长 0.050～0.070mm，足Ⅱ长 0.052～0.075mm，足Ⅲ长 0.047～0.068mm，足Ⅳ长 0.040～0.067mm。

雄螨：体长 0.180～0.230mm，体宽 0.110～0.180mm，形态与雌螨相似。口器大小为（0.055～0.065）mm×（0.045～0.050）mm。雄性生殖孔位于第 4 对足之间，肛门位于体末端，其两侧无性吸盘和尾突。足Ⅰ、足Ⅱ、足Ⅳ跗节末端具有柄吸盘，吸盘柄不分节，吸盘与柄长约 0.045mm；足Ⅲ跗节末端无吸盘，而有一根长刚毛。足Ⅰ长 0.045～0.063mm，足Ⅱ长 0.043～0.067mm，足Ⅲ长 0.057～0.065mm，足Ⅳ长 0.050～0.060mm。

【生态习性】发育过程有卵、幼螨、若螨和成螨 4 个阶段。雌螨在皮下"隧道"产卵，一生可产 20～40 个，卵经 3～7 天孵化成幼螨，再经数日发育成若螨和成螨，完成一个发育周期需 15～20 天。牛疥螨寄生于皮肤角化层下，并不断在皮内挖凿"隧道"，以角质层组织和渗出的淋巴液为食，不断地发育和繁殖。一般存活周期为 3 周左右，但随外界的温度、湿度和光照强度等因素变化有显著差异。

【与疾病关系】对黄牛、水牛、牦牛和犏牛有致病性，主要寄生于牛的腹下阴囊、会阴等部位，亦可寄生于牛的面部、颈部、背部、腿部等被毛较短的部位，患部奇痒，可出现一层灰白色的痂皮。也可入侵人体，引起人疥疮。

【地理分布】广泛分布于世界各地，国内报道地区有重庆、福建、甘肃、广东、广西、贵州、河北、河南、黑龙江、湖北、吉林、江苏、江西、辽宁、青海、山东、陕西、上海、四川、天津、新疆、云南、浙江。

（黄　兵）

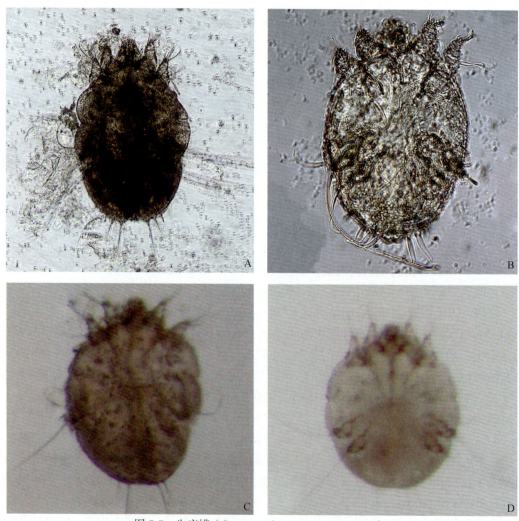

图 7-7　牛疥螨（*Sarcoptes bovis* Cameron，1924）

A，C.（♀）背面；B，D.（♀）腹面

5. 猫背肛螨 *Notoedres cati* Hering, 1838

猫背肛螨是 Hering（1983）命名的一种疥螨，寄生在猫的耳、面颈部等皮内，引起患部发生剧烈瘙痒、脱毛、皮肤发红、疹状小结等。有时猫背肛螨也感染人。

【种名】猫背肛螨（*Notoedres cati* Hering，1838）。

【图序】图 7-8～图 7-10。

【同种异名】猫疥螨、猫耳螨。

【分类地位】疥螨科（Sarcoptidae）、背肛螨属（*Notoedres*）。

【形态鉴别】形态与疥螨相似，背面有拇指状的条纹，无棘。肛门位于虫体背面，离后缘较远，肛门周围有环形角质皱纹。背部鳞片及棒状刺较少，足粗短。无前背板。

雄螨：体长 0.14～0.15mm，体宽 0.12～0.13mm。雄螨足Ⅰ、Ⅱ、Ⅳ跗节末端具柄吸盘。

雌螨：体长 0.21～0.23mm，体宽 0.16～0.18mm。雌螨足Ⅰ、Ⅱ跗节末端具柄吸盘。

【生态习性】整个发育过程与疥螨相似，包括卵、幼螨、若螨和成螨 4 个阶段，全部在宿主皮肤内完成。主要寄生在猫的颈部、嘴、鼻、耳等处。

【与疾病关系】可引起猫疥螨病，主要感染猫、兔和狐。多寄生于耳、鼻、嘴和颈部背面，严重时可蔓延全身。患部表皮常形成龟裂、增厚成黄色痂，严重时可导致死亡。

【地理分布】世界各地均有广泛分布。

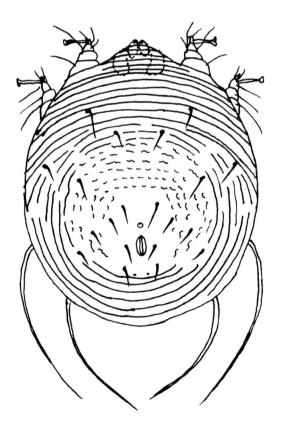

图 7-8　猫背肛螨（*Notoedres cati* Hering，1838）（♀）背面

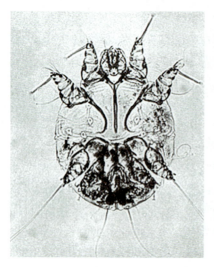

图 7-9　猫背肛螨（*Notoedres cati* Hering，1838）（♀）背面

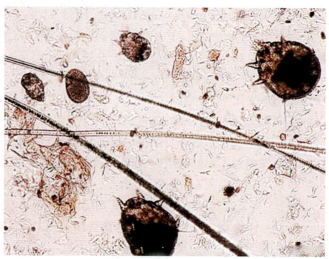

图 7-10　猫背肛螨（*Notoedres cati* Hering，1838）卵、若螨和成螨

6. 突变膝螨 *Knemidocoptes mutans* Robin & Lanquentin，1959

突变膝螨主要寄生于鸡及火鸡，引起患部发炎、表皮增生，产生粉末状积聚物，导致鳞皮脱落或引起奇痒等症状。有时鸽子、野鸡、鹅等也能受害。

【种名】突变膝螨（*Knemidocoptes mutans* Robin & Lanquentin，1959）。

【图序】图 7-11，图 7-12。

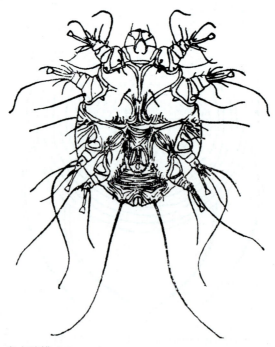

图 7-11　突变膝螨（*Knemidocoptes mutans* Robin & Lanquentin，1959）

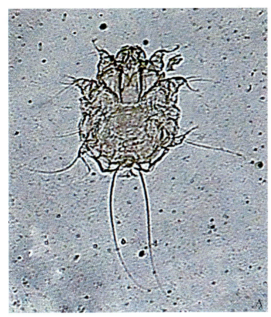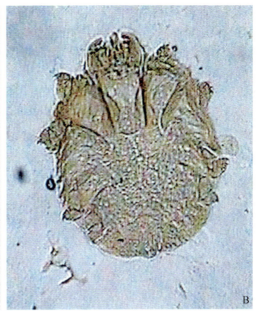

图 7-12 突变膝螨（*Knemidocoptes mutans* Robin & Lanquentin，1959）
A.（♂）腹面；B.（♀）腹面

【分类地位】疥螨科（Sarcoptidae）、膝螨属（*Knemidocoptes*）。

【形态鉴别】体近圆形，背面无鳞状突及棒状刺，背部皱纹横向。足Ⅰ基节的表皮内突延及体背面。肛门居于躯体末端。

雌螨：体长 0.41～0.44mm，体宽 0.33～0.38mm，近圆形，足粗短，各足末端均无柄状吸盘，无鞭状长毛。

雄螨：体长 0.19～0.20mm，体宽 0.12～0.13mm，卵圆形，足较长，各足末端均有长柄吸盘，各跗节有鞭状长毛。体末端有一对鞭状长毛。

【生态习性】突变膝螨寄生于鸡和火鸡腿上无羽毛处及脚趾，使鸡足表面鳞片增生、粗糙，又称鳞足螨或"石灰脚"。

【与疾病关系】寄生于鸡和火鸡腿上无羽毛处及脚趾，引起石灰脚病。

【地理分布】广泛分布于世界各地。

7. 鸡膝螨 *Knemidocoptes gallinae* Railliet，1887

鸡膝螨主要寄生于鸡和火鸡，引起患部发炎、表皮增生，使羽毛易折断、脱落，导致大面积脱毛等症状。有时鸽子、野鸡、鹅等也能受害。

【种名】鸡膝螨（*Knemidocoptes gallinae* Railliet，1887）。

【图序】图 7-13。

【分类地位】疥螨科（Sarcoptidae）、膝螨属（*Knemidocoptes*）。

【形态鉴别】鸡膝螨的个体比突变膝螨小，两者形态很相似，但背部的皱纹不完全横向，由于它的走向改变形成隆褶。体毛细短，但体后缘的一对却很长。肛门在躯体末端。

雌螨：各足粗短，末端无吸盘；各跗节呈爪状，末端具中等长度的刚毛。在跗节Ⅲ、

Ⅳ的毛较突变膝螨的为长。

雄螨：卵圆形，足较长，各足末端均有长柄吸盘，各跗节有鞭状长毛。肛门在躯体末端，无肛侧吸盘。

【**生态习性**】鸡膝螨主要寄生于鸡背部大羽毛基部的皮表或羽轴内，引起脱羽症。春、夏季多发。

【**与疾病关系**】鸡膝螨主要寄生在鸡臀部、背部和腹部等处羽毛基部的皮表或羽轴内，引起患部发炎、奇痒，使羽毛易折断或脱落或使鸡自啄羽毛，严重时可以引起鸡大面积光裸无毛，故有资料译为"脱羽螨"。该螨的"隧道"通常通入羽毛干部，对鸡的危害很大。

【**地理分布**】广泛分布于世界各地。

（杨 举）

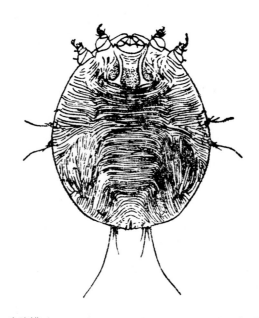

图7-13 鸡膝螨（*Knemidocoptes gallinae* Railliet，1887）（♀）背面

参 考 文 献

黄兵. 2014. 中国家畜家禽寄生虫名录. 2版. 北京：中国农业科学技术出版社，136-137.
蒋学良，周婉丽. 2004. 四川畜禽寄生虫志. 成都：四川科学技术出版社，418-420.
李朝品. 医学蜱螨学. 2006. 北京：人民军医出版社.
李朝品，刘国礼. 1996. 甲螨采集和分离技术的研究. 安徽农业技术师范学院学报，10（3）：23-27.
李祥瑞. 2011. 动物寄生虫病彩色图谱. 2版. 北京：中国农业出版社.
刘敬泽，杨晓军. 2013. 蜱类学. 北京：中国林业出版社.
孟阳春，李朝品，梁国光. 1995. 蜱螨与人类疾病. 合肥：中国科学技术大学出版社.
田晔，李朝品，张明旭. 2010. 甲螨在土壤重金属有效性评估中的应用价值. 安徽农业科学，38（33）：

18805-18806.

王健，李朝品，张超，等 . 2002. 土壤中甲螨孳生与铬污染相关性研究 . 中国微生态学杂志，14（4）：25-27.

吴观陵 . 2013. 人体寄生虫学 . 4 版 . 北京：人民卫生出版社 .

杨举，李建华，宫鹏涛 . 2009. 动物寄生虫病学实验指导 . 长春：吉林大学出版社 .

张西臣，李建华 . 2017. 动物寄生虫病学 . 4 版 . 北京：科学出版社 .

赵辉元 . 1996. 畜禽寄生虫与防制学 . 长春：吉林科学技术出版社，911-914.

Wu H，Li CP. 2015. Oribatid mite infestation in the stored Chinese herbal medicines. Nutricion Hospitalaria，32（3）：1164-1169.

第八章 其他螨类

医学蜱螨除了在前几章介绍的常见种类外,还有一些螨类与人类健康有关。例如,蒲螨能引起人体皮炎,跗线螨能非特异性侵染人体,甲螨是某些绦虫的中间寄主,可传播人和家畜的绦虫病,肉食螨可侵袭人导致皮炎和过敏,瘙螨、羽螨叮咬人体可导致红斑、丘疹、奇痒,甚至引起荨麻疹;二斑叶螨、细须螨、植绥螨等具有与尘螨相同或不同的变应原,能引起与尘螨相仿的变态反应,有的人接触这些螨类可导致红斑、瘙痒、咳嗽、打喷嚏等症状。

一、蒲螨(Pyemotid mite)

蒲螨隶属于蒲螨科(Pyemotidae)、蒲螨属(*Pyemotes* Amerling,1862),是一类寄生性昆虫天敌,其雌螨外寄生于昆虫体表。蒲螨属有的种类已作为昆虫天敌用于农林害虫的生物防制计划,如麦蒲螨(*P. tritici* Lagreze-Fossat & Montagne,1851)在美国等地的应用。根据雌螨形态中第二胸内毛($2a$)的位置是否靠近表皮内突Ⅱ将蒲螨属划分成2个组:小蠹蒲螨群(*P. scolyti* group)和球腹蒲螨群(*P. ventricosus* group)。球腹蒲螨群中有的种类,人类大量接触时可引起接触性皮疹。根据报道,国内外蒲螨皮疹基本都是由赫氏蒲螨(*P. herfsi* Oudemans,1936)和麦蒲螨引起的。

主要形态特征:蒲螨是一类微小型螨,体长200μm左右,体色淡黄,雌雄异型。

雌螨鉴别特征(图8-1):身体纺锤形,体形较长。颚体向前突,完全从前足体暴露出来,有一对口针,无明显的须肢。前足体背板有4对毛,其中2对毛很短,sc_1毛为1对盅毛,也称假气门器;sc_2毛很长,是背板上最长的毛。后半体有5个背片,背片C、背片D、背片EF、背片H、背片Ps,但Ps片通常位于腹面;C片上有2对背毛,D片上有1对背毛,EF片上有2对背毛,H片上有1对背毛,Ps片上有1对毛。身体腹面,基腹板Ⅰ和Ⅱ愈合,形成2对表皮内突,并与前中表皮内突结合在一起,板上有4对毛;基腹板Ⅲ、Ⅳ愈合,中间有个三角形胸板使其左右分离,形成3对表皮内突,有5对毛;末端可见2对毛。有4对足,足Ⅰ~Ⅳ大小基本相似,足Ⅰ有1个单爪,足Ⅱ~Ⅳ各具1对爪。

雄螨鉴别特征(图8-2):体型近球形,体长较短。前足体背板有4对毛,其中1对通常只是1个痕迹样存在,sc_2毛很长。后半体有3个背片,分别称为背片CD、背片EF、背片HPs。CD片上有3对背毛,其中d毛非常长和粗;EF片上有2对背毛,其中f毛通常比较粗壮;HPs片上的毛通常很难观察到。身体腹面,基腹板Ⅰ和Ⅱ愈合,形成2对表皮内突,并与前中表皮内突结合在一起,板上有4对毛。基腹板Ⅲ、Ⅳ愈合,形成3

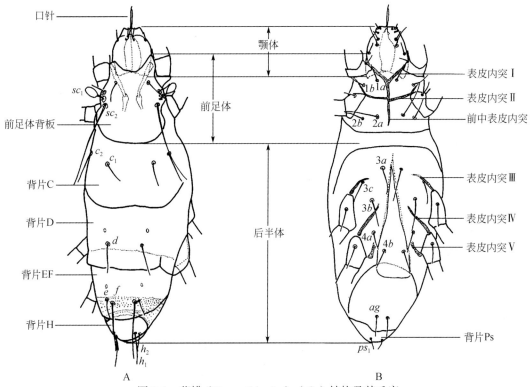

图 8-1　蒲螨（Pyemotid mite）（♀）结构及其毛序
A. 背面；B. 腹面

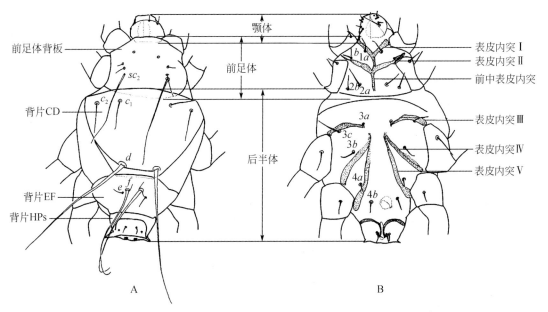

图 8-2　蒲螨（Pyemotid mite）（♂）结构及其毛序
A. 背面；B. 腹面

对表皮内突,有 5 对毛。末端愈合形成生殖囊。有 4 对足,足Ⅰ有 1 个单爪,足Ⅱ、Ⅲ大小基本相似,均有 1 对爪;足Ⅳ不同于足Ⅱ、Ⅲ,其末端有 1 个坚固的单爪。

雄螨的形态特征是蒲螨种类鉴定的主要依据。

主要生物学特征:蒲螨的生殖方式十分奇特,属于卵胎生。新产出的雌螨交尾后离开母体,寻找适宜的昆虫寄主,发现寄主后首先通过口针向寄主体内注入蒲螨毒素,将其麻醉,这种麻痹是不可恢复的。之后雌螨外寄生寄主体上,吸取营养。雌螨固定在体壁不超过 10μm、柔软的昆虫寄主体上取食(图 8-3)。取食前腹部末端并不膨大,可自由活动(游离状)(图 8-4),但取食后腹部末端开始膨大,成为球形,称为膨腹体(图 8-5);体积可以达到身体的几十倍甚至上百倍。其后代在膨腹体内发育至成螨,一个膨腹体内通常可以孕育 100 多个后代。一般在 25℃条件下,经 7 天繁殖一代。通常雄螨盘踞在母体膨腹体生殖孔附近,等待雌螨产出,交尾。蒲螨寄主范围广泛,主要寄生于鳞翅目、鞘翅目等昆虫。

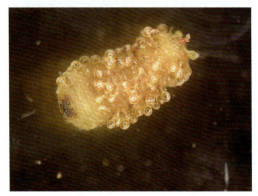

图 8-3 寄生在天牛体上的蒲螨

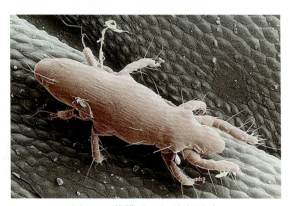

图 8-4 蒲螨(♀)游离活动

与人类疾病的关系:蒲螨不能寄生人类,不能从人体吸取营养,只有在数量足够大的时候,游离的雌螨分泌的毒素才通过口针注入接触者的皮肤而引起接触性皮疹和瘙痒。国内外报道较多的蒲螨皮疹,一般由赫氏蒲螨引起(图 8-6)。婴儿及皮肤细腻的人群对蒲螨反应敏感,而对于皮肤粗糙、常年从事野外工作的成年人几乎没有攻击性。美国生物化学专家 Tomalski 等(1989)以麦蒲螨为试材,对蒲螨毒素进行了系统研究,认为该类毒素属于昆虫神经毒素,对昆虫高毒,而对哺乳动物安全。因此人离开感染物后,皮疹自然消失,不会产生持续作用。

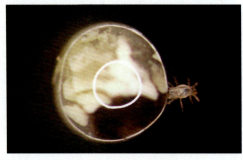

图 8-5 蒲螨雌虫膨腹体

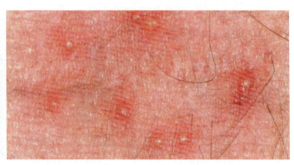

图 8-6 蒲螨皮疹(被赫氏蒲螨叮咬状)

吴观陵（2013）记载，世界上蒲螨皮炎流行的地区主要有欧洲、埃及、土耳其、印度、澳大利亚、美国、巴西和中国，多是由于接触了谷物、草料、仓储物而引起的。这些材料里面有大量害虫滋生，蒲螨寄生了这些害虫，使得蒲螨数量急剧增长，人接触这些材料后，皮肤受到雌性蒲螨的叮刺引发皮炎。皮疹直径多在0.5cm以内，中央有一小水疱，四周皮肤发红，一般在接触蒲螨20分钟至10小时内出现瘙痒，2～3天后痒感减退，5～6天皮疹消退。病程呈急性或慢性，反应程度通常因螨的种类和数量而异。发生部位一般以颈、腹、胸、四肢多见。连续接触蒲螨者，反复被叮刺者，皮肤可出现变态反应，诱发哮喘。

蒲螨皮炎通常不需要治疗，离开感染物后，可自动痊愈。如需治疗，建议使用10%硫黄软膏，或萘酚2g加沉降硫2.66g，再加凡士林30g调成油膏，局部涂擦。

1. 麦蒲螨 *Pyemotes tritici* Lagreze-Fossat & Montagne, 1851

属于早期发表的种类，描述十分简单，于丽辰等（2010）对麦蒲螨做了重新描述。

【种名】麦蒲螨（*Pyemotes tritici* Lagreze-Fossat & Montagne，1851）

【图序】图8-7。

【同种异名】*Acarus tritici* Lagreze-Fossat & Montagne，1851；*Pyemotes boylei* Krczal，1959。

【分类地位】蒲螨科（Pyemotidae）、蒲螨属（*Pyemotes*）。

【形态鉴别】雌螨：呈纺锤形，体长约259μm，宽约94μm。颚体平均长43μm，宽35μm。有背毛2对，腹毛4对，感棒1对。前足体，背片后缘弧形，有4对毛，v_1和v_2毛短，sc_1毛球形，sc_2毛长达不到C片后缘。后半体背片由C板、D板、EF板、H板和Sp板组成。C板后缘中部为显著的凹缘，有2对毛，c_2毛长29μm，通常比c_1毛稍长。D板后缘中部较平直，有1对d毛，长25μm。EF板后缘中部稍凸，有2对毛，f毛46μm，e毛长14μm；H板后缘弧形，有2对毛，h_1长25～26μm，h_2长14μm。Ps板后缘弧形，可见有1对毛，通常着生在腹面，非常微小。躯体腹面有5对表皮内突，前半体有1个中表皮内突。第一对表皮内突在颚下方交接，形成一个90°的夹角，中表皮内突强壮，第二对表皮内突与中表皮内突连接处紧密；第三对表皮内突稍短于第四对表皮内突，第五对表皮内突明显短于第三和第四对。有10对腹毛，$1a$长16μm，$1b$长15μm，$2a$长30μm，$2b$长15μm，$3a$长27μm，$3b$长25μm，$3c$长19μm，$4a$长18μm，$4b$长19μm，ag长17μm。腹部三角片后缘比较直。足Ⅰ，毛式为1-4-4-6+2ϕ-13+ω，腿节v''毛长51μm，胫节d毛长41μm。足Ⅱ，毛式为1-3-3-4+ϕ-7+ω，胫节d毛长22～28μm，跗节tc''毛长36μm。足Ⅲ，毛式为1-2-3-4+ϕ-7，胫节d毛长38μm，跗节tc''毛长39～48μm。足Ⅳ，毛式为1-2-2-4-6，胫节d毛长43μm，跗节tc''毛长110～116μm。

雄螨：体长170～187μm，宽90～109μm，近椭圆形。颚体长20～27μm，宽25～33μm，背面有2对微小的毛，ch_1和ch_2，位于前缘中部；腹面可见3对毛Ti、Ge、Fe和1对小的感棒，Fe毛较长为14μm，另2根十分微小。前背片，前缘为弧形，有4对毛，v_1毛仅有痕迹，v_2毛微小，sc_1毛长9～19μm，sc_2毛较粗长，为61～76μm，接近CD板d毛的基部，粗度小于d毛的1/2。后半体背片，C板与D板愈合形成CD板，近半圆形，有3对毛，c_1毛长25μm，c_2毛长26μm，d毛长且粗，长约113μm。EF板有2对毛，e毛

和 f 毛，e 毛小，长仅 9μm，着生在紧靠 f 毛的外后侧；f 毛粗长，接近 d 毛的粗度，长可达 66～84μm。H 板与 Ps 板愈合，形成 HPs 板，板上有 5 对十分微小的毛，h_1、h_2、ps_1、ps_2、ps_3，其中 2 对在背面可见，3 对在腹面可见，ps_2 指状。躯体腹面有 5 对表皮内突，前半体有 1 个中表皮内突。第一对表皮内突粗壮，在颚体下面相交，形成一个 90° 的角，上端达到转节 I 与颚相连的基部；第二对上行接近足 I 转节，另一端与中表皮内突连接；中表皮内突强壮；第三对、第四对、第五对表皮内突，每对表皮内突间均不彼此相连，4～5 对之间的彼此连接。腹毛可见 10 对，$1a$ 靠近表皮内突 I，长 13μm；$1b$ 靠近表皮内突 II，长 9μm；$2a$ 远离表皮内突 II，长 13～17μm；$2b$ 稍后于 $2a$，长 11～13μm；$3a$ 位于表皮内突 III 的前方，长 3～5μm，短刺状；$3b$ 长 11～19μm；$3c$ 靠近表皮内突 III 的后面，长 14～19μm；$4a$ 长 8μm，$4b$ 长 6～10μm，ag 长 9μm。足 I，短于其他足，毛式为 $1-4-4-6+\phi-13+\omega$，胫节 d 毛长 56μm。足 II，毛式为 $1-3-3-4-7+\omega$，胫节 d 毛长 54μm。足 III，毛式为 $1-2-3-4-7$，腿节 d 毛长 84μm，胫节 d 毛长 86μm。足 IV，毛式为 $1-2-2-4+\phi-5$，腿节 d 毛长 78μm，胫节感棒不到爪基部。

【生态习性】可寄生于某些鳞翅目、鞘翅目等昆虫。

【与疾病关系】1851 年，人们在仓库的谷物、棉花上发现了麦蒲螨，因其导致粮仓管理人员皮肤瘙痒而被称为谷痒螨（straw itch mite）。当其种群数量急剧增加时，接触到人类皮肤则引起人类皮疹。中国也曾有报道，但具体种类未经相关分类专家鉴定。

【地理分布】分布于欧洲和美国、古巴、墨西哥、中国。

（于丽辰）

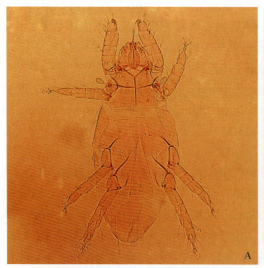 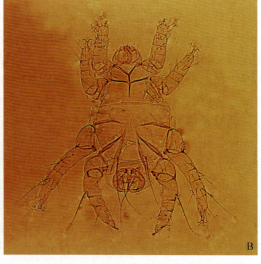

图 8-7 麦蒲螨（*Pyemotes tritici* Lagreze-Fossat & Montagne, 1851）
A. ♀；B. ♂

2. 赫氏蒲螨 *Pyemotes herfsi* Oudemans, 1936

【种名】赫氏蒲螨（*Pyemotes herfsi* Oudemans, 1936）。

【图序】图 8-8。

【同种异名】*Pediculoides herfsi* Oudemans, 1936；*Pyemotes zwoelferi* Krczal, 1959。

【分类地位】蒲螨科（Pyemotidae）、蒲螨属（*Pyemotes*）。

【形态鉴别】赫氏蒲螨发现于 1936 年，寄生在多种昆虫体上，是一种昆虫天敌。其原始描述十分简单。Cross 和 Moser（1975）给出了一个检索表，认为与麦蒲螨比较，它们的雌性个体形态上没有差别，仅在雄螨形态上有区别。下述几个特征可以与麦蒲螨相区别：赫氏蒲螨，雄虫前足体上的 Sc_2 背毛粗而强壮，与 CD 板的 d 毛几乎等粗，Sc_1 毛短，很少达到 Sc_2 毛的毛基；腹面的毛，$3a$ 毛短，刚毛状。麦蒲螨，前足体上的 Sc_2 背毛细而长，明显比 CD 板的 d 毛细，Sc_1 毛超过 Sc_2 毛的毛基；腹面的毛，$3a$ 毛短，刺状。

【生态习性】寄生于鳞翅目、鞘翅目、半翅目等昆虫。

【与疾病关系】大量接触引起人类皮疹。国外报道引起人类接触性皮疹的多是该种。我国报道了多起蒲螨皮疹，多以此为学名，但未经相关分类专家确认。

【地理分布】分布于欧洲和美国、中国。

（于丽辰）

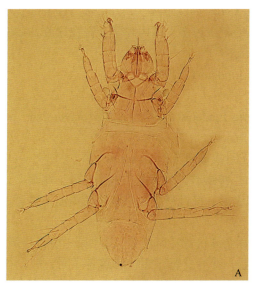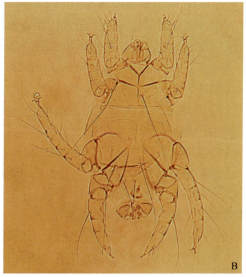

图 8-8　赫氏蒲螨（*Pyemotes herfsi* Oudemans, 1936）
A. ♀；B. ♂

二、谷跗线螨（Tarsonemid mite）

跗线螨隶属于蜱螨亚纲（Acari）、真螨目（Acariformes）、跗线螨科（Tarsonemidae Canestrini & Fanzago, 1877）。该科包括能在高等植物、真菌类和昆虫上生活的螨类，包括奇跗线螨属（*Xenotarsonemus* Beer，1954）、跗线螨属（*Tarsonemus* Canestrini and Fanzago，1876）、狭跗线螨属（*Steneotarsonemus* Beer，1954）等 31 属 600 余种。其中，与人类关系密切的多为跗线螨属中的谷跗线螨（*T. granarius* Lindquist，1972）、人跗线螨（*T. hominis* Dahl，1910）等，但人跗线螨早年报道后鲜有后续报道。

跗线螨为小型螨，是躯体保留分节的螨类；雌雄区别明显，雄螨较雌螨小，雌螨无腹膨现象；颚体头状或略狭长，于背面可见；螯肢 1 对，刺针状，包在锥形鞘中；须肢退化，仅二三节，左右须肢基节形成颚体的腹壁和侧壁，围成螯肢鞘，部分缩在颚体内。足基节与腹壁愈合，除足Ⅳ外各足 5 节，可活动。雄螨前足体有背毛 4 对，不排成直行，足Ⅳ末端有 1 爪，足Ⅳ胫节弯曲不显明；雌螨气门室（atria）常缺如，或退化。前足体背板仅超过颚基一半，第 1 对前足体腹毛不在足Ⅰ表皮内突前面，足Ⅲ、Ⅳ的结构相同。

跗线螨具喜热性，其季节分布为 5 月中旬到 9 月中旬，呈增加趋势；食性多样，喜食真菌和储藏粮食，尤其是曲霉菌、青霉菌等，并以此为生。多生长在谷物中，亦发现大量孳生于烂菜叶、甘蔗、香蕉、昆虫体上，以及某些植物如毛蕊花的花朵上。活动灵活，爬行较快。仅少数与人体疾病有关，包括在痰、粪、尿中发现，还出现在皮肤痣和瘤组织中。人体非其正常生境，但跗线螨若有机会在人体生活，则能对人组织器官致病，引起非特异性侵染。

谷跗线螨 *Tarsonemus granarius* Lindquist, 1972

谷跗线螨呈世界性分布，与人体疾病关系的记录较多，国内外学者曾在尿液、痰液、脑脊液、皮肤痣和瘤组织中检出跗线螨。

【种名】谷跗线螨（*Tarsonemus granarius* Lindquist，1972）。

【图序】图 8-9，图 8-10。

【同种异名】谷蒲螨（*Tarsonemus granarius* Lindquist，1972）；*Tarsonemus* sp. *sensu* Hughes, 1948 and 1961。

【分类地位】跗线螨科（Tarsonemidae）、跗线螨属（*Tarsonemus*）。

【形态鉴别】躯体微小，长 100～400μm，卵圆形，淡黄色，表面光滑。雌螨大，雄螨小，形态差别明显。颚体长大于宽，须肢圆锥形，接近平行，螯肢针鞘短而不显著。前足体背面仅 1 块背板，略向腹面包卷。

雌螨：前足体背板几乎呈三角形，躯体背面为 4 块背片所覆盖，其中第 1 块背片最大，后面 3 块背片向体后依次缩小。前半体有顶毛、胛毛及短棒槌状感器各 1 对，气门位于足Ⅰ基部；足Ⅰ表皮内突愈合为短胸板，足Ⅱ、Ⅲ表皮内突内方不愈合，后表皮内突前端呈叉状，与足Ⅳ表皮内突相连；足Ⅰ为单爪，足Ⅱ、Ⅲ各有爪 1 对，足Ⅳ退化，较细，仅 3 节。

雄螨：无感器，亦无气门，前足体背板微骨化，有顶毛 2 对、肩毛 2 对，前肩毛为后肩毛的 2 倍。后半体可见 2 块背板，前板大，后板小。腹面由 4 块基节板所覆盖，前后基节板为一片有条纹的表皮所分隔。足Ⅰ表皮内突愈合为长胸板，足Ⅱ表皮内突可自由活动，足Ⅲ、Ⅳ表皮内突延长，在前面愈合。足Ⅳ粗短，股节膨大延长并相互靠近成剪刀状，端节内折,爪强大。

【生态习性】 跗线螨多孳生于仓库储存粮食及食品中所生长的霉菌、仓库昆虫体上,孳生物包括大麦、玉米、米糠、玉米粉、面粉、椰子饼、中草药等,也可孳生于仓库地板、空调滤网灰尘中等人居环境,危害人体,引起皮炎。

跗线螨属好热性螨类,常行孤雌生殖。生活史仅有卵、幼螨、成螨3期,卵孵化的幼螨不经若螨阶段即变为成螨。卵白色,相对较大,单个产出。幼螨足3对,躯体后端有特征性的三角形膨大,尤其发育为雄性者。幼螨发育后进入静止期,其后的变态经若螨到成螨都在幼螨皮下进行,直至雌雄成螨从幼螨皮背面裂口爬出。在四川每年夏季高温时节,谷跗线螨常在小麦粮堆中大量发生。陆联高(1994)曾在四川简阳县石桥仓库中调查发现,6月下旬,在粮温28～30℃、小麦水分14%的条件下,谷跗线螨发生密度为一级(每千克粮食中谷跗线螨在50只以下)。

【与疾病关系】 谷跗线螨体小而角皮光滑,能自由钻入宿主植物树皮中,进入哺乳动物皮下和鸟类羽毛根中。也有学者认为跗线螨有可能进入人体后在脏器组织中穿行至肠壁中,使人致病。常有在人体中检出谷跗线螨的报道,广州在肺螨症患者的痰液中检出该螨,同时能在患者工作场所的尘土样本中检出。附线螨可与屋尘螨等共同孳生于居室环境内,或大量单独生存于工作场所,可能是人体非特异性感染的来源,也可能是一种螨性过敏原。

在人尿液中发现跗线螨见载于1959年的日本报道,我国最早发现于1962年,1985年报道跗线螨发现于广州急性肾炎儿童尿液中,2009年牡丹江报道69例成人血尿患者43%被检出尿中跗线螨阳性,病程有迁延10余年者。人跗线螨首次发现于1910年德国的

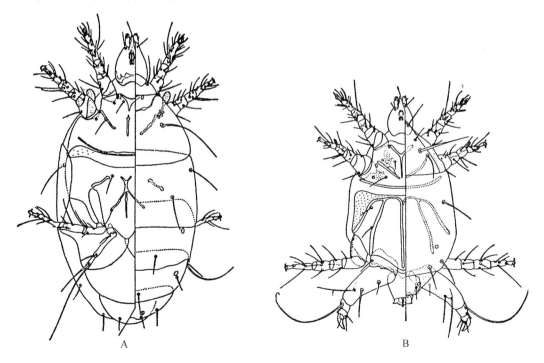

图8-9 谷跗线螨(*Tarsonemus granarius* Lindquist,1972)
A. (♀)背腹面;B. (♂)背腹面

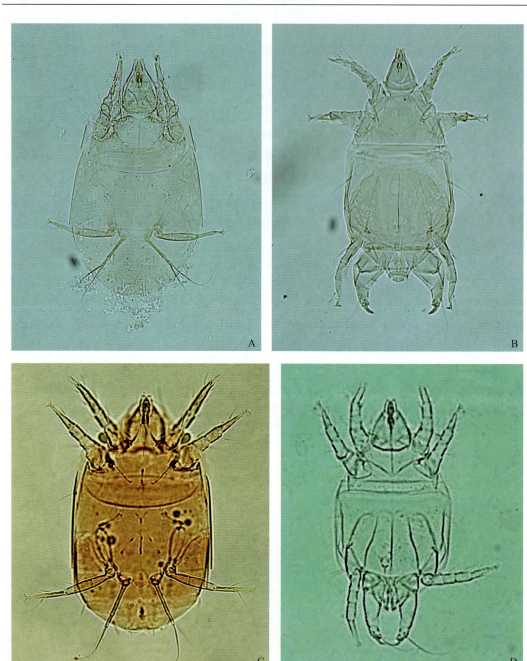

图 8-10　谷跗线螨（*Tarsonemus granarius* Lindquist，1972）
A，C.（♀）腹面；B，D.（♂）腹面

一例人体肿瘤中；Samsinak 等（1960）报道在摩洛哥的卡萨布兰卡一妇女腰椎穿刺液中发现人跗线螨各期若螨；1967～1968 年在波兰华沙有在幼儿和老年人皮肤内发现厌恶跗线螨（*T. noxius*）的报道。

【地理分布】国内见于上海、云南、四川、辽宁、黑龙江、吉林等地。国外多分布于日本、韩国、加拿大、美国等。

(赵金红)

三、甲螨（Oribatid mite）

甲螨隶属于甲螨亚目（Oribatida），约有50总科，180科，1160属，10500余种。我国已知甲螨种类580余种（亚种），隶属于101科，279属。有关甲螨的研究目前已涉及土壤有机物降解、储藏物防护、动物疫病、环境质量和某些寄生虫的中间宿主等。甲螨是一类营自由生活的小型节肢动物。

甲螨的颚体能缩入躯体内，并隐藏在前足体的吻区（rostral region）。螯肢呈钳状，位于下头（inzracapitulum）或口下板（hypostome）上。须肢下端有螯楼（rutella）1对（图8-11）。

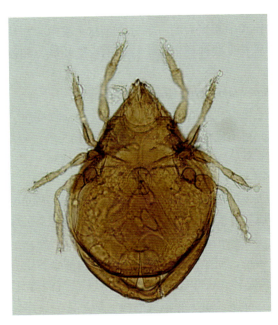

图8-11　甲螨

躯体分为前足体和后足体，外骨骼较坚硬，其表面可能有精细的条纹，并有细的网纹或嵴覆盖。躯体上通常有些突出物，如叶（lamellae）和翅形体（pteromorphae）。叶是前足体上成对的侧褶（lateral zold），在侧褶的顶端有叶毛（lamellar seta）1根，其远端可呈不规则的峰状或叶状，有时2个叶由横叶或嵴连接。翅形体常隐藏在后足的基部，是后半体前侧缘的翅状突出物。前足体背面被一块板覆盖，后半体的背面和侧面被另一块腹板覆盖，其上有瓣状板覆盖的生殖孔和肛门孔。足基节与外骨骼会合，形成一系列基节板。

两对缘毛从前足体向前延伸，向后是内叶毛和假气门器。假气门器或盅毛

（trichobothria）是一个空心的辐几丁质结构，内含有感觉细胞原生质延生物。每个盅毛可能为梳齿，远端可膨大为棒状，位于表皮的杯状凹陷内。甲螨背板上孔区（porosa area）、背囊（sacculi）和隙孔（pori）明显，与呼吸有关，是直接进行气体交换的附属器官。甲螨背板上的孔区、背囊和隙孔的位置是鉴定上重要的特征依据。腹面刚毛与肛板和生殖板关联。雌雄螨通常有生殖感器3对，雄螨没有肛吸盘，很少出现性二态现象。大多数甲螨足有5节，其末端有1个爪，但有些成螨足的末端爪可分成3个。

甲螨的生殖方式有单性生殖和两性生殖。甲螨的两性生殖是一种间接交配，在交配过程中雄螨把带柄的精包产于地面，雌螨路过拾起而受精。甲螨一般营卵生、卵胎生，其中以卵生最为普遍。大多数雌螨一生的产卵量为40～70个，有的种类（*Platynothrus peltiffer*）可产卵250余个。其发育阶段包括卵、幼螨、第一若螨、第二若螨、第三若螨及成螨。甲螨蜕皮前一般有个静息期，其中从第三若螨到成螨的蜕皮前静息期最长，幼螨蜕皮到第一若螨的静息期最短。

甲螨食性杂，一般认为甲螨是腐食性、藻食性和菌食性节肢动物。但有些甲螨为捕食性，大翼甲螨科的一些种类以蝇类幼虫或线虫为食；甲螨能取食多种寄生性膜翅目昆虫的蛹。有的甲螨可以高等植物组织和它们的花粉为食，成为农业上的害螨。

甲螨呈世界性分布，其中相当大的一部分栖息在土壤中，在枯枝落叶、地衣、苔藓、草地中也有大量发现，另有少数种类生活于特定的生态环境，如蚁洞、鸟窝、潮间带、海岸、清水植物组织。

滑菌甲螨 *Scheloribates laevigatus* Koch, 1836

甲螨种类多，涉及土壤有机物降解、储藏物防护、动物疫病、环境质量，以及作为某些寄生虫的中间宿主等，目前已受到人们的广泛关注。

【种名】滑菌甲螨（*Scheloribates laevigatus* Koch，1836）。

【图序】图8-12，图8-13。

【同种异名】*Zetes laevigatus* K.，1836；*Screloribates pallidulus* Koch，1840。

【分类地位】菌甲螨科（Scheloribatidae）、菌甲螨属（*Scheloribates* Berlese）。

【形态鉴别】体长480～610μm，圆形，褐色，表皮坚硬，足柔软，运动迟缓。

雄螨：前足体前方狭窄，完全突出在颚体之上，其侧缘着生有狭窄竖立的叶，叶毛呈梳齿状。一条横纹穿过前足体，将叶的前端连在一起。假气门器具有细柄，前端为纺锤状，有微毛覆盖，其后端向后弯曲，超出躯体的后缘。前足体与后半体被一条几丁质板分开，板的中部没有突起，其后方有内突起，且不对称，指向后方和内方。后半体呈拱形。翅形体呈三角形，透明，位于后半体的前侧缘。背面着生有少量的短刚毛，其位置相当于无气门目的第一背毛、第二背毛、第三背毛、第四背毛、前侧毛和后侧毛，同时还有后刚毛1对。生殖孔和肛门位于腹板的前后部，凹陷的壁中有孔区。4对足着生位置很近，2对前足等长，股节延长。胫节上有长的感棒，并从胫节的前端伸出，跗节末端有大爪1个和小爪2个。

雌螨：形态与雄螨相似。雌螨有肛吸盘。

【生态习性】喜生活于腐殖质、苔藓及鼠巢中，在草地中常发现此种螨。雌螨一生产卵20余个，每次产卵3～6个，常产于腐烂草堆或霉粮中。在温度25℃、相对湿度为100%时，以鸟粪作为食物，完成一个生活周期需要42～115天，在实验室温度下，它的生活周期可能超过1年。

【与疾病关系】 为各种绦虫的中间寄主。可传染牲畜疾病。

【地理分布】 国内分布于北京、上海、安徽、新疆、江苏、福建等。国外主要分布于英国、德国、法国、荷兰、美国和苏联。

（张艳艳）

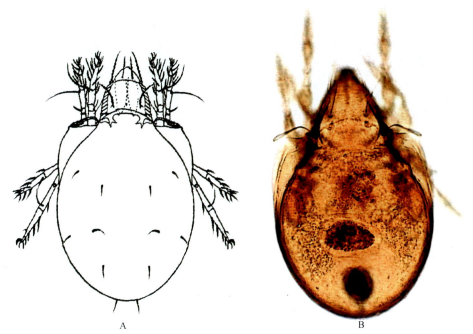

图 8-12　滑菌甲螨（*Scheloribates laevigatus* Koch，1836）

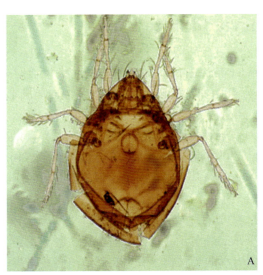
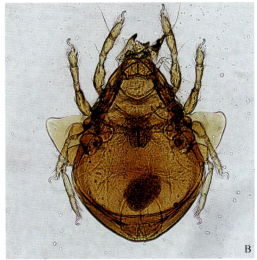

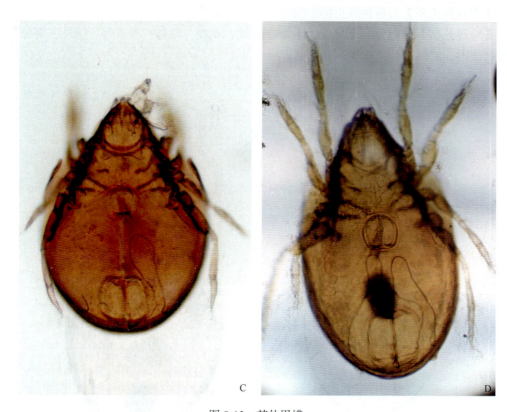

图 8-13　其他甲螨

A，B. 甲螨；C. 长毛圆单翼甲螨（*Peloribates longipilosus* Csiszar，1962）；D. 长单翼甲螨（*Protoribates* sp.）

四、肉食螨（Cheyletid mite）

肉食螨俗称擒螨，隶属于肉食螨科（Cheyletidea Leach，1815）。肉食螨生活时外表呈浅黄色、橙色或棕色。体小型，一般体长为 400～700μm；体型多为菱形或椭圆形。体躯可明显分为颚体（gnathosoma）和躯体（idiosoma）两部分。

肉食螨的颚体发达，由中央部分的喙和一对位于喙两侧的须肢组成。喙较大，管状，顶端是口，在喙的背面饰有花纹、脊条和小刻点，为刺吸口器。须肢位于喙的两侧，由 5 个活动节构成：转节、股节、膝节、胫节和跗节。须肢基节不能活动，因为已与喙的侧面和腹面相愈合，构成颚体腹面的大部分。须肢转节退化为狭状环，无刚毛，和愈合的基节相连并常插入基节。须肢股节粗大，并可延长，股节有 3 或 4 条刚毛。膝节小，有 1 或 2 条刚毛。须肢胫节前端延长为爪状构造，称胫节爪。胫节爪基部内面有小齿，胫节基部有 3 条刚毛：内面 2 条，外面 1 条。须肢跗节退化为小的垫状物，着生在胫节内侧，跗节上有 2 条或 3 条光滑的镰状毛和 1 或 2 条梳状毛，以及 1 个短钉状的感棒。一对须肢能自由活动，功用如钳，借以捕获食物。

颚体背面下方有一气门沟，横贯于喙，可分侧支和中间部分，其形状多变，气孔开口于气门沟侧支的后缘，且气门沟可分为若干节（图 8-14）。

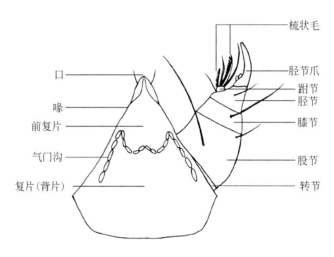

图 8-14　肉食螨（♀）颚体背面观

肉食螨的躯体分为前足体（propodosoma）与后半体（hysterosoma）两部分。背面常有 1 或 2 块背板，板上有细微的刻点，而背板其余部分有细致而规则的条纹。前足体背板或称前背板，呈梯形，前背板前角有 3 对刚毛，后角有 1 对刚毛。前角的第二和第三对刚毛间有时有小眼 1 对。有些种类背板中间有中央毛（背中毛）。后背板狭长，有 3～6 对边缘毛。前后背板间的体侧有 1 对刚毛，称肩毛（侧毛）。

躯体腹面柔软无板；肛门前方常有 5 对刚毛。雌螨躯体腹面末端有一简单长孔，生殖孔和排泄管在此开口，该孔两侧有肛毛和后肛毛，雄性生殖孔也位于躯体末端。

肉食螨雄螨数量相对较少，雌雄常存在二型或多型。肉食螨分类主要依据雌成螨的外部形态，常用的分类形态特征：颚体和喙的大小、形态；须肢股节的长宽比例，股节、膝节着生刚毛的数量和形态，须肢跗节梳状毛的有无、单梳或双梳，须肢爪基齿的有无及数量，有的 1～2 个，有的 3～4 个，有的 7～12 个；气门板的形状和分节数目；是否有眼；背板的有无及背毛的形状、数量；肩毛的长短形状；足 I 端部有爪或无爪，足 I 感棒的形态及与支持毛的相对比例，以及每对足各节上的刚毛数的不同等。

肉食螨的发育过程分为卵、幼螨、若螨（前若螨、后若螨）和成螨 4 个阶段。肉食螨常生活于储藏粮食、中药材、植物叶、树皮、地面枯枝落叶和动物巢穴等环境中。肉食螨有捕食性和寄生性两大类，其中大多是营自由生活的捕食性螨类，能捕食粉螨、叶螨、小型昆虫及节肢动物，是害螨的重要天敌，被认为是一类可用于生物防制的有益螨类；少数肉食螨为鸟类、哺乳类或昆虫的外寄生者。某些种可袭人致人皮炎和过敏，称肉食螨皮炎（cheyletosis）。马六甲肉食螨是肉食螨中最常见的种。

马六甲肉食螨 *Cheyletus malaccensis* Oudemans, 1903

马六甲肉食螨呈世界性分布，广泛分布于储藏物、落叶层、土壤表面及植物叶等；是一种捕食性螨类，可捕食粉螨、叶螨、瘿螨等小型节肢动物。

【种名】马六甲肉食螨 *Cheyletus malaccensis* Oudemans，1903。

【图序】图 8-15～图 8-19。

【同种异名】强壮肉食螨（*Cheyletus fortis* Oudemans，1904）。

【分类地位】肉食螨科（Cheyletidea）、肉食螨亚科（Cheyletinae）、肉食螨属（*Cheyletus*）。

【形态鉴别】在马六甲肉食螨的自然种群中，雌性成虫（雌虫，雌螨）数量占绝对优势，雄虫偏少。马六甲肉食螨的分类鉴定以雌螨的形态特征为主要依据。

雌螨：体长约为650μm，颚体较大，约为躯体长度的0.55倍。须肢股节外缘凸，宽度与长度相等，胫节爪基部通常有一个呈2叶状的齿，外梳毛比爪长，有齿15个，内梳毛有齿25～30个；气门沟"M"形；前背板大，几乎覆盖前半体，宽为长的1.2倍，前背板上有4对栉状边缘毛；后背板相对狭长，有3对栉状边缘毛；肩毛与前背板后缘几乎位于同一水平，肩毛长矛状，明显长于背毛。跗节Ⅰ感棒相对粗短，基部扩大，无支持毛。

雄螨：体长约500μm，颚体大，约为躯体的0.65。须肢胫节爪基部有1个齿，外梳毛有齿13～15个，内梳毛有齿8～11个。喙短而钝，基部侧面有1对突起。气门沟呈帽形，前背板大，宽为长的1.3倍，前背板有4对边缘毛和2对中央毛，后一对中央毛间的距离为它与相应边缘毛间距离的2倍，后背板有5对边缘毛；肩毛长矛状，明显长于背毛；跗节Ⅰ感棒粗短，基部膨大，支持毛不明显。

【生态习性】马六甲肉食螨主要生活在储藏粮食、中药材、植物叶、树皮、地面枯枝落叶和动物巢穴等环境中。

【与疾病关系】马六甲肉食螨主要捕食粉螨，在我国南方，主要捕食椭圆食粉螨、腐食酪螨和尘螨，当猎物缺乏时能同类相残，随着食物的匮乏，可能转向袭人，夏季床席不清洁、有尘粉时易发。该螨刺吸人的体液，引起皮炎，其确诊依据是皮损形态，血清学诊断有待研究。

【地理分布】马六甲肉食螨是世界性广布种。该螨在我国，尤其南方，分布十分广泛，包括吉林、陕西、山东、河北、河南、四川、安徽、江西、福建、广东、广西、台湾；国外分布于菲律宾、日本、马来西亚、英国、法国、波兰、葡萄牙、土耳其、苏联、美国、澳大利亚及非洲等地。

（夏　斌）

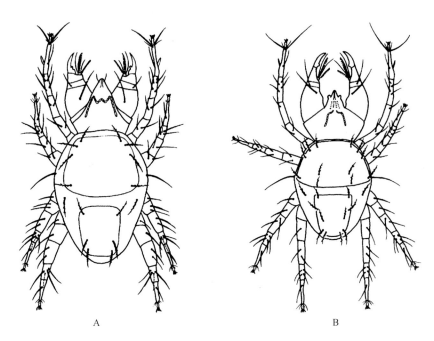

图 8-15　马六甲肉食螨（*Cheyletus malaccensis* Oudemans，1903）
A.（♀）背面；B.（♂）背面

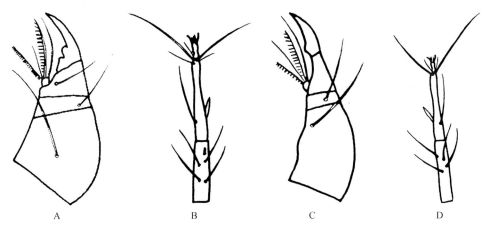

图 8-16　马六甲肉食螨（*Cheyletus malaccensis* Oudemans，1903）须肢示意图
A.（♀）须肢；B.（♀）足Ⅰ胫节和跗节；C.（♂）须肢；D.（♂）足Ⅰ胫节和跗节

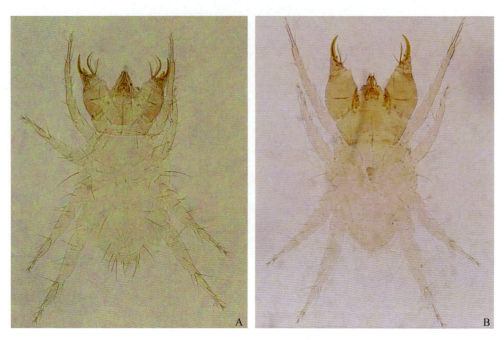

图 8-17 马六甲肉食螨（*Cheyletus malaccensis* Oudemans，1903）腹面观
A. ♀；B. ♂

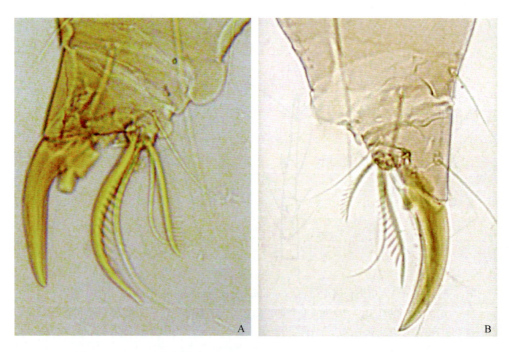

图 8-18 马六甲肉食螨（*Cheyletus malaccensis* Oudemans，1903）须肢
A. ♀；B. ♂

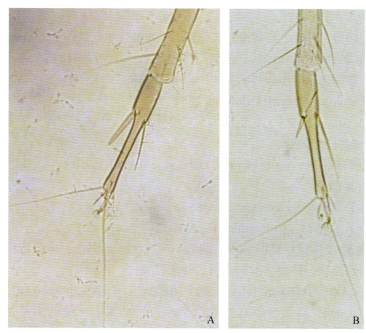

图 8-19 马六甲肉食螨（*Cheyletus malaccensis*）足 I 跗节及感棒
A.♀；B.♂

五、痒螨（Scab mite）

痒螨即痒螨，隶属于痒螨科（Psoroptidae），下设痒螨属（*Psoroptes*）、足螨属（*Chorioptes*）、癣螨属（*Otodectes*）和痂螨属（*Caparinia*）。所有种类均为永久性体表寄生虫，可寄生于多种哺乳动物体上，其中以寄生于马、牛、羊、犬、猫、兔的种类最常见。

痒螨虫体长 0.3～0.9mm，呈卵圆形，灰白或淡黄色。颚体较疥螨长，呈圆锥形；螯肢细长，钳状，末端有齿，适于刺破皮肤；须肢简单。躯体表面有细皮纹，并具有后背板。足呈圆锥形，前两对足粗大，后两对足细长，其中雄螨和癣螨属、痂螨属雌虫的第 4 对足短而小。痒螨属雄螨的第 1～3 对足和雌虫的第 1、2、4 对足跗节末端具带柄吸盘，柄长而分节。足螨属雄虫的第 1～4 对足和雌虫的第 1、2、4 对足跗节末端具带柄吸盘，柄短而不分节。癣螨属和痂螨属雄虫的第 1～4 对足和雌虫的第 1、2 对足跗节末端具带柄吸盘，柄短而不分节。雄虫体末端有尾突，尾突上有长毛，尾突前方的腹面有两个棕色杯状的肛吸盘，雄性生殖器位于第 4 对足基节之间。雌虫腹面前部正中有横裂的产卵孔，产卵孔两侧有生殖内突，呈倒"U"字形；后端有纵裂的阴道，阴道背侧为肛门。第二若螨的体末端有一对瘤状突起，蜕皮为雌螨时，瘤状突起消失。

痒螨寄生于脊椎动物体表，需经卵、幼螨、若螨和成螨期的发育。在一般条件下从卵发育至成螨需 2～4 周，但在适宜条件下 9～12 天即可完成。可以世代相继地生活于同一宿主体上。痒螨对外界各种不利因素的抵抗力较强，离开宿主后，能在温度 6～8℃和湿度 85%～100% 的畜舍内存活 2 个月，在牧场上能活 35 天，在 -12～-2℃时存活 4 天，在-25℃时经6小时才死亡。

痒螨为接触感染，可通过与病畜直接接触，或通过接触病畜污染的畜舍、物品而感染。家畜和人感染痒螨后可引起痒螨病，被痒螨叮刺处皮肤有炎性渗出物，表现为剧痒、皮肤增厚和皲裂等。痒螨分布于全世界，在中国以牧区多见。

1. 兔痒螨 *Psoroptes cuniculi* Delafond, 1859

兔痒螨是Delafond（1859）在兔体表发现并命名的一种痒螨，寄生于兔的体表，为永久性寄生虫，引起兔的痒螨病。

【种名】兔痒螨（*Psoroptes cuniculi* Delafond，1859）。

【图序】图8-20。

【同种异名】*Psoroptes equi* var. *cuniculi* Delafond，1859。

【分类地位】痒螨科（Psoroptidae）、痒螨属（*Psoroptes*）。

【形态鉴别】虫体呈长椭圆形或近圆形，灰黄色或类黑色，体部背面和腹面具有细横纹。口器为长圆锥状，伸出体前端，螯肢和须肢细长。

雌螨：体长0.450～0.820mm，体宽0.320～0.500mm。口器大小为（0.150～0.250）mm×（0.070～0.075）mm。腹面前部第2对足之间有呈倒"U"字形的生殖孔，生殖孔下方左右各有一个角质窝，角质窝外前方及生殖孔内侧各有一根长刚毛。体后端腹面有呈倒"V"字形的阴道，阴道前端及两侧各有一根刚毛，左右对称分布，附近还有3对刚毛，指向不同。足Ⅰ、足Ⅱ、足Ⅳ跗节末端具有柄吸盘，足Ⅲ跗节末端无吸盘而有2根长刚毛。足Ⅰ、足Ⅱ长0.130～0.160mm，足Ⅲ、足Ⅳ长0.160～0.270mm。

雄螨：体长0.520～0.600mm，体宽0.390～0.410mm。口器大小为（0.130～0.140）mm×（0.070～0.080）mm。雄性生殖孔位于第4对足之间的腹面，体末端有一对瘤状突起和一对吸盘。生殖孔两侧各有2个角质窝，呈上下斜列分布，生殖孔后部有短刚毛一对，其下有4个刺状小突起。瘤状突起末端稍钝，其上有短刚毛3根、长刚毛2根，均为圆柱状，长刚毛基部有明显的小结节。一对圆形吸盘位于瘤状突起的前方。足Ⅰ、足Ⅱ、足Ⅲ跗节末端有柄和喇叭状吸盘，吸盘柄分节；而足Ⅳ很短，无吸盘，有短刚毛。足Ⅰ长0.240～0.250mm，足Ⅱ长0.250～0.270mm，足Ⅲ长0.350～0.360mm，足Ⅳ长0.140～0.150mm。

【生态习性】发育过程同其他痒螨相似。寄生于宿主体表，以吸食宿主血液和淋巴液或消化组织营寄生生活，秋冬季节易发螨病。Smith等（1999）研究发现，在相对湿度95%的条件下，离体的兔痒螨最长存活时间随温度的升高而呈逐渐缩短的趋势，在温度为9℃时可存活15天，当温度升高至30℃时仅存活5天。

【与疾病关系】主要寄生于兔的耳壳、耳凹、颜面、鼻和趾间等部位，可引起兔的外耳道炎，严重时可导致兔出现脑神经症状。

【地理分布】广泛分布于世界各地，国内报道地区有安徽、北京、重庆、甘肃、广西、河北、河南、黑龙江、湖北、湖南、吉林、江苏、江西、辽宁、宁夏、青海、山东、山西、陕西、上海、四川、天津、新疆、浙江。

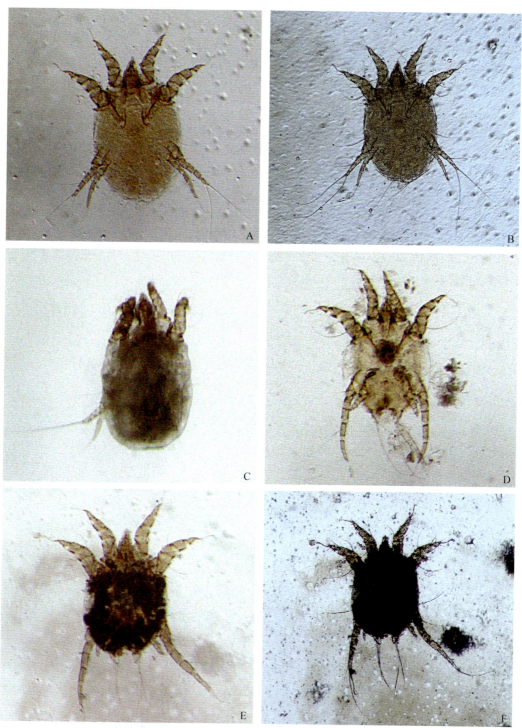

图 8-20 兔痒螨（*Psoroptes cuniculi* Delafond，1859）
A，B.（♀）腹面；C.（♀）背面；D.（♂）腹面；E，F.（♂）背面

2. 牛痒螨 *Psoroptes bovis* Gerlach, 1857

牛痒螨是 Gerlach（1857）在牛体表发现并命名的一种痒螨，寄生于黄牛、牦牛等的体表，为永久性寄生虫，引起牛的痒螨病。

【种名】牛痒螨（*Psoroptes bovis* Gerlach, 1857）。

【图序】图 8-21。

【同种异名】*Psoroptes equi* var. *bovis* Gerlach, 1857。

【分类地位】痒螨科（Psoroptidae）、痒螨属（*Psoroptes*）。

【形态鉴别】虫体呈长圆形，体长 0.500～0.900mm，黄白色，肉眼可见。口器为长圆锥形，突出于体前端，其基部无刚毛。腹面有 4 对足，为长圆锥形，前 2 对足粗大，后 2 对足细长。

雌螨：颚体呈长圆锥形，螯肢与须肢细长。生殖孔宽阔，位于腹面前部中央，两侧有生殖内突，呈倒 "U" 字形。纵裂的阴道位于虫体末端腹面，肛门位于阴道背侧。足Ⅰ、足Ⅱ、足Ⅳ跗节末端有细长的柄，柄分为 3 节，柄末端为喇叭花样的吸盘；而足Ⅲ跗节末端无吸盘，有 2 根长刚毛。

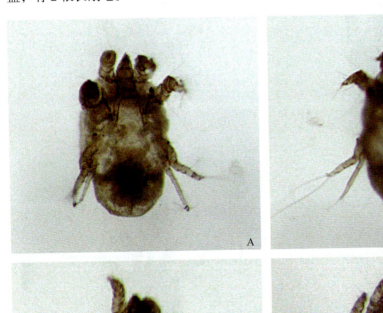
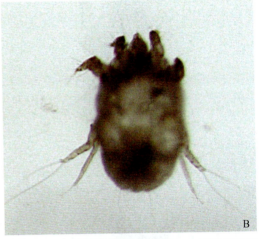
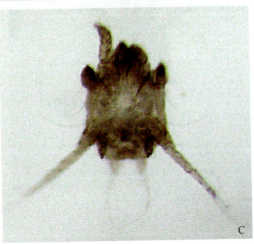
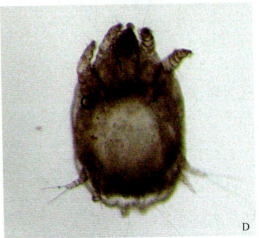

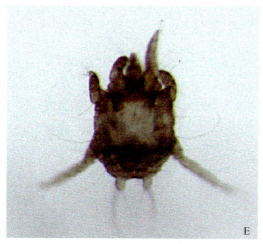
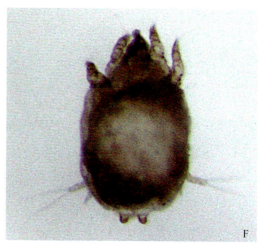

图 8-21 牛痒螨（*Psoroptes bovis* Gerlach，1857）
A.（♀）腹面；B.（♀）背面；C、D.（♂）腹面；E、F.（♂）背面

雄螨：形态与雌螨相似。雄性生殖孔位于第 4 对足基节之间。肛门呈圆形，位于体末端，其背面两侧各有一个尾突，每个尾突上有 5 根刚毛。在尾突稍前方的腹面，有一对圆形吸盘。足Ⅰ、足Ⅱ、足Ⅲ跗节末端有细长的柄和吸盘，足Ⅳ较短且无吸盘及刚毛，有时从背面不可见。

【生态习性】全部发育过程包括卵、幼螨、若螨、成螨 4 个阶段，雌螨在牛体毛之间的寄生区域产卵，一生可产卵 90～100 个。卵经 3～4 天即可孵出有 3 对足的幼螨，幼螨吸血后经 2～3 蜕化为若螨，若螨经过蜕皮后，再过 3～4 天的发育变为成螨，完成整个生活史需要 10～11 天。牛痒螨具有坚韧的角质表皮，对不利环境的抵抗力较强，一般能存活 2 个月左右。

【与疾病关系】主要寄生于黄牛、牦牛的体表，引起皮肤剧痒，进而因摩擦导致出血、结痂、脱毛及皮肤增厚。

【地理分布】广泛分布于世界各地，国内报道地区有安徽、福建、甘肃、广东、广西、贵州、河南、黑龙江、湖北、湖南、吉林、江苏、江西、辽宁、内蒙古、宁夏、青海、山东、山西、陕西、四川、西藏、新疆、云南。

3. 绵羊痒螨 *Psoroptes ovis* Hering, 1838

绵羊痒螨是 Hering（1838）在绵羊体表发现并命名的一种痒螨，寄生于绵羊的体表，为永久性寄生虫，引起绵羊的痒螨病。

【种名】绵羊痒螨（*Psoroptes ovis* Hering，1838）。

【图序】图 8-22。

【同种异名】*Psoroptes equi* var. *ovis* Hering，1838。

【分类地位】痒螨科（Psoroptidae）、痒螨属（*Psoroptes*）。

【形态鉴别】虫体基本形态与水牛痒螨相同。虫体呈长圆形，口器长，呈圆锥形，螯肢、

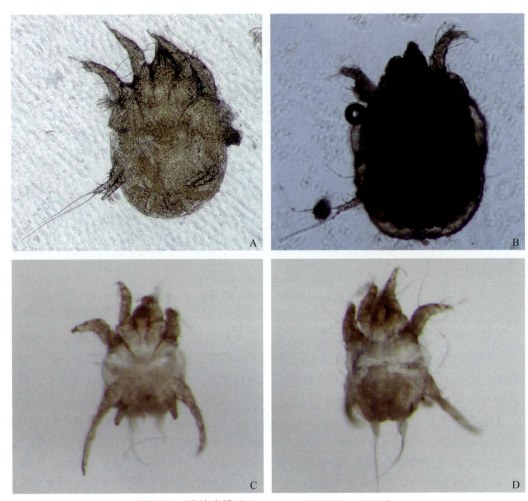

图 8-22　绵羊痒螨（*Psoroptes ovis* Hering，1838）
A.（♀）腹面，B.（♀）背面；C.（♂）腹面；D.（♂）背面

须肢均细长。背面表皮有细皱纹，肛门位于虫体末端。

雌螨：体长 0.450～0.910mm，体宽 0.300～0.570mm。口器大小为（0.150～0.250）mm×（0.060～0.120）mm。生殖孔位于体前部腹面，呈倒"U"字形。体后端有纵裂的阴道，肛门位于阴道背侧。体末端有 2 对长刚毛。足Ⅰ、足Ⅱ、足Ⅳ跗节末端有带柄分节的吸盘，足Ⅲ跗节末端无吸盘而有 2 根长刚毛。足Ⅰ、足Ⅱ长 0.170～0.280mm，足Ⅲ长 0.110～0.280mm，足Ⅳ长 0.090～0.200mm。

雄螨：体长 0.480～0.580mm，体宽 0.380～0.410mm。口器大小为（0.150～0.230）mm×（0.065～0.075）mm。雄性生殖孔位于第 4 对足之间，体末端有 2 个钟形吸盘和一对具有长毛的尾突。足Ⅰ、足Ⅱ、足Ⅲ跗节末端有带柄分节的吸盘，足Ⅳ跗节末端无吸盘而有 2 根长刚毛。足Ⅰ、足Ⅱ长 0.230～0.250mm，足Ⅲ长 0.340～0.510mm，足Ⅳ长 0.110～0.140mm。

【生态习性】　绵羊痒螨只感染绵羊，在羊体表以螯肢和须肢上的吸盘黏附在皮肤表面或毛根部,用口器吮吸体表渗出液。雌螨在羊的皮肤上产卵,卵经 3 天可孵化为幼螨,采食 1～2 天后蜕皮成为第一期若螨,再采食 1 天后,经过蜕皮成为雄螨或第二期若螨。雄螨用吸盘与第二期若螨躯体后部的一对瘤状突起相连,约 2 天后,第二期若螨蜕皮为雌螨。雄雌螨进行交配,整个发育周期约需 12 天。绵羊痒螨畏光、怕高热,有明显的负趋光性,最适的生长发育温度为 24～28℃。该螨对环境的适应能力较强,即使在夏季炎热的环境下也能存活,在缺乏营养的条件下仍可存活很长时间。付雪红等(2008)研究了不同温度、湿度和培养环境对离体绵羊痒螨生存活力的影响,结果表明,绵羊痒螨最适生长发育温度为 21～28℃,且随着温度的升高,绵羊痒螨存活时间缩短,当温度达到 35℃以上时,最长仅存活 7 天。

【与疾病关系】 主要寄生于绵羊的肩周围、体两侧、背部和尾背部等,可引起绵羊的寄生性皮肤病,如剧痒、湿疹性皮炎、脱毛等。

【地理分布】广泛分布于世界各地,国内报道的地区有安徽、北京、重庆、福建、甘肃、贵州、河南、黑龙江、湖北、吉林、江苏、江西、辽宁、内蒙古、宁夏、青海、山东、山西、陕西、四川、西藏、新疆、云南。

4. 水牛痒螨 *Psoroptes natalensis* Hirst, 1919

水牛痒螨是 Hirst(1919)在水牛体表发现并命名的一种痒螨,寄生于水牛的体表,为永久性寄生虫,引起水牛的痒螨病。

【种名】 水牛痒螨(*Psoroptes natalensis* Hirst,1919)。

【图序】图 8-23。

【同种异名】 纳塔痒螨(*Psoroptes natalensis* Hirst,1919)。

【分类地位】痒螨科(Psoroptidae)、痒螨属(*Psoroptes*)。

【形态鉴别】 虫体呈长圆形,灰黑色,背面稍凸,腹面扁平,体表具有致密的细横纹和散在小棘。头、胸、腹融合,口器呈长圆锥形,螯肢和须肢细长。成螨腹面有 4 对足,前 2 对较粗大,后 2 对较细长。

雌螨:体长 0.270～0.640mm,体宽 0.150～0.440mm。口器大小约为 0.120mm×0.060mm。生殖孔距头端 0.180～0.200mm。足Ⅰ、足Ⅱ、足Ⅳ跗节末端有带柄分节的吸盘,足Ⅲ跗节末端无吸盘而有 2 根长刚毛。足Ⅰ长 0.120～0.270mm,足Ⅱ长 0.110～0.260mm,足Ⅲ长 0.080～0.210mm,足Ⅳ长 0.080～0.220mm。

雄螨:体长 0.420～0.490mm,体宽 0.300～0.360mm。口器大小约为 0.140mm×(0.052～0.070)mm。体后部有生殖吸盘一对,体末端有一对呈叶形的尾突,尾突末端有 3 根长刚毛。足Ⅰ、足Ⅱ、足Ⅲ跗节末端有带柄分节的吸盘,足Ⅳ跗节末端无吸盘,吸盘与柄长约 0.090mm,柄分为 3～4 节。足Ⅰ、足Ⅱ长约 0.210mm,足Ⅲ长 0.300～0.310mm,足Ⅳ长 0.110mm。

【生态习性】水牛痒螨寄生于水牛的皮肤表面,刺吸渗出液为食。雌螨在皮肤上产卵,卵呈灰白色,椭圆形。约经 3 天孵出幼螨,具 3 对足,第 1、2 对足有吸盘,第 3 对足末端为 2 根长刚毛。经 24～36 小时后蜕皮成为第一期若螨,具 4 对浅棕色足,除足Ⅲ末端为 2 根刚毛外,其余 3 对足末端均具吸盘。再经 24 小时后蜕皮成为雄螨或第二期若螨,

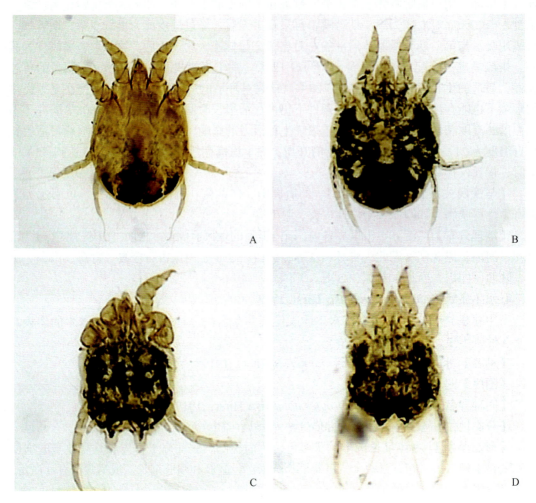

图 8-23　水牛痒螨（*Psoroptes natalensis* Hirst，1919）
A.（♀）腹面；B.（♀）背面；C.（♂）腹面；D.（♂）背面

第二期若螨再蜕皮成为雌螨。雌雄螨交配后 1～2 天，雌螨开始产卵，一生可产卵约 40 个。整个发育过程为 10～20 天，痒螨的寿命期约为 42 天。

【与疾病关系】　主要寄生于水牛的头部、颈部、尾根部等处的皮肤，严重时可蔓延到身体两侧和全身，引起寄生性皮肤病。

【地理分布】广泛分布于世界各地，国内报道地区有安徽、重庆、广西、贵州、湖北、江苏、江西、山东、陕西、四川、西藏、云南、浙江。

（黄　兵）

六、羽螨（Feather mite）

羽螨是一个从生态学观点提出的螨类类群。鸟类体表寄生有许多种类的螨类，但学者们认为"真正"的羽螨是隶属于羽螨总科（Analgoidea）和翅螨总科（Pterolichoidea）的螨类（O'Connor，2009），而两总科隶属的无气门目（Astigmata）[无气门股（Astigmatina）]，在2009年出版的第3版《蜱螨学手册》（*A Manual of Acarology*）中被降格为甲螨亚目下的无气门股（Astigmatina）（Krantz 和 Walter，2009）。许多寄生于哺乳动物的螨类也属于此阶元，如人疥癣病就是由痒螨总股疥螨科的螨类引起的。

羽螨体型较小，绝大多数体长在0.3～0.7mm，但也有个别种类可超过2mm（Gaud and Atyeo，1996）。羽螨具有无气门股螨类的一般形态特征，但同大多数寄生螨一样，羽螨的形态也在与宿主协同进化过程中发生了适应性的改变，比如多数羽螨足上具有钩状的距突（apophyses），用来抓住毛杆。寄生在羽叶上的羽螨体型都比较扁平，通常身体边缘有各种形状的延伸扩展或有扁平的刚毛以使身体更具流线型，减少空气阻力，主要是因为生活在这里的螨类必须适应鸟类飞行时产生的强大气流和羽毛的不断摩擦。

羽螨在宿主体上完成其生活周期，包括卵、前幼螨、幼螨、第一若螨、第三若螨和成螨。食性较杂，可取食皮屑和羽毛碎片、羽毛中央角化的髓质、羽毛基部毛乳突的液体基质、尾脂腺分泌的油脂、真菌孢子（担子菌、子囊菌、半知菌）、花粉和藻类等（Proctor，2003）。

家鸡麦氏羽螨 *Megninia cubitalis* Mégnin, 1877

家鸡麦氏羽螨是麦氏羽螨属的模式种。常寄生在家禽羽毛上，除南极以外，世界各地均有分布。

【种名】家鸡麦氏羽螨（*Megninia cubitalis* Mégnin，1877）。

【图序】图8-24。

【同种异名】*Dermalichus cubitalis* Mégnin，1877。

【分类地位】羽螨科（Analgidae）、麦氏羽螨亚科（Megniniinae）、麦氏羽螨属（*Megninia*）。

【形态鉴别】雄螨：羽螨主要以雄螨的形态特征为主要分类依据。体长约396μm，宽约364μm。前背板退化，呈不规则四边形，长82μm；se毛着生在其边缘；有一对内顶毛。胛板退化，肩板不发达，c_2毛基部膨大，着生在接近肩板的顶角；cp和c_3毛纤细。后半体背板长218μm，宽144μm；背板前缘和侧缘前端向内凹陷。d_2和e_2毛膨大。尾叶在ps_1毛的水平位置有裂缝。亚基节内突Ⅰ"Y"形，基节Ⅲ和基节Ⅳ区域有三角形骨片。生殖器位于亚基节内突Ⅳa位置。生殖弓长25μm，宽32μm。肛板左右半月形对称。肛吸盘圆形。股节Ⅰ有退化的凸起；膝节Ⅰ、Ⅱ上cG毛矛尖形。胫节Ⅰ、Ⅱ上刺突明显；跗节Ⅲ有w、s毛，矛状。

雌螨：体长约262μm，宽约240μm。前背板形状与雄螨一样，长70μm；有一对内顶毛。肩板和后背板退化缺如，c_2毛、d_2毛和e_2毛基部膨大，都未着生在骨片上。亚基节内突Ⅰ分离。基节Ⅲ和基节Ⅳ区域有狭窄骨片。前殖板短。

【生态习性】主要宿主为原鸡（*Gallus gallus*）[鸡形目（Galliformes），雉科（Phasianidae）]。

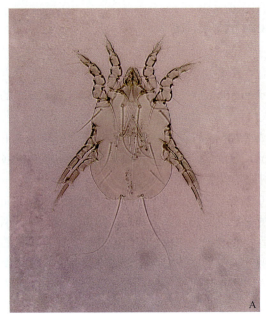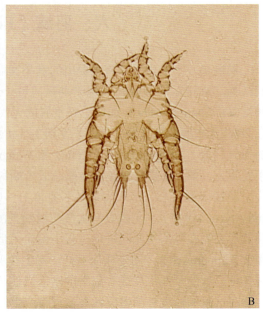

图 8-24　家鸡麦氏羽螨（*Megninia cubitalis* Mégnin，1877）
A.♀；B.♂

【与疾病关系】家鸡麦氏羽螨经常生活在鸡、鸽等家禽的体表羽毛上，数量多时会导致寄主严重脱毛、身体消瘦、产卵率降低等；有报道称羽螨的一些种类会引起家禽饲养者皮肤瘙痒，但家鸡麦氏羽螨未见此类报道，其对人类的医学意义尚不清楚。

【地理分布】家鸡麦氏羽螨是世界性广布种，亚洲、非洲、美洲和大洋洲等均有报道。该螨在我国分布十分广泛，从南到北均有分布。

（王梓英）

七、叶螨（Tetranychid mite）

叶螨是一类体型微小的植食性螨类，体色呈红、褐、黄、绿等色，在我国俗称红蜘蛛、黄蜘蛛。分类学上属于蛛形纲（Arachnida）、蜱螨亚纲（Acari）、真螨总目（Acariformes）、前气门亚目（Prostigmata）、叶螨总科（Tetranychoidea）。

叶螨总科的共同特征是螯肢特化成口针和口针鞘（图 8-25）；跗节上生有 5～7 根刚毛，并与胫节爪形成拇爪复合体，各足跗节前端，生有爪 1 对和爪间突 1 个（图 8-26）。

叶螨的个体发育包括卵、幼螨、第一若螨、第二若螨和成螨 5 个时期。卵孵化出的幼螨足 3 对，若螨和成螨具 4 对足。若螨和成螨的区别除体型大小、腹面毛数不同外，成螨有生殖孔而若螨无。各若螨期和成螨期开始之前各经过一个静止期，此时螨体固定于叶片或丝网上，不食不动，各足卷曲，体呈囊状。

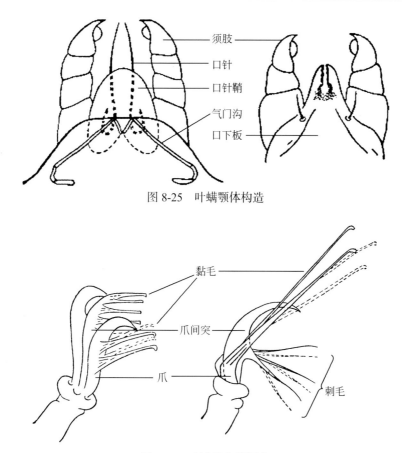

图 8-25　叶螨颚体构造

图 8-26　叶螨爪和爪间突

叶螨的生殖方式为两性生殖和孤雌生殖两种。多数种类营两性生殖，即雌、雄两性经过交配以后，受精卵发育为具有雌雄两种性别的后代，如叶螨属（*Tetranychus*）、始叶螨属（*Eotetranychus*）、全爪螨属（*Panonychus*）等。雌螨不经交配仍可产卵繁殖后代，即为孤雌生殖。雌螨经孤雌生殖所产的未受精卵全部发育为雌螨，称为产雌孤雌生殖，在苔螨亚科内的一些种类，以首蓿苔螨（*Bryobia praetiosa*）、果苔螨（*Bryobia rubriocalat*）为代表。如未受精卵全部发育为雄性后代，称为产雄孤雌生殖，如叶螨属、始叶螨属等种类，在一定的生态条件下，雌螨可营产雄孤雌生殖。

叶螨生活史的长短决定于不同的种类及自然因子的影响。苔螨属、岩螨属等苔螨亚科的类群生活史相对长，如果苔螨（*B. rubriculus*）在 23～25℃时完成一代需 19～29 天，在我国北方一年发生 3～5 代。而叶螨亚科中的一些种类，如叶螨属等生活史相对短，朱砂叶螨（*Tetranychus cinnabarinus*）在 23～25℃时完成一代需 10～13 天，在北方一年可发生 10 代，而在南方可发生 20 代以上。

叶螨的全部种类均在植物的叶片上摄食，以其刺吸式口器吮吸植物细胞内含物，直接破坏叶片组织。多数叶螨生活在叶片的下表面，在叶脉两侧更易发现；生活在上表面的种类也不少。有些叶螨能分泌蛛丝，结成丝网，甚至结成光洁的丝膜，群集于膜下生活；有些种类不分泌蛛丝。

叶螨是蜱螨亚纲中最重要的植食性螨类，叶螨科螨类为害棉花、油料、蔬菜、果树、烟、茶、桑、麻、甘蔗、橡胶树等主要经济作物，以及城市绿化带、园林和森林树木等，是农林业的大害虫。

1. 二斑叶螨 *Tetranychus urticae* Koch, 1836

二斑叶螨经常出现在各种农作物及树木上，是农业上常见的一种害螨。以1983年为起点至20世纪末，二斑叶螨的分布由北京市扩大至长江以北9省市，进入21世纪后，二斑叶螨已越过长江，其分布继续扩大。二斑叶螨相对于朱砂叶螨存在明显的竞争性扩张现象。

【种名】二斑叶螨（*Tetranychus urticae* Koch, 1836）。

【图序】图8-27，图8-28。

【分类地位】叶螨科（Tetranychidae）、叶螨亚科（Tetranychinae）、叶螨属（*Tetranychus*）。

【形态鉴别】二斑叶螨分类鉴定以雌螨形态特征为主要依据。

雌螨：背面观呈卵圆形。体长420～530μm，宽300～330μm。夏秋活动时期，体色通常呈锈红色或黄绿色，深秋时橙红色个体逐渐增多，为越冬滞育雌螨。体躯两侧各有黑斑一个，其外侧具三裂，内侧接近体躯中部，极少有向末体延伸者。背面表皮的纹路纤细，在第三对背中毛和内骶毛之间纵行，形成明显的菱形纹。后半体背面的表皮纹突呈半月形。高度小于宽度。背毛12对，刚毛状；缺臀毛。腹面有腹毛16对，其中包括基节毛6对，基节间毛3对，殖前毛1对，生殖毛2对，肛毛2对和肛后毛2对。气门沟不分支，顶端向后内方弯曲成膝状。须肢跗节的端感器显著，长6.7μm，宽3.3μm；背感器长4.7μm，刺状毛长7.4μm。足I跗节前后双毛的后毛微小。各足环节上的刚毛数为：转节I～IV——各1根；股节I～IV——10，6，4，4；膝节I～IV——5，5，4，4；胫节I～IV——10，7，6，7；跗节I～IV——18，16，10，11。爪间突分裂成几乎相同的3对刺毛，无背刺毛。

雄螨：背面观略呈菱形，比雌螨小。体长360～420μm，宽190～220μm。螨体呈淡黄色或黄绿色。须肢跗节的端感器细长，长5.7μm，宽2.1μm；背感器稍短于端感器，刺状毛比锤突长。背毛13对，最后的一对是从腹面移向背面的肛后毛。各足环节上的刚毛数为：股节I～IV——10，6，4，4；膝节I～IV——5，5，4，4；胫节I～IV——13，7，6，7；跗节I～IV——20，16，10，11。阳茎的端锤十分微小，两侧的突起尖利，长度几乎相等。

【生态习性】二斑叶螨寄主为棉、七叶树、榆、圆叶牵牛、美人蕉、梅、益母草、醉鱼草、茑萝、胭脂花、狗尾草、旱金莲、木薯、蓖麻、蜀葵、构树、刺桐、三七等。该螨主要寄生在叶片的背面取食，刺穿细胞，吸取汁液，受害叶片先从近叶柄的主脉两侧出现苍白色斑点，随着危害的加重，可使叶片变成灰白色至暗褐色，抑制光合作用的正常进行，严重者叶片焦枯以至提早脱落。另外，该螨还释放毒素或生长调节物质，引起植物生长失衡，以致有些幼嫩叶呈现凹凸不平的受害状，大量发生时树叶、杂草、农作物叶片一片焦枯现象。

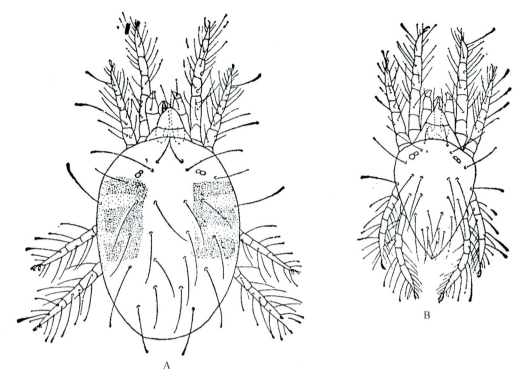

图 8-27　二斑叶螨（*Tetranychus urticae* Koch，1836）
A.（♀）背面；B.（♂）背面

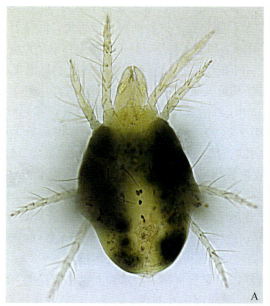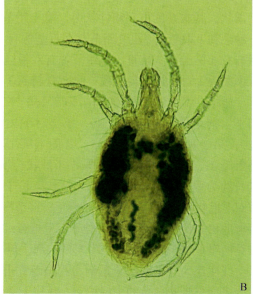

图 8-28　二斑叶螨（*Tetranychus urticae* Koch，1836）
A. ♀；B. ♂

【与疾病关系】 具有相同或不同的变应原而有交叉反应。

【地理分布】 二斑叶螨是世界性广布种，亚洲、欧洲、非洲、美洲和大洋洲等均有分布。在我国广泛分布于江西、上海、陕西、云南、四川、重庆、山东、广西、广东、甘肃、山西等地。在国外，日本、朝鲜、韩国、印度、马来西亚、俄罗斯、埃及、美国和澳大利亚等地有该螨分布。

2. 柑橘全爪螨 *Panonychus citri* McGregor, 1916

柑橘全爪螨在中国各柑橘产区均有分布，是橘园的重要害虫。

【种名】 柑橘全爪螨（*Panonychus citri* McGregor, 1916）。

【图序】 图 8-29，图 8-30。

【分类地位】 叶螨科（Tetranychidae）、全爪螨属（*Panonychus*）。

【形态鉴别】 雌螨：体长 400～500μm，体宽 250～330μm。躯体呈圆球形，背面隆起，深红色。背毛白色，着生于红色的毛瘤上。背毛的长度（μm）如下：前足体背毛第 1 对 65，第 2 对 192，第 3 对 112；肩毛 88；背中毛第 1、2 对 177，第 3 对 148；背侧毛第 1 对 192，第 2 对 169，第 3 对 127；内骶毛 99，外骶毛 44；臀毛 39。足橘黄，颚体色稍浅。须肢跗节端感器顶端略呈方形，稍膨大，长 5μm，宽 4.5μm，其长略大于宽；背感器小枝状，稍短于端感器，长 3μm。刺状毛长 5～6μm。生殖盖纹路前半部纵行和斜行，后半部横向，形成三角形纹；其前方纹路纵行。气门沟末端膨大，呈小球状。背毛 13 对，粗壮，具茸毛，着生于粗大的突起上。各足环节上的刚毛数为：转节Ⅰ～Ⅳ——各 1 根；股节Ⅰ～Ⅳ——8，6，3，1；膝节Ⅰ～Ⅳ——5，3，3，3；胫节Ⅰ～Ⅳ——8，5，5，5；跗节Ⅰ～Ⅳ——17，14，10，10。各足前足体第 1、3 对背毛短于第 2 对背毛；后半体背毛中除肩毛、骶毛、臀毛较短外，其他背毛长。外骶毛与臀毛等长，其长度约为内骶毛长的 1/3。各足跗节爪坚爪状，其腹基侧具一簇针状毛。足Ⅰ跗节双毛近基侧有 3 根触毛和 1 根感毛；胫节具 7 根触毛和 1 根感毛。足Ⅱ跗节双毛近基侧有 2 根触毛和 1 根感毛，另 1 根触毛在双毛近旁；胫节有 5 根触毛。足Ⅲ、Ⅳ跗节各有 9 根触毛和 1 根感毛；胫节各有 5 根触毛。爪退化，各生黏毛 1 对。爪间突爪状，腹面有刺毛 3 对，其长度显著大于爪状部分。

雄螨：体长 330～400μm，体宽 160～210μm。红色或棗色。背毛 13 对，其长度（μm）如下：前足体背毛第 1 对 49，第 2 对 112，第 3 对 99；肩毛 101；后半体背中毛第 1 对 125，第 2 对 122，第 3 对 55；背侧毛第 1 对 127，第 2 对 117，第 3 对 81；内骶毛 34，外骶毛 21，臀毛 18。气门沟末端小球状。须肢跗节端感器小柱形，长 3μm，宽约 1.8μm，其长约为宽的 1.5 倍；背感器小枝状，长于端感器，约为 3.5μm。刺状毛长 6μm。足Ⅰ跗节双毛近基侧有 3 根触毛和 3 根感毛；胫节有 7 根触毛和 4 根感毛。足Ⅱ跗节双毛近基侧有 2 根触毛和 1 根感毛，另一触毛位于双毛近旁；胫节有 5 根触毛。足Ⅲ、Ⅳ胫、跗节毛数同雌螨。阳具柄部弯向背面，形成"S"形的钩部，顶端尖利，钩部长度与柄部背缘等长。

【生态习性】 柑橘全爪螨为我国南方柑橘产区的重要害螨。苗木和大树普遍受害，叶片受害后呈现灰白色的失绿斑点，叶片失去光泽，严重时一片苍白，造成大量落叶和落果，严重影响产量和树势，在生产上造成的损失可达 30%，个别地区甚至无收。

【与疾病关系】 具有相同或不同的变应原而有交叉反应，个别人员接触后有过敏反应。

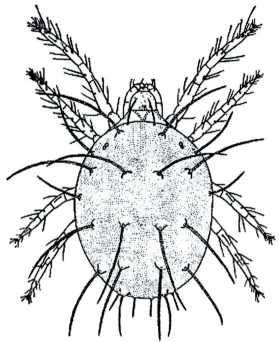

图 8-29　柑橘全爪螨（*Panonychus citri* McGregor，1916）（♀）背面观

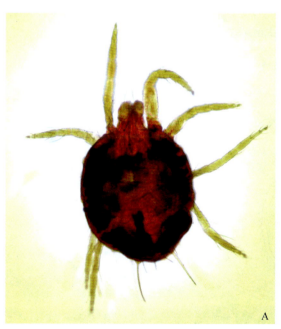
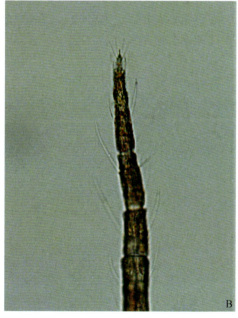

图 8-30　柑橘全爪螨（*Panonychus citri* McGregor，1916）
　　　A.（♀）背面；B. 爪和足

【**地理分布**】柑橘全爪螨是世界性广布种,在我国主要分布在北京、河南、山东、陕西、江苏、浙江、江西、湖北、湖南、四川、台湾、福建、广东、广西、云南及大部分柑橘产区。

(夏　斌)

八、蜂螨(Bee mite)

蜂螨是瓦螨科(Varroidae)大蜂螨(*Varroa jacobsoni*)和厉螨科(Laelapidae)小蜂螨(*Tropilaelaps clareae*)的俗称。

蜂螨一生均在蜂巢房内繁殖,是蜜蜂的体外寄生虫。目前从蜂体与蜂巢内已发现的螨类有30多种,但在我国对养蜂业造成严重病害的常见螨种主要是大蜂螨和小蜂螨。蜂群间的盗蜂和迷巢蜂是其主要传播媒介。此外,养蜂人员随意调换子脾或调整蜂群时,也可引起蜂螨的传播。

1. 大蜂螨 *Varroa jacobsoni* Oudemans, 1904

大蜂螨是1904年由Oudemans定名的蜂螨,该螨首次在爪哇的印度蜜蜂上发现。1951年Gunther又在新加坡的印度蜜蜂上发现该螨。大蜂螨寄生于蜜蜂,对养蜂业危害极大,是蜜蜂的一种体外寄生螨,可造成蜜蜂寿命缩短、采集力下降等。受害严重的蜂群出现幼蜂和蛹大量死亡。新羽化出房的幼蜂残缺不全,幼蜂到处乱爬,蜂群群势迅速削弱,是西方蜜蜂最严重的病害。

【**种名**】大蜂螨(*Varroa jacobsoni* Oudemans,1904)。

【**图序**】图8-31。

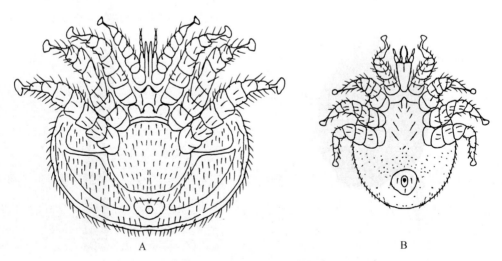

图8-31　大蜂螨(*Varroa jacobsoni* Oudemans,1904)
A. ♀腹面;B.(♂)腹面

【分类地位】瓦螨科（Varroidae）、瓦螨属（Varroa）。

【形态鉴别】虫体棕褐色，体壳坚硬，刺吸式口器。椭圆形，颚毛3对，颚沟不具齿。足外板前端互相愈合。足内板和足后板异常发达。胸板略呈半月形，具5对刚毛和4~5对隙状器。气门沟除基部外，其余部分游离。背板覆盖整个背面及腹面的边缘，板上密布刚毛，后半部的刚毛卷曲并且较前半部的长。不动趾退化短小，动趾长。螯肢的定趾退化，动趾具齿。须肢叉毛2叉。螯肢角质化，足4对，短粗，末端均有钟形爪垫。

雌螨：横椭圆形，体长1.03~1.17mm，体宽1.47~1.77mm，腹面具有胸板、生殖板、肛板、腹股板和腹侧板等结构。生殖板呈五角形，其上有刚毛约100多根，肛板近似短三角形，宽明显大于长，肛孔位于该板后半部；具刚毛3根。气门沟除基部附着于体表上，其余部分游离。足后板极为发达，略呈三角形，板上有许多根刚毛。腹面两侧缘各具粗刺刚毛19根，4对足均粗短。

雄螨：卵圆形，体长0.88mm，体宽0.72mm，骨化弱，螯肢较短，不动趾退化缩小，动趾长，具明显的导精管，肛板盾形，肛孔位于肛板的后半部。

卵：乳白色，卵圆形，大小为0.6mm×0.43mm，卵膜薄而透明，产下时即可见卵内含有4对肢芽的若螨。

前期若螨：乳白色，体表有稀疏的刚毛，有4对粗壮的足，体型由卵圆形渐变成近圆形，大小由0.63mm×0.49mm增大为0.74mm×0.69mm。

后期若螨：由前期若螨蜕皮而来，体型由心脏形变为横椭圆形，大小由0.80mm×1.00mm增大为1.09mm×1.38mm。

【生态习性】一生均在蜂巢房内繁殖。在未封盖的幼虫房中产卵，繁殖于封盖幼虫房，寄生于幼虫、蛹及成蜂体，若螨多寄生于蜂蛹或封盖幼虫、成蜂体。成螨多寄生在工蜂和雄蜂的体背、腹部节间膜，气温低时转入腹部的腹板内，冬季时与蜜蜂一起越冬。大蜂螨在蜂群间的传播主要是接触传播。因此，盗蜂、迷巢蜂是自然传播的主要途径。

【与疾病关系】造成蜜蜂寿命缩短、采集力下降，影响蜂产品产量。受害严重的蜂群出现幼虫和蛹大量死亡。新羽化出房的幼蜂残缺不全，幼蜂到处乱爬，蜂群群势迅速削弱。

【地理分布】广泛分布于我国的许多地区，如台湾地区。国外分布于印度尼西亚、马来西亚等东南亚国家。

2. 小蜂螨 *Tropilaelaps clareae* Delfinado et Baker, 1961

小蜂螨是1961年由Delfinado和Baker定名的蜂螨，该螨于1961年首次在菲律宾的东方蜜蜂死蜂标本上发现，后在蜂箱附近的野鼠身上也找到这种螨。小峰螨寄生于蜜蜂，对养蜂业危害极大，是蜜蜂的一种体外寄生螨，可造成蜜蜂寿命缩短、采集力下降等。受害严重的蜂群出现幼虫和蛹大量死亡。新羽化出房的幼蜂残缺不全，幼蜂到处乱爬，蜂群群势迅速削弱。

【种名】小蜂螨（*Tropilaelaps clareae* Delfinado et Baker，1961）。

【图序】图8-32。

【分类地位】厉螨科（Laelapidae）、热厉螨属（*Tropilaelaps*）。

【形态鉴别】虫体背腹面均密被刚毛。须肢叉毛单一。螯肢钳状，具小齿，钳齿毛短小，呈针状。背板覆盖整个背面，其上密布光滑刚毛。胸板马蹄形；生殖腹板棒状，前端

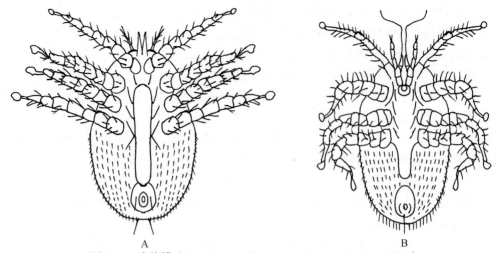

图 8-32　小蜂螨（*Tropilaelaps clareae* Delfinado et Baker，1961）
A.（♀）腹面；B.（♂）腹面

紧接胸板，后端紧接肛板，肛板前缘钝圆，后端平直，具刚毛3根。气门沟前伸至基节Ⅰ、Ⅱ之间。气门板向后延伸至基节后缘。足4对。

雌螨：淡棕黄色，卵圆形，体长1.03～1.04mm，体宽0.56～0.75mm，前端略大，后端钝圆。背板覆盖整个背面，密生刚毛，腹面、胸板前缘平直，后缘极度内凹呈弓形，前侧角长，伸达Ⅰ、Ⅱ基节间。肛板长大于宽，前缘钝圆，后端平直。生殖板窄长条形，几乎达到肛门前缘；肛门开口于中央。螯钳具小齿，钳齿毛短小，呈针状。

雄螨：淡黄色，卵圆形，体长0.95mm，体宽0.56mm。背板与雌螨相似，腹面胸板与生殖板合并呈舌形，与肛板分离，具5对刚毛和2对隙状器。肛板卵圆形，前窄后宽，具3对刚毛。螯肢导精趾波浪形弯曲。

卵：近圆形，大小为0.66mm×0.54mm，卵膜透明。

前期若螨：椭圆形，大小为0.54mm×0.38mm，乳白色，体背有细小刚毛。

后期若螨：卵圆形，大小为0.90mm×0.61mm。

【生态习性】一生均在蜂巢房子脾上寄生，靠吸取幼蜂体液为生。雌螨潜入即将封盖的幼虫房内产卵繁殖。一个幼虫被寄生致死后，小蜂螨可从封盖房穿孔爬出来，重新潜入其他即将封盖的幼虫房内产卵繁殖。在封盖房内新成长的小蜂螨在新蜂出房时，一同爬出来，再潜入其他幼虫房内寄生和繁殖。其繁殖速度比大蜂螨快，整个发育过程仅需4～4.5天。在蜂群间的传播主要是接触传播。因此，盗蜂、迷巢蜂是主要的传播媒介，此外，养蜂人员随意调换子脾或调整蜂群时，也可引起蜂螨的传播。

【与疾病关系】小蜂螨寄生于蜜蜂，以蜜蜂及其幼虫和蛹的体液为食，危害相当大，可造成蜜蜂寿命缩短、采集力下降，影响蜂产品产量。受害严重的蜂群出现幼虫和蛹大量死亡。新羽化出房的幼蜂残缺不全，幼蜂到处乱爬，蜂群群势迅速削弱。

【地理分布】主要在亚洲的一些国家发生，如菲律宾、缅甸、泰国、阿富汗、越南、巴基斯坦、印度、中国。非洲、美洲、欧洲和大洋洲均未见报道。

九、癣螨（Myocoptid mite）

癣螨常见的有癣螨科（Myocoptidae）的鼠癣螨（*Myocopts musculinus*）、罗氏住毛螨（*Trichoecius romboutsi*）和肉螨科（Myobiidae）的鼷鼠肉螨（*Myobia musculi*）、亲近雷螨（*Radfordia affinis*）。它们常常混合寄生，采食上皮组织和组织液，严重感染时可导致脱毛、瘙痒、皮炎、耳内出血及溃疡等症状。鼠群中螨的污染常是影响小鼠达到国家Ⅰ级实验动物标准的原因之一。

鼠癣螨 *Myocopts musculinus* Koch, 1884

鼠癣螨是1884年由Koch定名的癣螨，是寄生于实验室小鼠的一种螨虫，常与癣螨科和肉螨科的螨混合寄生，采食上皮组织和组织液，严重感染时可导致脱毛、瘙痒、皮炎等症状。

【种名】鼠癣螨（*Myocopts musculinus* Koch，1884）。

【图序】图8-33。

【分类地位】癣螨科（Myocoptidae）、癣螨属（*Myocopts*）。

【形态鉴别】呈白色，螯肢大而呈螯状。

雌螨：卵圆形，体长0.34～0.57mm，体宽0.18～0.23mm，体表横纹明显，第1、2对足末端有带短柄的吸盘，第3、4对足形态变异，为握毛用，体后端柄侧各有一根长的后端毛。

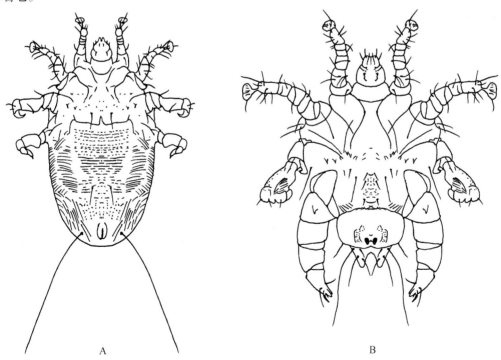

图 8-33　鼠癣螨（*Myocopts musculinus* Koch，1884）
A.（♀）腹面；B.（♂）腹面

雄螨：六角形，体长0.21～0.23mm，体宽0.14～0.15mm，体表横纹不明显，第1～3对足与雌螨相似，第4对足特别大，无变异，为握毛用，体后端有2长2短两对后端毛。

卵：呈狭椭圆形，单个存在，大小为（0.19～0.21）mm×（0.049～0.053）mm，黏着在粗被毛的近基部。

寄生于实验室小鼠常见的螨种，除癣螨科的鼠癣螨外还有罗氏住毛螨，以及肉螨科的鼹鼠肉螨、亲近雷螨等。

罗氏住毛螨（*Trichoecius romboutsi*），形态与鼠癣螨基本相似，区别点为雄螨后端有4根长的后端毛。

鼹鼠肉螨（*Myobia musculi*），呈白色，长椭圆形，中央稍宽，每对足之间的躯体边缘鼓出。口器小，具有小而简单的须肢及匕首状的螯肢。第1对足压缩变短，适于握毛；其余3对足跗节末端各有一根大的爪样构造（爪间突爪）。雌螨长约0.4mm，雄螨长约0.3mm；体后端有后端毛，雄螨两毛之间距离较雌螨近。卵呈宽椭圆形，大小为（193～214）μm×（84～109）μm，黏着在细绒毛的近基部。

亲近雷螨（*Radfordia affinis*），形态与鼹鼠肉螨基本相似，区别点为第2对足末端有1对真正的爪，不像鼹鼠肉螨仅有一根爪间突爪。

【生态习性】鼠癣螨寄生于皮毛中，以皮脂样分泌物、皮垢为食。完成全部生活史约需14天（亦有报道为8天）。卵经5天卵壳纵裂，孵出幼螨。直接接触传播，幼鼠在出生45天后即可被感染。在死鼠体上，鼠癣螨可存活8～9天。

【与疾病关系】鼠癣螨常与鼹鼠肉螨混合感染，严重感染时有挤掉鼹鼠肉螨寄生的趋势，它首先感染腹股沟区域、腹部和背部皮肤，也可感染头部和颈部。小鼠感染后通常症状不明显，不引起人们注意，老龄鼠感染率较高，可引起局部脱毛、红斑、瘙痒及表皮增生和非化脓性皮炎。

鼹鼠肉螨寄生于头的后部、颈部及背部，在大量寄生时，寄生部呈现脱毛、瘙痒，常常引起细菌感染，形成痂皮。严重病例出现耳壳脱落，失明，迅速消瘦及繁殖能力下降，甚至引起死亡。

【地理分布】广泛分布于世界各地供实验用的小白鼠中。

（杨 举）

十、费索螨（Fessonia mite）

费索螨我国记述的仅此一种，营自由生活，喜欢栖息在阴暗、潮湿、温暖的环境中，在温度20～26℃、相对湿度84%～90%的孳生物中常与其他螨类混合发生。

陆氏费索螨 *Fessonia luensis* Ye，2019

陆氏费索螨是2019年由叶向光定名，多孳生于粮食仓库、副食品仓库、碾米厂、雀巢鼠窝和成堆的落叶中，孳生物为潮湿的米糠、谷物碎屑、霉变的菌物、中药材，常捕食其他螨类和微小节肢动物。

【种名】陆氏费索螨（*Fessonia luensis* Ye，2019）

【图序】图 8-34。

【分类地位】吻体螨科（Smaridiidae）、费索螨属（*Fessonia*）。

【形态特征】躯体长卵圆形，红棕色，具光泽。

雌螨：躯体长（颚体前端至躯体后缘）约 158.2 μm，宽约 49.6 μm。颚体结构显著，狭长，比螯肢长，顶端爪状分叉。体表着生缘缨状毛，毛密而粗壮且排列有序。前足体背面有一狭长的前足体背板，亦称头脊（crista）。足Ⅱ、足Ⅲ和足Ⅳ的前跗节不膨大，端部具爪无爪间突，爪从前跗节生出后也分成 2 叉。生殖器官和肛孔不显著。

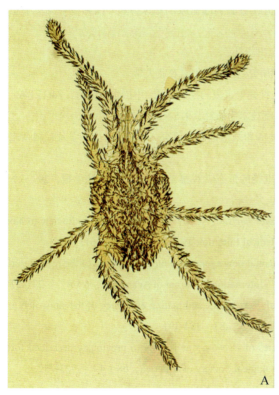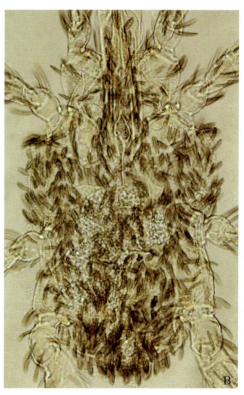

图 8-34　陆氏费索螨（*Fessonia luensis* Ye，2019）（♀）

（王赛寒）

参 考 文 献

崔玉宝. 2005. 蒲螨与人类疾病. 昆虫知识，42（5）：592-594.

付雪红，陈志蓉，何立雄，等. 2008. 不同温湿度和培养环境对离体绵羊痒螨生活力的影响. 中国兽医寄生虫病，6（4）：4-8.

黄兵，董辉，韩红玉. 2014. 中国家畜家禽寄生虫名录. 2 版. 北京：中国农业科学技术出版社，135-136.

江西大学. 1984. 中国农业螨类. 上海：上海科学技术出版社.

孔繁瑶. 1981. 家畜寄生虫学. 北京：中国农业大学出版社.

李朝品. 2006. 医学蜱螨学. 北京：人民军医出版社.

李朝品，李冬萍.1995.谷跗线螨阴部寄生.齐齐哈尔医学院学报，16（2）：93-95.

李朝品，武前文.1996.房舍和储藏物粉螨.合肥：中国科学技术大学出版社.

林坚贞，张艳璇.1995.跗线螨亚科四新种记述（蜱螨亚纲：跗线螨科）.武夷科学，12：114-123.

孟阳春，李朝品，梁国光.1995.蜱螨与人类疾病.合肥：中国科学技术大学出版社.

沈兆鹏.1975.中国肉食螨初记和马六甲肉食螨的生活史.昆虫学报，18（3）：316-324.

四川省畜牧科学研究院，蒋学良，等.2004.四川畜禽寄生虫志.成都：四川科学技术出版社，424-426.

仝连信，姜蕾，鞠传余.2009.跗线螨侵染的男性尿路螨症伴血尿3例报告.中国寄生虫学与寄生虫病杂志，27（3）：184.

仝连信，鞠传余，韩鹏飞.2011.3例跗线螨侵染男性肾脏引起血尿的临床分析.国际检验医学杂志，32（13）：1530.

吴观陵.2013.人体寄生虫学.4版.北京：人民卫生出版社.

夏斌.2004.中国肉食螨科分类及重要种类利用基础研究.广州：华南农业大学.

张佐双，熊德平，程炜.2008.寄生性天敌蒲螨对几种蛀干害虫的控制作用.中国生物防治，24(1):1-6.

赵辉元.1996.畜禽寄生虫与防制学.长春：吉林科学技术出版社，915-917.

赵金红，湛孝东，孙恩涛，等.2015.中药红花孳生谷跗线螨的调查研究.中国媒介生物学及控制杂志，26（6）：587-589.

赵学影，赵振富，孙新，等.2013.谷跗线螨扫描电镜的形态学观察.中国人兽共患病学报，29（3）：248-252，261.

Broce AB, Zurek L, Kalisch JA, et al. 2006. *Pyemotes herfsi*（Acari：Pyemotidae）, a mite new to North America as the cause of bite outbreaks. Journal of Medical Entomology，43（3）：610-613.

Bruce WA, LeCato GL. 1980. *Pyemotes tritici*：a potential new agent for biological contral of the resd imported fire ant, *Solenopsis invicta*（Acari：Pyemotidae）. International Journal of Acarology，6（4）：271-274.

Bruce WA, Wrensch DL. 1990. Reproductive potential, sex ratio, and mating efficiency of the straw itch mite（Acari：Pyemotidae）. Journal of Economic Entomology，83，384-391.

Cross EA, Moser JC. 1975. A new, dimorphic species of *Pyemotes* and a key to previously-described forms（Acarina：Tarsonemoidea）. Annals of the Entomological Society of America，68（4）：723-732.

Gaud J, Atyeo WT. 1996. Feather mites of the world（Acarina, Astigmata）：the supraspecific taxa. Annales du Musée Royal de l'Afrique Centrale. Sciences Zoologiques, 277, Part 1, 1-193, Part 2, 1-436.

Kim DH, Oh DS, Ahn KS, et al. 2012. An outbreak of *Caparinia tripilis* in a colony of African pygmy hedgehogs（*Atelerix albiventris*）from Korea. Korean Journal of Parasitology，50（2）：151-156.

Krainacker DA, Carey JR .1988. Maternal heterogeneity in primary sex-ratio of three tetranychid mites. Experimental & Applied Acarology, 5(1-2):151-162.

Krantz G W, Walter D E. 2009. A Manual of Acarology. 3rd ed. Lubbock：Texas Tech University Press.

Ozawa R, Endo H, Iijima M, et al. 2017. Intraspecific variation among tetranychid mites for ability to detoxify and to induce plant defenses. Sci Rep, 7:43200.

Proctor HC. 2003. Feather mites（Acari：Astigmata）：ecology, behavior, and evolution. Annuales Revies Entomology，48：185-209.

Ramaseshiah G. 1971. Occurrence of an *entomophthora* on tetranychid mites in India. Journal of Invertebrate

Pathology, 18(3): 421-424.

Saito 2010. Plant mites and sociality : diversity and evolution. Plant Mites and Sociality—Diversity and Evolution. Springer.

Sharaf N S.1984. Studies on natural enemies of tetranychid mite infesting eggplant in the Jordan Valley. Journal of Applied Entomology, 98(1-5): 7.

Smith KE, Wall R, Berriatua E. 1999. The effects of temperature and humidity on the off-host survival of *Psoroptes ovis* and *Psoroptes cuniculi*. Veterinary Parasitology, 83: 265-275.

Soliman Z R. 2010. Three new species of cheyletid mite from Egypt with a key to genera (Acari: Prostigmata). Deutsche Entomologische Zeitschrift, 24(1-3): 207-212.

Tomalski MD, Bruce WA, Travis J, et al. 1988. Preliminary characterization of toxins from the straw itch mite, *Pyemotes tritici*, which induce paralysis in the larvae of a moth. Toxicon, 26(2): 127-132.

Tomalski MD, Kutney R, Bruce WA, et al. 1989. Purification and characterization of insect toxins derived from the mite, *Pyemotes tritici*. Toxicon, 27(10): 1151-1167.

Van de Vrie M, Mcmurtry JA, Huffaker CB .1972.Ecology of tetranychid mite and their natural enemies : a review. III. Biology, ecology, and pest status, and host-plant relations of tetranychids. Hilgardia, 41: 343-432.

Yu LC, Zhang ZQ, He LM. 2010. Two new species of *Pyemotes* closely related to *P. tritici* (Acari: Pyemotidae). Zootaxa, 2723: 1-40.

附录Ⅰ　常见医学昆虫彩图

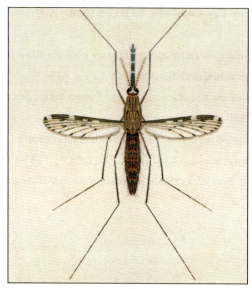

彩图 1　中华按蚊
Fig. 1　*Anopheles sinensis*

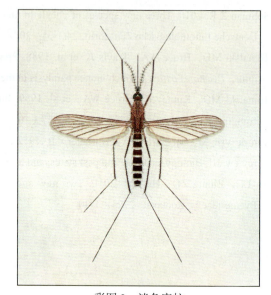

彩图 2　淡色库蚊
Fig. 2　*Culex pipiens pallens*

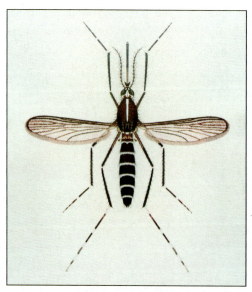

彩图 3　白纹伊蚊
Fig. 3　*Aedes albopictus*

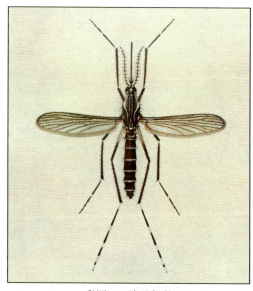

彩图 4　埃及伊蚊
Fig. 4　*Aedes aegypti*

附录 I 常见医学昆虫彩图 ·497·

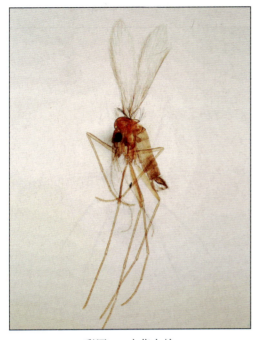

彩图 5 中华白蛉
Fig. 5 *Phlebotomus chinensis*

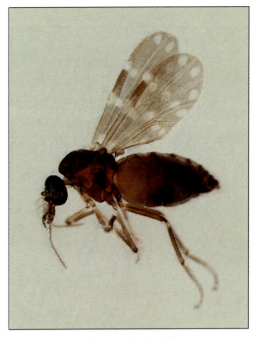

彩图 6 荒川库蠓
Fig.6 *Culicoides arakawai*

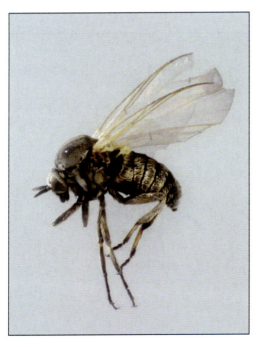

彩图 7 马维蚋
Fig. 7 *Simulium equinum*

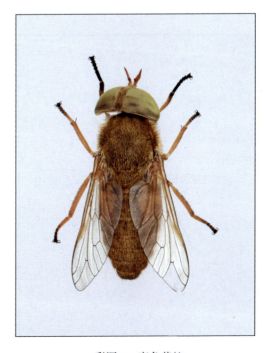

彩图 8 宽角黄虻
Fig. 8 *Atylotus fulvus*

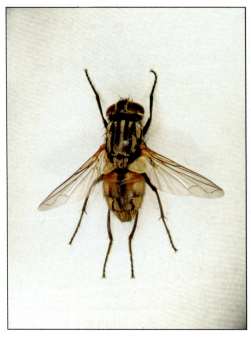

彩图 9　家蝇
Fig. 9　*Musca domestica*

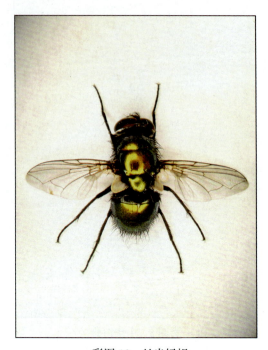

彩图 10　丝光绿蝇
Fig. 10　*Lucilia sericata*

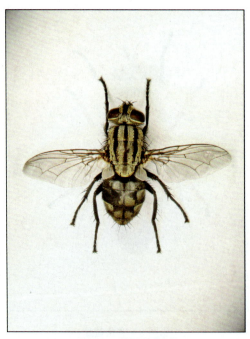

彩图 11　棕尾别麻蝇
Fig. 11　*Boettcherisca peregrina*

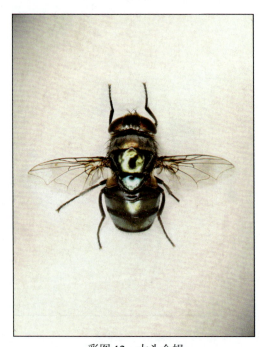

彩图 12　大头金蝇
Fig. 12　*Chrysomya megacephala*

附录 I　常见医学昆虫彩图

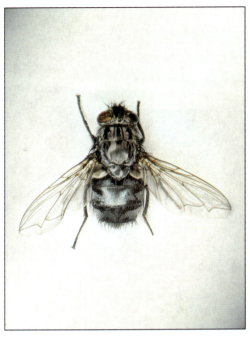

彩图 13　巨尾阿丽蝇
Fig. 13　*Aldrichina grahami*

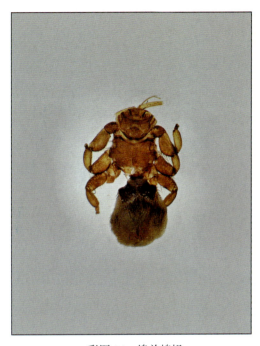

彩图 14　绵羊蜱蝇
Fig. 14　*Melophagus ovinus*

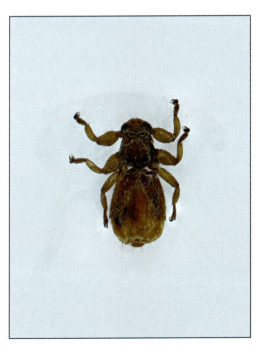

彩图 15　短角鹿利虱蝇
Fig. 15　*Lipotena mazamae*

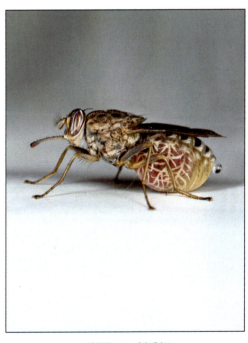

彩图 16　须舌蝇
Fig. 16　*Glossina palpalis*

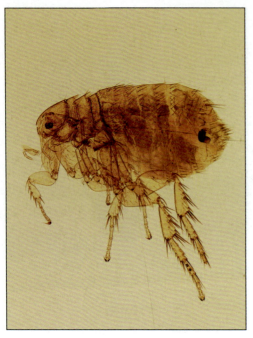

彩图 17　印鼠客蚤
Fig. 17　*Xenopsylla cheopis*

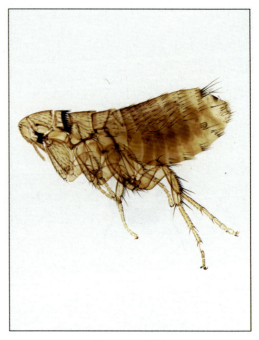

彩图 18　缓慢细蚤
Fig. 18　*Leptopsylla segnis*

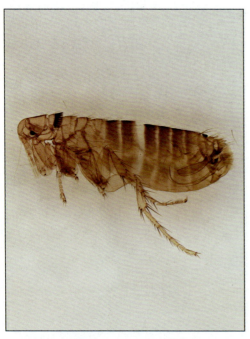

彩图 19　方形黄鼠蚤
Fig. 19　*Citellophilus tesquorum*

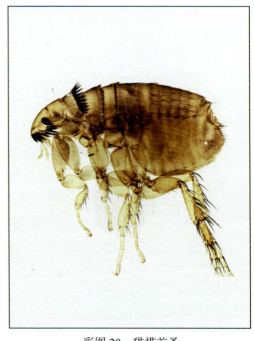

彩图 20　猫栉首蚤
Fig. 20　*Ctenocephalides felis*

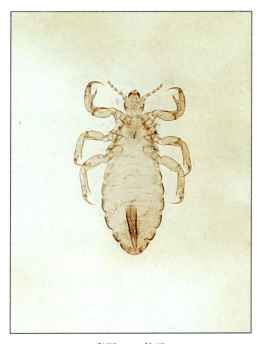

彩图 21 体虱
Fig. 21 *Pediculus humanus corporis*

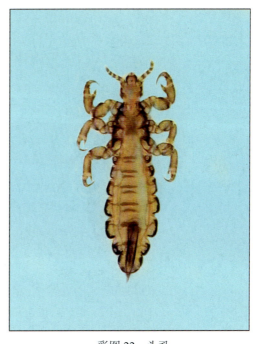

彩图 22 头虱
Fig. 22 *Pediculus humanus capitis*

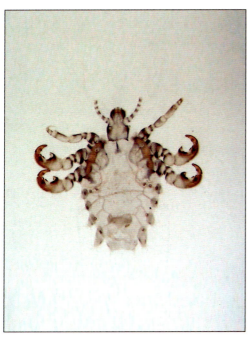

彩图 23 阴虱
Fig. 23 *Phthirus pubis*

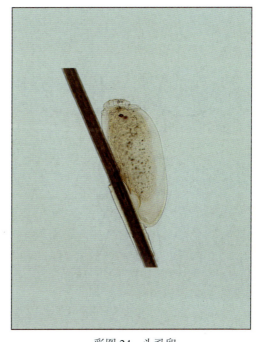

彩图 24 头虱卵
Fig. 24 Egg of *Pediculus humanus capitis*

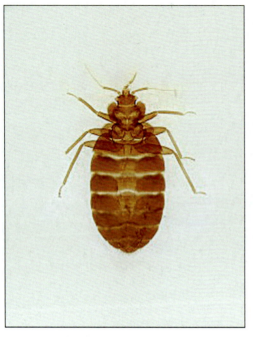

彩图 25　温带臭虫（雌）
Fig. 25　*Cimex lectularius*（♀）

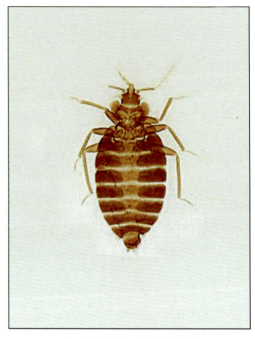

彩图 26　温带臭虫（雄）
Fig. 26　*Cimex lectularius*（♂）

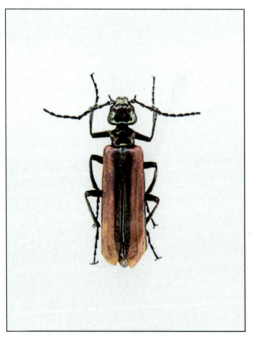

彩图 27　绿边芫菁
Fig. 27　*Lytta suturella*

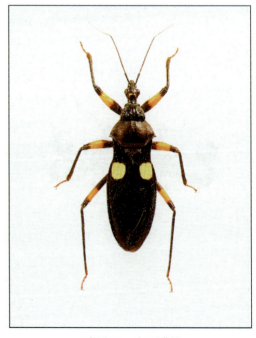

彩图 28　白斑猎蝽
Fig. 28　*Platymeris biguttatus*

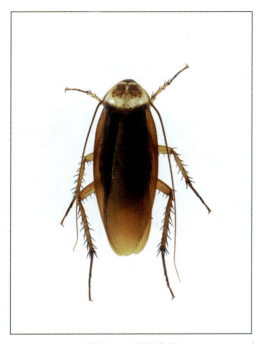

彩图 29　美洲大蠊
Fig. 29　*Periplaneta americana*

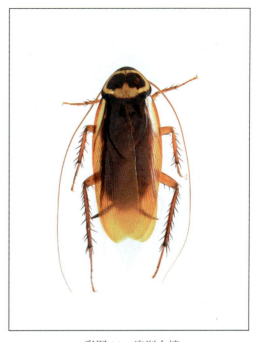

彩图 30　澳洲大蠊
Fig. 30　*Periplaneta australasiae*

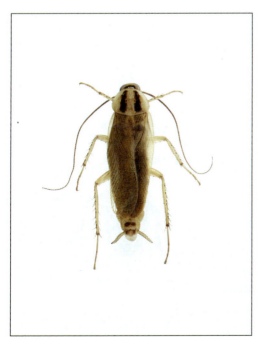

彩图 31　德国小蠊
Fig. 31　*Blattella germanica*

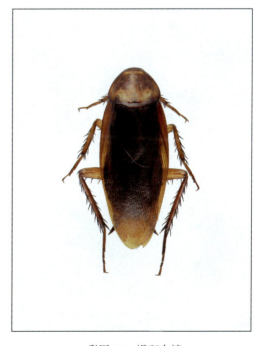

彩图 32　褐斑大蠊
Fig. 32　*Periplaneta brunnea*

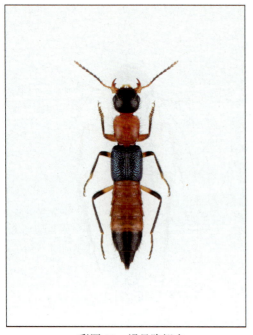

彩图 33　褐足隐翅虫
Fig. 33　*Paederus fuscipes*

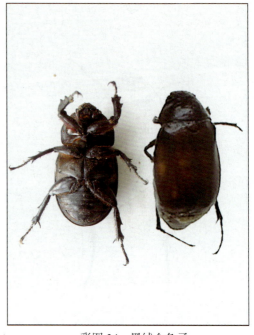

彩图 34　黑绒金龟子
Fig. 34　*Serica orientalis*

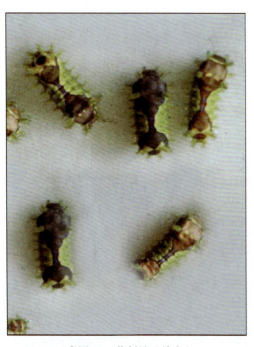

彩图 35　黄刺蛾（幼虫）
Fig. 35　*Cnidocampa flavescens*（*larvae*）

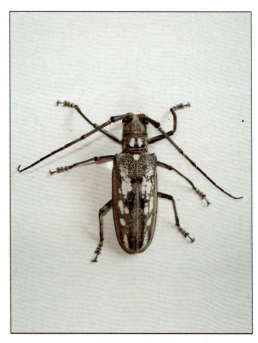

彩图 36　云斑天牛
Fig. 36　*Batocera horsfieldi*

附录Ⅱ 图片来源

一、线条图

图 序	来 源
图 1-2	陈心陶
图 1-3 A、C，图 1-14，图 1-15，图 1-16 B、G，图 8-27，图 8-29	忻介六
图 1-3 E	刘素兰
图 1-3 B、D、F，图 1-5 A，图 1-6 A、C、D，图 1-12，图 1-16 A，图 1-17，图 2-127 A~E	Krantz
图 1-4、图 1-8、图 1-10、图 1-11	Evans 和 Till
图 1-5 B～E，图 1-5 G～I，图 1-6 B，图 2-127 D、E	Walter
图 1-5 F	Balashov
图 1-6 E	范青海和张智强
图 1-9、图 1-13、图 1-18、图 1-20 A	李隆术和李云瑞
图 1-20 B	Tyler Woolley
图 2-4	姚永政和许先典
图 2-5	Cooley
图 2-6、图 2-7、图 2-9、图 2-10、图 2-12、图 2-13、图 2-15、图 2-16、图 2-18、图 2-19、图 2-21、图 2-22、图 2-24、图 2-26、图 2-27、图 2-29、图 2-30、图 2-32、图 2-33、图 2-36、图 2-37、图 2-39、图 2-40、图 2-42、图 2-43、图 2-45、图 2-46、图 2-47、图 2-48、图 2-50、图 2-51、图 2-53、图 2-54、图 2-56、图 2-57、图 2-59、图 2-61、图 2-62、图 2-63、图 2-65、图 2-66、图 2-68、图 2-69、图 2-71、图 2-72、图 2-74、图 2-75、图 2-77、图 2-78、图 2-80、图 2-82、图 2-84、图 2-86、图 2-87、图 2-89、图 2-94、图 2-96、图 2-97、图 2-99、图 2-100、图 2-103、图 2-104、图 2-106、图 2-107、图 2-109、图 2-110、图 2-112、图 2-113、图 2-119 E～G，图 3-2、图 3-16、图 3-17、图 3-19、图 3-21、图 3-24、图 3-27、图 3-28、图 3-30、图 3-33、图 3-34、图 3-36、图 3-39、图 3-41、图 3-43、图 3-45、图 3-48、图 3-49、图 3-50、图 3-52、图 3-56、图 3-58、图 3-60、图 3-62、图 3-64、图 3-67、图 3-69、图 3-71、图 3-72、图 3-74、图 3-76、图 3-78、图 3-80、图 3-82、图 3-84、图 3-86、图 3-90、图 3-92、图 7-11、图 7-13	邓国藩和（或）姜在阶
图 2-91、图 2-93、图 2-117、图 2-120、图 2-122、图 2-124	于心和（或）叶瑞玉
图 2-119 A～D	麦盖提
图 2-126、图 3-4、图 5-1	李朝品
图 3-23	李英杰

续表

图 序	来 源
图 3-54、图 3-95、图 3-97、图 3-99、图 3-100、图 3-101、图 3-102、图 3-105	潘锦文和邓国藩
图 3-88、图 3-89	闫毅
图 3-104、图 3-108	马立名
图 3-107	高学平
图 4-2、图 4-3、图 4-5、图 4-6、图 4-7、图 4-9、图 4-11、图 4-12、图 4-14、图 4-15、图 4-17、图 4-18、图 4-19、图 4-20、图 4-21、图 4-23、图 4-25、图 4-27、图 4-29、图 4-31、图 4-32、图 4-34、图 4-35、图 4-36、图 4-37、图 4-38、图 4-39、图 4-40、图 4-41、图 4-43、图 4-44、图 4-45、图 4-47、图 4-48、图 4-50、图 4-51、图 4-52、图 4-54、图 4-55、图 4-56、图 4-57、图 4-58、图 4-59、图 4-61、图 4-63、图 4-64、图 4-65、图 4-67、图 4-69、图 4-70、图 4-72、图 4-74、图 4-76、图 4-78、图 4-80、图 4-82、图 4-84、图 4-85、图 4-86、图 4-87、图 4-88	黎家灿
图 4-4	Stekolnikov
图 7-1、图 7-2	徐芳南和甘运兴
图 7-8	徐业华
图 8-1、图 8-2	于丽辰
图 8-9、图 8-12 A	Hughes
图 8-14、图 8-15、图 8-16	夏斌
图 8-25、图 8-26	马恩沛
图 8-31、图 8-32	瞿守睦
图 8-33	Baker

二、彩图

图 序	来 源
图 2-1、图 2-2、图 2-3、图 2-8A、B，图 2-118 C、D，图 3-6 A、C，图 4-10 D，图 5-21、图 5-24、图 5-28、图 5-31、图 5-34、图 5-37、图 5-40、图 5-43、图 5-46、图 5-50、图 5-55、图 5-58、图 5-61、图 5-64、图 5-66、图 5-69 A、图 5-71、图 5-74、图 5-77、图 5-80、图 5-82、图 5-85、图 5-87、图 5-90、图 5-92、图 5-96、图 5-97、图 5-98、图 5-99、图 5-100、图 5-101、图 5-102、图 5-103、图 5-104、图 5-105、图 5-106、图 5-107、图 5-108、图 5-109、图 5-110、图 5-111、图 5-112、图 6-1、图 6-2、图 6-3C、F，图 6-4A～C，图 8-11、图 8-13 A、B，附录（彩图 5、彩图 21、彩图 22、彩图 24～彩图 26、彩图 33、彩图 35、彩图 36）	李朝品
图 2-8 C～H，图 2-41、图 2-64、图 2-67 A、B	高艳菲
图 2-25、图 2-28、图 2-79、图 2-85 E、F，图 2-114、图 2-121、图 2-123、图 2-125、图 3-18、图 3-20、图 3-22、图 3-29、图 3-31、图 3-35、图 3-42、图 3-44、图 3-46、图 3-51、图 3-53、图 3-55、图 3-57、图 3-59、图 3-61、图 3-63、图 3-65、图 3-73、图 3-75、图 3-79、图 3-81、图 3-83、图 3-85、图 3-87、图 3-93、图 3-94B、图 3-96、图 3-98、图 4-10 C、图 4-16、图 4-22、图 4-26 C、图 4-30 C、图 4-46、图 4-60 B、图 4-66	宋明昌
图 2-11 A～D，图 2-73 C、D，图 2-108	贺骥
图 2-14 A～D，图 2-44 C～H	孙毅
图 2-17 A～D，图 2-20、图 2-111 E～H	郭凯飞

附录Ⅱ 图片来源

续表

图　序	来　源
图 2-17 E～H	王卫杰
图 2-23、图 2-55 E~H	王赛寒
图 2-31，图 2-34，图 2-38，图 2-58，图 2-60 A～D，图 2-76 E～H，图 2-81 E～H，图 2-83 E～F，图 2-90 E～F，图 2-92，图 2-98，图 2-101 E～J，图 2-105，图 8-12 B，图 8-13 C、D	张艳艳
图 2-35	郭利萍
图 2-44 A、B	董云霞和程德春
图 2-49、图 2-70、图 2-101 A～D，图 6-5 D～J，图 7-4	李妍和杨举
图 2-52 A、B、E～H	王强
图 2-52 C、D	许红彬
图 2-55 A～D	张伟和闻秀秀
图 2-60 E、F	伊春阳
图 2-67 C～D，图 2-73 A、B、E～H，图 2-76 A～D，图 2-81 A～D，图 2-83 A～D，图 2-88，图 2-90 A～D，图 2-95	宋瑞其
图 2-85 A、B，图 2-111 C、D	王玮琳
图 2-85 C、D、G～H	秦占科
图 2-111 A、B，图 2-118 A、B，附录（彩图 1～彩图 4）	张本华和甘运兴
图 2-128	Bedford
图 3-5，图 3-6 B、D～F，图 3-7，图 3-8，图 3-9，图 3-10，图 3-11，图 3-12，图 3-13，图 3-14，图 3-15，图 3-25，图 3-26，图 3-32，图 3-38，图 3-40，图 3-47，图 3-66 B，图 3-68，图 3-70，图 3-77，图 3-94 A、C、D，图 4-8，图 4-10 A、B，图 4-13，图 4-24，图 4-26 A、B，图 4-28，图 4-30 A、B，图 4-33，图 4-42，图 4-49，图 4-53，图 4-60 A、C，图 4-62，图 4-68，图 4-71，图 4-73，图 4-75，图 4-77，图 4-79，图 4-81，图 4-83	郭宪国
图 3-37，图 3-66 A，图 3-91	李士根和（或）王爽
图 3-103、图 3-106	张际文
图 5-69 B	陆联高
图 6-3 A、D、E，图 8-10 A、B	赵金红
图 6-3 B，图 6-4 D、F	赵亚娥
图 6-4 E	余森海和许隆祺
图 6-5 A～C	刘贤勇
图 6-6，图 6-7，图 7-5 C、D，图 7-6 B、C，图 7-7，图 8-20，图 8-21，图 8-22	黄兵
图 7-3	叶彬
图 7-5 A、B，图 7-6 A	江斌、吴胜会和林琳
图 7-6 D，图 8-23	陶建平
图 7-9	芭比堂动物医院
图 7-10	唐山市泰安动物医院
图 7-12	李祥瑞
图 8-3	贺丽敏
图 8-4	Dave Shetlar

续表

图　序	来　源
图 8-5、图 8-7、图 8-8	于丽辰
图 8-6	Alberto B. Broce 等
图 8-10 C、D	朱玉霞
图 8-17、图 8-18、图 8-19、图 8-28（标本由于丽辰提供）、图 8-30	夏斌
图 8-24	王梓英
附录（彩图 7、彩图 8）	张建庆
附录（彩图 9～彩图 13）	邓耀华
附录（彩图 23）	殷国荣
附录（彩图 27）	王海玲
附录（彩图 28）	McGavin
附录（彩图 34）	李祥瑞